Mit den passenden Fragen zum Thema auf mediscript Online das eigene **Wissen auf Stärken und Schwächen überprüfen**

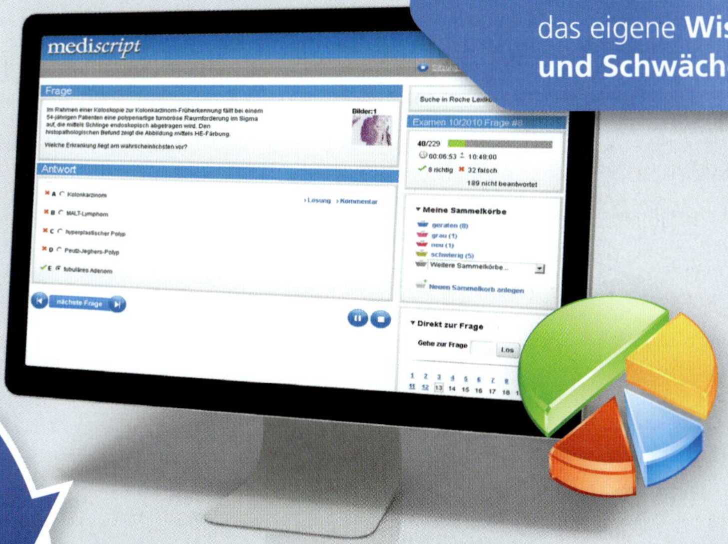

Üben

Organisieren

Wichtige **Lücken erkennen** und **gezielt schließen**

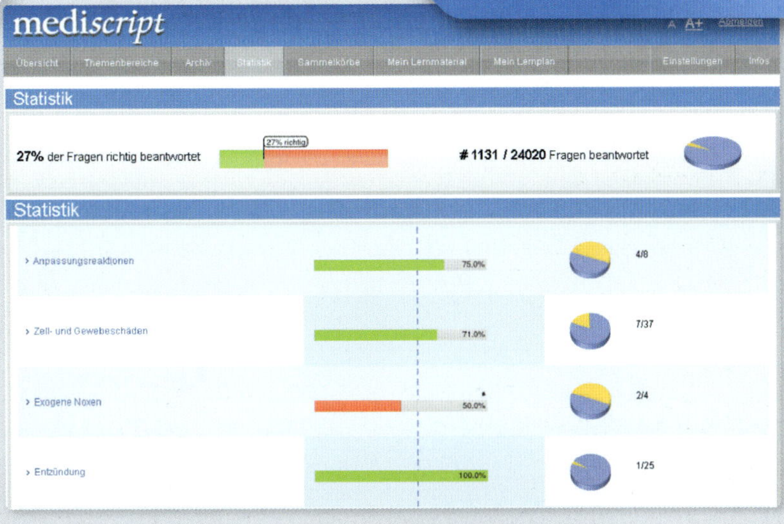

Mehr Informationen zur mediscript Lernwelt auf www.mediscript-online.de

Theodor Klotz
Abarmard Maziar Zafari
Marco Schupp

Innere Medizin in Frage und Antwort

Fragen und Fallgeschichten

8. Auflage

ELSEVIER
URBAN & FISCHER

URBAN & FISCHER München

Zuschriften an:
Elsevier GmbH, Urban & Fischer Verlag, Hackerbrücke 6, 80335 München

Wichtiger Hinweis für den Benutzer
Die Erkenntnisse in der Medizin unterliegen laufendem Wandel durch Forschung und klinische Erfahrungen. Die Autoren dieses Werkes haben große Sorgfalt darauf verwendet, dass die in diesem Werk gemachten therapeutischen Angaben (insbesondere hinsichtlich Indikation, Dosierung und unerwünschter Wirkungen) dem derzeitigen Wissensstand entsprechen. Das entbindet den Nutzer dieses Werkes aber nicht von der Verpflichtung, anhand weiterer schriftlicher Informationsquellen zu überprüfen, ob die dort gemachten Angaben von denen in diesem Werk abweichen und seine Verordnungen und Entscheidungen in eigener Verantwortung zu treffen.
Für die Vollständigkeit und Auswahl der aufgeführten Medikamente übernimmt der Verlag keine Gewähr.
Geschützte Warennamen (Warenzeichen) werden in der Regel besonders kenntlich gemacht (®). Aus dem Fehlen eines solchen Hinweises kann jedoch nicht automatisch geschlossen werden, dass es sich um einen freien Warennamen handelt.

Bibliografische Information der Deutschen Nationalbibliothek
Die Deutsche Nationalbibliothek verzeichnet diese Publikation in der Deutschen Nationalbibliografie; detaillierte bibliografische Daten sind im Internet über http://www.d-nb.de/ abrufbar.

8. Auflage 2013

Der Urban & Fischer Verlag ist ein Imprint der Elsevier GmbH.

13 14 15 16 17 5 4 3 2 1

Um den Textfluss nicht zu stören, wurde bei Patienten und Berufsbezeichnungen die grammatikalisch maskuline Form gewählt. Selbstverständlich sind in diesen Fällen immer Frauen und Männer gemeint.

Planung: Julia Baier
Lektorat: Petra Eichholz
Redaktion: Ulrike Kriegel
Herstellung: Rainald Schwarz, Peter Sutterlitte
Satz: abavo GmbH, Buchloe/Deutschland; TnQ, Chennai/Indien
Druck und Bindung: Printer Trento, Trento/Italien
Umschlaggestaltung: SpieszDesign, Neu-Ulm
Titelgrafik: © Jan Engel – Fotolia.com

ISBN Print 978-3-437-41504-3
ISBN e-Book 978-3-437-59245-4

Aktuelle Informationen finden Sie im Internet unter **www.elsevier.de** und **www.elsevier.com**.

Vorwort

Mündliche Prüfungen sind seit mehr als zwanzig Jahren wesentlicher Bestandteil von Physikum und Staatsexamen. Dennoch bereitet die strukturierte Beantwortung mündlicher Prüfungsfragen vielen Studenten weiterhin Schwierigkeiten. Besonders das sogenannte „Hammerexamen" am Ende des Studiums erfordert eine zielgerichtete und strukturierte Vorbereitung.

Das Echo auf die vorangegangenen sieben Auflagen zeigt, dass kommentierte Originalfragen eine große Hilfe darstellen, um das Riesenfach „Innere Medizin" zu bewältigen. Aus diesem Grund haben wir in der 8. Auflage die Fragen und Antworten erneut komplett überarbeitet. Wir haben uns bemüht, der Tendenz zu interdisziplinären Fragestellungen in mündlichen Prüfungen Rechnung zu tragen und den Rückmeldungen aus den Reihen der Studenten besonders gerecht zu werden. Meist wurden die Originalformulierungen belassen, damit im Rahmen einer Lerngruppe eine realistische Prüfungssituation geübt werden kann. Alternativ können einzelne Themen herausgegriffen und eventuelle Wissenslücken im Einzelstudium geschlossen werden.

Wir haben versucht, die Ausführlichkeit der Antworten auf den Prüfungscharakter zuzuschneiden und sie durch Tabellen und Abbildungen zu veranschaulichen.

Das Buch soll und kann keineswegs ein ausführliches Lehrbuch der Inneren Medizin ersetzen, es dient vielmehr der strukturierten Wiederholung zur Prüfungsvorbereitung.

Wir hoffen, dass die nun vorliegende überarbeitete achte Auflage dieses Buches in der Vorbereitungsphase zur mündlichen Prüfung hilfreich ist und Selbstvertrauen verschafft.

Viel Erfolg!

Weiden, Atlanta und Gisikon im August 2012
Th. Klotz
A. M. Zafari
M. Schupp

Danksagung

Für die kompetente fachliche Durchsicht sowie wertvolle Hinweise und Anregungen danken wir:
Herrn Dr. med. M. Pollok, Köln
Frau Dr. med. R. Klotz, München
Herrn Prof. Dr. med. F. Sommer, Hamburg
Herrn Dr. med. M. J. Mathers, Essen
Herrn Dr. med. Niels Engberding, Atlanta
Herrn Torben Brod, Hannover
Frau Dr. Katrin Woesner, Kaiserslautern

Für die Überlassung von Prüfungsprotokollen danken wir den Fachschaften der medizinischen Fakultäten der Universitäten Bochum, Essen, Freiburg, Köln, München, Regensburg, Hannover und Würzburg.

Besonderer Dank gilt Frau Julia Baier und Frau Ulrike Kriegel im Lektorat Medizinstudium der Elsevier GmbH, die diese Neuauflage engagiert betreut und optimale Rahmenbedingungen geschaffen haben.

Weiden, Atlanta und Gisikon im August 2012
Th. Klotz
A. M. Zafari
M. Schupp

Allgemeine Hinweise und Tipps

Prüfungsvorbereitung

Zur optimalen Prüfungsvorbereitung empfiehlt es sich, neben dem Einzelstudium Lerngruppen zu bilden. Zwei bis drei Monate sollten sich die Teilnehmer der Lerngruppen etwa 2–3-mal pro Woche treffen. Vor jedem Treffen sollte ein Thema vereinbart werden, das für das nächste Mal vorbereitet wird. Dies erhöht die Motivation zum regelmäßigen Lernen und ermöglicht gleichberechtigte und ergänzende Diskussionen. Punkte, die dem Einzelnen während des Einzelstudiums unklar geblieben sind, sollten notiert und in der Gruppe vorgestellt und beraten werden. Auf diesem Weg kann man das eigene Wissen kontrollieren und Sicherheit gewinnen.

Das Lernen in Lerngruppen hilft, Ängste vor der freien Rede abzubauen, und trainiert das freie und strukturierte Antworten. Durch regelmäßiges Treffen wird der Kontakt zu den anderen Studierenden aufrechterhalten. Meist stellt man zudem fest, dass das Lernen in der Gruppe mehr Spaß macht, als zu Hause oder in der Bibliothek allein vor seinen Büchern zu hocken. Und wenn man dann doch einmal in ein „Tief" fällt, schaffen es andere meist wesentlich besser, die Stimmung und das Selbstbewusstsein wieder zu heben.

Verhalten während der Prüfung

Es empfiehlt sich, sich als Prüfungsgruppe bei den Prüfern vorzustellen. Nur wenige Prüfer sind zu einem Gespräch nicht bereit. Viele Prüfer geben Tipps und Hinweise, worauf man sich vorbereiten sollte, oder nennen Themen, die sie auf keinen Fall abfragen. Die Prüfung wird meist zweigeteilt, d. h. zuerst werden ein oder mehrere Patienten untersucht, und später erfolgt die eigentliche mündliche Prüfung. Vielfach wird auf den zuvor untersuchten Patienten eingegangen, sodass man die freie Zeit zwischen den Prüfungsteilen nutzen sollte, sich über das Krankheitsbild des Patienten genauer zu informieren.

Die Kleidung zur Prüfung sollte man innerhalb der Gruppe besprechen: „Etwas feiner als sonst" hat sich bewährt; es muss nicht gleich Anzug oder Kostüm sein. Auf alle Fälle sollte man sich in seiner Haut einigermaßen wohlfühlen.

Natürlich kann man für eine Prüfung nicht den Typ abstreifen, der man ist. Trotzdem sollte man sich bewusst machen, dass manche Verhaltensweisen eher verärgern und nicht zu einer angenehmen Prüfungssituation beitragen. Sicherlich ist es gut, eine Prüfung selbstbewusst zu bestreiten. Arroganz und Überheblichkeit jedoch sind, selbst wenn man exzellent vorbereitet und die Kompetenz des Prüfers zweifelhaft ist, fehl am Platz. Jeder Prüfer kann einen, so er möchte, vorführen und jämmerlich zappeln lassen. Also: besser keinen vermeidbaren Anlass dazu liefern. Genauso unsinnig und peinlich ist es, sich devot und unterwürfig zu geben.

Auch wenn man vor der Prüfung gemeinsam gelitten, während der Vorbereitungszeit von der Gruppe profitiert hat, geht es in der Prüfung um das eigene Bestehen, die eigene Note. Man braucht sich darüber nichts vorzumachen. Trotzdem sollte man in der Prüfung fair bleiben und z. B. nicht aus freien Stücken gerade die Fragen und Themen aufgreifen, an denen sich der Mitprüfling die Zähne ausgebissen hat.

Häufige Frageformen

Offene Fragen Dies ist die häufigste Frageform. Die Antwort sollte strukturiert und flüssig erfolgen. Ziel ist es, möglichst lange zu reden, sich gleichzeitig aber nicht in unwichtigen Dingen zu verlieren. Viele Prüfer unterbrechen dann den Redefluss und dies kann enorm verwirren. Schon in den Vorbereitungsmeetings sollte man sich zur Beantwortung der Fragen eine gute Struktur angewöhnen, z. B. Definition – Ätiologie – Symptomatik – Diagnostik – Therapie. Es empfiehlt sich, im Schlusssatz eine neue Problematik, in der man sich gut auskennt, anzuschneiden, die der Prüfer aufgreifen kann.

Nachfragen Im Anschluss an eine offene Frage kommt es oft zu einigen Nachfragen, die das angeschnittene Thema vertiefen. Dabei wird der Schwierigkeitsgrad der Fragen meist höher. Die Prüfer tasten sich an die Grenzen der Prüflinge heran.

Fallbeispiele Fallbeispiele eignen sich immer gut, um praktische Belange abzufragen. Daher sind sie besonders in den handwerklichen Fächern sehr beliebt. Es besteht die Chance, dass sich zwischen Prüfer und Prüfling ein kollegiales Gespräch entwickelt. Eindeutige Beschreibungen und charakteristische Krankheitsbilder machen die Beantwortung der Frage meist einfach. Zu Anfang sollte immer auf mögliche Differenzialdiagnosen eingegangen werden. Vorsicht ist bei Krankheitsbildern geboten, über die man nicht viel weiß. Der Prüfer könnte sie bei einer weiteren Frage aufnehmen und man gerät arg ins Schwitzen. Also: sich selbst keine Grube graben.

Probleme während der mündlichen Prüfung

Während einer mündlichen Prüfung können vielfältige Probleme auftreten, die man im Gegensatz zur schriftlichen Prüfung sofort und möglichst souverän managen muss.

- Kann man eine Frage nicht beantworten, braucht man nicht sofort zu verzweifeln. Auf Nachfragen oder Bitten um weitere Informationen formuliert der Prüfer seine Frage oft anders. Dies kann auch sinnvoll sein, wenn man merkt, dass man am Prüfer vorbeiredet.
- Was ist jedoch, wenn es nicht zum „Aha-Effekt“ kommt? Ein Problem, das nur schwer zu lösen ist. Die meisten Prüfer helfen weiter oder wechseln das Thema. Selbst wenn eine Frage nicht beantwortet wird, ist dies noch lange kein Grund durchzufallen.
- In Prüfungssituationen beginnen viele Prüflinge vor Aufregung zu stottern oder sich zu verhaspeln. Dies ist normal. Vor und während einer Prüfung darf man aufgeregt sein, dafür hat jeder Prüfer Verständnis. Übertriebene Selbstsicherheit löst sogar bei manchen Prüfern Widerwillen und Antipathie aus.
- Sehr unangenehm wird die Situation, wenn Mitstreiter „abstürzen“. Die Prüfung spitzt sich zu, und der Prüfer reagiert verärgert. Hier hilft nur: ruhig bleiben. Der Gedanke, dass sich der Prüfer ebenfalls unwohl fühlt und kein persönliches Interesse hat, die Situation weiter zu verschärfen, erleichtert ungemein.
- Gelassen den Fragen der anderen zuhören. Das Gefühl „alle guten Fragen sind schon weg, ehe ich an die Reihe komme“ ist nicht außergewöhnlich.
- Häufig ist ein Prüfer bekannt dafür, dass er besonders „gemein“ und schwer prüft. Bemerkenswert ist jedoch, dass die Kritik oft von früheren Prüflingen stammt, die entweder durchgefallen sind oder die Prüfung mit einer schlechten Note bestanden haben. Weiß man jedoch, dass dies nicht der Fall sein kann, weil man die Informationsquelle kennt, hilft nur eins: Lernen, Lernen, Lernen.
- Manche Prüfer fragen, ob zur Notenverbesserung eine weitere Fragenrunde gewünscht wird. Eine solche Chance sollte man sich nicht entgehen lassen, da man nur gewinnen kann.

Internet-Recherche

Gerade in mündlichen Prüfungen neigen einige Professoren dazu, Themen anzusprechen, die in einem engen Zusammenhang mit ihrem Forschungsgebiet stehen. Leider bleibt aber bekanntlich wenig Zeit, sich nach Bekanntgabe von Prüfer und Fach mit aufwändigen Internetrecherchen zu beschäftigen. Damit die Suche möglichst schnell zum Erfolg führt, folgen hier ein paar Tipps für ein gezieltes Vorgehen mit Hilfe von www.google.de.

Beispielsuchanfragen: Pathogenese der Arteriosklerose

- Wenn der erste Suchbegriff (Arteriosklerose) im Titel der Seite erscheinen soll, der andere (Pathogenese) im Text: z. B. **intitle**: **„Arteriosklerose" Pathogenese**
- Viele Dozenten stellen Unterlagen in Form von Powerpoint-Präsentationen **(ppt)**, Adobe-Dokumenten **(pdf)** oder Word-Dokumenten **(doc)** zum Download bereit. Durch die zusätzliche Eingabe von **ext**: listet Google nur Suchergebnisse eines entsprechenden Dateityps auf: z. B. **Arteriosklerose ext:pdf**
- Auch Studenten legen oft Referate zu speziellen Themen im Internet ab. Da die entsprechenden Webseiten aber meist keine echten de-Domains besitzen, über viele Werbefenster finanziert werden und in Suchmaschinen erst auf Seite 20 erscheinen, sollte man direkt in den Inhaltsverzeichnissen der Seiten nach Dokumenten suchen: z. B. **„Index of/" +pdf „Arteriosklerose"**
- Alternativ ist es auch möglich, schon bekannte Webseiten nach bestimmten Inhalten zu durchsuchen: z. B. site: **http://www.medizinstudent.de**

Hinweise für die Benutzung

Alle Angaben entsprechen den Standards und dem Kenntnisstand zur Zeit der Drucklegung. Dennoch können klinikintern abweichende diagnostische und therapeutische Vorgehensweisen üblich sein.

Alle diejenigen, die zum ersten Mal mit einem Buch der „In-Frage-und-Antwort"-Reihe arbeiten, sollten sich anfangs durch die sehr ausführlichen Antworten, so wie sie in der mündlichen Prüfung nur ein sehr guter Student geben würde, nicht entmutigen lassen. Zweck der Reihe ist es, sich durch häufiges Wiederholen ein strukturiertes und inhaltlich vollständiges Wissen anzutrainieren.

Bedeutung der Symbole und Kästen

FRAGE

Zur Erleichterung der Wiederholung kann in der Randspalte neben der Frage angekreuzt werden,
- ob die Frage richtig beantwortet wurde (grün)
- ob die Frage falsch beantwortet wurde (rot)
- ob die Frage wiederholt werden sollte (gelb)

Wichtige und besonders zu beachtende Inhalte — **MERKE**

FALLBEISPIEL

Beispiele aus der Praxis

Tipps zur Prüfungssituation/Zusatzwissen — **Tipp/Plus**

Abkürzungsverzeichnis

ABI	Ankle-Brachial-Index
ACTH	adrenokortikotropes Hormon
ADH	Adiuretin, Vasopressin
AGS	adrenogenitales Syndrom
AK	Antikörper
ALL	akute lymphatische Leukämie
AML	akute myeloische Leukämie
ANF	atrialer natriuretischer Faktor
ANP	atriales natriuretisches Peptid
ANV	akutes Nierenversagen
ARDS	acute respiratory distress syndrome
ASD	Atrium-/Vorhofseptumdefekt
ASS	Azetylsalizylsäure
BCG-Impfung	Tuberkulose-Impfung
BE	base excess
BMI	Body-Mass-Index
BNP	brain natriuretic peptide
BSE	bovine spongiforme Enzephalopathie
BSG	Blutsenkungsgeschwindigkeit
cAMP	zyklisches Adenosinmonophosphat
cANCA	antineutrophiler zytoplasmatischer Antikörper mit zytoplasmatischem Fluoreszenzmuster
CLL	chronische lymphatische Leukämie
CML	chronische myeloische Leukämie
CMML	chronische myelomonozytäre Leukämie
CMV	Zytomegalie-Virus
COPD	chronisch obstruktive Lungenerkrankung
COX-1/2	Cyclooxigenase 1/2
CP	chronische Polyarthritis
cPAN	klassische Panarteriitis nodosa
CR	Vollremission
CREST-Syndrom	Syndrom, bestehend aus: Calcinosis cutis, Raynaud-Syndrom, Ösophagusbeteiligung, Sklerodaktylie, Teleangiektasie
CRF	corticoid releasing factor
CRP	C-reaktives Protein
CSF	colony stimulating factor
CVI	chronisch-venöse Insuffizienz
DDAVP	1-Desamino-8-D-Arginin-Vasopressin
DIC	disseminierte intravasale Gerinnung
DLCO	Diffusionskapazität (Wert bei der LuFu)
DSA	digitale Substraktions-Angiografie
EBT	Elektronenstrahltomografie
EBV	Epstein-Barr-Virus
EDTA	Ethylendiamintetraessigsäure, Komplexbildner
EMB	Ethambutol
ERCP	endoskopische retrograde Cholangio-Pankreatikografie
ERD	erosive reflux disease
ESAT-6-Antigen	early secreted antigenic target 6
ESWL	extrakorporale Stoßwellenlithotripsie
FEV_1	forciertes exspiratorisches Volumen in der ersten Sekunde
FSH	follikelstimulierendes Hormon
FVC	forced vital capacity, forcierte Vitalkapazität der Lunge
GE	Gesamteiweiß
GERD	gastroesophageal reflux disease
GFR	glomeruläre Filtrationsrate
GnRH	Gonadoliberin
GOT	Glutamat-Oxalacetat-Transaminase
GPT	Glutamat-Pyruvat-Transaminase
HAES	Hydroxyäthylstärkelösungen
HBs-Ag	Hepatitis-B-„surface“-Antigen
HBV	Hepatitis-B-Virus
HCV	Hepatitis-C-Virus
HDV	Hepatitis-D-Virus
HE	hepatische Enzephalopathie
HP	Helicobacter pylori
HPT	Hyperparathyreoidismus
HR-CT	High-Resolution-CT
HVL	Hypophysenvorderlappen
ICD	implantierbarer Kardioverter/Defibrillierer
ICR	Interkostalraum
Ind.	Indikation(en)
INH	Isoniazid
INR	international normalized ratio
ITP	idiopathische thrombozytopenische Purpura
KBR	Komplementbindungsreaktion
KI	Kontraindikationen
LDH	Laktatdehydrogenase
LH	luteinisierendes Hormon
LuFu	Lungenfunktionstest
MDS	myelodysplastisches Syndrom
MHC	major histocompatibility complex
MÖT	Mitralöffnungston
mPAN	mikroskopische Panarteriitis nodosa
MRCP	Magnetresonanz-Cholangiopankreatikografie
MRT	Magnetresonanztomografie
MSH	melanozytenstimulierendes Hormon
NERD	non-erosive reflux disease
NHL	Non-Hodgkin-Lymphome
NMH	niedermolekulares Heparin
NNR	Nebennierenrinde
NSAR	nichtsteroidale Antirheumatika
NSCLC	nichtkleinzelliges Bronchialkarzinom
NW	Nebenwirkung
pAVK	periphere arterielle Verschlusskrankheit
pCO_2	Kohlendioxidpartialdruck

PEB-Schema	Chemotherapie-Schema: Cisplatin, Etoposid, Bleomycin
PEEP	positiver endexspiratorischer Druck
PEF	peak expiratory flow
pO_2	Sauerstoffpartialdruck
PRIND	prolongiertes reversibles ischämisches neurologisches Defizit
PSS	progressive systemische Sklerose
PTCA	perkutane transluminale koronare Angioplastie
PTSM	perkutane transluminale septale Myokard-Ablation
PTT	Prothrombin-Zeit
PZA	Pyrazinamid
RA	rheumatoide Arthritis
RA	refraktäre Anämie
RAEB	refraktäre Anämie mit erhöhtem Blastenanteil
RAEB-T	refraktäre Anämie in Transformation
RES	retikuloendotheliales System
RF	Rheumafaktoren
RFLP	Restriktionsfragment-Längenpolymorphismus
RG	Rasselgeräusch
RMP	Rifampicin
rPA	Reteplase
RVOT	rechtsventrikulärer Ausflusstrakt
SaO_2	arterielle Sauerstoffsättigung
SCLC	kleinzelliges Bronchialkarzinom
SIADH	syndrome of inappropriate ADH secretion
SLE	systemischer Lupus erythematodes
SM	Streptomycin
STH	Somatotropin
Tbc	Tuberkulose
TEE	transösophageale Echokardiografie
TNK-tpa	Tenekteplase
tPA	Alteplase
TRAK	TSH-ähnlicher Antikörper
TRH	Thyreoliberin, thyreotropin releasing hormone
TSH	Thyreotropin, thyreotropes Hormon
TSM	transaortale subvalvuläre Myektomie
UFH	unfraktionierte Heparin-Gabe
URS	ureteroskopische Steinzertrümmerung
VDRL-Test	veneral disease research laboratory test
VES	ventrikuläre Extrasystolen
VSD	Ventrikelseptumdefekt

Abbildungsnachweis

Der Verweis auf die jeweilige Abbildungsquelle befindet sich bei allen Abbildungen im Werk am Ende des Legendentextes in eckigen Klammern.

[A400]	Reihe Pflege konkret, München: Elsevier/ Urban & Fischer Verlag.
[E273]	Mir M. A. Atlas of Clinical Diagnosis, 5th ed., Elsevier/Saunders, 2003.
[E283]	Mettler F. A. Essentials of Radiology, 2nd ed., Elsevier/Saunders, 2005.
[E385]	Habif T. Clinical Dermatology, 5th ed., Elsevier/Mosby, 2010.
[E493]	Oats J. N., Abraham S.: Llewellyn-Jones Fundamentals of Obstetrics and Gynacology, 9th ed., Elsevier/Mosby, 2010.
[E498]	Grodner M., Roth S. L./Walkinshaw B. C. Foundations and Clinical Applications of Nutrition: A Nursing Approach, 4th ed., Elsevier/Mosby, 2007.
[E591]	Newby D. E., Grubb N. R. Cardiology: An Illustrated Colour Text, Elsevier/Churchill Livingstone, 2005.
[E592]	Hansell D. M.: Imaging of the Diseases of the Chest, 4th ed., Elsevier/Mosby, 2005.
[E593]	Talley N. J. et al.: Clinical Gastroenterology. A Practical Problem-Based Approach, 2nd ed., Elsevier/Churchill Livingstone, 2006.
[E594]	Kapoor A., Gamanagatti S., Sharma R. Renal cell carcinoma (RCC) in autosomal dominant polycystic kidney disease (ADPKD). In: European Journal of Radiology Extra. Vol. 41, Issue 2, 2004.
[E602]	Adams J. G., Barton E. D. Emergency Medicine. Expert Consult, Elsevier/Saunders, 2008.
[E612]	Renton P. (ed). Medical Imaging. An illustrated Colour Text, Elsevier/Churchill Livingstone, 2004.
[L141]	S. Elsberger, Planegg
[L157]	S. Adler, Lübeck
[L242]	T. Bühling, Hamburg
[M104]	J. Braun, Lübeck
[M181]	S. Krautzig, Hannover
[M443]	O. Jansen, Kiel
[M498]	Th. Klotz, Weiden
[R186]	Gruber G., Hansch A. Interaktiver Atlas der Blickdiagnostik, 2. A., Elsevier GmbH/ Urban & Fischer Verlag, 2005.
[T127]	P. Scriba, München

Inhaltsverzeichnis

KAPITEL

1

A.M. Zafari

Herz und Gefäße

1.1 Untersuchung des Herzens

FRAGE

Nennen Sie bitte die **Hauptauskultationsstellen** für Herzgeräusche.

Antwort Folgende Auskultationsstellen müssen bei der körperlichen Untersuchung berücksichtigt werden (➤ Abb. 1.1):

- 2. ICR rechts parasternal → **Aortenklappe** und **Aorta ascendens**
- 2. ICR links parasternal → **Pulmonalklappe**
- 5. ICR links medioklavikulär (Herzspitze) → **Mitralklappenfehler**
- Ansatz der 5. Rippe rechts parasternal → **Trikuspidalklappenfehler**
- 3. ICR links parasternal = **„Erb-Punkt"** → Mitralfehler

Antwort Der Patient sollte zunächst im **Liegen** und dann zusätzlich **sitzend** (Aortenfehler) und in **Linksseitenlage** (Mitralfehler) auskultiert werden. Jede Auskultation beinhaltet mindestens drei Atemzyklen und einen Atemstopp zur Differenzierung von Lungen- und Herzgeräuschen. Gleichzeitig ist der Puls des Patienten zur Diagnose von Rhythmusstörungen (frustrane Herzaktionen, Pulsdefizit) zu fühlen.

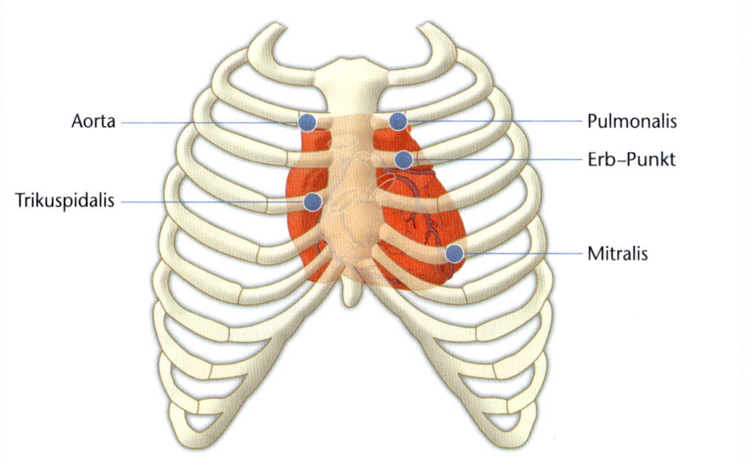

Abb. 1.1 Auskultationsstellen des Herzens [L141]

MERKE Jede Auskultation (im Liegen, im Sitzen und in Linksseitenlage) beinhaltet mindestens drei Atemzyklen. Der Puls des Patienten wird gleichzeitig gefühlt.

FRAGE

Wie differenzieren Sie den physiologisch gespaltenen 2. Herzton vom Mitralöffnungston? Wodurch kommen beide zustande?

TIPP Eine Frage mit klinischer Relevanz.

Antwort Die **physiologische Spaltung des 2. Herztons** ist atemabhängig und in der Auskultation am deutlichsten im 2. ICR links parasternal zu hören. Hervorgerufen wird die Spaltung bei tiefer Inspiration durch den späteren Schluss der Pulmonalklappe gegenüber der Aortenklappe. Pathologisch ist eine atemunabhängige, konstante Spaltung, wie sie z. B. beim Vorhofseptumdefekt mit Links-Rechts-Shunt vorkommt.

Der **Mitralöffnungston** ist ein diastolischer Zusatzton bei Mitralstenose. Er besitzt einen hellen Klangcharakter und entsteht durch die ruckartige Umklappbewegung der Mitralsegel während der Diastole. Am besten ist er über dem Erb-Punkt zu hören. Je kürzer der Abstand zum 2. Herzton wird, desto schwerer ist die Mitralstenose ausgeprägt.

FRAGE

Wie führt man eine **Herzdruckmassage** durch?

Antwort Eine Herzdruckmassage (➤ Abb. 1.2) soll vor allem die Durchblutung des Gehirns sichern. Sie wird stets mit einer Beatmung (falls möglich mit O_2) kombiniert. Bei Erwachsenen wird eine Frequenz von ca. 100–120/min angestrebt. Das Verhältnis von **Massage zu Beatmung** liegt bei 30 : 2. Entscheidend für den Erfolg ist es, die „no-flow time" so kurz wie möglich zu halten, sodass, abgesehen von der Beatmung, Intubation und EKG-Diagnostik kontinuierlich gedrückt wird.

MERKE Bei vorhandenem Karotispuls darf wegen möglicher Komplikationen keine Herzdruckmassage erfolgen (Rippen-/Sternumfrakturen mit evtl. Verletzungen von Herz/Lunge/Leber, z. B. Pneumothorax).

FRAGE

Sie werden als Notarzt zu einem bewusstlosen Patienten gerufen. Sie tasten keinen Puls. Was unternehmen Sie?

Antwort Ich beginne mit der Herzdruckmassage und der Beatmung. Dann brauche ich eine EKG-Ableitung. Das weitere Vorgehen hängt davon ab, ob dem Kreislaufstillstand eine Asystolie oder ein Kammerflattern bzw. -flimmern zugrunde liegt (➤ Abb. 1.3).

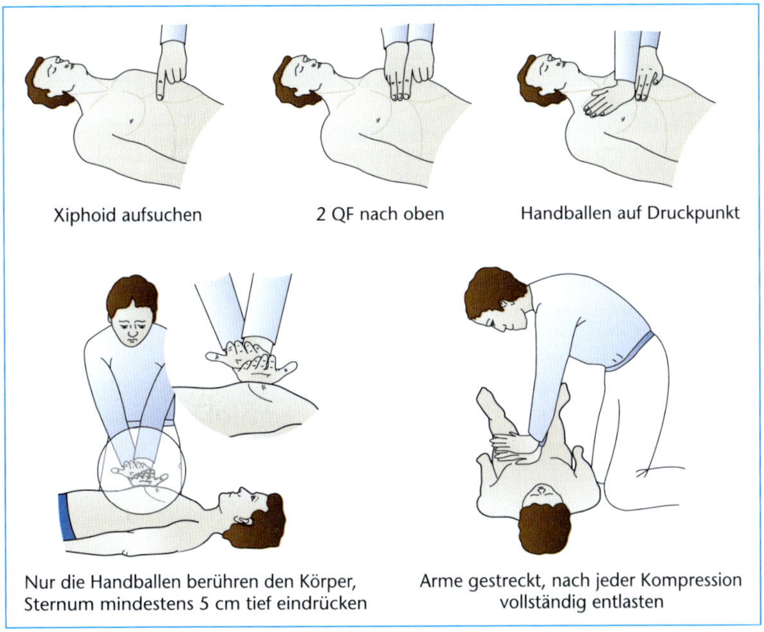

Abb. 1.2 Herzdruckmassage [L141]

FRAGE

Welche **echokardiografischen Techniken** kennen Sie? Erläutern Sie ihre Anwendungsgebiete.

Antwort

- **Ein- und zweidimensionale Sektorechokardiografie**: Beurteilung der Morphologie und der Funktion des Herzens. Erkennbar sind:
  - Kammergröße
  - Funktion der Ventrikel
  - Abnormalitäten der regionalen Herzwandbewegung
  - Struktur der Herzwände
  - Struktur und Funktion der Herzklappen
  - Klappenvegetationen bei Endokarditis
  - intrakardiale Raumforderungen (z. B. Thrombus im linken Ventrikel)
  - Perikarderguss und Herzbcuteltamponade
  - Abnormalitäten der thorakalen Aorta
- **Farb-Doppler-Echokardiografie**: zur Beurteilung von:
  - intrakardialen Shunts und Fisteln
  - intrakardialem Druck
  - Druckgradienten und Flächen von Herzklappen
  - Regurgitationsjets
- **Transösophageale Echokardiografie (TEE)**: ermöglicht ebenfalls die morphologische Beurteilung. Besser als in der transthorakalen Echokardiografie lassen sich insbesondere die Mitral- und Aortenklappe und der linke Vorhof darstellen. Daher wird diese Methode z. B. zur Beurteilung von Klappenprothesen und zum Nachweis von Klappenvegetationen oder Raumfor-

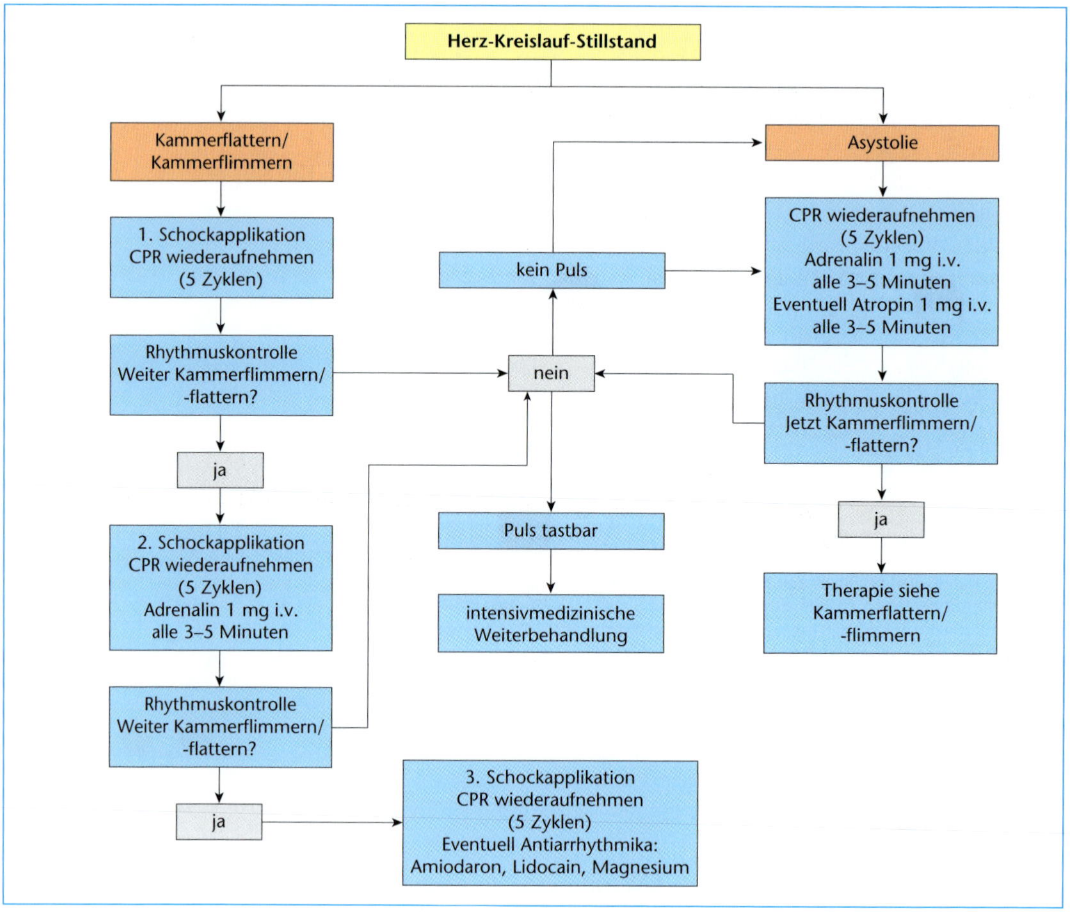

Abb. 1.3 Algorithmus für die Reanimation bei Herz-Kreislauf-Stillstand [L141]

derungen im linken Vorhof eingesetzt. Nur in der transösophagealen Echokardiografie kann die thorakale Aorta vollständig eingesehen werden.

- **Stressechokardiografie**: Nachweis systolischer Wandbewegungsstörungen als Folge einer induzierten Myokardischämie durch Belastung mittels Ergometrie oder Pharmaka (Dobutamin, Dipyridamol). Sensitivität und Spezifität bis zu 90 % und von der Erfahrung des Untersuchers abhängig.

FRAGE

Wie können Sie den **Venendruck** und damit den Grad einer evtl. bestehenden Rechtsherzinsuffizienz ohne Hilfsmittel bei der körperlichen Untersuchung abschätzen?

TIPP Das Schwierige an dieser Frage ist, dass man die eigentlich einfache Lösung nicht sofort erkennt.

Antwort Bei einer ausgeprägten Rechtsherzinsuffizienz können durch die körperliche Untersuchung Befunde wie **Jugularvenenstauung** oder **Ödeme** ohne Weiteres erhoben werden. Liegen keine ausgeprägten Stauungszeichen vor, kann man durch folgende einfache Untersuchung den Venendruck grob abschätzen:

Normalerweise kollabieren die Venen der Hand, wenn sie sich 6–12 cm über der Höhe des rechten Vorhofs befinden. Nun kann durch langsames Anheben des Armes am liegenden Patienten der Abstand zwischen dem Herzen und der Höhe des Punktes, an dem die Venen gerade leer laufen, als Maß für den Venendruck herangezogen werden. Um den Bezugspunkt für die individuelle Herzhöhe festzustellen, wird der seitliche Thorax gedrittelt. ⅔ des Abstandes von der Wirbelsäule zum Sternum entsprechen im Liegen ungefähr der Lage des rechten Vorhofs. Liegt der oben beschriebene Abstand deutlich über 12 cm, kann von einer Stauung im venösen System ausgegangen werden.

FRAGE

Beschreiben Sie, an welchen Stellen der **unteren Extremitäten** bei der körperlichen Untersuchung **arterielle Pulse** getastet werden.

Antwort An den unteren Extremitäten werden die Pulse folgender Gefäße getastet:

- **A. femoralis**: Sie wird unterhalb des medialen Drittels des Leistenbandes unter mäßigem Druck gegen das Schambein palpiert.
- **A. poplitea**: Das Knie wird leicht angewinkelt, das Gefäß kann zwischen den Köpfen des M. gastrocnemius in der Tiefe getastet werden (Zeit lassen!).
- **A. tibialis posterior**: Sie ist zwischen Innenknöchel und Achillessehne zu finden.
- **A. dorsalis pedis**: Sie ist auf dem Fußrücken lateral der sichtbaren Sehne des M. extensor hallucis longus fühlbar.

TIPP Die Antwort ist leicht vorzumachen, aber schwer zu formulieren.

FRAGE

Wie führen Sie den **Perthes-Versuch** im Rahmen der Diagnostik der Varikose durch?

Antwort Mit dem Test nach Perthes wird die **Funktion** der **tiefen Venen** und der **Vv. perforantes** am Bein untersucht. Er wird bei Patienten mit deutlich sichtbarer Varikose durchgeführt.

Dem stehenden Patienten wird proximal der Varizen am Oberschenkel ein Stauschlauch angelegt. Die Stauung soll dabei den oberflächlichen venösen Abfluss unterbinden. Man fordert den Patienten nun auf, umherzugehen, und beobachtet, ob sich die Varizen leeren oder gefüllt bleiben. Leeren sich die Varizen vollständig, sind die Vv. perforantes und das tiefe Venensystem durchgängig. Die Varikose beruht dann auf einer Klappeninsuffizienz der V. saphena magna und kann evtl. operativ angegangen werden. Bleiben die Varizen gefüllt, muss von einer Abflussbehinderung im tiefen Venensystem ausgegangen werden.

TIPP Dies ist einer der wenigen Tests, die im praktischen Alltag zur Abklärung der Durchgängigkeit der tiefen Beinvenen noch oft durchgeführt werden. Es lohnt sich auf jeden Fall, diese Untersuchungsmethode zu kennen.

1.2 Herzinsuffizienz

FRAGE

Welches sind die **röntgenologischen Kennzeichen** einer **Lungenstauung**?

PLUS Bei Rechtsherzinsuffizienz findet sich eine Verbreiterung der V. azygos, der V. cava superior und des rechten Vorhofs.

Antwort Bei Linksherzinsuffizienz sprechen folgende Zeichen für eine Lungenstauung:

- **fluid lung** (symmetrische perihiläre Verdichtung = „Schmetterlingslunge", Interlobärspaltenerguss)
- **Kerley-B-Linien**: waagerechte bis 1 cm lange Streifen in den Unterlappen
- evtl. Pleuraerguss rechts > links
- fleckförmige **Herdschatten**, v. a. basal
- **Milchglaszeichnung** bei alveolärem Lungenödem

MERKE Liegt der Rechtsherzinsuffizienz eine Volumenbelastung zugrunde, ist der Herzschatten vergrößert (Herz-Thorax-Quotient > 0,5). Eine Verbreiterung des Herzens nach links kann sowohl durch eine Vergrößerung des linken als auch des rechten Ventrikels entstehen, der dann im p. a. Bild links randbildend wird. Eine Differenzierung ist anhand des Seitbildes möglich. Hier zeigt sich bei einer Vergrößerung des rechten Ventrikels eine Einengung des Retrosternalraums.

FALLBEISPIEL

Sie erheben bei dem Patienten folgenden körperlichen Untersuchungsbefund: 87-jähriger Patient in ausreichendem Ernährungszustand bei stark reduziertem Kräftezustand, ansprechbar, aber nicht orientiert zu Ort, Raum und Zeit. Kein Fieber. Mäßige Ruhedyspnoe, bei geringer körperlicher Aktivität wie z. B. Sprechen verstärkt. Pupillenreaktionen prompt und seitengleich. Periphere, linksseitige Fazialisparese.

- **Lungen**: sonorer Klopfschall, keine Dämpfung, beidseits basal deutliche spätinspiratorische, feinblasige feuchte RGs
- **Herz**: Arrhythmia absoluta, Puls zentral 96/min, peripher 84/min. Herzspitzenstoß in vorderer Axillarlinie tastbar, RR li = re 170/100 mmHg, massive Beinödeme bds., erhöhter Jugularvenendruck, positiver hepatojugulärer Reflux
- **Abdomen**: prall gespanntes Abdomen, V. a. Aszites, aber kein sicheres Undulationsphänomen, Leber fraglich vergrößert, Genitalbefund inspektorisch unauffällig, liegender Dauerkatheter
- **Pulsstatus**: unauffällig
- **neurologischer Status**: Kraftminderung links, periphere Reflexe ohne Seitendifferenz, Babinski beidseits negativ

FRAGE

Welche **Haupt-** und **Nebendiagnosen** stellen Sie? Diskutieren Sie Ihre Überlegungen!

Antwort Die Hauptdiagnose ist eine **akute Dekompensation einer globalen Herzinsuffizienz NYHA IV** mit Aszitesbildung, Letztere klinisch am ehesten ebenfalls kardialer Genese. Für eine Linksherzinsuffizienz sprechen die Lungenstauung (feuchte RGs bds.) und die Orthopnoe. Für eine Rechtsherzinsuffizienz sprechen die Beinödeme beidseits, der erhöhte Jugularvenendruck, der V. a. Aszites und der positive hepatojuguläre Reflux. Für die Chronizität der Herzinsuffizienz spricht die Vormedikation (offenbar Digitalis sowie seit Kürzerem ein Diuretikum), für die akute Verschlechterung das Lungenödem.

Nebendiagnosen sind:

- arterielle Hypertonie
- V. a. Vorhofflimmern
- Z. n. rechtshirnigem apoplektischem Insult
- V. a. Harninkontinenz, DD: neurogene Blasenstörung
- V. a. senile Demenz, DD: akutes Durchgangssyndrom
- Presbyakusis beidseits

FRAGE

Wie sieht generell die symptomatische **Initialtherapie** einer akut dekompensierten Herzinsuffizienz aus?

Antwort

- **sitzende Lagerung**
- **O_2-Gabe** (2–6 l/min) über Maske oder Atemsonde, ggf. Atemwege vorher freimachen, in Abhängigkeit von Klinik und BGA (= Blutgasanalyse) evtl. nichtinvasive Beatmung oder endotracheale Intubation mit mechanischer Beatmung
- **unblutiger Aderlass**: Blutdruckmanschetten an den Extremitäten, Manschettendruck = RR diastolisch
- **Nitroglyzerin** sublingual (initial 2 Hübe, ggf. Wiederholung im Verlauf) oder als Perfusor unter Blutdruckkontrolle, Dosierung 1–3 (max. 6) mg/h
- **Furosemid** i. v. 20–40 mg, evtl. Urindauerkatheter zur Flüssigkeitsbilanzierung
- **Morphin** i. v. 3–5 mg zur Sedierung

FRAGE

Berichten Sie uns etwas über die **Diuretikatherapie bei Herzinsuffizienz**.

Antwort Diuretika **vermindern** v. a. die **Vorlast**. Eingesetzt werden:

- **Thiazide**: z. B. Hydrochlorothiazid 25–50 mg tgl. Sie werden zur langsamen (bis zu 15 % der glomerulären Filtrationsrate = GFR) Ödemausschwemmung eingesetzt: bis 1.000 ml tgl. bei generalisierten Ödemen, 300 ml tgl. bei Aszites. Thiazide blockieren den Na^+Cl^--Kotransport am frühdistalen Tubulus. NW: Hypokaliämie, verminderte Glukosetoleranz, Hyperurikämie, Pankreatitis.
- **Schleifendiuretika**: wirken bei akuter Herzinsuffizienz und Lungenödem oder bei gleichzeitig eingeschränkter Nierenfunktion oder wenn Thiazide nicht ausreichend wirken. Durch Blockierung des Na^+/K^+2Cl^--Carriers im aufsteigenden Schenkel der Henle-Schleife werden bis zu 40 % des glomerulär filtrierten Na^+ ausgeschieden, z. B. Furosemid (20–400 mg tgl.). NW: Hypokaliämie, Hypokalzämie, Hörstörungen (besonders in Verbindung mit Aminoglykosiden).

PLUS Die ergänzende Gabe von Spironolacton kann die Mortalität im Stadium III–IV signifikant senken. Bei NW von Spironolacton wird mit dem selektiven Aldosteron-Antagonisten Eplerenon therapiert, der nur die Mineralkortikoidsteroid-Rezeptoren hemmt.

- **Kaliumsparende Diuretika**: schwach wirksam (bis zu 3–5 % der GFR) durch Hemmung der Na^+-Absorption und K^+-Sekretion im Sammelrohr; deshalb häufig in Kombination z. B. mit Schleifendiuretika eingesetzt. Substanzen sind z. B. Amilorid (100–200 mg tgl.) und Triamteren (5–10 mg tgl.). NW: Hyperkaliämie, Juckreiz, megaloblastäre Anämie. KI: Niereninsuffizienz.
- **Aldosteronantagonisten**: wirken als kaliumsparende Diuretika durch Hemmung der Na^+-Absorption (kompetitive Hemmung der Mineralkortikoide) und K^+-Sekretion im Sammelrohr, z. B. Spironolacton (25–50 mg tgl. p. o.), Wirkungsmaximum erst nach 3–5 Tagen. Ind: Hyperaldosteronismus, z. B. bei Ödemen, Stauungsleber und zur Aszitestherapie. NW: Hyperkaliämie, Exantheme, Gynäkomastie, Impotenz, Hirsutismus.

FRAGE

Noch einmal zurück zum klinischen Befund bei dem Patienten – wie würden Sie den Aszites innerhalb der vermutlichen Grunderkrankung einer Herzinsuffizienz einordnen?

Antwort Bei dem Patienten liegt wahrscheinlich ein **Aszites** bei kardialer Stauung vor. **Differenzialdiagnostisch** sind abzugrenzen:

- **maligner** Aszites
- **entzündlicher** Aszites
- Aszites bei **Hypalbuminämie** (Eiweißverlust z. B. bei nephrotischem Syndrom oder exsudativer Enteropathie)
- Aszites bei **Leberzirrhose** durch portale Hypertension, vermehrte Lymphproduktion, verminderte Eiweißsyntheseleistung und sekundären Hyperaldosteronismus (vermehrte Synthese von Aldosteron infolge einer verminderten Nierenperfusion und verminderte hepatische Inaktivierung)
- **Pseudoaszites**, z. B. im Rahmen einer massiven Raumforderung oder Schwangerschaft

FRAGE

Wie würden Sie den Aszites, der die **Atemnot** des Patienten durchaus verschlimmert haben kann, **behandeln**?

Antwort Bei einem alten Menschen so schonend wie möglich! Im Einzelnen umfasst die Therapie:

- **Gewichtskontrolle** und Ein-/Ausfuhr-Bilanzierung
- NaCl-Restriktion auf 1–2 g/d und Flüssigkeitsrestriktion auf 750 ml/d
- **Spironolacton**, z. B. 2 × 25 mg und **Furosemid** 2 × 40 mg, einschleichend beginnen, nicht mehr als 1.000 ml täglich ausschwemmen, da Gefahr der Verschlechterung der Nierenfunktion und NH_3-Anstieg
- therapeutische **Aszitespunktion** nur bei Misserfolg der medikamentösen Therapie oder Ateminsuffizienz (Zwerchfellhochstand) bzw. venöser Stauung in den Beinen. Pro Sitzung max. 1.000 ml abpunktieren (Albuminverlust 25 g pro 1.000 ml Aszites)
- zur Langzeittherapie **Spironolacton** 25–100 mg/d, ggf. zusätzlich Furosemid 40–120 mg/d unter regelmäßiger Elektrolytkontrolle

FRAGE

Nun noch einmal zu den Grundlagen: Definieren Sie den Begriff **Herzinsuffizienz**! Nennen Sie Ursachen und zwei verschiedene klinische Einteilungen!

Antwort Als Herzinsuffizienz bezeichnet man die mangelhafte Fähigkeit des Herzens, das vom Körper benötigte Blutvolumen bereitzustellen. Nach der betroffenen Kammer unterscheidet man eine **Links-**, **Rechts-** und **Globalherzinsuffizienz**. Abhängig von der Zeitdauer des Bestehens spricht man von einer **akuten** oder **chronischen** Herzinsuffizienz. Nach den Ursachen der Herzinsuffizienz (bei low output failure) unterscheidet man zwischen **systolischen**, **diastolischen** und **kombinierten Ventrikelfunktionsstörungen**. Systolische Funktionsstörungen sind die Folge einer Kontraktionsstörung des Myokards, während diastolische Funktionsstörungen Folge einer verminderten Dehnbarkeit (Compliance) des linken Ventrikels sind.

Ursachen einer Herzinsuffizienz sind:
- koronare Herzkrankheit, Z. n. Infarkt und Hypertonie (am häufigsten)
- Myokarditis, Herzklappenfehler, Kardiomyopathien
- Herzrhythmusstörungen
- Speicherkrankheiten (z. B. Glykogenosen)
- toxische Herzmuskelschädigungen (z. B. Diphtherie, Chemotherapie mit Adriamycin)
- Störung des Stoffwechsels (Hyperthyreose)

Die häufigsten Ursachen für angeborene Herzfehler sind chromosomale Aberrationen (z. B. Trisomie 21), Pharmaka, Alkohol, Infektionen (z. B. Röteln) oder Diabetes mellitus der Mutter.

Die ältere NYHA-Klassifikation (➤ Tab. 1.1) basiert allein auf den Symptomen des Patienten. Während sich das NYHA-Stadium kurzfristig verschlechtern, aber z. B. unter medikamentöser Therapie auch wieder verbessern kann, bezieht sich die ABCD-Klassifikation (➤ Tab. 1.2) auf den natürlichen Verlauf der Erkrankung, also das Voranschreiten der Herzinsuffizienz von Stadium A nach D.

TIPP Diese Antwort müsste jeden Prüfer zufriedenstellen. Das Thema Herzinsuffizienz beinhaltet sehr viele schwierige Aspekte. Wie immer sollte man über Beispiele, die man selbst aufgeführt hat, auch Bescheid wissen.

PLUS High output failure beschreibt eine mangelhafte Blut- und Sauerstoffversorgung der Peripherie bei erhöhtem Herzzeitvolumen, z. B. bei Anämie, Hyperthyreose, AV-Fistel.

Tab. 1.1 NYHA(New York Heart Association)-Klassifikation nach subjektiven Beschwerden

Stadium	Definition
I	keine Leistungsminderung bei Alltagsbelastungen
II	Beschwerden (Dyspnoe) nur bei stärkeren Belastungen
III	Beschwerden schon bei geringer Belastung
IV	Ruhebeschwerden

FRAGE

Nehmen wir als Beispiel eine Herzinsuffizienz, die durch eine langjährige koronare Herzkrankheit bedingt ist. Ein solcher Patient ist sicher nicht sofort herzinsuffizient geworden. Welche **Kompensationsmechanismen** des Organismus kennen Sie, die bei einer eintretenden Herzinsuffizienz bewirken, dass die Herzleistung konstant bleibt?

Tab. 1.2 ABCD-Stadien der Herzinsuffizienz der American Heart Association (AHA)

Stadium	Definition
A	Patienten ohne Symptome, aber mit Risikofaktoren für eine Herzinsuffizienz: Hypertonie, koronare Herzkrankheit, Einnahme potenziell kardiotoxischer Medikamente, Alkoholabusus, rheumatisches Fieber in der Eigenanamnese, Kardiomyopathie in der Familienanamnese u. a.
B	keine Symptome der Herzinsuffizienz, aber Zeichen einer strukturellen Herzschädigung: linksventrikuläre Hypertrophie und/oder Dilatation, Hypokontraktilität, Infarktnarben u. a.
C	strukturelle Herzschäden in Verbindung mit Symptomen einer Herzinsuffizienz
D	terminale Herzinsuffizienz

TIPP Eine Frage nach physiologischen Regelmechanismen. Man kann sich zur Beantwortung ruhig etwas Zeit lassen. Die Prüfer werten dies eher positiv.

Antwort Einige Kompensationsmechanismen zur Konstanthaltung der Herzleistung (Herzminutenvolumen) sind:

- **Neuroendokrine Aktivierung**: Die neuroendokrine Aktivierung des **Sympathikus** und eine Katecholaminausschüttung führen zur Steigerung von Kontraktilität und Herzfrequenz. Aktivierung des **Renin-Angiotensin-Aldosteron-Systems** (RAAS) und Vasopressin-(ADH-)Systems führt zu Natrium- und Wasserretention und damit zur Erhöhung des intravasalen Volumens. Außerdem wird eine Steigerung der Vorlast durch die sympathikusvermittelte Kontraktion der venösen Kapazitätsgefäße (z. B. Beinvenen) erreicht. Durch Erhöhung des enddiastolischen Füllungsdrucks (= Vorlast) vergrößern sich die Kontraktionskraft des Myokards und das Schlagvolumen bis zu einem linksventrikulären Füllungsdruck von 20 mmHg **(Frank-Starling-Mechanismus)**. Ein weiterer Kompensationsmechanismus ist die Freisetzung der kardialen Gewebehormone ANP (= atriales natriuretisches Peptid) und BNP (= brain natriuretic peptide) infolge der Dehnung der Vorhöfe oder Kammern. Beide Hormone wirken vasodilatatorisch und natriuretisch-diuretisch. Mit zunehmender Herzinsuffizienz wird die Wirkung der steigenden Spiegel von ANP und BNP durch das Überwiegen der vasokonstriktorisch wirkenden Hormone (Angiotensin II, Noradrenalin) überspielt, was zu einem Circulus vitiosus führt.
- **Herzhypertrophie**: Gesunde Myokardanteile reagieren mit einer Muskelhypertrophie und passen so ihre Leistung den Erfordernissen an. Wird die kritische Grenze der kompensatorischen Myokardhypertrophie überschritten, kommt es zu einer Verschlechterung der Herzinsuffizienz.

MERKE Volumenbelastung des Herzens führt zu exzentrischer, Druckbelastung zu konzentrischer Hypertrophie.

FRAGE
Welche Symptome bzw. Befunde sehen Sie bei einer **manifesten Herzinsuffizienz**?

TIPP Fragen Sie den Patienten bei der Anamnese nach der Anzahl der Kopfkissen, die er zum Schlafen braucht!

Antwort Vorwiegende **Linksherzinsuffizienz** (z. B. Hypertonie, Z. n. Infarkt) führt zu einer Stauung im vorgeschalteten „kleinen" Lungenkreislauf **(Rückwärtsversagen)** mit:

- **Dyspnoe**, **Orthopnoe**, **Tachypnoe**
- **Husten**, typischem Asthma cardiale (= anfallsweise nächtliche Atemnot + Husten)
- Zyanose
- **feuchten RGs** beidseits (rechts > links)
- Hämoptoe (im Sputum sog. Herzfehlerzellen = hämosiderinhaltige Alveolarmakrophagen)

Zeichen des **Vorwärtsversagens** bei Linksherzinsuffizienz sind:

- verminderte körperliche Belastbarkeit
- zerebrale Funktionsstörungen

Vorwiegende **Rechtsherzinsuffizienz** (z. B. bei chronischer Bronchitis mit Emphysem oder Asthma bronchiale) führt zu einer Stauung im vorgeschalteten Körperkreislauf mit:

- **sichtbar** blutgefüllten **Halsvenen** (V. jugularis externa)
- **Leber**- und **Milzstauung** mit Kapselspannungsschmerz (Milz ist oft palpabel) und Aszites
- **Gewichtszunahme** und lageabhängigen **Ödemen** an den Beinen bzw. am Rücken (= Anasarka)
- Stauungsgastritis
- Stauungsproteinurie

Gemeinsame Symptome bei **Links- und Rechtsherzinsuffizienz** sind:

- Pleura- und Perikarderguss (rechts > links)
- Nykturie
- 3. Herzton, Galopprhythmus
- Vorhofflimmern, -flattern

Im klinischen Alltag dominieren Mischbilder. Häufig pfropft sich auf eine lange bestehende Linksherzinsuffizienz eine Rechtsherzinsuffizienz auf. Die **Echokardiografie** ist die optimale bildgebende Untersuchungsmethode zum Nachweis vergrößerter Herzhöhlen, zur Bestimmung der Ejektionsfraktion und der Myokarddicke, zur Beurteilung des Herzminutenvolumens und der Blutströmung (Farbduplex) wie auch zur Erfassung von kausalen Faktoren, z. B. Vitien, Störungen der Ventrikelwandbewegung nach Infarkt, Perikarderguss u. a.

FRAGE

Nennen Sie **medikamentöse Angriffspunkte** für die Beeinflussung einer Herzinsuffizienz.

Antwort ➢ Abb. 1.4

FRAGE

Im Zusammenhang mit dem Fallbeispiel haben wir schon über die Initialtherapie bei der akuten kardialen Dekompensation gesprochen. Was ist neben der symptomatischen Therapie bei Patienten mit Herzinsuffizienz zu berücksichtigen?

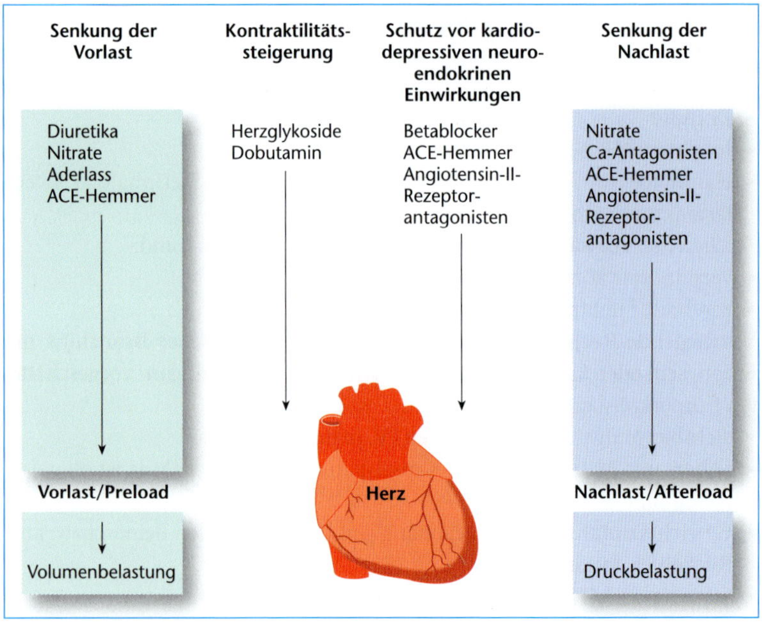

Abb. 1.4 Medikamentöse Beeinflussung der Hämodynamik [L141]

Antwort Vor der Therapie muss die Genese abgeklärt werden. Möglicherweise kann man durch die **Therapie der Grundkrankheit** auch die Herzinsuffizienz in den Griff bekommen. Beispiele:

- hypertone Krise → Normalisierung des Blutdrucks
- Herzinfarkt → Fibrinolyse, Akut-PTCA
- Perikardtamponade → Perikarddrainage
- Herzklappenfehler → Klappenersatz durch Prothesen
- bradykarde Rhythmusstörungen → Schrittmacherimplantation, Antiarrhythmika
- Tachyarrhythmia absoluta bei Vorhofflimmern → Frequenznormalisierung, Rhythmisierung

FRAGE

Kommen wir nun zur **medikamentösen Therapie** der **chronischen Herzinsuffizienz**. Was können Sie uns dazu sagen?

Antwort Bei der chronischen Herzinsuffizienz erfolgt eine medikamentöse Kombinationstherapie in Abhängigkeit vom NYHA-Stadium und der Grunderkrankung des Patienten. Bestandteile der Therapie sind:

- **ACE-Hemmer** ab Stadium I, alternativ Angiotensin-II-Rezeptorantagonisten
- **Betablocker** ab Stadium II bzw. stadienunabhängig bei arterieller Hypertonie oder Z. n. Myokardinfarkt
- **Digitalis** ab Stadium III–IV und bei gleichzeitig bestehender Tachyarrhythmia absoluta bei Vorhofflimmern

- **Diuretika** bei Ödemen und generell ab Stadium III
- **Aldosteronantagonisten** ab Stadium II–III

Eine Verbesserung der Prognose ist für ACE-Hemmer, Betablocker und Aldosteronantagonisten nachgewiesen.

FRAGE

Welche **nichtmedikamentösen Ansätze** kennen Sie bei der Therapie der chronischen Herzinsuffizienz?

Antwort Die kardiale Resynchronisationstherapie (CRT) sowie die Implantation eines Kardioverter-Defibrillators (ICD). Als Ultima Ratio außerdem die Herztransplantation.

FRAGE

Was versteht man unter der kardialen **Resynchronisationstherapie**?

Antwort Bei der kardialen Resynchronisationstherapie (**C**ardiac **R**esynchronization **T**herapy = CRT) handelt es sich um eine Optimierung der myokardialen Kontraktionsabläufe mittels vorhofgesteuerter biventrikulärer Elektrostimulation, die die Pumpleistung des Herzens verbessert (MIRACLE-Studie u. a.). Diese Therapiemaßnahme ist bei Herzinsuffizienz-Patienten indiziert, die sich trotz optimaler medikamentöser Therapie in den NYHA-Stadien III–IV befinden, einen erhaltenen Sinusrhythmus und asynchrone Aktionen beider Ventrikel durch einen kompletten Linksschenkelblock haben. Die CRT führt bei ⅔ dieser Patienten zu einer verbesserten Leistungsfunktion und Lebensqualität.

FRAGE

Die Medikamentengruppe der **ACE-Hemmer** steht bei der Therapie der Herzinsuffizienz im Vordergrund. Wie würden Sie einen Patienten damit einstellen?

Antwort ACE-Hemmer verbessern die Prognose des Patienten bei chronischer Herzinsuffizienz. Sie senken **Vor-** und **Nachlast** als arteriell und venös wirksame Vasodilatatoren und schützen das Herz vor negativen Auswirkungen durch die Überaktivierung des RAAS-Systems. Sie vermindern die Bildung von Angiotensin II aus Angiotensin I. Bei der Herzinsuffizienz werden meist ACE-Hemmer mit Diuretika kombiniert. Zu beachten ist ein ausgeprägter **„First dose"-Effekt** mit eventueller Hypotonie (**cave**: engmaschige Blutdruck- und Retentionswertkontrollen). ACE-Hemmer müssen einschleichend dosiert werden (➤ Tab. 1.3), doch muss die Menge bis zur optimal verträglichen und wirksamen Dosis gesteigert werden.

MERKE

ACE-Hemmer gehören zur Standardmedikation in der Therapie der Herzinsuffizienz und Hypertonie.

Tab. 1.3 Dosierungsschema von Captopril (z. B. Tensobon®)	
Initialdosis	6,25–12,5 mg
Erhaltungsdosis	3 × 50 mg
Wirkdauer	ca. 8–12 h
Ausscheidung	Niere

FRAGE

Was können Sie uns über die **Herzglykoside** erzählen?

TIPP In mündlichen Prüfungen werden nur selten Medikamente und Dosisangaben verlangt. Eine Ausnahme stellen die Herzglykoside dar. Da es sich hier um eine offene Frage handelt, ist oberstes Gebot, eine strukturierte Antwort zu formulieren.

Antwort Es gibt drei wesentliche **Grundwirkungen** der Digitalispräparate (Wirkmechanismus: Hemmung der Na^-K^--ATPase):

1. **positive** Inotropie → Herzkraft ↑
2. **positive** Bathmotropie → Erregbarkeit ↑
3. **negative** Chronotropie → Herzfrequenz ↓
4. **negative** Dromotropie → Überleitung ↓

Bei gleichbleibendem enddiastolischem Druck wird ein größeres Schlagvolumen gefördert. Das Herzzeitvolumen nimmt bei Herzfrequenzkonstanz bzw. -abnahme zu. Bedeutsam ist, dass dies im Gegensatz zur Sympathikusaktivierung nicht mit einem gesteigerten O_2-Verbrauch einhergeht. Man spricht deshalb von einer Ökonomisierung der Herzarbeit. Zu beachten ist die **geringe therapeutische Breite** der Herzglykoside, die individuell variiert. Vor allem bei Elektrolytstörungen (Hypokaliämie, Hyperkalzämie) kann die Glykosidempfindlichkeit bzw. die Toxizität gesteigert sein. Sehr schnell können **Nebenwirkungen** auftreten:

- Rhythmusstörungen (am gefährlichsten)
- Kopfschmerzen
- Störungen des Farbsinns (typisches „Gelbsehen")
- gastrointestinale Beschwerden

Wegen des proarrhythmischen Effekts sollten Digitalispräparate bei der akuten kardialen Dekompensation insbesondere bei Infarktpatienten nicht mehr eingesetzt werden. Bei der Therapie der chronischen Herzinsuffizienz verhindern sie jedoch eine rezidivierende Dekompensation und sind zur Frequenzkontrolle bei gleichzeitig bestehendem Vorhofflimmern sinnvoll.

1.3 Rhythmusstörungen

FRAGE

Suchen Sie sich eine Klasse von **Rhythmusstörungen** aus und berichten Sie uns über Ursache, Klinik und Behandlungsstrategie.

Antwort Herzrhythmusstörungen (➤ Abb. 1.5) kann man in Reizbildungsstörungen und Reizleitungsstörungen einteilen. Häufige **Reizleitungsstörungen** stellen die AV-Blöcke I.–III. Grades dar.

- **AV-Block I**: Nur im EKG durch eine Verlängerung der PQ-Zeit über 0,2 s erkennbar; der Herzrhythmus wird dadurch meist nicht beeinflusst.
- **AV-Block II**: Man unterscheidet 2 Typen:
  - **Typ I** (Wenckebach oder Mobitz I): Lokalisation der Blockierung oberhalb des His-Bündels. Die PQ-Zeit wird mit jeder Herzaktion länger, bis eine Überleitung von den Vorhöfen auf die Kammern ausfällt.
  - **Typ II** (Mobitz II): Lokalisation der Blockierung innerhalb oder unterhalb des His-Bündels. Vereinzelte oder regelmäßige AV-Blockierungen, d. h., nur jede zweite (2:1-Block), dritte (3:1-Block) oder vierte (4:1-Block) Vorhoferregung wird zu den Kammern übergeleitet.
- **AV-Block III**: totaler Block zwischen Vorhöfen und Kammern. Beide schlagen unabhängig voneinander (= AV-Dissoziation).

Beim AV-Block III. Grades können **Morgagni-Adams-Stokes-Anfälle** auftreten. Darunter versteht man einen Bewusstseinsverlust durch eine mangelhafte Gehirndurchblutung aufgrund von Herzrhythmusstörungen. Springt ein Reizersatzzentrum (z. B. Purkinje-Fasern der Ventrikel) zu spät ein, kann ein solcher Anfall tödlich enden.

Ursachen für AV-Blockierungen sind **Myokarditiden**, **koronare Herzkrankheit**, **Herzinfarkt** und häufig Überdosierung von **Digitalispräparaten** oder **Antiarrhythmika**. Neben dem Versuch der Beseitigung der Ursachen

TIPP Fragen wie diese, bei denen man selbst Einfluss auf das Thema nimmt, sind unserer Meinung nach die schwersten. Durch die Aufregung und den Druck des „angestauten" Wissens möchte man alles auf einmal erzählen und verzettelt sich leicht. Deshalb: Ruhe bewahren und am besten ein selbst erlebtes Beispiel anführen.

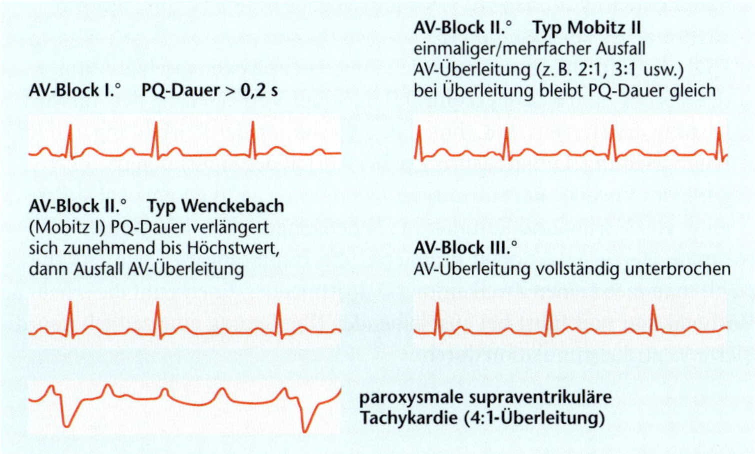

Abb. 1.5 Wichtige Rhythmusstörungen [L141]

muss ab einem AV-Block II. Grades Typ Mobitz die Anlage eines Schrittmachers in Erwägung gezogen werden.

FRAGE

Nennen Sie einige Medikamente, die einen **AV-Block als Nebenwirkung** hervorrufen können.

Antwort Viele Antiarrhythmika können zu einer Verlängerung der Überleitungszeit mit AV-Block führen. **Beispiele**: Digitalispräparate, Verapamil, Betablocker, Chinidin.

FRAGE

Welchen **Schrittmacher** würden Sie beim AV-Block III. Grades mit einer Herzfrequenz von 30/min empfehlen?

TIPP Wer als Therapie „Schrittmacher" erwähnt hat, muss auf eine Nachfrage gefasst sein. Wenn möglich, gibt man einen kurzen Überblick über gängige Schrittmachersysteme und geht dann auf die Frage ein.

Antwort Bei Schrittmachern wird u. a. in einem fünfstelligen Code unterschieden:

1. Ort des **Schrittmacherreizes** (A = Atrium, V = Ventrikel, D = doppelt = Ventrikel und Atrium)
2. Ort der **Wahrnehmung der Herzimpulse** (A, V, D, wie oben)
3. Art der **Schrittmachersteuerung** (I = Inhibition bei Herzeigenaktionen, T = getriggert, in Abhängigkeit von der Vorhofaktion, D = Triggerung vom Vorhof, Inhibition von Vorhof und Ventrikel)
4. **Programmierbarkeit**: P = 1–2 Funktionen, M = multiprogrammierbar, R = frequenzadaptiert
5. **Antitachykardiefunktion**: 0 = keine, P = antiarrhythmische Stimulation, S = Elektroschock (= Defibrillation), D = doppelt = P + S

Beispiele:

- **VVI-R**-Schrittmacher: Impulsabgabe nur, wenn eine eingestellte Minimalfrequenz (meist 60/min) unterschritten wird. Bei Auftreten eines höheren Eigenrhythmus wird die Impulsabgabe inhibiert. Ind.: Bradyarrhythmie bei Vorhofflimmern.
- **DDD-R**-Schrittmacher: Gewährleistung einer physiologischen Abfolge der Vorhof- und Kammerkontraktion, somit Verbesserung der Auswurfleistung des Herzens. Ind.: binodale Erkrankung der Reizbildung und Erregungsleitung. Funktionsprinzip: bei Ausfall des Sinusknotens → Erregung des Vorhofs. Bei Störung der Überleitung auf die Ventrikel → Erregung von Vorhof und Kammer in zeitlich eingestellter Kopplung.

Normale Herzeigenaktionen inhibieren die Impulsabgabe. Beim AV-Block wählt man meist einen Zweikammer-Schrittmacher. Er erkennt die erhaltene Vorhofaktion und führt bei ausbleibender Überleitung eine zeitlich koordinierte Ventrikelstimulation durch.

FRAGE

In welchem Teil des Herzens liegt die **Sonde** eines VVI-Schrittmachers?

Antwort Die Schrittmachersonde liegt im rechten Ventrikel.

TIPP Immer in vollständigen Sätzen antworten.

FRAGE

Ich nenne Ihnen drei Medikamente, die bei der Therapie von kardialen Arrhythmien eine wichtige Rolle spielen. Sie sagen mir, welche Arrhythmien bevorzugt damit behandelt werden können. Digitalis/Verapamil/Amiodaron.

Antwort

- **Digitalispräparate** werden bei einer Tachyarrhythmie bei Vorhofflimmern oder -flattern mit schneller Überleitung angewandt. Die hohe Kammerfrequenz wird durch die Verlangsamung der Vorhof-Kammer-Überleitung gesenkt (negativ dromotrope Wirkung). Um einen stabilen Sinusrhythmus zu erhalten, sollte versucht werden, die Ursache des Vorhofflimmerns (z. B. Mitralstenose) zu beseitigen.
- **Verapamil** ist ein Kalzium-Antagonist und wird bei supraventrikulären Tachykardien (normaler QRS-Komplex) eingesetzt. Die Dosierung in der Therapie der supraventrikulären Tachykardie beträgt 5 mg Verapamil langsam i. v.
- **Amiodaron** wird bei Auftreten von Kammertachykardien verabreicht. Die Dosierung beträgt initial 300 mg langsam i. v., danach kann eine intravenöse oder orale Aufsättigung erfolgen.

Kontraindikation für alle drei genannten Antiarrhythmika (und auch für die meisten anderen) ist ein **AV-Block I. Grades**.

MERKE

Kein Verapamil bei WPW-Syndrom! Bei Verzögerung der Überleitung im AV-Knoten besteht das Risiko einer schnellen Überleitung über die akzessorische Bahn mit der Gefahr einer ventrikulären Tachykardie.

FRAGE

Worum handelt es sich bei den **paroxysmalen supraventrikulären Tachykardien** (PSVT)?

Antwort Zu dieser Gruppe werden die Atrioventrikuläre-Reentry-Tachykardie (AVRT) sowie die AV-Knoten-Reentry-Tachykardie (AVNRT) gezählt.

Zur **AVNRT** kommt es durch eine angeborene Störung im AV-Knoten, der eine duale Leitungskapazität aufweist (schnell und langsam leitende Bahn). Dies ermöglicht ein Reentry, das im Regelfall zu einer schmal-komplexigen Tachykardie führt und durch vagale Manöver oder die Gabe von Adenosin unterbrochen werden kann.

Bei der **AVRT** besteht eine akzessorische Leitungsbahn zwischen Vorhof und Kammer. Im Sinusrhythmus sind im EKG die klassische Delta-Welle sowie ein kurzes PQ-Intervall erkennbar. Kommt es zu einer kreisenden Erregung, so entsteht eine zumeist schmal-komplexige Tachykardie. Die Delta-Welle verschwindet hierbei aus dem EKG.

FRAGE

Eine paroxysmale supraventrikuläre Tachykardie kann gelegentlich ohne Medikamente und technische Hilfsmittel durchbrochen werden. Was meine ich damit?

Antwort Durch Reizung des N. vagus oder Erregung des Karotissinus kann eine supraventrikuläre Tachykardie durchbrochen werden. Bei Auftreten einer supraventrikulären Tachykardie (der Patient berichtet z. B. von häufigem Herzrasen) können folgende einfache Maßnahmen zum Erfolg führen:

- **Valsalva-Pressversuch**: Nase zuhalten und bei geschlossenem Mund versuchen, die Luft herauszupressen.
- **Druck auf den Karotissinus** (Vorsicht: nie gleichzeitig auf beiden Seiten!): Stimulierung der Pressorezeptoren mit nachfolgender Erregung des Parasympathikus über den N. vagus.
- Den Patienten **kaltes Mineralwasser** trinken oder Brausepulver essen lassen.

Eine gründliche kardiologische Abklärung ist selbstverständlich dringend erforderlich.

FRAGE

Zu den häufigsten Rhythmusstörungen gehören **ventrikuläre Extrasystolen**. Sind sie immer ein Zeichen für eine Herzerkrankung?

TIPP Rhetorische Frage; am besten den Faden aufnehmen und Ätiologie, Symptome und Diagnostik kurz schildern.

PLUS Da die CAST-Studie bei Postinfarkt-Patienten eine Prognoseverschlechterung für Klasse-IC-Antiarrhythmika gezeigt hat, sollten bei erhöhtem Risiko eines Kammerflimmerns nichtmedikamentöse Therapiealternativen eingesetzt werden (implantierbarer Cardioverter/Defibrillator = ICD).

Antwort Ventrikuläre Extrasystolen (VES) können auch beim herzgesunden Menschen vorkommen. Auslösende Faktoren sind u. a. **vegetative Labilität**, **emotionale Erregung**, **erhöhter Vagotonus** und Konsum von **Genussmitteln** (Alkohol, Koffein, Nikotin). Sie bedürfen keiner Behandlung und haben eine gute Prognose; bei subjektiven Beschwerden kann eine sedierende Behandlung eingeleitet werden.

Sehr häufig sind sie allerdings bei der **koronaren Herzkrankheit**. Klinisch imponieren sog. Palpitationen und „Aussetzer". Weiterhin sind Dyspnoe und Schwindel nicht selten. Im EKG (Langzeit-EKG) als Standarddiagnostik finden sich Verformungen des QRS-Komplexes. Bei **frischem Infarkt** weist das gehäufte Auftreten von VES als Alarmsignal auf die erhöhte Gefahr von Kammerflimmern hin; allerdings kann es auch ohne vorausgegangene Warnarrhythmien zu Kammerflimmern kommen.

FRAGE

Zu welcher Klasse der Antiarrhythmika nach **Vaughan-Williams** gehören Betablocker?

TIPP Eher eine Detailfrage für die Facharztprüfung.

Antwort Mit der Klassifikation nach Vaughan-Williams werden medikamentöse Antiarrhythmika **nach** ihrem **Wirkprinzip** eingeteilt (➤ Tab. 1.4). Betablocker gehören zur Klasse II (Einsatz z. B. bei supraventrikulären Tachykardien und Arrhythmien mit schneller Überleitung).

Tab. 1.4 Klassifikation der Antiarrhythmika nach Vaughan-Williams

Gruppe	Definition
IA	Verlängerung des Aktionspotenzials: Chinidin, Ajmalin, Procainamid
IB	Verkürzung des Aktionspotenzials: Lidocain, Phenytoin, Mexiletin
IC	keine Wirkung auf das Aktionspotenzial: Propafenon, Flecainid
II	Betablocker: Metoprolol
III	K^+-Antagonismus: Amiodaron, Sotalol
IV	Ca-Antagonismus: Verapamil, Diltiazem

FRAGE

Die häufigste Form der supraventrikulären Tachykardie ist das **Vorhofflimmern**. Was wissen Sie über therapeutische Strategien bei dieser Form der Rhythmusstörung?

Antwort Ziele der Therapie des Vorhofflimmerns sind entweder die **Rhythmisierung** oder die **Frequenzkontrolle**. Das Wiederherstellen eines Sinusrhythmus lässt sich entweder durch eine elektrische Kardioversion erreichen oder medikamentös, z. B. durch die Gabe von Amiodaron, Flecainid oder Propafenon. Eine Frequenzkontrolle lässt sich durch Digitalis, Verapamil oder Betablocker erzielen. Um eine intrakardiale Thrombenbildung und konsekutive Thrombembolien zu vermeiden, muss im Falle der Frequenzkontrolle eine dauerhafte **Antikoagulation** durchgeführt werden (Cumarintherapie mit einer Ziel-INR von 2,0–3,0). Außerdem sollte eine Ursachenabklärung erfolgen, um eine evtl. zugrunde liegende Herzerkrankung behandeln zu können.

1.4 Angina pectoris

FRAGE

Ein ca. 50-jähriger beleibter, bisher gesunder Mann klagt über **Schmerzen in der Brust**, die vor allem sonntags beim Joggen auftreten. Was meinen Sie dazu?

Antwort Zuerst wird eine genaue **Anamnese** erhoben, wobei besonders auf folgende Fragestellungen eingegangen wird:

- Bestehen Risikofaktoren für eine koronare Herzerkrankung, Vor- oder Begleiterkrankungen?
- Seit wann besteht die Schmerzsymptomatik?
- Wie ist der Schmerzcharakter?
- Wie lange dauert eine Schmerzepisode?
- Sind während der Schmerzen noch andere Symptome aufgefallen?

Besteht ein belastungsabhängiger, retrosternaler, evtl. in den linken Arm ausstrahlender Schmerz, kann die Verdachtsdiagnose Koronarinsuffizienz mit stabiler Angina pectoris gestellt werden. Danach schließt sich eine gründliche körperliche Untersuchung an. Häufig ist der körperliche Untersuchungsbefund unauffällig. Möglicherweise besteht eine Hypertonie.

Zur Sicherung der Verdachtsdiagnose werden ein **Ruhe-EKG** und ein **Belastungs-EKG** (darf nur unter ärztlicher Kontrolle durchgeführt werden) angefertigt. Eine im Belastungs- oder Ruhe-EKG auftretende horizontale oder deszendierende ST-Strecken-Senkung > 0,1 mV und Rhythmusstörungen gelten als Hinweise auf eine Koronarinsuffizienz (Achtung! Hoher Anteil von falsch negativen Untersuchungsergebnissen). Die **Myokardperfusionsszintigrafie** und **Stressechokardiografie** zeigen, inwieweit ischämische Myokardbezirke vorliegen. Eine Koronargefäßerkrankung kann durch die **Koronarangiografie nachgewiesen werden**.

FRAGE

Eine Koronarangiografie ist hier vielleicht noch etwas verfrüht. Sie sprechen von stabiler Angina pectoris. Gibt es denn verschiedene Arten?

Antwort Man kann folgende Arten von Angina pectoris unterscheiden:

- **Stabile Angina pectoris**: Die Beschwerden treten reproduzierbar ab einem bestimmten Grad von Belastung auf; keine Beschwerden in Ruhe (➤ Tab. 1.5).
- **Instabile Angina pectoris**: jede Erstangina. Auch in Ruhe auftretende Beschwerden. Die Heftigkeit, Dauer und Häufigkeit der Schmerzepisoden nehmen innerhalb kurzer Zeit zu (Crescendo-Angina). Zunehmender Bedarf an antianginösen Medikamenten oder lang andauernde Schmerzanfälle (= Präinfarkt-Syndrom).
- **Prinzmetal-Angina = Variant-Angina**: pektanginöse Beschwerden (auch in Ruhe), die durch Spasmen der Koronararterien hervorgerufen werden (bevorzugt bei jungen Patienten).

Die neuere Einteilung des **akuten Koronarsyndroms** umfasst drei Krankheitsbilder:

- instabile Angina pectoris ohne Anstieg von Troponin I oder T
- NSTEMI = non ST-segment elevation myocardial infarction: instabile Angina pectoris/Herzinfarkt mit Anstieg von Troponin I oder T, aber ohne ST-Strecken-Hebung
- STEMI = ST-segment elevation myocardial infarction: Herzinfarkt mit Troponin-I/T- und Enzymveränderungen sowie initialer ST-Hebung.

Tab. 1.5 CCS(Canadian Cardiovascular Society)-Klassifikation der Angina pectoris

Grad	Definition
0	stumme Ischämie
I	keine Angina bei normaler körperlicher Belastung, Angina bei schwerer körperlicher Anstrengung
II	geringe Beeinträchtigung der normalen körperlichen Aktivität durch Angina pectoris
III	erhebliche Beeinträchtigung der normalen körperlichen Aktivität durch Angina pectoris
IV	Angina bei geringster körperlicher Belastung oder Ruheschmerzen

FRAGE

Welche allgemeinen **konservativen Behandlungsrichtlinien** für Patienten mit koronarer Herzerkrankung kennen Sie?

Antwort Zu den allgemeinen konservativen Behandlungsrichtlinien gehören:

- Reduktion von Übergewicht
- Einstellung einer evtl. Hypertonie
- optimale Einstellung eines evtl. Diabetes mellitus
- Nikotinkarenz
- Einstellung einer Hyperlipoproteinämie (Senkung von LDL-Cholesterin auf Werte < 100 mg/dl)
- fettarme, ballaststoffreiche Ernährung, die regelmäßig Obst, Salat, Gemüse, Olivenöl und Fisch (ungesättigte Omega-3-Fettsäuren) beinhaltet
- Abbau von belastendem Stress (sog. Disstress)
- moderate und regelmäßige sportliche Betätigung (z. B. Wandern, Schwimmen)

MERKE

Angestrebt werden eine Änderung der Lebensgewohnheiten und der Abbau von Risikofaktoren.

FRAGE

Nennen Sie einige Substanzklassen und Beispiele für Medikamente, die zur langfristigen Behandlung von Patienten mit Angina pectoris eingesetzt werden.

Antwort Bei der Therapie pektanginöser Beschwerden unterscheidet man zwischen der Basistherapie mit dem Ziel der Verhinderung eines Myokardinfarkts sowie der antianginösen Therapie. Verwendet werden:

- **Basistherapie**:
  - ASS: 1 × 100 mg (alternativ bei Unverträglichkeit Clopidogrel 75 mg/d)
  - Betablocker: z. B. Atenolol 1 × 50 mg
  - Statine: z. B. Simvastatin 1 × 20–40 mg
- **Antianginöse Therapie**:
  - Nitrate: z. B. Isosorbid-5-Mononitrat 1 × täglich Retardpräparat 40–60 mg oral
  - Molsidomin: z. B. 1× tgl. abends 8 mg eines Retardpräparats
  - Kalziumantagonisten bei Kontraindikationen oder unzureichender Wirkung von Betablockern

1.5 Herzinfarkt

FRAGE
Woran, glauben Sie, sterben in Deutschland die meisten Menschen?

Antwort Kardiovaskuläre Erkrankungen sind die **häufigsten Todesursachen**. Der Herzinfarkt ist in diesem Zusammenhang besonders zu betonen. (Jährliche Inzidenz in Deutschland 300–400 pro 100.000 Einwohner, ca. 35 % der Infarkte verlaufen tödlich.)

FRAGE
Kennen Sie einige **Risikofaktoren** für einen Herzinfarkt?

Antwort Man kennt aufgrund von epidemiologischen Studien (Framingham) Risikofaktoren, die für die Entwicklung eines Infarkts eine bedeutende Rolle spielen. Hierbei unterscheidet man beeinflussbare von nicht beinflussbaren Risikofaktoren. Zu den nicht beeinflussbaren gehören Geschlecht, Alter sowie eine positive Familienanamnese. Beeinflussbar sind Nikotinabusus, Hypercholesterinämie, Hypertonie sowie Diabetes mellitus. Auch Gicht, endokrinologische Erkrankungen, Stress und Bewegungsmangel tragen zur Entstehung von arteriosklerotischen Gefäßveränderungen bei.

FRAGE
Wie macht sich ein Infarkt klinisch bemerkbar? Beschreiben Sie die typische **Symptomatik**.

Antwort Häufig klagen die Patienten über plötzliche heftigste **Schmerzen hinter dem Sternum**, oft in den linken Arm, Schulter, Oberbauch oder Unterkiefer ausstrahlend. Diese Schmerzen sind mit einem **Vernichtungsgefühl** und **Todesangst** verbunden. Ein solcher Anfall kann bis zu mehreren Stunden andauern und bessert sich nicht nach der Einnahme von Nitropräparaten. Ein Infarkt kann aber auch schmerzlos verlaufen (sog. stumme Ischämie, insbesondere bei Diabetikern mit diabetischer Neuropathie).

Weitere Symptome im Rahmen eines stark gesteigerten Sympathikotonus oder eines beginnenden Schockgeschehens sind **Schweißausbruch**, **Blässe**, **Unruhe**, **Tachykardie**, **Blutdruckabfall** und **Dyspnoe**. Gefährlich sind **Rhythmusstörungen** wie Extrasystolen und Tachyarrhythmien, die sehr häufig sind und in Kammerflimmern oder in eine Asystolie mit nachfolgendem Kreislaufstillstand übergehen können.

FRAGE

Was würden Sie tun, wenn Sie als Notarzt zu einem Patienten mit Verdacht auf Herzinfarkt nach Hause gerufen werden?

Antwort Da die Letalität in den ersten Minuten und Stunden nach dem Infarktereignis am höchsten ist, ist eine suffiziente **Ersttherapie** von entscheidender Bedeutung.

- Überprüfung der **Vitalfunktionen** und ggf. **Wiederbelebungsmaßnahmen**
- allgemeine Maßnahmen:
  - Anlage eines oder besser zweier venöser Zugänge
  - Ruhigstellung und Bekämpfung der Schmerzen, Sedierung mit 5–10 mg **Diazepam** i. v. Bei weiter bestehenden starken Schmerzen 5–10 mg **Morphin** i. v.
  - wenn möglich: **Sauerstoffgabe** (4–6 l/min) und Kälteschutz, um den O_2-Verbrauch durch Vermeidung von Muskelzittern zu senken
- **Heparin** (5.000 IE i. v.) und **ASS** (250–500 mg i. v. oder oral)
- unter Blutdruckkontrolle 1–4 Hübe **Nitroglyzerin** zur Senkung von „preload" und „afterload" des Herzens und damit Senkung des O_2-Verbrauchs
- bei Fehlen von Kontraindikationen vorsichtige Gabe von **Betablockern**, die das Risiko von Kammerflimmern senken
- Kontrolle der Herzaktion mit dem **EKG** oder dem Stethoskop
- bei sicherem Herzinfarkt und langer Transportzeit des Patienten zur Klinik Beginn einer **Thrombolysetherapie** (unter Beachtung von Kontraindikationen)
- Einweisung auf die **Intensivstation** des nächsten Krankenhauses; Transport mit Rettungswagen und ärztlicher Begleitung

MERKE

Benzodiazepine wirken atemdepressiv → langsame Gabe. Morphin erhöht den Vagotonus → evtl. Gabe von Atropin: Durchbrechung des Teufelskreises: Schmerz → erhöhter Puls und Blutdruck → Anstieg der Herzbelastung → Myokardischämie → Schmerz.

Cave: keine i. m. Injektionen wegen Kontraindikation bei möglicher Lyse.

FRAGE

Zeichnen Sie schematisch ein **EKG** mit möglichen Veränderungen durch einen Herzinfarkt.

Antwort ➤ Abb. 1.6a–c

FRAGE

Welche **Rhythmusstörungen** können bei einem Herzinfarkt auftreten, und wie behandeln Sie diese, wenn Sie die entsprechenden Möglichkeiten haben?

Antwort Grundsätzlich können alle Arten von Arrhythmien auftreten. Das Risiko für letale Arrhythmien ist unmittelbar nach Infarkteintritt am größ-

TIPP Diese Akutmaßnahmen können Sie nicht oft genug wiederholen.

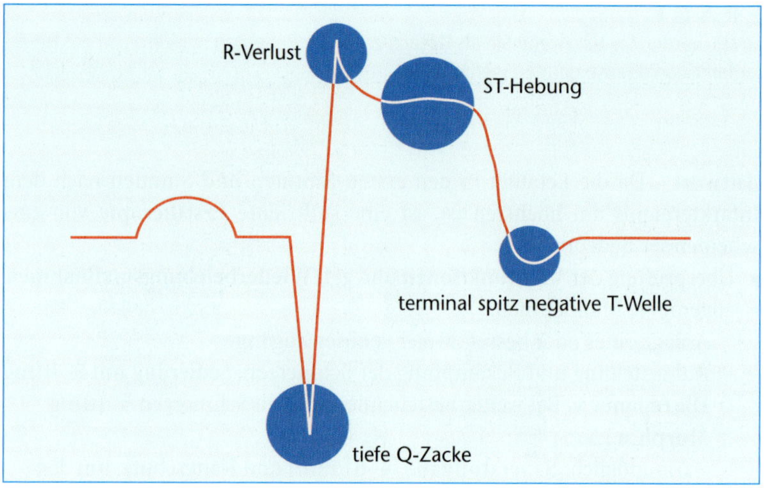

Abb. 1.6a Herzinfarktzeichen im EKG [L141]

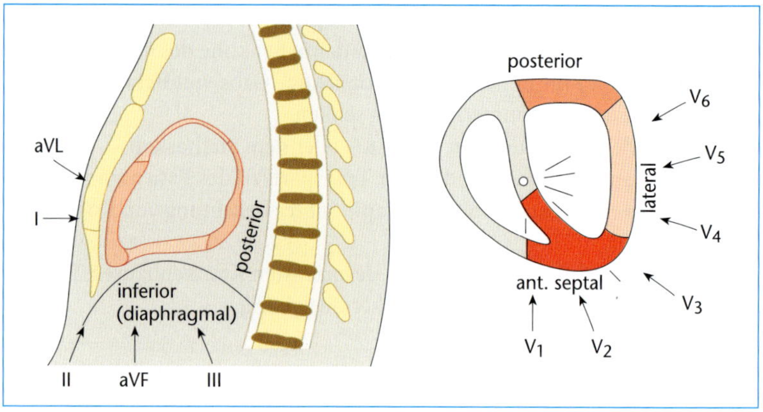

Abb. 1.6b Infarktlokalisation mittels EKG [L141]

ten. Die häufigste Todesursache ist Kammerflimmern. Ca. 30 % aller Infarktpatienten versterben innerhalb der ersten 24 h – ca. 50 % erreichen das Krankenhaus nicht lebend. Durch frühzeitige Gabe von **Betablockern** kann das Risiko von Kammerflimmern vermindert und dadurch die Gesamtletalität gesenkt werden.

- **Ventrikuläre Tachykardie** und stabiler Kreislauf: Lidocain oder Amiodaron unter EKG-Kontrolle. Bei Erfolglosigkeit oder drohendem Linksherzversagen EKG-gesteuerte Elektrokardioversion in Kurznarkose
- **Kammerflimmern** oder **Kammerflattern**: sofortige Defibrillation (mit 150–200 Joule biphasisch oder 360 Joule bei monophasisch arbeitenden Geräten)
- **Tachykarde supraventrikuläre Rhythmusstörungen**: vorsichtige Gabe von Betablockern oder Verapamil (nicht beides). Bei hämodynamisch bedrohlicher supraventrikulärer Tachykardie Elektrokardioversion

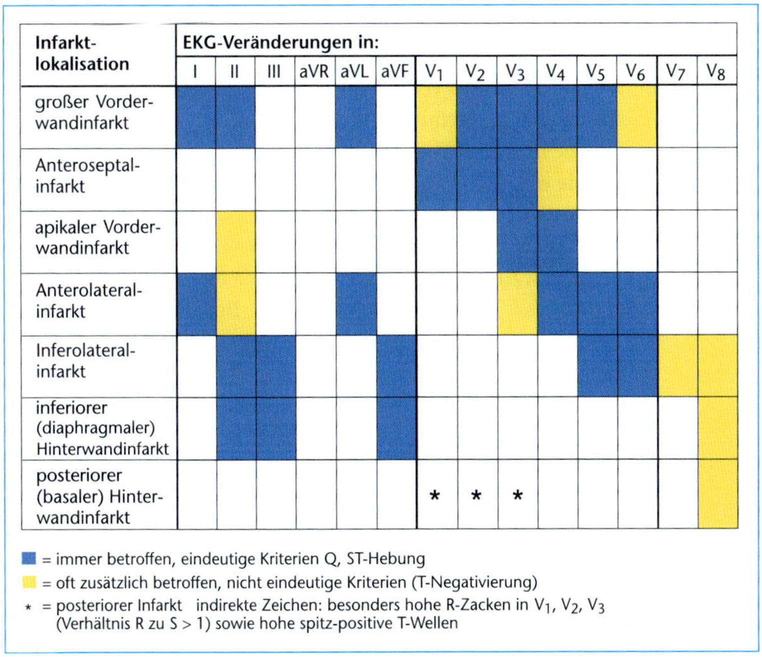

Abb. 1.6c Infarktlokalisation mittels EKG [L141]

- **Bradykardie** (Frequenz < 60/min): 1–2 mg Atropin langsam i. v. Falls erfolglos → Isoprenalin (Alupent® i. v.) oder Anlage eines temporären Herzschrittmachers
- **AV-Block > I. Grades**: temporärer Schrittmacher
- **Asystolie**: Reanimation → Adrenalin 0,5–1 mg auf 10 ml NaCl verdünnt i. v. (bei liegendem Tubus endotracheale Gabe möglich!) → erneute Reanimation. Ziel ist, das Herz ins Kammerflimmern zu bekommen, um dann defibrillieren zu können.

MERKE

Durch frühzeitige Gabe von **Betablockern** kann das Risiko von Kammerflimmern vermindert und dadurch die Gesamtletalität gesenkt werden.

FRAGE

Sie haben den Patienten mit stabilen Vitalfunktionen ins Krankenhaus gebracht. Was wird dort veranlasst?

Antwort Der Patient kommt auf die Intensivstation. Die Nitrattherapie wird mit **Nitroglyzerin** (1–5 mg/h kontinuierlich i. v.) unter Blutdruckkontrolle fortgesetzt, ebenso die **Sauerstoffgabe**. Die Gabe von **Morphin** kann ggf. wiederholt werden. Zusätzlich zu den vom Notarzt bereits verabreichten Medikamenten werden initial 300 mg **Clopidogrel** p. o. verabreicht. Falls noch nicht erfolgt, ggf. **Betablocker**gabe (z. B. Metoprolol 5 mg i. v.) unter jetzt besseren Überwachungsmöglichkeiten.

Bei einem **Hebungsinfarkt** ist innerhalb der ersten 6 bis max. 12 h nach Symptombeginn eine Reperfusionstherapie indiziert. Wenn möglich sollte eine **primäre Katheterintervention** (**PTCA** = perkutane transluminale koronare Angioplastie mit oder ohne Stentimplantation) erfolgen. Ist dies nicht möglich, sollte, falls keine Kontraindikationen (➤ Kap. 1.19) vorliegen, eine **fibrinolytische Therapie** eingeleitet werden. Da es nach erfolgreicher Fibrinolyse in 20–25 % der Fälle zu Reokklusionen kommt, sollten jedoch auch diese Patienten nach Abschluss der Behandlung im Akutkrankenhaus in ein kardiologisches Zentrum verlegt werden zur Koronarangiografie und Entscheidung über eventuelle weitere Reperfusionsmaßnahmen (PTCA, Bypass-Operation).

Bei einem **NSTEMI** (non ST-segment elevation myocardial infarction, ➤ Kap. 1.4) sollte eine Koronarangiografie mit evtl. PTCA und Stentimplantation innerhalb von 24–48 h erfolgen, evtl. zusätzlich die Gabe von GP-IIb/IIIa-Rezeptorantagonisten.

FRAGE

Wie definiert man den **kardiogenen Schock**? Welches sind seine Hauptursachen?

Antwort Beim kardiogenen Schock handelt es sich um den klinischen Zustand der Endorganminderperfusion aufgrund einer myokardialen Pumpinsuffizienz. Hierbei kommt es zu einer arteriellen Hypotonie mit systolischen Blutdruckwerten < 80–90 mmHG trotz ausreichend intravasalem Volumen und einem Herzindex < 2,2 l/min/m^2. Die häufigste Ursache für den kardiogenen Schock ist der akute MI gefolgt von Lungenembolie, Spannungspneumothorax und Perikardtamponade. Die Mortalität liegt bei ca. 60 % und kann am effektivsten mittels schneller Revaskularisierung bei infarktbedingtem Schock gesenkt werden.

FRAGE

Warum dürfen in der **Akuttherapie eines Herzinfarkts** keine Medikamente intramuskulär (i. m.) gespritzt werden?

TIPP Sehr wichtige Praxisfrage.

Antwort Die Standardbehandlung eines Myokardinfarkts ist der Versuch einer Wiedereröffnung des verschlossenen Koronargefäßes durch PTCA oder Fibrinolyse und hoch dosierte Antikoagulation. Nach i. m. Injektionen können massive **gluteale Blutungen** und nachfolgende Drucknekrosen auftreten. Weiterhin können i. m. Injektionen zu **unspezifischen CK-Erhöhungen** führen.

FRAGE

Welche Arten **fibrinolytischer Therapien** kennen Sie? Geben Sie auch einige Orientierungsdaten für die Dosierung!

Antwort Es gibt folgende fibrinolytische Therapiemöglichkeiten, die so schnell wie möglich bis zu 12 h nach dem Infarktereignis eingeleitet werden sollten:

- systemische Kurzlyse mit 1,5 Mio. E **Streptokinase** in 60 min i. v. mit Vorinjektion von Kortikosteroiden
- alternativ: **tPA** = Alteplase 15 mg i. v. als Bolus, dann 50 mg tPA über 30 min mittels Perfusor, dann 35 mg über 1 h
- alternativ: **rPA** = Reteplase, 2 × 10 Mio. E im Abstand von 30 min
- alternativ: **TNK-tpa** = Tenekteplase, 1 × 0,5 mg/kg KG als Bolus

Bei einer tPA oder rPA-Lyse erfolgt eine begleitende i. v. **Heparinisierung**. Bei der Streptokinaselyse wird erst nach 12–24 h mit einer Heparintherapie begonnen.

FRAGE

Wie hoch sind ungefähr die **Wiedereröffnungsraten** von verschlossenen Koronararterien nach einer Lysetherapie?

Antwort Dies hängt entscheidend vom Zeitpunkt der Lysetherapie ab. Die Lyse sollte so schnell wie möglich („time is muscle") erfolgen, um noch lebensfähiges Myokardgewebe durch Reperfusion zu retten. Bei den systemischen Therapien geht man von einer Reperfusionsrate von **70–80 %** der Fälle aus, wobei tPA oder rPA + Heparin i. v. die höchsten Durchgängigkeitsraten nach 90 min zeigen.

MERKE

Indirekte Kriterien einer erfolgreichen Reperfusion nach Lysetherapie:

- Verschwinden der Infarktschmerzen
- Verschwinden der ST-Strecken-Anhebung im EKG
- Evtl. kann es zum Auftreten von Reperfusionsarrhythmien kommen, z. B. einem akzelerierten idioventrikulären Rhythmus (AIVR).

FRAGE

Zeichnen Sie grob den zeitlichen Verlauf von **infarkttypischen Enzymen** im Laufe von 10 Tagen nach einem Infarkt auf. Wie korreliert die Höhe der Herzmuskelenzyme mit dem klinischen Bild und der Prognose?

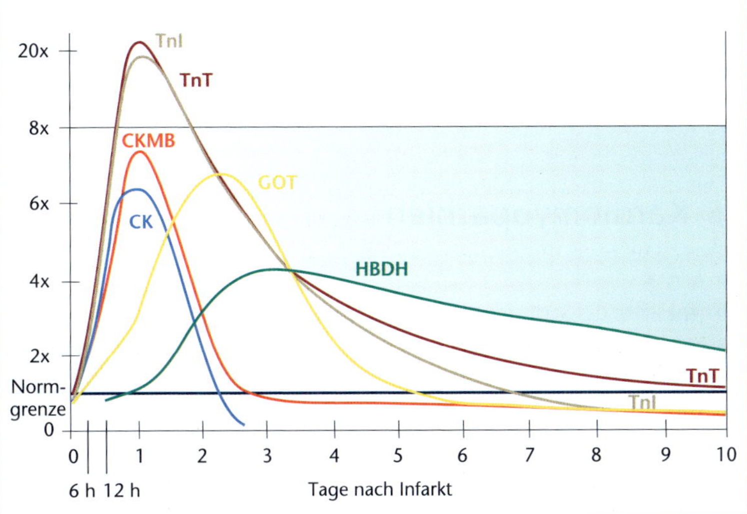

Abb. 1.7 Enzymaktivitäten nach Herzinfarkt [L141]

Antwort Wichtige infarkttypische Herzmuskelenzyme sind **Gesamt-CK**, **CK-MB**, **Troponin I** und **T**, **GOT** und **HBDH** (➤ Abb. 1.7).

Die Höhe des CK-Anstiegs korreliert mit der Infarktgröße. Jedoch kann bei kleinen Infarkten ein kurzfristiger leichter Enzymanstieg dem Nachweis entgehen. Daher ist es wichtig, die herzmuskelspezifischen Troponine I und T zu messen, die 3 Stunden bis über 10 Tage nach Infarkt nachweisbar sind. Je höher der Troponinspiegel, umso ungünstiger die Prognose.

MERKE Je höher die herzmuskelspezifischen Troponinwerte nach einem Infarktereignis, desto schlechter die Prognose.

FRAGE
Welche **Medikamente verbessern** die **Prognose** bei Postinfarktpatienten?

Antwort Die sekundäre Prävention der koronaren Herzkrankheit, die die aggressive Kontrolle von Risikofaktoren beinhaltet, wird durch die optimale Anwendung folgender Medikamente erreicht:

- **Thrombozytenaggregationshemmer**: ASS 100 mg/d. Clopidogrel (75 mg/d) kann zusätzlich oder bei Unverträglichkeit von ASS gegeben werden.
- **Betablocker**: senken die Häufigkeit arrhythmiebedingter plötzlicher Todesfälle nach Herzinfarkt und gehören daher bei Fehlen von Kontraindikationen zur Standardtherapie.
- **CSE-Hemmer**: Die große Bedeutung einer aggressiven Cholesterinsenkung bei Postinfarktpatienten zeigten mehrere Studien (4S-, CARE-, LIPID-, LCAS-Studien). Dabei konnten die Infarkthäufigkeit und die Gesamtmortalität um ca. 30 % gesenkt werden. Das LDL-Cholesterin sollte auf Werte < 100 mg/dl gesenkt werden.
- **ACE-Hemmer**: Nach einem Herzinfarkt kommt es zu strukturellen Umbau- und Anpassungsprozessen des Herzens („ventricular remodeling"), die im ungünstigen Fall zu einer Expansion des linken Ventrikels mit Verschlechterung der Prognose führen. ACE-Hemmer können diesen negativen Prozess bremsen und senken bei Patienten mit verminderter Ejektionsfraktion die Gesamtmortalität.

1.6 Kardiomyopathien

FRAGE
Ich gebe Ihnen das Stichwort **Kardiomyopathie**. Welche Arten kennen Sie?

Antwort Unter Kardiomyopathien versteht man Erkrankungen des Herzmuskels, die mit einer kardialen Funktionsstörung einhergehen und deren Ursachen entweder nicht bekannt sind oder die sekundär wegen toxischer, entzündlicher, stoffwechselbedingter und hormoneller Veränderungen ent-

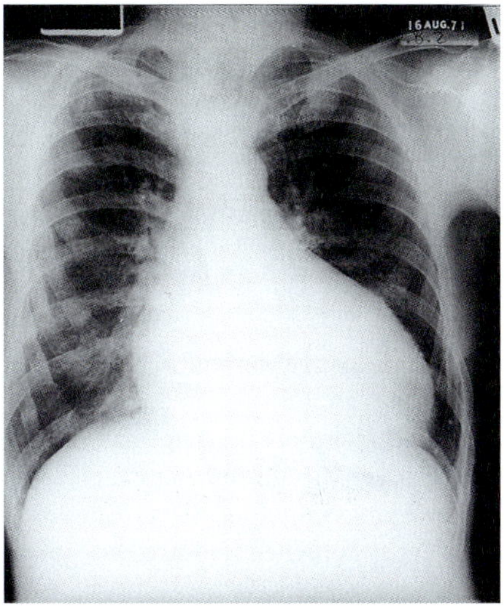

Abb. 1.8 Röntgen-Thorax bei dilatativer Kardiomyopathie [E591]

stehen. Man unterteilt klinisch und morphologisch folgende, nach Häufigkeit geordnete Arten von Kardiomyopathien:

- **Dilatative Kardiomyopathie** (häufigste Form, ➤ Abb. 1.8): Dilatation vor allem des linken Ventrikels mit verminderter Kontraktionsfähigkeit. Dadurch Abnahme des Herzzeitvolumens und Stauung des Blutes im „kleinen“ und später „großen“ Kreislauf. Häufig treten zusätzlich Herzrhythmusstörungen auf.
- **Hypertrophe Kardiomyopathie (HCM) mit und ohne Obstruktion**: Dabei handelt es sich um eine genetische Herzmuskelkrankheit, die durch eine Mutation („missense mutation“) in zumindest einem der zehn Gene, die das Protein für das kardiale Sarkomer kodieren, verursacht wird. Hier liegt eine Störung der Dehnbarkeit des Herzmuskels in der Diastole vor, die zu vermehrter Steifigkeit führt, ein diastolischer Compliancefehler. Bei der asymmetrischen Septumhypertrophie führt die Myokardverdickung im Bereich der Herzscheidewand zur Verkleinerung des Ventrikels und evtl. zur intraventrikulären Obstruktion der Ausflussbahn. Häufig tritt eine **Angina-pectoris**-Symptomatik mit Rhythmusstörungen auf.
- **Restriktive Kardiomyopathie**: Endomyokardfibrose mit oder ohne Eosinophilie führt zu einem diastolischen Compliancefehler.
- **Arrhythmogene rechtsventrikuläre Kardiomyopathie**: Ein überwiegend rechtsventrikulärer kombinierter Pumpfehler mit ventrikulären Tachykardien, der auf einer zunehmenden Umwandlung des Myokards im Fettgewebe beruht.

TIPP Manchmal werden irgendwelche Diagnosen in den Raum geworfen, und es wird abgewartet, was vom Prüfling kommt. Ein Glück, wenn man auch über seltenere Krankheitsbilder etwas sagen kann. Auf keinen Fall antworten: „Dazu fällt mir nichts ein." Notfalls den Prüfer bitten, die Frage anders zu formulieren.

FRAGE

Nennen Sie Symptome und diagnostische Zeichen einer **dilatativen Kardiomyopathie**.

Tab. 1.6 Symptome und Befunde der dilatativen Kardiomyopathie

Symptome (subjektiv)	Befunde (objektiv)
Leistungsabfall	links verlagerter Herzspitzenstoß
Belastungsdyspnoe	3. Herzton
Zyanose	EKG: Blockbilder, Hypertrophiezeichen, Rhythmusstörungen (bes. ventrikulär)
Herzrasen	Röntgen: pulmonale Stauungszeichen

PLUS Oft können Thromben im Ventrikel u./o. Vorhof nachgewiesen werden (optimal im transösophagealen Echo zu sehen). Die prozentuale systolische Verkürzungsfraktion (Maß für Kontraktilität) beträgt nur noch < 30 %.

Antwort Symptome sind z. B. Leistungsabfall, Belastungsdyspnoe und Zyanose (➢ Tab. 1.6).

Die Echokardiografie zeigt das Ausmaß der Dilatation beider Ventrikel (bei relativer Mitralinsuffizienz auch des linken Vorhofs) und die verminderte Bewegungsamplitude (Hypokinesie) der Ventrikelwand bei Einschränkung der systolischen Einwärtsbewegung.

FRAGE
Berichten Sie mir Näheres über die **Therapie** der dilatativen Kardiomyopathie!

Antwort Die Therapie der dilatativen Kardiomyopathie gliedert sich in **Allgemeinmaßnahmen** wie die Modifikation bestehender Risikofaktoren (Alkohol, toxische Medikamente) und in die **Therapie der bestehenden Herzinsuffizienz**. Diese wird anhand der NYHA-Klassifikation stadienabhängig durchgeführt. Mittel der Wahl sind:

- ACE-Hemmer/AT1-Rezeptorantagonisten
- Betablocker
- Diuretika
- Aldosteronantagonisten
- positiv ionotrope Substanzen

Bei ausgeprägter Herzinsuffizienz mit einer **EF von < 35 %** ist zusätzlich die Implantation eines ICDs aufgrund einer erhöhten Gefährdung durch maligne Rhythmusstörungen indiziert. Bei bekannter Genese (z. B. viral) besteht außerdem die Möglichkeit einer kausalen Therapie. Als Ultima Ratio muss die Herztransplantation erwogen werden.

FRAGE
Was können Sie zur interventionellen Therapie der **hypertrophen Kardiomyopathie** (HCM) sagen? Welche Medikamente sind kontraindiziert?

Antwort Eine kausale Therapie ist bisher nicht bekannt. Im Einzelfall kann eine **Schrittmachertherapie**, eine **perkutane transluminale septale Myokardablation** (PTSMA) oder eine **transaortale subvalvuläre Myektomie** (TSM) bei Versagen der konservativen Therapie sinnvoll sein. Als letzte Alternative wird die **Herztransplantation** bei Patienten mit dekompensierter Herzinsuffizienz (NYHA-Stadium IV) durchgeführt.

Positiv inotrope Substanzen (Digitalispräparate, Sympathikomimetika) und Nitrate sind kontraindiziert, da sie die Obstruktion der ventrikulären

Ausflussbahn erhöhen. Außerdem sollten schwere körperliche Belastungen gemieden werden.

1.7 Aortenklappenfehler

FRAGE
Welche Aortenklappenfehler kennen Sie? Nennen Sie die bedeutendsten Ursachen!

Antwort Man unterscheidet zwischen der Aortenklappenstenose (häufigster Klappenfehler) und der Aortenklappeninsuffizienz. Die häufigsten Formen der **Stenose** sind die kalzifizierende, kongenitale sowie die selten gewordene rheumatische AS. Die häufigsten **Ursachen** einer **Aortenklappeninsuffizienz** sind die **bakterielle Endokarditis** und **Aortenklappenersatzfehler**. Weitere Ursachen sind:

- Hypertonie
- Trauma
- Aneurysma dissecans
- Bindegewebserkrankungen (Marfan- und Ehlers-Danlos-Syndrom)

TIPP Zum Üben in der Lerngruppe eignen sich Rollenspiele gut: Ein Kommilitone denkt sich einen Herzfehler aus und beschreibt den Geräuschcharakter, die anderen versuchen, das Vitium zu erkennen bzw. durch Zusatzuntersuchungen einzugrenzen.

FRAGE
Welche **Befunde** können Sie bei Aortenklappenfehlern erheben?

Antwort ➢ Tab. 1.7

Tab. 1.7 Befunde bei Aortenklappenfehlern

Aortenklappeninsuffizienz	Aortenklappenstenose
große Blutdruckamplitude	kleine Blutdruckamplitude
Pulsus celer et altus	Pulsus parvus et tardus
sichtbarer Kapillarpuls (Quincke-Zeichen)	blasse Akren
diastolisches Decrescendo-Geräusch	systolisches Austreibungsgeräusch
exzentrische Herzhypertrophie	konzentrische Herzhypertrophie

FRAGE
Was versteht man unter dem **Musset-Zeichen**?

Antwort Das Musset-Zeichen kommt bei der **Aortenklappeninsuffizienz** aufgrund der großen Blutdruckamplitude vor. Es handelt sich um das sog. **pulssynchrone Kopfnicken**.

FRAGE
Welche technische **Untersuchungsmethode** ist bei der Beurteilung von Herzklappenfehlern sehr aussagekräftig?

Antwort Mittels **Echokardiografie** können Morphologie und Funktion der Herzklappen genau beurteilt werden. Fibrotisch verdickte oder verkalkte Aortenklappen mit verminderter Klappenbeweglichkeit und linksventrikuläre Hypertrophie können mithilfe zweidimensionaler Sektorechokardiografie dargestellt werden. Eine gleichzeitig durchgeführte **Doppler-Untersuchung** ermöglicht eine quantitative Abschätzung z. B. des Druckgradienten bei einer Aortenstenose. So gilt ein mittlerer systolischer Druckgradient von > 40 mmHg über einer Aortenklappenstenose oder eine Klappenöffnungsfläche von < 1,0 cm^2 als OP-Indikation.

Weiterhin kann durch Farbduplex z. B. der Insuffizienzjet der Aortenklappeninsuffizienz direkt nachgewiesen werden; evtl. ist eine diastolische Oszillation des (vorderen) Mitralsegels oder des Septums infolge des Blutreflux zu erkennen.

FRAGE
Sagen Sie bitte noch etwas zur Therapie und Prognose der **Aortenstenose**.

Antwort Konservativ werden bei den Klappenfehlern eine aufgetretene Herzinsuffizienz und Rhythmusstörungen medikamentös therapiert. Der Klappenfehler wird allerdings dadurch nicht beseitigt und so der Zeitpunkt der endgültigen Dekompensation nur verschoben. Die Therapie der Wahl ist deshalb letztlich der **operative Klappenersatz** oder die **klappenerhaltende Rekonstruktion** (sofern möglich) möglichst vor Auftreten einer linksventrikulären Dekompensation. Je stärker die linksventrikuläre Funktion präoperativ eingeschränkt ist, umso ungünstiger ist die Prognose.

Ohne Operation ist die **Prognose** der Aortenstenose (Druckbelastung) ungünstiger als die der Aorteninsuffizienz. Die Patienten sind aufgrund der Belastung durch Linksherzdekompensation, Koronarinsuffizienz und Rhythmusstörungen hochgradig gefährdet. Beim Auftreten von Synkopen ist die mittlere Überlebenswahrscheinlichkeit auf ca. 3 Jahre reduziert. Sie bessert sich deutlich nach der Operation: 65 % haben eine 10-Jahres-Überlebensrate.

MERKE Die Therapie der Wahl bei einer Aortenklappenstenose ist eine klappenerhaltende Rekonstruktion oder der operative Klappenersatz.

FRAGE
Eine 81-jährige Patientin wird seit 10 Jahren wegen einer Bioprothese in Aortenklappenposition (wegen eines kombinierten Aortenklappenvitiums) mit Marcumar® behandelt. Ist es notwendig, diese Therapie noch weiterzuführen?

Antwort Eine orale Antikoagulation ist bei Patienten mit biologischen Herzklappen, die keine andere Indikation (z. B. Vorhofflimmern oder frühere embolische Ereignisse) aufweisen, in der Regel nicht als Dauerbehandlung erforderlich. **Phenprocoumon** (Marcumar®) wird nur für die ersten **3 Monate** nach biologischem Herzklappenersatz empfohlen, da in dieser Zeit das Risiko einer lokalen Thrombenbildung am höchsten ist. Die Fortsetzung der

Phenprocoumon-Therapie ist bei dieser Patientin also nicht notwendig, doch ist eine Thrombozytenaggregationshemmung mit **ASS** zu empfehlen (Dosis 100 mg/d).

1.8 Mitralklappenfehler

FRAGE
Welche Herzklappe ist von Klappenfehlern am zweithäufigsten betroffen? Was für Beschwerden hat ein Patient mit diesem Klappenfehler?

Antwort Die **Mitralklappe** ist die Herzklappe, die bei Erwachsenen am zweithäufigsten von Klappenvitien betroffen ist.

TIPP Sehr gut wirkt hier die selbstständige Darstellung einer Einteilung und Nennung der Ursachen.

Meist liegt eine **Insuffizienz** oder eine **Mischform** mit Insuffizienz und Stenose vor; eine reine Mitralstenose ist selten. Ursache dieses erworbenen und meist langsam progredienten Klappenfehlers ist fast immer ein durchgemachtes **rheumatisches Fieber**. Durch Fibrosierung und Verkalkung wird die Klappe unbeweglich, und die Öffnungsfläche (normal ca. 4 cm^2) verringert sich.

Ursachen für eine **erworbene Mitralinsuffizienz** sind:

- bakterielle Endokarditis
- Ruptur eines Papillarmuskels nach Herzinfarkt
- Mitralklappenprolaps
- Linksherzinsuffizienz mit linksventrikulärer Dilatation

Meist vergehen mehrere Jahre vom Zeitpunkt der Schädigung (z. B. rheumatisches Fieber) bis zur Manifestation des Klappenfehlers und zum Auftreten von Beschwerden.

Sowohl bei der Insuffizienz als auch bei der Stenose beschreiben die Patienten ähnliche **Symptome**:

- Dyspnoe
- nächtliche Hustenanfälle („Asthma cardiale")
- Hämoptoe mit „Herzfehlerzellen" im Sputum (= hämosiderinhaltige Lungenmakrophagen)
- Herzklopfen
- Leistungsminderung

Weiterhin treten gehäuft Herzrhythmusstörungen wie Vorhofflimmern, Extrasystolen und paroxysmale Tachykardien auf. Durch Bildung von Blutgerinnseln im linken Vorhof steigt die Gefahr arterieller Embolien, bevorzugt in Gehirn und Beinen (besonders bei Mitralstenose!).

FRAGE
Mich interessieren die **Geräuschphänomene** (➤ Abb. 1.9) bei Mitralfehlern und vor allem die jeweiligen **Röntgenbefunde**.

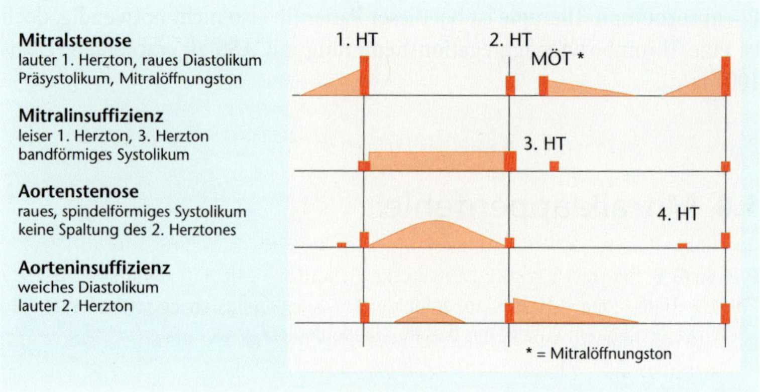

Abb. 1.9 Herzgeräusche bei Klappenvitien [L141]

TIPP Die Frage nach den Herzgeräuschen kommt häufig; den Röntgenbefund bei einem Klappenfehler darzustellen, ist schwierig. Am besten hält man sich die pathophysiologischen Folgen eines Klappenfehlers vor Augen.

PLUS Echokardiografisch lassen sich bei der Mitralstenose verdickte oder verkalkte unbewegliche Mitralsegel, die sich unvollständig während der Diastole öffnen (kuppelförmige „Domstellung"), nachweisen.

Antwort Bei der **Mitralstenose** sind folgende Geräusche auskultierbar:

- betonter 1. Herzton (paukend)
- Mitralöffnungston (MÖT): diastolischer relativ hochfrequenter Ton, ca. 0,1 s nach dem 2. Herzton: je kürzer der Abstand zum 2. Herzton, desto schwerer die Stenose
- diastolisches Decrescendogeräusch im Anschluss an den Mitralöffnungston
- präsystolisches Crescendogeräusch (nur bei Sinusrhythmus)

Die **Mitralinsuffizienz** verursacht meist folgenden Auskultationsbefund:

- häufig gut hörbarer 3. Herzton (Füllungston)
- leiser 1. Herzton
- holosystolisches, lautes, mittelfrequentes, spindelförmiges Geräusch mit Punctum maximum über der Herzspitze mit Fortleitung in die Axilla
- bei schwerer Mitralinsuffizienz breite Spaltung des 2. Herztons, evtl. niederfrequentes diastolisches Geräusch

Alle Geräusche sind in Linksseitenlage und nach leichter körperlicher Belastung des Patienten besser hörbar.

Röntgenologisch ist bei der **Mitralstenose** im seitlichen Strahlengang die Vergrößerung des linken Vorhofs mit Verdrängung des Ösophagus (Breischluck, Einengung des „Holzknechtraums" = Retrokardialraum) sichtbar. Die linke Herzkammer ist dagegen normal groß und von steil abfallender Kontur. Weiterhin sind die Aa. pulmonales durch die Stauung im „kleinen" Kreislauf erweitert und evtl. ein vergrößerter rechter Ventrikel (Einengung des Retrosternalraums) erkennbar. In den basalen Lungenfeldern ist oft eine stauungsbedingte Zeichnungsvermehrung sichtbar (Kerley-B-Linien).

Die **Mitralinsuffizienz** zeichnet sich durch eine Vergrößerung sowohl des linken Vorhofs als auch der linken Kammer aus. Die weiteren Befunde sind ähnlich wie bei der Mitralstenose. Röntgenologisch kann eine Unterscheidung zwischen mäßiger Mitralstenose und -insuffizienz, sofern noch keine Dilatation des linken Ventrikels vorliegt, schwierig sein. Bei Mitralfehlern rheumatischer Genese sind möglicherweise Klappenverkalkungen im Röntgenbild zu sehen.

FRAGE

Was verstehen Sie unter einem **Mitralklappenprolapssyndrom** und wie sieht das klinische Bild dieser Krankheit aus?

Antwort Beim Mitralklappenprolaps kommt es zur **systolischen Vorwölbung** des hinteren, vorderen oder auch beider Mitralsegel **im linken Vorhof**. In der Regel ist der Mitralklappenprolaps klinisch und hämodynamisch unbedeutend, seltener kommt es zu einer Mitralinsuffizienz und klinischen Beschwerden. Bei der Auskultation dieser Patienten kann ein **mesosystolischer Klick** auffallen. Der Mitralklappenprolaps ist i. d. R. eine angeborene Anomalie bei Bindegewebsstörungen (z. B. Marfan-Syndrom, Ehlers-Danlos-Syndrom), kommt aber auch sporadisch in der gesunden Bevölkerung vor. Die meisten Betroffenen sind **beschwerdefrei**. Gelegentlich treten Palpitationen, „atypische“ Thoraxschmerzen, Schwindel oder Synkopen auf. Dann spricht man von einem Mitralklappenprolapssyndrom. Die Prognose ist in der Regel gut.
Selten können folgende **Komplikationen** auftreten:

- Herzrhythmusstörungen (supraventrikuläre Tachykardien und Extrasystolen)
- bakterielle Endokarditiden bei Mitralinsuffizienz
- arterielle Embolien
- plötzlicher Herztod (selten)

FRAGE

Wann führen Sie bei einem Patienten mit Mitralklappenprolaps eine **Antibiotikaprophylaxe** durch?

Antwort Lange Zeit bestand die Empfehlung, bei Patienten mit Mitralklappenprolaps und begleitender Klappeninsuffizienz eine Antibiotikaprophylaxe vor diagnostischen oder operativen Eingriffen mit Bakteriämiegefahr durchzuführen. Neuere Studien zeigen jedoch, dass Bakteriämien viel häufiger im Rahmen von alltäglichen Situationen (z. B. Schleimhautverletzungen beim Zähneputzen) auftreten als im Zusammenhang mit medizinischen Eingriffen und dass die Risiken der weitgestellten Indikation zur Antibiotikagabe den Nutzen überwiegen. Daher empfiehlt die American Heart Association seit 2007 in ihren Leitlinien für Patienten mit Mitralklappenprolaps gar **keine Endokarditisprophylaxe** mehr, unabhängig davon, ob eine Insuffizienz vorhanden ist oder nicht.

1.9 Vorhofseptumdefekt

FRAGE

Ich nenne Ihnen folgende Charakteristika eines häufigen Herzfehlers:

- fixierte Spaltung des 2. Herztons
- systolisches Intervallgeräusch im 2. ICR links
- Rechtslagetyp und Rechtsschenkelblock im EKG

Um welchen Herzfehler handelt es sich?

TIPP Bei dieser Frage sind keine großen differenzialdiagnostischen Überlegungen nötig. Sonst würde der Prüfer nicht von „einem" Herzfehler sprechen.

Antwort Es handelt sich hier wahrscheinlich um einen **Vorhofseptumdefekt vom Ostium-secundum-Typ** (= ASD II). Im Gegensatz zum Ostium-primum-Typ-I besteht beim häufigeren Sekundumtyp ein zentraler Defekt der Vorhofscheidewand im Bereich der Fossa ovalis ohne Einbeziehung der Atrioventrikularklappen.

Meist bleiben die Patienten bis zum 4. Lebensjahrzehnt beschwerdefrei bzw. der Herzfehler wird zufällig entdeckt. Der Links-Rechts-Shunt führt zu einer **vermehrten pulmonalen Perfusion** („tanzende Hili"). Es kommt zur **Volumenbelastung des rechten Ventrikels** und schließlich zur **Widerstandserhöhung im Lungenkreislauf**. Mithilfe der Herzkatheteruntersuchung und der Echokardiografie wird der Defekt lokalisiert und die Größe des Shuntvolumens bestimmt.

FRAGE
Wie sieht die **Therapie** eines Vorhofseptumdefekts aus?

TIPP Die Frage ist einfach. Vorteilhaft ist die Nennung von Parametern, die die Therapieentscheidung beeinflussen.

Antwort Die **chirurgische** Therapie mit operativem Verschluss des Defekts ist bei allen symptomatischen und jungen Erwachsenen, bei Bestehen von Rechtsherzvergrößerung im Echokardiogramm und bei einem Lungenzeitvolumen/Körperzeitvolumen (Q_p/Q_s) > 1,5–2 : 1 die Therapie der Wahl. Dies gilt auch für asymptomatische Vorhofseptumdefekte mit entsprechend hohem Shuntvolumen. Als bester Zeitpunkt für diese kurative Operation wird das 3.–5. Lebensjahr (vor der Einschulung) angesehen. Bei Erwachsenen wird der Eingriff elektiv nach Diagnosestellung unternommen.

Ohne Behandlung drohen eine **Rechtsherzdekompensation** und eine **pulmonale Hypertonie**. Bei Shuntumkehr (Eisenmenger-Reaktion) ist ein ASD-Verschluss nur mit Lungentransplantation möglich.

Seit einigen Jahren sind Verschlusssysteme für einen interventionellen ASD-Verschluss verfügbar. Bei entsprechender Indikationsstellung (z. B. Prophylaxe eines zerebralen Insults durch paradoxe Embolie) gibt es hohe primäre Verschlussraten und wenige schwerwiegende Komplikationen. Langzeitergebnisse liegen noch nicht vor.

1.10 Ventrikelseptumdefekt

FRAGE
Nennen Sie einen sehr häufigen Herzfehler mit **Links-Rechts-Shunt**.

TIPP Hier keinen schwierigen Exoten, sondern einen einfachen Herzfehler aussuchen.

Antwort Der häufigste Herzfehler mit Links-Rechts-Shunt ist der **Ventrikelseptumdefekt** (= VSD). Kleine Defekte sind durch ein sehr lautes Holosystolikum im 3. ICR links parasternal gut hörbar, jedoch ohne hämodynamische Wirkung („viel Lärm um nichts"). Sie bedürfen deshalb auch keiner Therapie. Weiterhin besteht eine starke Neigung zum Spontanverschluss.

Bei mittelgroßen und großen Ventrikelseptumdefekten mit einem Shuntvolumen von mehr als 30 % des Lungendurchflusses kommt es zur **Druck-** und **Volumenbelastung** der Ventrikel. Durch die **pulmonale Hypertonie** entsteht eine zunehmende Pulmonalsklerose mit vergrößertem Widerstand im „kleinen" Kreislauf, der schließlich zur **Shuntumkehr** (Eisenmenger-Reaktion ab P_{pul} = 70 % von P_{aortal}) führen kann.

Bei großem VSD treten schon in den ersten Lebensmonaten schnelle Ermüdbarkeit, starkes Schwitzen, Dyspnoe und Zyanose auf. Die Patienten sind durch eine **Herzinsuffizienz**, einen fixierten **pulmonalen Hochdruck** und vermehrte **Infektionen** gefährdet.

Therapeutisch wird ein operativer Verschluss eines hämodynamisch bedeutsamen Defekts angestrebt. Bei Säuglingen mit großem VSD kann zuerst eine „Banding-OP" der A. pulmonalis zur Drosselung der vermehrten Lungenperfusion nötig sein. Die endgültige Korrektur erfolgt dann in einer zweiten Operation. Die Prognose ist bei rechtzeitiger Operation gut.

FRAGE

Ist jeder Ventrikelseptumdefekt symptomatisch? Nennen Sie einige **typische klinische Befunde**.

Antwort Bei kleinem Shuntvolumen (< 10 %) können Symptome fehlen. Bei **mittelgroßem** und **großem Shuntvolumen** ist Folgendes typisch:

- Wachstums- und Entwicklungsverzögerung
- Belastungsdyspnoe
- eingeschränkte Belastbarkeit
- Palpitationen (supraventrikuläre und ventrikuläre Arrhythmien)
- häufige bronchopulmonale Infekte
- Herzinsuffizienz

MERKE

Klinische Zeichen eines Ventrikelseptumdefekts sind von Defektgröße, -lokalisation, Shuntvolumen und den pulmonalen Widerstandsverhältnissen abhängig.

1.11 Morbus Fallot

FRAGE

Beschreiben Sie die **Fallot-Tetralogie**.

Antwort Es handelt sich um den häufigsten **angeborenen** Herzfehler mit **Rechts-Links-Shunt**. Meist besteht eine **zentrale Zyanose**, die innerhalb der ersten Lebensmonate auffällt (sog. „Blue Babies"). Die Kennzeichen dieses kombinierten Herzfehlers sind:

- Obstruktion des rechtsventrikulären Ausflusstrakts
- großer VSD (hoch sitzend)

TIPP Das Thema gehört primär zur Kinderheilkunde. Da dieser Herzfehler aber relativ häufig vorkommt, wird er oft von Internisten bzw. Kardiologen mit abgefragt.

- eine über dem VSD „reitende" Aorta
- rechtsventrikuläre Hypertrophie

FRAGE

Was fällt bei der **körperlichen Untersuchung** eines Patienten mit Fallot-Tetralogie auf?

Antwort

- **Inspektion**: zentrale Zyanose, Trommelschlägelfinger/-zehen, Uhrglasnägel
- **Palpation**: tastbares systolisches Schwirren prästernal links betont, keine Pulsationen über dem Pulmonalareal, hebende Pulsationen über dem rechten Ventrikel
- Merkmale im **Röntgen-Thorax** ➤ Abb. 1.10
- **Auskultation**: singulärer 2. Herzton betont, Systolikum über 3. ICR links (RVOT), aortaler Ejektionsklick (bes. nach dem 20. Lebensjahr), evtl. zusätzlich Diastolikum bei Aorteninsuffizienz (ältere Patienten), evtl. kontinuierliches Geräusch bei assoziiertem Ductus arteriosus apertus.

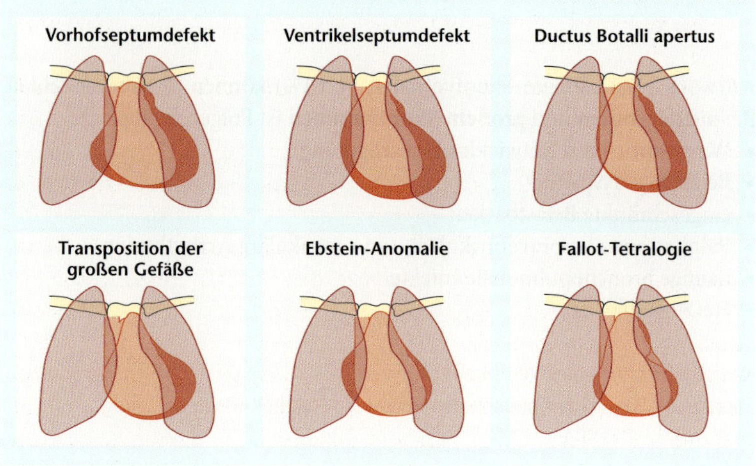

Abb. 1.10 Röntgen-Thorax bei kongenitalen Vitien [L141]

1.12 Aortenisthmusstenose

FRAGE

Nennen Sie einige **Kollateralkreisläufe**, die bei der **Aortenisthmusstenose** die untere Körperhälfte versorgen.

TIPP Gefäßchirurgische Frage.

Antwort Kollateralkreisläufe bestehen über:

- A. thoracica interna
- Interkostalarterien

- A. subscapularis (Schulterblatt)
- Lumbalarterien

Wegen der Kompensation durch die Kollateralkreisläufe liegt **keine Zyanose der unteren Körperhälfte** vor, obwohl die Femoralispulse erheblich abgeschwächt oder nicht tastbar sind.

FALLBEISPIEL

Ein 20-jähriger Patient klagt über häufiges Nasenbluten, Kopfschmerzen und kalte Füße. Bei der körperlichen Untersuchung fallen ein Hypertonus von 190/115 mmHg an den Armen und kaum tastbare Femoralispulse auf.

FRAGE

Welche **Verdachtsdiagnose** drängt sich Ihnen auf?

Antwort Es liegt höchstwahrscheinlich eine **Aortenisthmusstenose** vor. Dabei handelt es sich um eine Einengung am Übergang vom Aortenbogen zur deszendierenden Aorta, die vor oder hinter dem Ductus arteriosus Botalli bzw. dem Lig. Ductus Botalli liegt. Entsprechend werden präduktale Stenosen mit offenem und postduktale mit geschlossenem Ductus Botalli unterschieden.

Es besteht eine **Hypertonie der oberen Körperhälfte** bei einer **Hypotonie unterhalb der Stenose**. Je nachdem, ob die Stenose vor oder hinter dem Abgang der linken A. subclavia liegt, kann eine **Blutdruckdifferenz zwischen rechtem** und **linkem Arm** vorliegen. Deshalb ist der Blutdruck immer an beiden Armen zu messen.

Die Therapie der Wahl ist die **Operation**, die um das 6. Lebensjahr herum erfolgen sollte. Wird die Diagnose erst, wie in unserem Beispiel, im höheren Lebensalter gestellt, kann eine Operation bis zum 30. Lebensjahr in Abhängigkeit von bereits eingetretenen Hypertoniefolgen erfolgreich durchgeführt werden. Unbehandelt ist die Prognose der isolierten Aortenisthmusstenose schlecht. Die durchschnittliche Lebenserwartung beträgt 30–40 Jahre und wird durch die Folgen der Hypertonie (apoplektischer Insult, Aneurysma und Herzinfarkt) begrenzt. Weiterhin besteht ein erhöhtes Risiko für eine Endokarditis.

FRAGE

Wie unterscheidet sich beim Gesunden der an den Armen im Vergleich zu dem an den Beinen gemessenen Blutdruck?

Antwort Der an den **Knöchelarterien** mit der Riva-Rocci-Methode im Liegen gemessene systolische Blutdruck liegt normalerweise ungefähr **10 mmHg über** dem Blutdruck der **Oberarme**. Ursache hierfür ist, dass der Blutfluss vom Herzen zu den Femoralarterien von reflektierten Druckwellen überlagert wird, wodurch es zu einer Steigerung des Blutdrucks in den Beinarterien kommt.

TIPP Aus der Formulierung ergibt sich, dass der Blutdruck nicht gleich sein kann (sonst wäre die Frage unsinnig).

1.13 Perikarderkrankungen

FRAGE

Nennen Sie einige Ursachen für eine **Perikarditis.**

Antwort Akute Perikarditiden werden z. B. durch **Viren** (Coxsackie) hervorgerufen oder treten im Rahmen einer **Tuberkulose**, von **Kollagenosen**, Malignomen, **Traumen**, nach **herzchirurgischen Eingriffen** oder **nach einem Myokardinfarkt** auf.

Beispiele für chronische Perikarditiden sind: **urämische** Perikarditis, Perikarditis bei **Kollagenkrankheiten** (SLE) und **idiopathische** Perikarditis. Die meisten „idiopathischen" Perikarditisfälle werden durch Viren verursacht. Fast jede akute Form der Perikarditis kann in die chronische Form übergehen.

Hauptursachen für eine konstriktive Perikarditis sind die **Tuberkulose** und, durch die Häufigkeit der **Thoraxeingriffe** bedingt, das Postperikardiotomiesyndrom.

FRAGE

Nennen Sie **EKG-Zeichen**, die auf eine Perikarditis hindeuten.

Antwort Im Gegensatz zum Infarkt, der regional zugeordnete EKG-Ableitungen betrifft, werden die perikarditischen EKG-Änderungen **in allen Ableitungen** gesehen. Im Verlauf einer Perikarditis kommt es zu Änderungen im EKG, die in 4 Stadien eingeteilt werden können (➤ Tab. 1.8).

Tab. 1.8 Zeichen der Perikarditis im EKG

Stadium	Definition
I	Niedervoltage, kleines R, ST-Hebung und Abgang der ST-Strecke konkavbogig aus der aufsteigenden S-Zacke
II	Rückbildung der ST-Hebung, flache T-Wellen, QT-Strecke verlängert
III (Vernarbung)	terminal negative T-Wellen, evtl. tiefe S-Zacke
IV (Ausheilung)	Niedervoltage, T-Abflachung, T-Negativität

FRAGE

Welche Befunde erwarten Sie bei einer **chronischen konstriktiven Perikarditis**?

Antwort Die **Befunde** ähneln denen einer Rechtsherzinsuffizienz:

- Dyspnoe
- Einflussstauung (Jugularvenen gestaut)
- rasche Ermüdbarkeit
- Ödeme
- Aszites

Auskultatorisch sind **leise Herztöne** und evtl. ein **3. Herzton** wahrzunehmen. Gelegentlich ist ein sog. Lederknarren (Reibegeräusch) zu hören. Hierbei handelt es sich um ein systolisches und diastolisches Geräusch über der Herzspitze, das am lautesten in Exspiration bei vornübergebeugtem Oberkörper zu auskultieren ist. Durch den Rückstau des Blutes vor dem rechten Herzen wird ein **erhöhter Venendruck** (mehr als 12 cmH_2O) gemessen und ein paradoxer Anstieg des Jugularvenenpulses bei tiefer Inspiration **(Kußmaul-Zeichen)** wahrgenommen. Die Perikarditis ist häufig mit einer Myokarditis und einer Endokarditis kombiniert.

MERKE

Das Missverhältnis zwischen klinischen Zeichen der Rechtsherzinsuffizienz und normal großem Herz auf dem Röntgenbild muss an eine konstriktive Perikarditis denken lassen, besonders auch bei therapierefraktärer Herzinsuffizienz.

FRAGE

Welche Medikamente werden bei der Behandlung eines **Postkardiotomiesyndroms** oft eingesetzt?

Antwort Bis 6 Wochen nach Herzinfarkt bzw. herzchirurgischen Eingriffen kann es zu einer fiebrigen Perikarditis/Pleuritis kommen. **Nichtsteroidale Antiphlogistika** und **Steroide** werden verwendet, um die Entzündungsreaktion abzuschwächen und eine hämodynamisch wirksame Beeinträchtigung der Herzmuskelfunktion zu verhindern.

1.14 Herzbeuteltamponade

FRAGE

Welche Perikarderkrankung erfordert sofort eine unmittelbare Notfalltherapie?

Antwort Bei einer drohenden **Herzbeuteltamponade** ist eine **Entlastungspunktion** oder eine **Drainage** unbedingt notwendig.

FRAGE

Nennen Sie bitte einige Erkrankungen, die eine Herzbeuteltamponade verursachen können.

Antwort Eine Perikardtamponade kann zahlreiche unterschiedliche **Ursachen** haben:

- Stichverletzung (Messer)
- stumpfes Thoraxtrauma (Autounfall)
- Perikarditis und Antikoagulanzientherapie
- urämische Niereninsuffizienz
- Bronchialkarzinom mit Einbruch in den Herzbeutel
- Perforation des rechten Ventrikels durch einen zentralen Venenkatheter

FRAGE

Wann wird eine sog. **Perikardfensterung** durchgeführt?

Antwort Bei einer Perikardfensterung oder Perikardektomie werden erkrankte Teile (z. B. Schwielen, chronisch entzündetes Gewebe) des Perikards entfernt. Sie wird **bei chronisch-rezidivierenden Herzbeutelergüssen** oder **Perikarditiden** durchgeführt. Dadurch soll verhindert werden, dass die vom geschädigten Perikard gebildete, meist seröse, Flüssigkeit den Herzmuskel hämodynamisch behindert. Entscheidend ist jedoch eine vorherige Ursachenklärung.

FALLBEISPIEL

Ein 50-jähriger Mann mit Vorderwandinfarkt wurde mit einer fibrinolytischen Therapie behandelt. Danach schloss sich eine Behandlung mit Antikoagulanzien an. Nach 1 Woche traten ein merkwürdiges, nicht atemabhängiges Reibegeräusch und stechende Schmerzen über dem Herzen auf, die nach einigen Stunden verschwanden. Kurz darauf wurde der Mann unruhig, dyspnoisch und verlor das Bewusstsein.

FRAGE

Was ist passiert?

TIPP Der Prüfer will anscheinend auf etwas ganz Bestimmtes hinaus. Man kann ohne weiteres darum bitten, dass einige Befunde nochmals wiederholt werden. Dadurch gewinnt man Bedenkzeit.

Antwort Es handelt sich scheinbar um ein akutes Geschehen. Neben einem Reinfarkt oder einer Lungenembolie muss aufgrund obiger Angaben auch an Folgendes gedacht werden: Das **nichtatemabhängige Reibegeräusch** könnte ein Perikardreiben gewesen sein. Dafür sprechen auch die stechenden Schmerzen in der Herzgegend. Nach einem Herzinfarkt kommt es häufig zu einer **Pericarditis epistenocardiaca**. Dazu würde auch die Zeitangabe von 1 Woche passen.

Wahrscheinlich wurde die Antikoagulanzientherapie trotz einer vorliegenden Perikarditis nicht abgesetzt. Eine Blutung oder ein Erguss im Herzbeutel kann zu einer Behinderung der Herzaktion und später zum kardiogenen Schock geführt haben. Ein Hinweis auf eine zunehmende Flüssigkeitsansammlung im Herzbeutel ist das schnelle Verschwinden der Reibegeräusche.

MERKE Die akute Herzbeuteltamponade erfordert eine sofortige Punktion oder Drainage. Die Verdachtsdiagnose kann durch Perkussion, Röntgenthoraxaufnahme (Bocksbeutelform des Herzens), EKG und Echokardiografie bestätigt werden.

FRAGE

Ihre Verdachtsdiagnose ist zutreffend. An **welcher Stelle** würden Sie **punktieren**?

TIPP Dafür, dass man als Student wahrscheinlich keine Herzbeuteltamponade gesehen hat, geschweige denn eine Punktion, will es dieser Prüfer ganz genau wissen.

Antwort Eine **Herzbeutelpunktion** kann unter Kontrolle der zweidimensionalen Echokardiografie und des EKG durchgeführt werden. Sie erfolgt **unterhalb des Processus xiphoideus**, wobei die Nadel unter Aspiration und Ultraschallkontrolle langsam in Richtung auf das linke Sternoklavikulargelenk vorgeschoben wird. Oft wird die Punktionsnadel durch einen Katheter ersetzt, der als Drainage einige Zeit belassen werden kann.

Der Therapieerfolg zeigt sich sofort an den hämodynamischen Parametern wie Blutdruck, Herzfrequenz, Jugularvenenstauung und an dem klinischen Zustand des Patienten. Als Hauptgefahren der Punktion gelten perforierende Verletzungen des Herzmuskels und der Koronararterien.

1.15 Endokarditis

FRAGE
Wie **definieren** Sie eine Endokarditis und welche Grobeinteilung kennen Sie?

Antwort Es handelt sich um eine Entzündung der Herzinnenwand, die zur Klappendestruktion führen kann. Man unterscheidet im Wesentlichen:
- **nichtinfektiöse** (abakterielle) Endokarditis
- **akute bakterielle** Endokarditis (z. B. Staphylokokken)
- **subakute bakterielle** Endokarditis (z. B. Streptococcus viridans)

Die rheumatische Endokarditis ist die häufigste Ursache für **Mitral-** und **Aortenklappenfehler** (allergische Poststreptokokkenerkrankung).

FRAGE
Wodurch zeichnet sich das klinische Bild einer **akuten bakteriellen Endokarditis** aus?

Antwort Die akute bakterielle Endokarditis ist im Allgemeinen durch ein **dramatisches Krankheitsbild** gekennzeichnet:
- hohes **Fieber** und **Tachykardie**, evtl. Schüttelfrost
- **Allgemeinsymptome**: Schwäche, Appetitlosigkeit, Gewichtsverlust, Arthralgien, Anämie
- **kutane Symptome**: Petechien, Osler-Knötchen (linsengroße schmerzhafte Knötchen, bes. an Fingern und Zehen = immunkomplexbedingte Vaskulitis)
- **kardiale Symptome**: Herzgeräusche, zunehmende Zeichen einer Herzinsuffizienz, evtl. Klappenperforation oder -abriss
- **Nierenbeteiligung** mit Hämaturie, Proteinurie: glomeruläre Herdnephritis (Löhlein), Niereninfarkte im Rahmen embolischer Ereignisse
- **bakterielle Mikroembolien und immunologische Phänomene**: embolische Herdenzephalitis, evtl. mit passageren Hemiparesen, Roth's spots der Retina
- **Splenomegalie**

FRAGE
Drogenabhängige (**„Fixer"**) leiden nicht selten an einer Endokarditis. Warum?

PLUS Tatsächlich ist die Endokarditis eine sehr häufige Begleiterkrankung bei i. v. Drogenabhängigen.

Antwort Durch mangelnde Reinigung und Desinfektion des Spritzbestecks kommt es zur Einschleppung von Keimen (meist Staphylokokken), die sich im Bereich der Trikuspidalklappe (erste Klappenstation) ansiedeln können (Rechtsherzendokarditis). Häufig sind septische Streuherde (Abszesse).

FRAGE

Im Krankenhaus oder nach iatrogenen Manipulationen ist die **subakute Endokarditis** häufig. Was verbirgt sich dahinter?

Antwort Die subakute Endokarditis (Endocarditis lenta) wird häufig (60–80 %) durch **Streptococcus viridans** verursacht. Es handelt sich um einen schwach pathogenen Keim, der sich bevorzugt auf vorgeschädigten Herzklappen ansiedelt. Der Krankheitsbeginn ist schleichend und der Verlauf langsam und weniger eindrucksvoll. **Symptome** sind:

- Abgeschlagenheit
- ungewollter Gewichtsverlust
- chronische Anämie
- subfebrile Temperaturen (um 38 °C)
- BSG- und CRP-Erhöhung
- Leukozytose
- Splenomegalie

MERKE Liegen Fieber und ein neu aufgetretenes Herzgeräusch vor, so muss eine Endokarditis ausgeschlossen werden.

FRAGE

Welche Untersuchung ist sowohl für die akute als auch für die subakute Endokarditis zur Diagnosestellung und für die Therapie entscheidend? Welche Rolle spielt die Echokardiografie?

Antwort Für die Einleitung einer spezifischen Therapie ist die Bestimmung des Erregers unerlässlich. Wesentlich ist die Abnahme mehrerer **Blutkulturen** vor der Therapie mit gleichzeitiger Verwendung von mindestens drei Paaren aerober und anaerober Kulturmedien. Der günstigste Zeitpunkt für Blutkulturabnahmen ist während des frühen Fieberanstiegs.

Die **Echokardiografie** liefert als bildgebendes Verfahren die Möglichkeit, den Zustand der Herzklappen zu beurteilen. So können Klappenvegetationen oder Auflagerungen (z. B. Endocarditis polyposa) sichtbar und das Ausmaß einer erfolgten Klappendestruktion (z. B. Mitralinsuffizienz) nachgewiesen werden. Besondere Bedeutung hat die Echokardiografie als preiswertes und nichtinvasives Verfahren in der Verlaufsbeurteilung einer Herzklappenschädigung während der Therapie. Weniger ausgeprägte Klappenvegetationen sind häufig in der transthorakalen Echokardiografie nicht darstellbar, deshalb sollte im Zweifel ein transösophageales Echo (TEE) erfolgen.

MERKE

Bei der **akuten** Endokarditis darf mit dem Beginn der Antibiose nicht bis zum Vorliegen der Kulturbefunde gewartet werden. Es wird eine empirische Antibiose eingeleitet, die dann ggf. in Abhängigkeit vom mikrobiologischen Befund geändert wird.

FRAGE

Ein Patient mit erhöhtem Endokarditisrisiko muss sich einem ambulanten zahnärztlichen Eingriff unterziehen. Welche **antibiotische Prophylaxe** schlagen Sie vor?

Antwort Eine Antibiotikaprophylaxe vor zahnärztlichen Eingriffen ist nur noch bei Hochrisikopatienten (Z. n. Herzklappenersatz, Z. n. bakterieller Endokarditis, komplexen angeborenen Vitien oder Z. n. Herztransplantation mit Klappenvitien) indiziert. Im Bereich des Mund- und Rachenraums sind vergrünende Streptokokken die Zielkeime. Sinnvoll ist eine **Prophylaxe** mit einem **Penicillinpräparat**.

Beispiel: Amoxicillin 2 g oral 1 h vor dem Eingriff oder 1 g i. v. 30 min vor dem Eingriff. Besteht eine Penicillinallergie, kann alternativ Clindamycin 600 mg oral oder Azithromycin 500 mg oral jeweils 1 h vor dem Eingriff eingenommen werden.

1.16 Myokarditis

FRAGE

Nennen Sie **Leitsymptome** bzw. **-befunde** einer Myokarditis.

Antwort Bei einer Myokarditis handelt es sich um eine Herzmuskelerkrankung, die die Herzmuskelzellen, das Interstitium und die Herzgefäße betreffen kann.

Die **häufigsten Ursachen** sind:

- **infektiöse** Myokarditis (z. B. Viren, Bakterien, Parasiten)
- **toxische** Myokarditis (z. B. Adriamycin, Diphtherietoxin, Alkohol)
- **allergische** Myokarditis (z. B. rheumatisches Fieber)
- Begleitmyokarditis **bei Systemerkrankungen** (z. B. Sklerodermie, Sarkoidose, RA)

Die Patienten klagen über einen nicht ausheilenden **fieberhaften Infekt**, **Abgeschlagenheit** und **Herzstolpern**. Es können bereits Zeichen einer Herzinsuffizienz wie Ödeme, Lungenstauung, Pleuraerguss und ein auskultatorisch erfassbarer Galopprhythmus vorliegen. Typisch soll eine im Verhältnis zur Körpertemperatur zu **hohe Herzfrequenz** (relative Tachykardie) sein. Im EKG finden sich als Zeichen der Beeinträchtigung des Reizleitungssystems ST-Strecken-Anomalien, Extrasystolen und AV-Blockierungen. Perkutorisch, röntgenologisch und echokardiografisch ist eine progrediente Herzdilatation zu erkennen. Häufig liegen erhöhte Enzymwerte für die **CK-MB**, **LDH** und **GOT** vor. Eine Leukozytose, erhöhte BSG und CRP sind bei infektiösen Myokarditiden fast immer festzustellen.

FRAGE

Welche **Viren** lösen häufig eine Myokarditis aus? Sagen Sie bitte kurz etwas zur **Therapie**.

TIPP Leider Spezialwissen.

Antwort In 25–50 % der Fälle lässt sich ein Virus nachweisen. Häufig und gefährlich sind die **Coxsackie-B1- bis -B5-Viren** sowie der **Parvovirus B19**. Weitere Erreger sind Herpesviren, Influenza-, Adeno- und Echoviren. Eine spezifische Therapie ist bisher nicht bekannt. Neben strenger Bettruhe in den ersten Wochen ist eine **symptomatische Behandlung** (z. B. bei Rhythmusstörungen oder Herzinsuffizienz) und **Thrombembolieprophylaxe** während der Zeit der Bettlägerigkeit angezeigt. Bei terminaler Herzinsuffizienz kann eine Entlastung des Herzens entweder temporär durch mechanischen Herzersatz oder – unwiderruflich – durch Herztransplantation bewirkt werden. In mehr als 80 % der Fälle kommt es jedoch zur folgenlosen Abheilung.

1.17 Aneurysmen

FRAGE

Zählen Sie bitte verschiedene Arten von **Aortenaneurysmen** auf und erläutern Sie die Unterschiede.

Antwort Ein Aneurysma ist eine begrenzte Erweiterung der Arterie. Man unterscheidet folgende Arten (➢ Abb. 1.11):

- **Aneurysma verum**: Alle Wandschichten sind von der Erweiterung betroffen. Meistens ist dieses Aneurysma arteriosklerotisch bedingt und infrarenal lokalisiert. Hauptgefahren stellen die Ruptur und die Verschleppung von thrombotischem Material dar.
- **Aneurysma dissecans**: Durch einen Einriss der Intima wühlt sich das Blut innerhalb der Tunica media vor. Dies führt zur Entstehung eines echten und eines falschen Lumens, das sich nach distal u./o. proximal ausweitet.

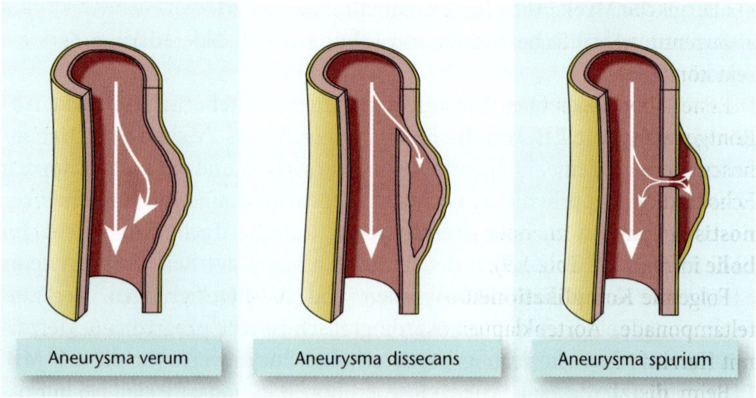

Abb. 1.11 Arterielle Aneurysmen [L141]

Die Hypertonie spielt bei der Entstehung und Ausdehnung einer Aortendissektion eine wesentliche Rolle. Seltenere Ursachen sind die Lues, andere bakterielle Entzündungen und das Marfan-Syndrom.

- **Aneurysma spurium**: Hier liegt ein meist traumatisch bedingter Defekt der Arterienwand vor. Je nach Größe der Wandverletzung kommt es zu einem lebensbedrohlichen Blutverlust oder zur bindegewebigen Umgrenzung des Hämatoms.

FRAGE

Wann stellen Sie eine **OP-Indikation** für ein **abdominelles Aortenaneurysma**?

Antwort Alle Aortenaneurysmen mit einem Durchmesser > **5 cm** sollten bei vertretbarem OP-Risiko wegen der Ruptur- und Emboliegefahr gefäßchirurgisch behandelt werden. Das Rupturrisiko beim abdominellen Aortenaneurysma liegt bei einem Durchmesser < 5 cm bei 3 % pro Jahr und steigt bei einem Durchmesser > 5 cm auf bis zu 10 % pro Jahr.

TIPP Eine Frage für zukünftige Gefäßchirurgen.

Bestehen keine Risikofaktoren, wird auch bei kleineren Aneurysmen die OP-Indikation heute relativ großzügig gestellt. Absolute OP-Indikation besteht bei allen **symptomatischen** Aneurysmen. Alternativ kann eine perkutane Stent-Implantation bei geeigneten Kandidaten durchgeführt werden.

MERKE Trotz Operation ist die Behandlung einer bestehenden Hypertonie obligat!

FRAGE

Wie stellt sich die **Klinik** eines **akuten Aneurysma dissecans** dar? Welche Differenzialdiagnosen müssen Sie berücksichtigen?

Antwort Ein akutes Aneurysma dissecans führt, je nach der Höhe der Disektionsstelle, zu einem **stechenden Vernichtungsschmerz** im Thorax, beim proximalen Typ A (Aortenbogenbereich unter Einschluss der Aorta ascendens) bevorzugt retrosternal und beim distalen Typ B (distal des Aortenbogens = Aorta descendens) im Rücken mit Ausstrahlung ins Abdomen. Durch die Dissektion werden häufig Gefäßäste der Aorta funktionell vom Blutfluss abgetrennt, sodass Organausfälle mit entsprechender Symptomatik die Folge sein können.

Erste Hinweise auf das Vorliegen eines Aneurysmas kann eine einfache Röntgenaufnahme des Thorax geben (Mediastinalverbreiterung). Zur Diagnosesicherung und Lokalisation der Dissektion werden transösophageale Echokardiografie, CT oder Angio-/3-D-MRT angewendet. **Differenzialdiagnostisch** kommen in erster Linie ein **Myokardinfarkt** und eine **Lungenembolie** infrage (➤ Tab. 1.9).

Folgende **Komplikationen** treten beim **proximalen Typ A** auf: Herzbeuteltamponade, Aortenklappeninsuffizienz, Verlegung der Koronararterien mit Herzinfarkt und Apoplex.

Beim **distalen Typ** können folgende Komplikationen auftreten: Hämatothorax, Blutung ins Mediastinum oder Abdomen, Verlegung der Nieren-

Tab. 1.9 Differenzialdiagnose: Aneurysma – Infarkt – Lungenembolie

	Aneurysma	Infarkt	Lungenembolie
EKG	–	+	–/+
Rö-Thorax	Raumforderung	–	–
CT + Echo	Differenzierung der Raumforderung	–	–
Enzymdiagnostik	–	• CK-MB post. Infarkt nach 4–6 h ↑ • CK-MB > 6 % der Gesamt-CK • GOT nach 6–12 h ↑ • LDH nach 12–24 h ↑	LDH-2 ↑/-

und/oder Mesenterialarterien mit Niereninsuffizienz und Mesenterialinfarkt. Bei Ruptur tritt ein Blutungsschock ein.

FRAGE

Wie stellen Sie als praktischer Arzt in einer durchschnittlich eingerichteten Praxis die Diagnose eines Bauchaortenaneurysmas?

Antwort Die Anamnese gibt möglicherweise bereits Hinweise auf **abdominale Beschwerden** (z. B. Meteorismus, Diarrhö) oder **Durchblutungsstörungen**. Bei einer gründlichen körperlichen Untersuchung können eine **tastbare pulsierende Raumforderung** und auskultatorisch erfassbare **Strömungsgeräusche** auffallen. Voraussetzungen sind eine gewisse Größe des Aneurysmas und ein nicht zu adipöser Patient. Eine **Röntgenaufnahme** des Abdomens zeigt evtl. Kalkschalen im Bereich der abdominalen Aorta. Die treffsicherste Methode ist die **Sonografie**.

1.18 Arterielle Verschlusskrankheit (pAVK)

FRAGE

Kennen Sie die **Lagerungsprobe nach Ratschow**? In welchem diagnostischen Rahmen wendet man sie an?

TIPP Klinische Funktionstests wie diese werden leider häufiger abgefragt als angewandt. Es ist sinnvoll, einige Tage vor dem Prüfungstermin nochmals alle einfachen klinischen Tests zu wiederholen.

Antwort Es handelt sich um einen Belastungstest im Rahmen der angiologischen Diagnostik. Der liegende Patient führt mit erhobenen Beinen kreisende Fußbewegungen bis zum Auftreten von Schmerzen bzw. höchstens 5 min aus. Dabei werden Hautfarbe und Hauttemperatur der Extremitäten verglichen. Nach Herunterhängenlassen der Beine misst man die Zeit bis zum Erkennen der **reaktiven Hyperämie** (Norm: 5–10 s) und die **Venenauffüllzeit** (Norm: 20 s). Man erhält so Aufschluss über die Schwere und Ausdehnung einer arteriellen Verschlusskrankheit der unteren Extremitäten. Insbesondere kann durch einfache Belastungstests dieser Art die Kollateralgefäßbildung im Laufe der Erkrankung überprüft werden. Ein Belastungstest für die oberen Extremitäten ist die Faustschlussprobe.

FRAGE

Welche bekannte **Stadieneinteilung** gibt es für die **pAVK** (= periphere arterielle Verschlusskrankheit)? Kennen Sie das Leriche-Syndrom?

Antwort Die bekannteste Einteilung nach **Fontaine-Ratschow** beschreibt den klinischen Schweregrad der Durchblutungsstörung. Es werden folgende Stadien unterschieden (➤ Tab. 1.10).

TIPP Die Stadieneinteilung alleine erschien diesem Prüfer zu banal. So hat er zusätzlich die Frage nach einem zur AVK gehörenden Syndrom gestellt.

Bedeutsam ist, dass Beschwerden im Sinne einer Claudicatio intermittens erst bei **Verschluss** von **weit über der Hälfte der Strombahn** auftreten. Für die Stadieneinteilung ist deswegen auch die Lokalisation des Gefäßverschlusses von Bedeutung. Folgende Hauptabschnitte werden an der **unteren Extremität** differenziert:

- Beckentyp (Aorta, A. iliaca communis, A. iliaca ext.)
- Oberschenkeltyp (A. femoralis)
- Unterschenkeltyp (z. B. A. tibialis post.)
- Mehretagentyp

Durch diese Lageeinteilung wird das therapeutische Konzept (Desobliteration, Gefäßprothesen, transluminale Katheterdilatation) wesentlich mit beeinflusst.

Beim **Leriche-Syndrom** führt ein chronischer Verschluss der Aortenbifurkation zu Schmerzen und Schwäche in den Beinen. Es kommt zu Blasenstörungen, Impotenz und Muskelatrophien. Bei langsamer Progredienz des Verschlusses kann sich ein Kollateralkreislauf über die A. mesenterica superior – A. iliaca interna ausbilden (= Riolan-Anastomose).

Tab. 1.10 Einteilung der pAVK nach Fontaine-Ratschow

Stadium	Definition
I	kein tastbarer Puls, trotzdem keinerlei Beschwerden (75 % aller Fälle sind asymptomatisch)
IIa	Claudicatio intermittens (schmerzfreie Gehstrecken > 200 m)
IIb	schmerzhafte Gehstrecke < 200 m
III	ischämischer Ruheschmerz der Muskulatur, vor allem im Bereich der Akren in Horizontallage
IV	zusätzlich Nekrose/Gangrän/Ulkus

FRAGE

Was ist ein **„Ankle-Brachial-Index"** (ABI), und wie wird er gemessen?

Antwort Dabei handelt es sich um die systolische Blutdruckmessung an beiden Oberarmen und Unterschenkeln im Ruhezustand. Der an den **Knöchelarterien** mit der Riva-Rocci-Methode im Liegen gemessene systolische Blutdruck liegt normalerweise ungefähr **10 mmHg über** dem Blutdruck der **Oberarme** (Dopplerindex: Knöcheldruck/Oberarmdruck > 1). Bei leichter arterieller Durchblutungsstörung findet sich ein Index von 0,9–0,75, bei mittelschweren Durchblutungsstörungen beträgt der Index < 0,75–0,5. Werte < 0,5 oder ein systolischer Druck < 50 mmHg finden sich bei kritischer Ischämie mit Nekrose- und Amputationsgefahr. Blutdruckmessungen sollten erst nach 15-minütiger Ruhepause erfolgen, sonst können die Messwerte falsch, d. h. zu niedrig, sein. Bei Blutdruckdifferenzen zwischen beiden Armen wird der höhere Wert als Vergleichsbasis genommen.

FRAGE

Was halten Sie für den wichtigsten **therapeutischen Ansatzpunkt** bei der pAVK der Stadien I und II?

TIPP Vorsicht! Nicht gleich operieren. Die konservative Therapie hat einen sehr hohen Stellenwert und sollte betont werden.

Antwort Im **Stadium I** erfolgt keine spezifische Therapie. Sinnvoll ist natürlich die **Ausschaltung von Risikofaktoren**. Eine maßvolle sportliche Betätigung sollte dem Patienten angeraten werden. Außerdem sind regelmäßige klinische Kontrollen (z. B. Doppler-Sonografie) angezeigt.

Ab **Stadium II** sollten alle Patienten ASS 100–300 mg/d erhalten. Darüber hinaus steht im **Stadium II** das Gehtraining zur Förderung der Kollateralbildung im Vordergrund (Gehen bis zum Auftreten der Claudicatio-Beschwerden → Pause → erneutes Gehen). Außerdem kann ab Stadium IIb Cilostazol, ein PDE-III-Hemmer, der die Kollateralbildung fördert, gegeben werden. Ergänzend können Rheologika (z. B. Trental® = Pentoxifyllin) verabreicht werden, deren Wirkung jedoch nicht in größeren Studien gesichert ist. Gleiches gilt für die **isovolämische Hämodilution** (Senkung des Hämatokrit [< 40 %] durch Aderlass und gleichzeitige Volumensubstitution).

Führen die konservativen Maßnahmen nicht zum Erfolg, **können eine perkutane transluminale Angioplastie** mit Stent-Implantation, eine Gefäßdesobliteration durch **Thrombendarteriektomie** oder eine **Bypass-Operation** mit Gefäßersatz durch autologe V. saphena oder durch körperfremdes Material in Erwägung gezogen werden. Hierbei ist die vorherige Durchführung einer Angiografie zur genauen Darstellung der Gefäßveränderungen und zur Therapieplanung notwendig.

OP-Indikation: Stadium II relativ, Stadium III und IV absolut. OP ist nicht sinnvoll bei ausschließlich distalen oder multiplen Verschlüssen. Die Amputation ist die Ultima Ratio im Stadium IV, wenn Zu- und Abstromvolumen für eine Revaskularisation zu gering sind.

FRAGE

Wir haben bisher immer von der Arteriosklerose der unteren Extremitäten gesprochen. Nun etwas Neues. Was ist das **Subclavian-Steal-Syndrom**?

Antwort Es handelt sich um einen arteriosklerotischen Verschluss der A. subclavia (➤ Abb. 1.12) unmittelbar nach ihrem Abgang aus der Aorta und proximal des Vertebralisabgangs. Es kommt zur Stromumkehr in der ipsilateralen A. vertebralis, womit vor allem bei Belastung des Arms Blut aus dem Zerebralkreislauf (Circulus Willisi) für die Versorgung des Arms abgezweigt wird.

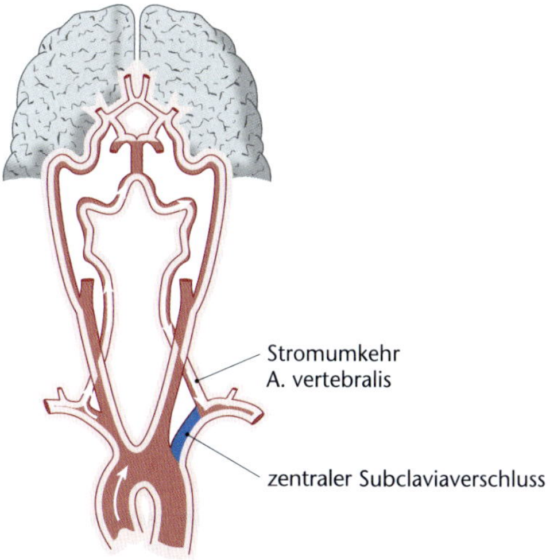

Abb. 1.12 Subclavian-Steal-Syndrom [L141]

Die Patienten klagen insbesondere bei der Arbeit über Kopf über **Schwindel**, **Sehstörungen**, **Übelkeit** und **schnelle Ermüdung**. Weiterhin lässt sich oft eine **Blutdruckdifferenz** zwischen linkem und rechtem Arm nachweisen. Meist wird eine **gefäßchirurgische Therapie** (Desobliteration, Gefäßprothese) durchgeführt.

1.19 Arterielle Embolie

FRAGE

Wie stellen Sie sich die Klinik eines plötzlichen **arteriellen Verschlusses** an den Extremitäten vor?

Antwort Bei der plötzlichen Verlegung einer größeren Arterie kommt es beim kompletten Ischämiesyndrom zu charakteristischen klinischen Zeichen (**6-P-Regel** nach Pratt, englisch: „six Ps“, ➤ Tab. 1.11).

Meist handelt es sich um eine **embolische** Verschleppung von korpuskulären Elementen, z. B. thrombotischem Material bei Vorhofflimmern aus dem

Tab. 1.11 6-P-Regel

Pain	starker Schmerz
Pulselessness	Pulslosigkeit
Paralysis	Lähmung
Paresthesia	Gefühlsstörung
Paleness	Blässe
Prostration	Schock

linken Vorhof. Weiterhin kommen plötzliche arterielle **thrombotische** Verschlüsse bei vorbestehenden Gefäßwandschäden (Arteriosklerose, Trauma, Aneurysma) vor.

FRAGE

Warum halte ich die Klinik eines Arterienverschlusses für so bedeutend? Man könnte doch abwarten und in aller Ruhe am nächsten Tag eine beweisende Angiografie durchführen?

TIPP Dieser Prüfer orientiert sich offenbar am klinischen Alltag. Hier ist eine kurze Antwort ohne theoretisches Beiwerk am besten.

Antwort Die ziemlich eindeutige Klinik ermöglicht eine schnelle Diagnose und damit auch einen raschen Therapiebeginn. Das Gefäßlumen sollte innerhalb von **6 Stunden** wieder eröffnet werden, da sonst der Verlust der Extremität droht. Die Therapie der Wahl ist die **chirurgische Embolektomie** mittels eines Fogarty-Ballonkatheters. **Lokale Fibrinolyse** kann als Therapiealternative bei Verschlüssen im Unterarm- bzw. Unterschenkelbereich, insbesondere bei inkomplettem Ischämiesyndrom, durchgeführt werden.

FRAGE

Wie sieht die **Ersttherapie** aus, die Sie als Hausarzt einleiten?

Antwort Man lagert die **Extremität tief** und verhindert durch Einpacken in Decken (Watte) einen Wärmeverlust. Dann wird zur **Schmerzbekämpfung** (z. B. Pethidin 50 mg i. v.) und **Schockprophylaxe** (z. B. Hydroxyäthylstärke) ein intravenöser Zugang gelegt. Selbstverständlich wird die Krankenhauseinweisung veranlasst und mit 5.000–10.000 IE **Heparin i. v.** eine Hemmung der Gerinnung eingeleitet (Achtung: keine i. m. Injektion wegen evtl. nachfolgender Lysetherapie). Innerhalb der nächsten 6 Stunden sollte eine Embolektomie bei großlumigen Gefäßen bzw. eine Fibrinolyse bei peripheren Embolien erfolgen.

FRAGE

Mit welchen Medikamenten wird eine **thrombolytische Therapie** durchgeführt? Welche **Kontraindikationen** kennen Sie?

Antwort Thrombolytische Medikamente sind Aktivatoren der Fibrinolyse. Dies sind hauptsächlich: **Streptokinase**, **Urokinase** und **tPA** (Gewebe-Plasminogenaktivator). Eine Besonderheit von tPA ist, dass es größtenteils an Fibrin gebundenes Plasminogen zu Plasmin aktiviert und somit am ehesten fibrinspezifisch wirkt.

Hauptkontraindikationen der Fibrinolysetherapie sind:

- kurz vorhergegangene OP < 8 Tage
- fortgeschrittenes Malignom
- frisches Magen-Darm-Ulkus
- nicht einstellbare Hypertonie > 200 mmHg systolisch bzw. > 105 mmHg diastolisch
- Aortenaneurysma > 3 cm

- Zerebralinsult < 6 Monate
- Verletzung des Rückenmarks < 3 Monate
- ZNS-OP < 3 Monate
- Endokarditis, Pankreatitis, Sepsis

Die Indikation zur Lyse wird heute zunehmend großzügiger und in Abhängigkeit vom Einzelfall gestellt.

1.20 Hypertonie

FRAGE
Treffen Sie bitte eine **Einteilung** der Hypertonie nach ätiologischen Gesichtspunkten.

Antwort Eine Hypertonie besteht bei ca. 25 % der Bevölkerung und stellt einen wesentlichen Risikofaktor für eine Vielzahl von Herz-Kreislauf-Erkrankungen dar. Man unterscheidet die **primäre essenzielle** Hypertonie (> 90 % der Fälle) von den **sekundären** Hypertonien. Die sekundären Hypertonien sind zum Großteil renal (ca. 8 %) bedingt. Die renalen Hypertonien treten infolge der Aktivierung des Renin-Angiotensin-Aldosteron-Systems auf.

TIPP „Geschwollene" Formulierung. Gemeint ist die übliche Standardeinteilung.

FRAGE
Wie wird eine Hypertonie **verifiziert**?

Antwort Da der Blutdruck von der Tageszeit, psychischen und körperlichen Belastungen abhängt, kann man eine Hypertonie nur durch wiederholte Messungen diagnostizieren. Zum Nachweis einer Hypertonie muss eine mindestens **3-malige Messung an 3 verschiedenen Tagen** erfolgen. Zuvor ist eine Ruhephase von mindestens 5 min notwendig. Die Messung sollte **im Sitzen** stattfinden, beide **Arme** sollten **in Herznähe gelagert** und mindestens einmal gemessen werden.

TIPP Häufig ist eine Situationshypertonie beim Arztbesuch.

FRAGE
Ab welchen **Blutdruckwerten** spricht man von Hypertonie?

Antwort Eine Zuordnung zu einem der Blutdruckbereiche ist nur nach wiederholten Messungen zu verschiedenen Zeiten möglich (➤ Tab. 1.12).

FRAGE
Welche **diagnostischen Maßnahmen** leiten Sie als Standard bei Hypertonie ein?

Antwort Die Diagnostik bezieht sich sowohl auf mögliche Ursachen einer sekundären Hypertonie als auch auf evtl. schon eingetretene Folgeerkrankungen durch einen länger bestehenden Hypertonus (➤ Abb. 1.13). Außer-

Tab. 1.12 Hypertonie-Einteilung nach Blutdruckwerten (JNC7/NIH, USA 2003)

Kategorie	Systolischer Blutdruck (mmHg)	Diastolischer Blutdruck (mmHg)
normal	< 120	< 80
Prähypertonie	120–139	80–89
Hypertonie: Stadium 1	140–159	90–99
Hypertonie: Stadium 2	≥ 160	≥ 100

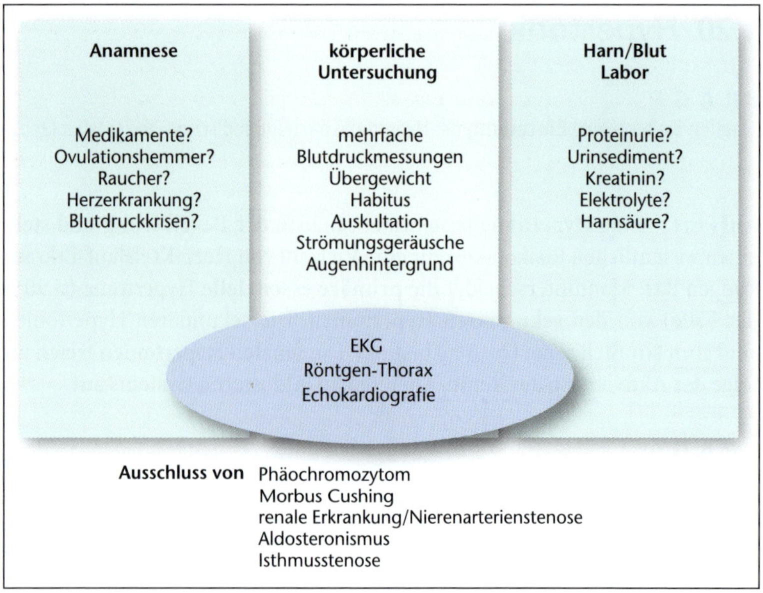

Abb. 1.13 Basisdiagnostik bei Hypertonie [L141]

dem sollten Begleiterkrankungen sowie weitere Risikofaktoren für kardiovaskuläre Erkrankungen abgeklärt werden, da hiervon sowohl die Wahl des Antihypertensivums als auch der Grenzwert, ab dem eine antihypertensive Therapie indiziert ist (z. B. strengere Blutdruckeinstellung bei Diabetikern), abhängen.

Zu den **sekundären Hypertonien** zählen auch die **endokrin** verursachten Blutdrucksteigerungen:

- Hyperthyreose
- Conn-Syndrom (primärer Hyperaldosteronismus)
- Cushing-Syndrom
- Phäochromozytom (Katecholamine ↑)
- EPH-Gestose
- adrenogenitales Syndrom

Eine primäre Hypertonie darf erst nach Ausschluss der sekundären Ursachen diagnostiziert werden.

FRAGE

Kennen Sie eine **Süßigkeit**, die bei exzessivem Genuss eine Hypertonie auslösen kann?

Antwort **Lakritze** führt ähnlich wie Aldosteron zu einer Salz- und Wasserretention. Eine relevante Hypertonie kann bei einem Konsum von über 400 g/d auftreten.

FRAGE

Legen Sie mir bitte eine Blutdruckmanschette korrekt an und überprüfen Sie meine medikamentöse Blutdruckeinstellung.

Antwort Beim Erwachsenen mit einem Oberarmumfang von weniger als 40 cm sollte die Manschette (12 cm breit) etwa 2 cm oberhalb der Ellenbeuge enden. Die Manschette unaufgeblasen gerade anlegen, sodass sie nicht rutscht. Die Luftschläuche dürfen keinesfalls knicken. Das Stethoskop auf die Ellenbogenbeugeseite (radial, A. radialis) bei supiniertem und gestrecktem Arm anlegen. Die Manschette ca. 30 mmHg über den systolischen Druck aufpumpen und anschließend den Druck um ca. 5 mmHg/s vermindern. Das erste Geräusch (Korotkow-Geräusch) zeigt den systolischen Druck an. Bei völligem Verschwinden der Geräusche wird der diastolische Druck gemessen.

TIPP Praxisfrage, hier kann man sich blamieren. Üben!

MERKE

Bei Patienten mit einem Oberarmumfang von mehr als 40 cm muss eine breitere Manschette verwendet werden, für Kinder gibt es schmale Spezialmanschetten. Eine massive Arteriosklerose mit verminderter Komprimierbarkeit führt evtl. zu fälschlich erhöhten Werten. Blutdruckdifferenzen zwischen beiden Armen > 20/15 mmHg (syst./diast.) liegen außerhalb des Referenzbereichs.

FALLBEISPIEL

Eine 55-jährige mäßig adipöse Frau kommt mit Kopfschmerzen und leicht gerötetem Gesicht zum ersten Mal in Ihre Praxis. Sie berichtet, dass ca. vor einem ½ Jahr ein anderer Arzt ihr Medikamente (2× täglich – weiße Tabletten) verordnet habe, die sie allerdings seit 3 Monaten nicht mehr einnimmt, da die Packung leer ist. Die Enkelkinder würden sie den ganzen Tag auf Trab halten.

Der Allgemeinzustand ist bis auf die Kopfschmerzen gut. Besondere Krankheiten bestünden nicht. Vor 5 Jahren wurde die Gallenblase entfernt. Seit 1 Woche trinkt sie zum Schlafen eine Tasse Johanniskrauttee. Die Patientin ist etwas nervös. Rachen und Lunge sind unauffällig. Es besteht kein Fieber. Bei der körperlichen Untersuchung finden Sie außer einem sehr kräftigen, rhythmischen Puls keine Besonderheiten.

TIPP Die Hypertonie wird in Prüfungen meist anhand von Fallbeispielen behandelt.

FRAGE

Wie gehen Sie weiter vor?

Antwort Eine **Blutdruckmessung** an **beiden Armen** ist erforderlich. Wenn möglich, rufe ich den Kollegen an und frage nach dem Präparatenamen.

FRAGE

Der Blutdruck beträgt an beiden Armen 200/115 mmHg.

Antwort Die Messung muss wiederholt werden. Offenbar liegt eine beginnende hypertone Krise mit geringen Allgemeinsymptomen vor. Der Blutdruck soll rasch, aber nicht zu stark gesenkt werden. Zuerst 0,8 mg **Nitroglyzerin** als Kapsel zerbeißen, evtl. nach 10–20 min wiederholen. Danach sollten die Herzenzyme bestimmt und ein EKG geschrieben werden. Nach ca. 30 min ist die Blutdruckmessung zu wiederholen. Zur ambulanten Erstbehandlung können alternativ **ACE-Hemmer**, **Urapidil** oder **Clonidin** gegeben werden. Kurz wirkende Ca-Antagonisten (z. B. Nifedipin) sind kontraindiziert, da sie zu überschießendem Blutdruckabfall mit ischämischen Komplikationen führen können.

MERKE Der Blutdruck darf nicht zu stark gesenkt werden. Besonders bei alten Menschen besteht dann Hirnischämiegefahr!

FRAGE
Der Blutdruck normalisiert (159/99 mmHg) sich einigermaßen. Wie gehen Sie weiter vor?

Antwort Bei adäquater Blutdrucknormalisierung, Beschwerdefreiheit und unauffälligem EKG können eine ambulante Abklärung und eine medikamentöse Einstellung versucht werden. Die **Genese der Hypertonie** ist unbedingt abzuklären (Schilddrüsenerkrankungen, Phäochromozytom etc.). Die alten Krankenunterlagen müssen besorgt werden. Die Patientin soll sich regelmäßig vorstellen. Sie ist über das Risiko eines Apoplex und eines Infarkts aufzuklären.

FRAGE
Es handelt sich um eine **essenzielle Hypertonie**. Welches Medikament würden Sie zur Langzeiteinstellung verordnen?

Antwort Zur Langzeit-Hypertonietherapie sind **ACE-Hemmer** gut geeignet. Die Dosierung sollte einschleichend (z. B. Captopril 2 × 6,25 mg/d) beginnen. Engmaschige Kontrollen sind notwendig. Häufig ist die Kombination mit einem **Diuretikum** sinnvoll (➤ Kap. 1.1).

FRAGE
Nennen Sie die Grundzüge der **Therapie** einer Hypertonie.

TIPP Hier könnte man sehr weit ausholen, und es ist schwer, sich auf das Wesentliche zu beschränken. Auf keinen Fall zu sehr ins Detail gehen.

Antwort Da die Hypertonie mit ihren Folgekrankheiten die Lebenserwartung deutlich verringert, ergibt sich die Indikation zur Therapie. Bei den **sekundären** Hypertonien kann diese Therapie kausal orientiert sein (z. B. operative Entfernung eines Phäochromozytoms).

Die häufige **primäre** Hypertonie verlangt meist eine symptomatische Senkung des Blutdrucks. In Anbetracht der Tatsache, dass es sich im Allgemeinen um eine Dauertherapie handelt, ist eine gute Kooperation (Compliance) zwischen Arzt und Patient notwendig.

Als Basistherapie gelten allgemeine Maßnahmen wie **Vermeidung von Stresssituationen, Gewichtsnormalisierung, Na^+-Reduktion, Verzicht auf Nikotin** und **sportliche Betätigung**. Häufig ist dadurch eine befriedigende Blutdrucksenkung zu erreichen.

Ziel der medikamentösen Behandlung ist es, den Blutdruck mit dem nebenwirkungsärmsten Mittel zu normalisieren. Folgende Substanzklassen stehen zur Verfügung:

Mittel der ersten Wahl mit nachgewiesener Prognoseverbesserung im Hinblick auf die Mortalität sind:

- Thiazide
- Betablocker
- ACE-Hemmer
- Angiotensin-II-Rezeptor-Antagonisten
- Ca-Antagonisten (Studienlage im Hinblick auf Prognoseverbesserung uneinheitlich)

Reservemedikamente in der Dauerbehandlung der arteriellen Hypertonie sind:

- zentral wirkende Antihypertonika
- Vasodilatatoren
- Alphablocker

Am Anfang steht meist eine **Monotherapie** mit einem Diuretikum (bei alten Patienten) oder einem Betablocker (bei jungen Patienten). Alternativ kommen ACE-Hemmer, AT_1-Rezeptor-Antagonisten und Ca-Antagonisten in Betracht. Führt die Monotherapie nicht zum Erfolg, wird diese nicht zur Maximaldosis gesteigert, sondern es werden **Zweier-** (z. B. Diuretikum + Betablocker) und später **Dreierkombinationen** (z. B. Diuretikum + Betablocker + ACE-Hemmer) eingesetzt.

FRAGE

Wie würden Sie eine **hypertone Krise** in Ihrer Praxis therapieren?

TIPP Jetzt „müssen" einzelne Medikamente und Dosierungen in der Antwort aufgeführt werden.

Antwort Wegen der Gefahr der Enzephalopathie, der akuten Herzinsuffizienz und der Hirnmassenblutung stellt die hypertone Krise mit **RR > 220/120 mmHg** eine Notfallsituation dar, die sofort behandelt werden muss. Unter Beachtung der möglichen Begleiterscheinungen (Herzrasen, plötzlicher RR-Abfall, Kollaps, Übelkeit) werden folgende Medikamente verwendet:

- zuerst 0,8 mg **Nitroglyzerin** als Kapsel zerbeißen, evtl. nach 10–20 min wiederholen
- nach 30 min wiederholte **RR-Messungen**
- Ist damit keine ausreichende Blutdrucksenkung zu erreichen, wird **Clonidin** (Catapresan®) 0,15 mg langsam i. v. oder s. c. verabreicht (Achtung: anfangs paradoxe Blutdrucksteigerung bei Clonidin möglich). Andere Therapiealternativen sind Urapidil (Ebrantil®) 25 mg langsam i. v. oder orale **ACE-Hemmer**.
- bei Bradykardie ggf. intravenöse Gabe von 5–10 mg Dihydralazin

- Bei Phäochromozytom wird der Alphablocker Phenoxybenzamin (Dibenzyran®) 10–100 mg/d eingesetzt.
- bei drohendem Lungenödem 20–40 mg Furosemid (Lasix®) i. v. und 1–2 Kapseln bzw. Hübe Glyzeroltrinitrat (Nitrolingual®) sublingual

Der Patient sollte zur weiteren Beobachtung und Einstellung des Blutdrucks ins Krankenhaus eingewiesen werden.

FRAGE

Welche Klasse von Medikamenten dürfen Sie bei einem Patienten mit ausgeprägtem **Asthma bronchiale** nicht zur Blutdrucksenkung einsetzen?

Antwort Bei obstruktiven Atemwegserkrankungen sind **Betablocker kontraindiziert**, da sie die Obstruktion verstärken (besser: ACE-Hemmer, Ca-Antagonisten).

1.21 Phlebothrombose

FRAGE

Mich interessieren die pathophysiologischen Ursachen, die bei der Entstehung einer **tiefen Venenthrombose** vorliegen. Können Sie dazu etwas beitragen?

TIPP Das Stichwort lautet hier „pathophysiologische Ursachen". Ein Fallbeispiel wie „Jemand, der nach einer OP lange im Bett liegt, kann eine Thrombose bekommen" ist sicher die falsche Antwort. Je genauer man auf eine Frage eingeht, desto eher werden kleine Fehler nachsichtig beurteilt.

Antwort Meist spielen mehrere Faktoren bei der Entstehung einer tiefen Venenthrombose zusammen. Am bekanntesten ist die sog. **Virchow-Trias**:

- **Endothelalteration**: Durch Freisetzung von Gewebsthromboplastin und anderen gerinnungsaktiven Substanzen wird mittels eines Fibrin-Thrombozyten-Aggregats die Läsion abgedichtet. Endothelschäden spielen bei Thrombosen nach Traumen eine wichtige Rolle.
- **Blutstromveränderung**: Besonders bei bettlägerigen Patienten oder nach Operationen tritt häufig eine Stase des Blutes in den Venen ein. Das Gleichgewicht zwischen Gerinnung und Gerinnungshemmung wird zugunsten der Gerinnung verschoben (z. B. Thrombozytensedimentation bzw. -zerfall durch anhaltende Blutstase, dadurch Aktivierung des Intrinsic-Systems).
- **Veränderung der Blutzusammensetzung**: Eine erhöhte Zähigkeit (= Viskosität) des Blutes durch Polyzythämie, Thrombozytose oder Exsikkose erleichtert die Bildung von Thromben. Wichtig ist ein eventueller Mangel an Gerinnungsinhibitoren (z. B. Antithrombin III, Protein C, Protein S), der angeboren oder erworben (Leberfunktionsstörungen) sein kann.

MERKE Phlebothrombose bezeichnet eine tiefe Venenthrombose; bei einer Thrombose im oberflächlichen Venensystem (oft mit einer Entzündung als Ursache oder Folge) spricht man von Thrombophlebitis.

FRAGE

Schildern Sie die **Klinik** der tiefen Venenthrombose. Welche Menschen sind bevorzugt betroffen?

Antwort **Internistische prädisponierende Faktoren** für eine tiefe Venenthrombose sind u. a. Herzinsuffizienz, Hyperviskositätssyndrome, Schlaganfall, fortgeschrittenes Alter, Malignome, heparininduzierte Thrombozytopenie und das Antiphospholipidsyndrom. Mit einer sehr hohen **postoperativen Thromboserate** (bis 60 %) sind größere urologische und orthopädische Eingriffe belastet (daher Thromboseprophylaxe bei jedem bettlägerigen und postoperativen Patienten!). Schließlich sind Patienten mit **hereditären Ursachen** einer Thrombophilie wie der Faktor-V-Leiden-Mutation, dem Prothrombin-Dimorphismus oder AT-III-Mangel bevorzugt von der Phlebothrombose betroffen.
Die klinische Symptomatik ist durch folgende Punkte gekennzeichnet:

- **lokaler**, **spontaner Schmerz** in der Wade bzw. im Oberschenkel oft im Verlauf der großen Venenstämme
- Schmerz bei Druck auf die Fußsohle **(Payr-Zeichen)**, Wadenschmerzen bei Dorsalflexion des Fußes **(Homan-Zeichen)**, Kantenschmerz entlang der medialen Tibia **(Meyer-Punkte)**
- **Schwellung**, **Überwärmung** und **bläuliche Verfärbung** des betroffenen Beins; zudem Sichtbarwerden der oberflächlichen Hautvenen (Umgehungskreislauf, „Warnungsvenen")
- Bei Verschleppung von thrombotischem Material im Sinne einer **Lungenembolie** können bereits als Erstsymptome Tachykardie, Dyspnoe und Kaltschweißigkeit auftreten. **Cave**: Ein unauffälliger Befund (insbesondere bei bettlägerigen Patienten) schließt eine Thrombose nicht aus.

FRAGE

Welche **technische Untersuchungsmethode** ist zum Nachweis einer Beinvenenthrombose am aussagekräftigsten?

Antwort Die Methode der Wahl ist die **Sonografie** (Farbduplex). Typisch für die Thrombosierung ist eine fehlende oder eingeschränkte Komprimierbarkeit des im Querschnitt dargestellten Venenlumens. Mithilfe der Farbkodierung kann der blutumflossene Anteil des Thrombus sichtbar gemacht werden. Bei komplettem Venenverschluss ist mit der Doppler-Sonografie keine Strömung mehr nachweisbar. Die **aszendierende Phlebografie** ist bei unklaren Fällen indiziert.

FRAGE

Warum ist eine tiefe Beinvenenthrombose gefährlich?

Antwort Bei Lösen des Thrombus kann dieser in die Lunge verschleppt werden (Lungenembolie, ➤ Kap. 2.11) mit der Folge einer akuten Dekompensation des rechten Ventrikels durch die plötzliche Erhöhung des Pulmonalarteriendrucks.

FRAGE
Welche **Therapiemöglichkeiten** haben Sie bei einer akuten tiefen Beinvenenthrombose?

Antwort Als **Prophylaxe** sollten Risikofaktoren im Sinne der genannten Virchow-Trias vermieden bzw. behandelt werden (z. B. postoperative Frühmobilisation, Kompressionsbehandlung und Low-Dose-Heparinisierung).

Liegt eine Thrombose vor, wird unverzüglich eine Antikoagulation eingeleitet, um die Bildung von Anlagerungsthromben zu stoppen und das Risiko einer Lungenembolie zu verringern. Mittel der ersten Wahl sind inzwischen **niedermolekulare Heparine**. Vorteile gegenüber der Therapie mit unfraktioniertem Heparin sind die subkutane Anwendung, das Wegfallen der PTT-Kontrollen und weniger Nebenwirkungen bei vergleichbarer Wirksamkeit. Im Verlauf wird in der Regel eine orale Antikoagulation mit Phenprocoumon eingeleitet, die je nach Risiko für das Auftreten einer Rezidivthrombose mindestens 3 Monate lang oder auch lebenslang fortgesetzt wird. So früh wie möglich sollte eine **Kompressionstherapie** begonnen werden, um ein postthrombotisches Syndrom zu verhindern. Eine Immobilisierung des Patienten ist nicht mehr indiziert.

FRAGE
Worum handelt es sich bei der **chronisch venösen Insuffizienz**? Wie wird diese eingeteilt?

Antwort Bei der chronisch venösen Insuffizienz (CVI) kommt es aufgrund von krankhaften Veränderungen der tiefen Beinvenen zu Abflussstörungen aus der unteren Extremität, die mit entzündlichen Veränderungen der Haut sowie tiefer gelegener Gewebestrukturen einhergehen. **Ursachen** sind die primäre Varikose, die Phlebothrombose sowie in seltenen Fällen arteriovenöse Fisteln.

Die CVI wird nach Widmer in **3 Stadien** eingeteilt:

- Stadium I: reversible Ödeme, Corona phlebectatica paraplantaris
- Stadium II: Hyper- oder Depigmentierung (Atrophie blanche), persistierende Ödeme, Stauungsekzem
- Stadium III: florides oder abgeheiltes Ulcus cruris

KAPITEL

2 Atmungsorgane

A. M. Zafari

2.1 Untersuchung der Atmungsorgane

FRAGE
Was verbirgt sich hinter dem Begriff **Stimmfremitus**? Wie überprüfen Sie ihn?

Antwort Der Stimmfremitus ist ein Zeichen für die **Gewebeleitfähigkeit** des Thorax und der Lunge für **tiefe Frequenzen**. Er wird dadurch geprüft, dass man seitenvergleichend die Handflächen dorsal auf den Thorax auflegt und der Patient gleichzeitig mit möglichst tiefer Stimme die Zahl „99" oder das Wort „Löwenbräu" spricht.

Im Normalfall ist der Stimmfremitus, d. h. die Vibration der Brustwand, seitengleich zu spüren. Er ist **verstärkt**, wenn sich Lungengewebe zwischen Bronchien und Thoraxaußenwand verdichtet (z. B. bei einer **Pneumonie**). Dagegen fühlt man einen **abgeschwächten** Stimmfremitus, wenn sich zwischen Bronchien und Thoraxwand Luft oder Flüssigkeit befindet, die die Gewebedichte vermindert (z. B. beim **Pneumothorax** oder **Pleuraerguss**).

TIPP Hier nach Möglichkeit auch physikalische Grundlagen anschneiden.

FRAGE
Was ist **Bronchophonie**? Wie überprüfen Sie dieses Zeichen?

Antwort Bronchophonie ist ein Zeichen für die Gewebeleitfähigkeit des Thorax und der Lunge für hohe Frequenzen. Überprüft wird dieses Zeichen, indem man den Patienten auffordert, die Zahl „66" zu flüstern, und dabei gleichzeitig die Lunge auskultiert.

Entzündete und **infiltrierte** Lungenbereiche weisen eine bessere Schallleitung auf, sodass eine **stärkere** Bronchophonie auskultiert werden kann. Dagegen wird beim **Pleuraerguss** oder **Pneumothorax** eine **abgeschwächte** Bronchophonie auskultiert.

TIPP Fragen zur „Bronchophonie" bzw. zum „Stimmfremitus" sind sehr häufig und sollten ohne Zögern beantwortet werden können.

FRAGE
Was verstehen Sie unter **„Bronchialatmung"**?

Antwort Die Bronchialatmung (Frequenz 500–4.000 Hz) kann man physiologischerweise über der Luftröhre und den Hauptbronchien auskultieren. Dieses Atemgeräusch ist laut und hochfrequent.

Pathologisch ist das Bronchialatmen, wenn man es über Lungenbezirken auskultiert, in denen Vesikuläratmen erwartet wird. Meist liegt dann eine **entzündliche Infiltration** (Pneumonie) vor. Das Verhältnis Exspirium zu Inspirium beträgt dann 1 : 1, d. h., das Inspirium ist verlängert. Bei Verdacht auf „Bronchialatmen" kann man dieses durch vergleichende Auskultation über der Trachea sichern.

FRAGE

Welche **Klopfschallarten** kennen Sie? Wofür sprechen diese?

Antwort

- Über dem **gesunden** Thorax hört man einen **sonoren** Klopfschall, der laut, anhaltend und tief ist und sich durch eine große Amplitude auszeichnet.
- Ein **hypersonorer** Klopfschall ist ein in seinen Eigenschaften verstärkter sonorer Klopfschall, der sich beim Emphysem befindet, da die Vibrationen im jeweiligen Lungenbereich vermehrt sind (ähnlich wie bei einer Trommel).
- Der **„Schenkelschall"** oder die Dämpfung charakterisiert einen leisen und dumpfen Klopfschall (ähnlich wie am Oberschenkel, **hyposonor**). Dieser entsteht aufgrund der verminderten Vibrationsfähigkeit des Lungengewebes, das entweder weniger Luft enthält oder durch ein entzündliches Geschehen verdichtet ist.
- Schließlich ist ein **tympanitischer** Klopfschall über Lungenkavernen zu finden (ähnlich dem Perkussionsschall bei gasgeblähten Darmschlingen).

FRAGE

Worin unterscheiden sich „klingende" von „nicht klingenden" Rasselgeräuschen?

Antwort Bei Infiltrationen (z. B. Pneumonie) kommen klingende Geräusche vor, die ohrnah sind. Wichtige typische Untersuchungsbefunde sind in ➢ Tab. 2.1 erläutert.

Tab. 2.1 Typische Untersuchungsbefunde bei pulmonalen Erkrankungen

Diagnose	Perkussion	Stimmfremitus	Auskultation
Pleuraerguss	gedämpft	aufgehoben	fehlendes Atemgeräusch
Pneumothorax	hypersonor	aufgehoben	fehlendes Atemgeräusch
Pneumonie	gedämpft	oft verstärkt	Rasselgeräusche, ohrnah
allergisches Asthma	meist normal	meist normal	Giemen, Brummen, Pfeifen
interstitielles Lungenödem	stark gedämpft	verstärkt	Giemen

2.2 Asthma bronchiale

FRAGE
Was verstehen Sie unter Asthma bronchiale?

Antwort Asthma bronchiale ist durch eine genetische Anlage und exogene Auslöser (Allergene, Infekte) verursacht. Dabei handelt es sich um eine chronisch-entzündliche Erkrankung der Atemwege, die eine generalisierte reversible Atemwegsobstruktion bedingt. Atemnotanfälle unterschiedlicher Intensität können dabei auftreten.

TIPP Die Beantwortung dieses offenen Fragetyps verlangt eine allgemeine Definition des Krankheitsbildes.

Die Entzündung führt zu einer unspezifischen bronchialen Hyperreaktivität, die eine **Obstruktion** des **Bronchialsystems** verursacht. Folgende Faktoren gelten dafür als mitverantwortlich:

- Anschwellung und Ödem der Schleimhaut
- erhöhte Schleimviskosität
- Bronchospasmus

Die Summe der oben genannten Faktoren führt zu einer „spastischen" Exspiration mit Giemen, Pfeifen und Brummen (= exspiratorischer Stridor). Typisch sind eine **verlängerte Ausatmungsphase**, **quälender Hustenreiz**, **Tachykardie**, **Zyanose**, **Unruhe**, **Schwitzen**, **Dyspnoe** und **Orthopnoe**. Auffällig ist ein spärliches, zähes und glasiges Sputum (Curschmann-Spiralen).

MERKE **Inspiratorischer** Stridor bei Obstruktion der oberen Luftwege.

FRAGE
Nennen Sie einen wichtigen Parameter, der im Rahmen einer Atemwegsobstruktion gemessen wird.

Antwort Wichtig ist das sog. **forcierte exspiratorische Volumen in der ersten Sekunde (FEV_1)**. Der Patient atmet dabei nach tiefer Einatmung forciert aus. Das in der ersten Sekunde ausgeatmete Volumen bezeichnet die FEV_1. Normal sind ≥ 70 % der Vitalkapazität (Männer ca. 3 l; Frauen ca. 2,2 l). Beim Asthmatiker ist dieser vermindert. Die Reversibilität der Bronchialobstruktion kann dann im Rahmen eines Bronchospasmolysetests nach Inhalation von β_2-Agonisten (Anstieg von FEV_1 > 12 %) nachgewiesen werden.

Ist eine Obstruktion nicht nachweisbar, aber es besteht weiterhin Verdacht auf hyperreaktive Atemwegserkrankung (z. B. im symptomfreien Intervall eines Asthmatikers), kann ein inhalativer Provokationstest weiterhelfen. Dieser ist positiv, wenn die FEV_1 bei Inhalation eines Cholinergikums um mehr als 20 % unter eine bestimmte Konzentrationsschwelle abfällt (für Methacholin 8 mg/ml). Im Befund wird meist die PC_{20} angegeben, das ist die Konzentration des Cholinergikums, bei der die FEV_1 um mehr als 20 % abfällt.

FRAGE
Kennen Sie eine **Einteilung** des Asthma bronchiale?

Tab. 2.2 Schweregrade des chronischen Asthma bronchiale (Deutsche Atemwegsliga, 1999)

Grad	Häufigkeit	Symptome tagsüber	Symptome nachts	FEV_1 bzw. PEF (% vom Sollwert)
1. intermittierend	75 %	< 1×/Woche	< 2×/Monat	> 80 %
2. persistierend leicht		< 1×/Tag	> 2×/Monat	> 80 %
3. persistierend mittelgradig	20 %	täglich	> 2×/Woche	> 60 % bis < 80 %
4. persistierend schwer	5 %	ständig	häufig	< 60 %

Antwort ➤ Tab. 2.2
Diese Klassifikation ist nützlich bei der Erstdiagnose eines Asthmatikers und hilft, die initiale Therapie festzulegen. Sie wird hingegen nicht mehr empfohlen zur fortlaufenden Beurteilung des Therapieerfolgs. Auch Patienten mit persistierend schwerem Asthma können gut auf die Therapie ansprechen und würden dann nicht mehr in diese Klassifikationsstufe passen. Es gibt validierte Fragebögen, die den Grad der Symptomkontrolle evaluieren und bei der Anpassung der Therapie helfen (www.ginasthma.com).

MERKE Der exspiratorische Spitzenfluss (PEF = Peak-Expiratory-Flow-Rate) ist bei Asthmatikern vermindert. Wichtig für Patientenselbstmessung.

FRAGE
Ein junger Mann klagt über Atemnotanfälle im Frühjahr zur Zeit der Birkenblüte. Was könnte bei diesem Patienten die **Ursache** der **Atemnot** sein?

Antwort Die saisonale Symptomatik lässt auf eine allergische Genese schließen. Es könnte z. B. eine Allergie auf Birkenblütenpollen vorliegen. Unter den allergischen exogenen Asthmaformen sind die atopischen (Typ I) von den nichtatopischen (Typ III) zu unterscheiden. Der **Typ I** wird durch eine Sofortreaktion hervorgerufen, die über IgE und nachfolgende Mastzelldegranulation mit Freisetzung von Mediatorstoffen wie Histamin, Leukotrienen und Bradykinin vermittelt wird. Diese Mediatorstoffe bewirken eine endobronchiale Obstruktion. Der nichtatopische **Typ III** ist eine immunkomplexbedingte allergische Spätreaktion. Generell spielen viele verschiedene Faktoren bei der Entstehung eines Asthmas eine Rolle (➤ Abb. 2.1).

FALLBEISPIEL
Ein 50-jähriger Patient bekam aufgrund seiner Gelenkschmerzen erstmalig ASS. Kurz danach klagt er über zunehmende asthmatische Atembeschwerden, die lange andauern.

FRAGE
Kann ASS für diese Beschwerden verantwortlich sein?

Antwort ASS kann ein **pseudoallergisches** Asthma, also eine Form des endogenen Asthma bronchiale, auslösen. Das endogene Asthma ist eine vasova-

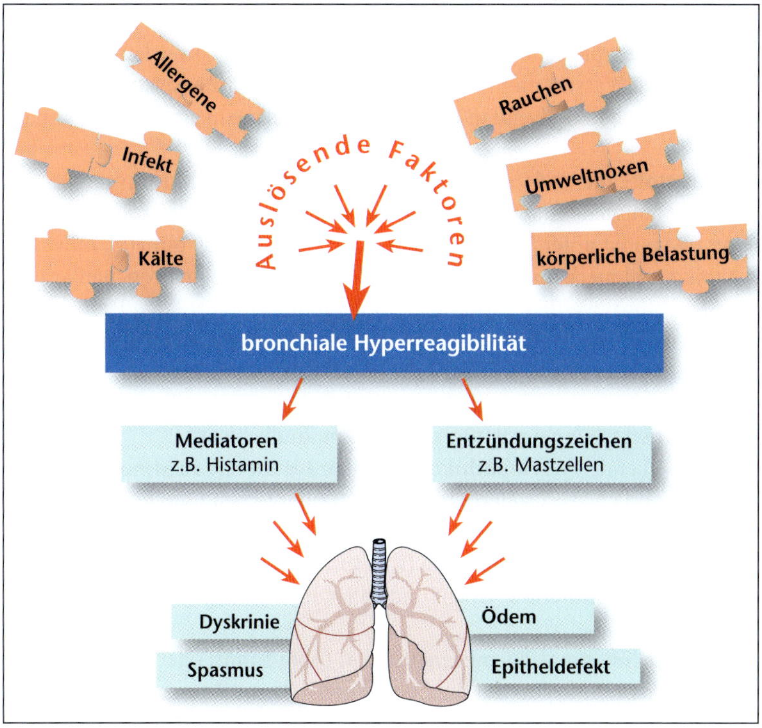

Abb. 2.1 Pathogenese des Asthma bronchiale [L141]

gale Reaktion infolge von Infekten, chemischen Reizen, Medikamenteneinwirkungen oder psychischer und physischer Belastung.

Im Gegensatz zum exogenen allergischen Asthma hält das genetisch determinierte endogene oder „Intrinsic"-Asthma länger an, tritt oft erst im späteren Alter auf, hebt sich durch keine Spezifität hervor und bedarf keines Sensibilisierungsintervalls. Ein Status asthmaticus ist hierbei häufiger zu beobachten.

Bei diesem Patienten sind aufgrund einer Hemmung der Aktivität der Zyklooxygenase durch die ASS asthmatische Beschwerden ausgelöst worden. Patienten mit Analgetikaasthma (Zyklooxygenase-1-Inhibitoren) zeigen eine erhöhte Aktivität der Leukotrien-C_4-Synthase in eosinophilen Granulozyten und Mastzellen. Patienten mit dieser Überempfindlichkeit entwickeln typischerweise Rhinitis im Erwachsenenalter, und häufig werden bei ihnen Nasenpolypen festgestellt. ASS-Intoleranz und Asthma stellen sich später ein. Es wird daher empfohlen, dass Patienten, die Asthma im Erwachsenenalter entwickelt haben und Nasenpolypen haben, auf ASS grundsätzlich verzichten.

FRAGE
Wie **therapieren** Sie einen Asthmaanfall/Status asthmaticus?

Antwort Plötzlich auftretende Atemnot kennzeichnet den akuten Asthmaanfall, der bei schwerer Symptomatik immer ein medizinischer Notfall ist. Falls sich der Zustand trotz therapeutischer Interventionen nicht innerhalb

TIPP Aufgrund des akuten Geschehens sollte sich die Antwort hauptsächlich auf die schnelle und symptomatische Therapie beziehen. Es ist günstig, wenn man den Wirkungsmechanismus der Medikamente mit erwähnt.

von 24 h deutlich verbessert, spricht man vom Status asthmaticus. Zur schnellen Therapie gehören neben Betreuung von Herz-Kreislauf- und Lungenfunktion, Wasser- und Elektrolythaushalt auf der Intensivstation und der Beseitigung der auslösenden Faktoren folgende medikamentöse Maßnahmen:

- **Sauerstoffgabe**: 2–4 l/min per Nasensonde ist oft indiziert (cave: chronisch pulmonale Globalinsuffizienz). Verschlechtert sich der Zustand weiter (pO_2 sinkt unter 50 mmHg oder pCO_2 steigt über 50 mmHg), muss intubiert und mechanisch beatmet werden; evtl. kann eine Bronchiallavage durchgeführt werden. Prüfung der Indikation zur assistierten Beatmung bei progredientem Anstieg von pCO_2, einer Atemfrequenz > 30/min oder Bewusstseinsverlust
- **Glukokortikosteroide**: z. B. Prednisolon® 125–250 mg alle 4–6 h i. v. zur Wiederherstellung der β_2-Rezeptoren-Empfindlichkeit
- Kurz wirkende **β_2-Sympathikomimetika**: 3 Hübe alle 30 Minuten, evtl. kontinuierliche aerosolierte Inhalation (Dauerverneblung) bis zu einer Stunde
- Inhalative **Parasympatholytika** (z. B. Ipratropium) können additiv zu **β_2-Sympathikomimetika** wirken und daher auch in Kombination inhaliert werden.
- **Theophyllin**: initial 200 mg langsam i. v. (über 5 min) oder als Infusion, danach Dauerinfusion mit der Dosis 1 mg/kg/h zur Bronchospasmolyse, zentralen Atemstimulation und Steigerung der Atemhilfsmuskeltätigkeit. Aufgrund der z. T. schwerwiegenden Nebenwirkungen spielt Theophyllin beim Asthmaanfall von Erwachsenen keine Rolle mehr, es sei denn, **β_2-Sympathikomimetika** sind nicht verfügbar. Es empfiehlt sich, die Serumkonzentration bei Patienten, die lang wirkende Theophyllinpräparate als Dauermedikation einnehmen, zu messen.
- **Expektoranzien**: zur Verflüssigung des zähen Bronchialschleims, z. B. durch ausreichende parenterale Flüssigkeitszufuhr (cave: Hypervolämie)
- Sedierung im Asthmaanfall: kontraindiziert (Tranquilizer wirken atemdepressiv!)!
- Vermeidung von Betablockern und ASS-Präparaten
- Prophylaxe eines Stressulkus (Säureblocker)

FRAGE

In der Asthmatherapie werden unter anderem β_2-Sympathikomimetika, Theophyllinpräparate und Kortikosteroide eingesetzt. Auf welche **Nebenwirkungen** müssen Sie dabei achten?

TIPP Zu sehr gebräuchlichen Medikamenten sollte man die Pharmakokinetik, Dosierung und Nebenwirkungen wissen.

Antwort Folgende Nebenwirkungen sind bekannt:

- **β-Sympathikomimetika** verursachen Herzrhythmusstörungen, Tachykardien, Blutdrucksteigerung, Tremor und bei höheren Dosen Hypokaliämie.
- **Theophyllinpräparate** besitzen eine nur geringe therapeutische Breite (therapeutischer Blutspiegel: 8–20 mg/l) und können Herzrhythmusstörungen, Tachykardien, gastrointestinale Beschwerden und ZNS-Störun-

gen (z. B. Unruhe, Schlaflosigkeit, Übelkeit, Krampfanfälle und Kopfschmerzen) hervorrufen. Außerdem existieren zahlreiche unerwünschte Interaktionen mit anderen Medikamenten.

- **Glukokortikosteroide** verursachen bei Anwendung als Inhalationsaerosol auch in der Langzeittherapie selten Nebenwirkungen. Das Risiko lokaler Pilzinfektionen wird durch Mundspülungen nach Inhalation verringert. Bei systemischer Anwendung oder hoher inhalativer Dosis können Osteoporose, verzögerte Wundheilung, Stammfettsucht, Thrombosen, Ödeme, Katarakt, erhöhte Kapillarfragilität, Steroidakne und Magenulzera auftreten. Als Erhaltungsdosis bei einer Dauertherapie ist eine Dosis von weniger als 15 mg Prednisolonäquivalent in einer morgendlichen Gabe anzustreben. Die zusätzliche Gabe von H_2-Blockern (z. B. Ranitidin) zur Ulkusprophylaxe ist sinnvoll.

FRAGE

Wodurch wird eine bereits vorhandene **pulmonale Obstruktion** sehr oft **verstärkt** oder verschlimmert?

Antwort Pulmonale **Infekte** können eine Obstruktion verstärken, sodass ein Status asthmaticus ausgelöst wird. Meist sind Pneumokokken oder Haemophilus influenzae ursächlich verantwortlich (Therapie nach Antibiogramm, z. B. mit Penicillin G; Therapiealternativen sind Cephalosporine der 3. Generation und Fluorchinolone). Durch eine erfolgreiche Infektbehandlung werden die Betarezeptoren der Bronchien auf die Gabe von Bronchodilatatoren wieder ansprechbar.

FRAGE

Wie sieht eine **symptomatische Dauertherapie** beim Erwachsenen aus?

Antwort Je nach Ausmaß der Obstruktion empfiehlt sich die **4-Stufen-Therapie** (Deutsche Atemwegsliga, 1999, ➤ Tab. 2.3).

TIPP Praxisrelevante Frage – hausärztliche Routine.

Tab. 2.3 4-Stufen-Therapie des Asthma bronchiale

Stufe	Bedarfsmedikation	Dauermedikation
1	kurz wirksame β_2-Mimetika	keine
2	kurz wirksame β_2-Mimetika	inhalative Kortikoide in niedriger Dosis
3	kurz wirksame β_2-Mimetika	inhalative Kortikoide in mittlerer Dosis plus lang wirkende β_2-Mimetika (immer in Kombination mit inhalativen Kortikoiden)
4	kurz wirksame β_2-Mimetika	inhalative Kortikoide in hoher Dosis plus lang wirkende β_2-Mimetika; ggf. Leukotrien-Rezeptor-Antagonisten oder Theophyllin

Stufen 2 bis 3: Hier können auch zur prophylaktischen Anwendung Leukotrien-Antagonisten eingesetzt werden.

Es gibt Daten, die eine erhöhte asthmabedingte Mortalität bei solchen Patienten zeigen, die lang wirksame β_2-Mimetika ohne Kortikoide inhaliert haben. Diese Präparate werden daher nicht mehr als Monotherapie eingesetzt. Die Kombination mit einem inhalativen Kortikoid mittlerer Dosis (falls dieses alleine nicht mehr ausreicht) ist hingegen zur Kontrolle der Asthmasymptomatik und Reduzierung von Asthmaanfällen ausgesprochen effektiv. Auch Theophyllin als Dauermedikation scheint nur zusätzlich zu inhalativen Kortikoiden sinnvoll zu sein.

FRAGE

Welche Veränderungen sehen Sie beim Asthma bronchiale in der **Lungenfunktionsprüfung** (Lufu)?

Antwort Die Ergebnisse der Lufu hängen von Lebensalter, Größe, Körpergewicht und Geschlecht ab. Bei vielen Asthmatikern kann die Lufu im Intervall unauffällig sein.

Bei einer Atemwegsobstruktion kommt es zu qualitativen Veränderungen verschiedener Werte, beispielsweise der exspiratorischen Sekundenkapazität (➤ Tab. 2.4).

Tab. 2.4 Veränderungen der Lungenfunktion bei Asthma bronchiale

Parameter	Veränderung
exspiratorische Sekundenkapazität (FEV_1)	↓
Vitalkapazität	↓
Residualvolumen	↑
exspiratorischer Spitzenfluss (PEF)	↓
Atemwiderstand (Resistance)	↑

FRAGE

Warum sollte eine respiratorische Azidose während eines Asthmaanfalls nicht mit Natriumbikarbonat ausgeglichen werden?

TIPP Eine Frage für die Facharztprüfung, die jedoch auch zum 3. Staatsexamen gestellt wird.

Antwort Die Azidose könnte der einzige Atemantrieb während eines Asthmaanfalls sein. Ein Ausgleich würde dann zum Atemstillstand führen.

2.3 Chronisch-obstruktive Lungenerkrankung und Bronchitis

FALLBEISPIEL

Sie erhalten den unten gezeigten Befund einer Spirometrie. Bei der kurzen Begegnung mit der 65-jährigen Patientin fallen Ihnen noch die Fingernägel auf. (➤ Abb. 2.2).

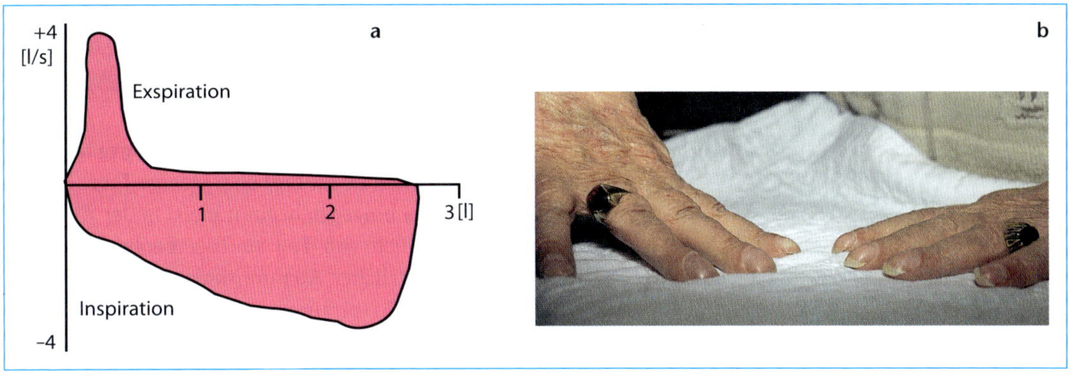

Abb. 2.2 Chronisch-obstruktive Lungenerkrankung
a) Lungenfunktion [A400]
b) Hände einer Patientin [M104]

FRAGE

An was denken Sie? Beschreiben Sie die Spirometriemessung und formulieren Sie Fragen an die Patientin.

Antwort Bei der Spirometriekurve fällt auf, dass die Einsekundenkapazität **(FEV_1) vermindert** ist, was auf eine Obstruktion v. a. der unteren Atemwege schließen lassen würde. Die Fingernägel bezeichnet man als **Uhrglasnägel**, und sie könnten ein Zeichen für eine chronisch herrschende Hypoxie sein. Als Verdachtsdiagnosen sollten eine chronisch-obstruktive Lungenerkrankung (COPD) und Asthma in Betracht gezogen werden, da es sich hier um ausgesprochen häufige Erkrankungen handelt. (Merke: Das Häufige ist häufig!)

Folgende Fragen wären in der Anamnese von besonderer Bedeutung, um die Verdachtsdiagnosen zu erhärten oder zu verwerfen:

- Empfindet die Patientin Luftnot, ständig oder nur in bestimmten Situationen?
- Wie lange dauern die Beschwerden schon an?
- Hat die Patientin Husten und Auswurf, wie sieht der Auswurf aus?
- Nimmt die Patientin irgendwelche Medikamente ein, insbesondere „Sprays"?
- Raucht die Patientin und wenn ja, seit wann und wie viel am Tag?

FALLBEISPIEL

Sie erhalten nun folgende nähere Angaben:
Die Patientin ist 65 Jahre alt, seit ca. 8 Jahren habe sie es „mit der Luft zu tun", mal schlimmer, mal weniger schlimm. Seit ein paar Tagen huste sie wieder vermehrt, sodass sie nachts nicht schlafen könne. Der Auswurf sei erst gelb gewesen, jetzt eher grünlich. Rauchen würde sie seit ihrer Jugend, aber nicht mehr so schlimm (ca. noch eine Packung pro Tag). Sie habe mal irgendein Spray erhalten, aber das sei schon lange alle. Sonst nehme sie nichts ein.

FRAGE

Welche **Verdachtsdiagnose** rückt in den Vordergrund? Welche weiteren **diagnostischen Maßnahmen** veranlassen Sie?

Antwort Es handelt sich bei der Patientin vermutlich um eine **exazerbierte COPD**, charakterisiert durch zunehmende Luftnot über wenige Tage, Husten sowie vermehrten Auswurf. Asthma hingegen beginnt meist in der Kindheit, und die Symptome variieren deutlich von Tag zu Tag. Beobachtung der Atemmechanik (Rekrutierung zusätzlicher Atemmuskulatur und z. B. Aufstützen auf einen Tisch, verlängerte Exspiration mit Lippenbremse, Luftholen während des Redens), Atem- und Herzfrequenz deuten auf den Grad der Luftnot der Patientin hin. Giemen, trockene oder feuchte, nicht klingende Rasselgeräusche bei der Auskultation würden den Verdacht erhärten.

Neben der Spirometrie sollten eine **Bodyplethysmografie**, eine **Blutgasanalyse** und ein **Röntgen-Thorax** durchgeführt werden. Im Labor wären insbesondere der **Hämatokrit**, die **Leukozyten** und das **CRP** interessant, um nach Infektionszeichen, insbesondere einer zusätzlich bestehenden Pneumonie, zu fahnden.

Die hier geschilderte Patientin scheint klinisch stabil genug zu sein, um eine ambulante Behandlung der akuten Exazerbation durchzuführen und anschließend eine stadiengerechte langfristige COPD-Behandlung anzusetzen. Die bestehenden Uhrglasnägel könnten bereits auf ein fortgeschrittenes COPD-Stadium hindeuten.

MERKE Die meisten Diagnosen lassen sich aufgrund der Anamnese stellen. Körperliche Untersuchung sowie weiterführende Tests tragen zu Bestätigung und Stadieneinteilung bei.

FRAGE

Wie sollte die **akute COPD-Exazerbation** dieser Patientin behandelt werden?

Antwort Häufigste Auslöser sind bakterielle oder virale Infektionen, aber auch Reizgase oder Staub (Luftverschmutzung) sind diskutiert worden, die dann natürlich im Einzelfall vermieden werden sollten. In unserem Fallbeispiel könnte die grüne Verfärbung des Sputums als Indiz für eine bakterielle Infektion gewertet werden. **Empirische Antibiotikabehandlung** ist in Fällen mit eitrigem Sputum und Luftnot angezeigt, da sie die Exazerbation verkürzen kann. Sputumkulturen sind im Regelfall nicht erforderlich. Patienten mit einer $FEV_1 < 50\,\%$ vom Sollwert oder solche mit kardialen Zusatzerkrankungen sowie Patienten mit 3 oder mehr Exazerbationen über das vorangegangene Jahr sollten mit Amoxicillin-Clavulansäure oder pneumokokkenwirksamen Fluorchinolonen behandelt werden, um hier einen breiteren gramnegativen Bereich abzudecken. In leichteren Fällen reichen oft Makrolide, Amoxicillin, orale Cephalosporine der zweiten Generation oder Doxycycline aus. Es sollten vor allem Pneumokokken, aber auch Haemophilus influenzae und Moraxella catarrhalis abgedeckt werden. Die Antibiotikabehandlung erstreckt sich über 7–10 Tage. Weiterhin ist eine kurze **Kortiko-**

steroidgabe (2–3 Wochen) zur Linderung der Atemwegsinflammation angezeigt.

Obwohl sich die COPD gerade dadurch auszeichnet, dass sie nur minimal auf **Bronchodilatatoren** anspricht, ist die Intensivierung einer Inhalationstherapie mit Bronchodilatatoren (z. B. Ipratropium, Albuterol) fester Bestandteil der Exazerbationsbehandlung. Mukolytika, Klopfmassage und Atemgymnastik haben in kontrollierten Studien keinen Nutzen gezeigt, können aber vermutlich im Einzelfall angebracht sein (bettlägeriger Patient). Ebenso sollte auf ausreichende Flüssigkeitszufuhr geachtet werden.

FRAGE

Sollte auch **Sauerstoff** verabreicht werden, oder könnte das auch Komplikationen mit sich bringen?

Antwort Bei Exazerbation mit Hypoxie ist eine regulierte Sauerstoffgabe sinnvoll, jedoch sollte davon abgesehen werden, den pO_2 zu stark anzuheben, um den **Atemantrieb** nicht zu beeinträchtigen. Während beim Gesunden hauptsächlich der pCO_2 das Atemminutenvolumen bestimmt, scheint bei chronisch respirativer Globalinsuffizienz (↑ pCO_2, ↓ pO_2) der Atemantrieb vor allem an den pO_2 gekoppelt zu sein. Es wird empfohlen, die **Sauerstoffsättigung** (SaO_2) bei COPD-Patienten auf **nicht mehr als 90 %** anzuheben und evtl. den pCO_2 nach Beginn der Sauerstoffgabe zu überprüfen. Der Sauerstoffbedarf sollte sich im Verlauf des Ansprechens auf die Exazerbationstherapie vermindern.

Auch nach Abklingen der Exazerbation kann eine **chronische Sauerstoffgabe** (mindestens 12–15 h/d) auf unbegrenzte Zeit im **Stadium IV** indiziert sein (s. u.). Tatsächlich ist dies die einzige Maßnahme, die das Überleben dieser Patientengruppe nachweislich verlängert.

Bei aktiven Rauchern ist zusätzlich zu beachten, dass sich durch eine glimmende Zigarette der Sauerstoff entzünden kann und schwere Gesichtsverbrennungen die Folge sein können.

FRAGE

Wie lautet die Definition der **chronischen Bronchitis**?

Antwort Als chronische nichtobstruktive Bronchitis (einfache chronische Bronchitis) bezeichnet man einen produktiven Husten mit Auswurf, der innerhalb von 2 aufeinanderfolgenden Jahren während mindestens dreier aufeinanderfolgender Monate pro Jahr an den meisten Tagen vorhanden war. Häufigste Ursache für eine chronische Bronchitis ist das Inhalationsrauchen. Jeder zweite Raucher ab 40 Jahren leidet an chronischer Bronchitis. Zeitweise wurde die chronische nichtobstruktive Bronchitis zum Krankheitsbild der COPD gerechnet (Stadium 0), da vermutet wurde, dass diese Patienten ein erhöhtes Risiko haben, ins Stadium I voranzuschreiten. Da bei Ausschaltung der auslösenden Noxe die chronische nichtobstruktive Bronchitis noch vollständig reversibel scheint, ist das Stadium 0 mittlerweile wieder gestrichen worden.

PLUS www.who.int/respiratory/copd/definition/en/index.html

Die WHO-Definition der COPD lautet: eine chronische Lungenerkrankung mit irreversibler Atemwegsobstruktion, die die normale Atmung beeinträchtigt. Eine postbronchodilatorische FEV_1/FVC von weniger als 70 % ist kennzeichnend für alle COPD-Stadien.

FRAGE

Welche therapeutischen Maßnahmen ergreifen Sie bei der **Behandlung** einer COPD?

TIPP Wie immer systematisch vorgehen und mit allgemeinen Maßnahmen beginnen.

Antwort Die Therapie hängt vom Ausmaß des klinischen Bildes, der Lungenfunktion und der kardiopulmonalen Belastungsfähigkeit des Patienten ab. Folgende Behandlungsschritte sollten situationsgerecht eingeleitet werden:

- Ausschaltung der auslösenden Noxen (z. B. Rauchverbot)
- Sanierung vorhandener Infektquellen (z. B. chronische Sinusitis)
- Antibiotikatherapie bei exazerbierter chronischer Bronchitis (Cephalosporine der Gruppen 2/3, Aminopenicillin + Beta-Lactamase-Inhibitor, Fluorochinolone der Gruppen 3/4)
- **Stufentherapie** nach Schweregrad der COPD (➤ Tab. 2.5)
- kurzfristige Therapie mit systemischen **Steroiden** bei starker Spastik im Rahmen einer Infektexazerbation
- dosiertes körperliches Training (Ausnahme: Patienten mit ausgeprägter Herzinsuffizienz)
- Atemgymnastik (Hustentraining) bei immobilen Patienten
- Klopfmassage zur Förderung der Expektoration
- Stimulation der mukoziliären Klärfunktion durch Flüssigkeitszufuhr und Expektoranzien
- apparative Inhalationstherapie zur Bronchospasmolyse bei obstruktiver Bronchitis mit β_2-Sympathikomimetika (z. B. Salbutamol)
- Schutzimpfungen (Influenzavirus, Pneumokokken)
- Behandlung von Spätkomplikationen

Tab. 2.5 Stufentherapie entsprechend dem Schweregrad der COPD

Schweregrad	Therapiemaßnahmen
I (**leicht** $FEV_1 \geq 80$ %*)	bedarfsweise Inhalation kurz wirkender β_2-Sympathikomimetika und/oder Anticholinergika
II (**mittelschwer** $FEV_1 < 80$ %)	Dauertherapie mit β_2-Sympathikomimetika und/oder Anticholinergika, Kombination aus lang und kurz wirksamen Dilatatoren
III (**schwer** $FEV_1 < 50$ %)	zusätzlich: Therapieversuch mit inhalativen Steroiden bei rez. Exazerbationen, evtl. Theophyllin (Mittel der 3. Wahl)
IV (**sehr schwer** $FEV_1 < 30$ % oder Cor pulmonale oder Hypoxie: pO_2 < 60 mmHg)	zusätzlich: evtl. Langzeit-O_2-Therapie, evtl. chirurgische Optionen ausschöpfen (Lungenvolumenreduktion, Lungentransplantation)

* vom Sollwert

MERKE

Aufhören zu rauchen ist die einzige Maßnahme, die den progredienten Krankheitsverlauf einer COPD aufhalten kann!

FRAGE

Welche Medikamentengruppe ist bei einer **akuten Bronchitis** theoretisch sinnvoller: Expektoranzien (z. B. Ambroxol) oder Antitussiva (z. B. Kodein)?

Antwort Mittel der Wahl sind Expektoranzien. Ambroxol ist ein Sekretolytikum, das durch die Freisetzung eines Sekrets von verminderter Viskosität das Abhusten des Bronchialschleims erleichtert. Einen vergleichbaren Effekt haben Kamilledampfinhalationen oder Eukalyptusbrustsalben. Mukolytika (z. B. N-Acetylcystein) verflüssigen das Bronchialsekret durch Aufbrechen von Disulfidbrücken. Hustenblocker (z. B. Kodein) stören die mukoziliäre Klärfunktion und können sekundär zu einer Bronchopneumonie führen. Dies ist jedoch nicht in Studien belegt, sondern basiert auf Expertenkonsensus.

FRAGE

Welche **pathologischen Veränderungen** charakterisieren eine chronische Bronchitis? Was zeigt die Röntgenthoraxaufnahme?

Antwort Neben einer Hypertrophie der schleimproduzierenden Submukosadrüsen und vermehrter und abnormer Schleimsekretion besonders der größeren Bronchien kommt es anfangs vor allem in kleinen peripheren Bronchiolen zu einem Ersatz des normalen Flimmerepithels durch Becherzellen.

In späteren Stadien finden sich folgende **morphologische** Veränderungen:

- Entzündungszellen (= Plasmazellen und Lymphozyten)
- Ödem
- peribronchiale Fibrose + Hyalinose
- Plattenepithelmetaplasie → mukoziliäre Insuffizienz → visköse Widerstände ↑
- Atrophie der Bronchialschleimhaut
- Bronchiolenkollaps und ventilatorische Verteilungsstörung bei forcierter Exspiration

Das **Röntgenbild** ist zu Beginn der Erkrankung meist unauffällig und dient in erster Linie dem Ausschluss einer Pneumonie und eines Bronchialkarzinoms. Erst bei fortgeschrittenen Verläufen können **streifige Verschattungen** (interstitielle Zeichnungsvermehrung) gesehen werden, die durch verdickte Bronchialwände bedingt sind. Noch später sind die Zeichen eines **Emphysems** und eines **Cor pulmonale** zu finden.

2.4 Bronchiektasen

FRAGE

Was versteht man unter Bronchiektasen? Beschreiben Sie klinische Erscheinungen dieser Erkrankung.

Antwort Unter Bronchiektasen versteht man eine **irreversible Erweiterung** der Bronchien mit oder ohne Sekundärinfektion. Man unterscheidet zwischen **angeborenen** und **erworbenen** Formen. Morphologisch können die Bronchien zystisch, zylindrisch oder varikös verändert sein.
Klinisches Bild:
- produktiver Husten
- „maulvolles", eitriges Sputum → dreischichtig (Schaum, Schleim, Eiter)
- Luftnot
- rezidivierende lokale Pneumonien
- Hämoptysen
- evtl. Lageabhängigkeit der Beschwerden

Bei der **Auskultation** sind lokal begrenzte, grobblasige, feuchte Rasselgeräusche zu hören.

FRAGE
In welchen Bereichen der Lunge finden sich hauptsächlich Bronchiektasen und mit welcher Untersuchung können diese nachgewiesen werden?

TIPP Spezialwissen, wahrscheinlich radiologisch orientierter Prüfer. Eine knappe Antwort genügt.

Antwort In den meisten Fällen treten Bronchiektasen in den **basalen Segmenten der Unterlappen** auf.

Die Diagnose wird meist durch **HR-CT** gestellt, sodass auf eine Bronchografie verzichtet werden kann.

FRAGE
Welche **therapeutischen Maßnahmen** können bei Bronchiektasen ergriffen werden?

Antwort Die konservative Therapie ist ähnlich wie bei einer chronischen Bronchitis:
- morgendliche Drainagelagerung (Klapp-Hängelage) oder Knie-Ellenbogen-Lage (Quincke)
- Abhusten des Bronchialsekrets
- rigorose, gezielte Infektbehandlung (Antibiotika)
- evtl. bronchospasmolytische Therapie
- aktive Immunisierung gegen Influenza und Pneumokokken

Wenn die konservative Therapie erfolglos bleibt, kann eine operative Resektion des betroffenen Lungenbereichs bei einseitiger Lokalisation der Bronchiektasen indiziert sein.

FRAGE
Nennen Sie Erkrankungen, die zu Bronchiektasen führen können.

Antwort Meist werden Bronchiektasen durch **chronisch-rezidivierende bronchopulmonale Infekte**, **COPD**, **Bronchusstenosen** (Fremdkörper, Tumor) und **Lungentuberkulose** erworben. Selten bestehen **angeborene** Defekte, z. B. Ziliendyskinesie, zystische Fibrose oder das Immundefektsyndrom bei IgA-Mangel.

FRAGE
Worum handelt es sich bei der **Mukoviszidose** und was müssen Sie bei der Therapie pulmonaler Infekte beachten?

Antwort Bei der Mukoviszidose handelt es sich um eine **autosomal-rezessiv vererbte Stoffwechselerkrankung**, bei der die Epithelzellmembran defekte Chloridkanäle aufweist. Dies führt zur Sekretion eines äußerst viskösen, zähen Schleims in allen exokrinen Drüsen, unter anderem im Bronchialsystem. Folge sind rezidivierende Bronchialinfekte insbesondere durch **Pseudomonas aeruginosa**. Bei der medikamentösen Therapie muss demzufolge auf den Einsatz von bei Pseudomonas wirksamen Antibiotika, z. B. Cefepim oder Ceftazidim, geachtet werden.

2.5 Aspiration

FRAGE
Welcher Lungenflügel ist bei einer **Fremdkörperaspiration** am häufigsten betroffen?

Antwort Der rechte Hauptbronchus hat einen größeren Durchmesser und verläuft „steiler" im Vergleich zum linken Hauptbronchus. Fremdkörper gelangen deshalb meist in den rechten Unterlappen bzw. in das **rechte Bronchialsystem**.

TIPP Hier muss man sich die anatomischen Verhältnisse vor Augen führen.

FRAGE
Beschreiben Sie das **Mendelson-Syndrom**.

Antwort Es handelt sich um eine durch Aspiration von Mageninhalt bedingte bronchopulmonale entzündliche Reaktion, die mit Bronchospasmus, Hypersekretion und Gewebeödem einhergeht. Häufig tritt diese Aspirationspneumonie **postoperativ** nach chirurgischen Noteingriffen (z. B. Kaiserschnitt-OP) auf, da hier die laryngealen Schutzreflexe ausgeschaltet sind. Die Azidität des aspirierten Mageninhalts verursacht meist innerhalb von wenigen Stunden eine abakterielle/chemische Pneumonitis, die zu einem Lungenödem und einer verschlechterten Sauerstoffsättigung des Blutes führen und bei schwerem Verlauf bis hin zum „acute respiratory distress syndrome" (ARDS) voranschreiten kann. Das Krankheitsbild wird oft zusätzlich durch eine bakterielle Pneumonie (in 90 % durch Anaerobier, zusätzlich gramnegative Bakterien) kompliziert.

Die Therapie umfasst die Gabe von **Breitbandantibiotika** gegen Anaerobier und gramnegative Bakterien: z. B. Clindamycin + Cephalosporine parenteral wie z. B. Ceftizoxim (Ceftix®) sowie die kurzzeitige Verabreichung von **Bronchospasmolytika** (β_2-Mimetika, Theophyllin, evtl. Glukokortikosteroide). Wichtig sind weiterhin regelmäßiges Absaugen von Bronchialsekret in Kopftieflage, O_2-Gabe und Physiotherapie. In schweren Fällen sind Intubation und Beatmung mit positivem endexspiratorischem Druck (PEEP) indiziert.

FRAGE

Können Sie weitere **Ursachen** nennen, die eine **Aspirationspneumonie** bedingen?

Antwort Folgende Krankheitsbilder und Zustände können zu einer Aspirationspneumonie führen:

- Hiatushernien
- Ösophagusstrikturen und -divertikel
- Achalasie, Sklerodermie mit Ösophagusbeteiligung
- Schluckstörungen
- Erbrechen bei Bewusstlosigkeit (Unfall, Koma, Volltrunkenheit, Narkose, Intoxikation, Schlaganfall); cave: sog. stille Aspiration ohne sichtbares Erbrechen

FRAGE

Welche Art von Fremdkörpern wird häufig von kleinen Kindern „aspiriert"?

Antwort Erdnüsse und Erbsen können von Kleinkindern leicht aspiriert werden und zu einer Pneumonie führen. Organische Fremdkörper sind in der Röntgenthoraxaufnahme nicht schattengebend. Indirekte radiologische Zeichen sind anfangs eine Überblähung einzelner Lungenabschnitte und später Atelektasen.

2.6 Pneumonien

FRAGE

Welche nicht maligne Lungenerkrankung fordert in Deutschland die meisten Todesopfer?

Antwort Die Pneumonie ist die häufigste zum Tode führende Infektionskrankheit in den Industrienationen. Es handelt sich um eine Entzündung des Lungenparenchyms. Erhöhtes Lebensalter, geschwächte Immunabwehr sowie Vorerkrankungen wie Diabetes, chronische Bronchitis oder eine Herzinsuffizienz scheinen die Anfälligkeit für eine Pneumonie zu erhöhen und wirken sich ungünstig auf Krankheitsverlauf und Mortalität aus. Nicht selten pfropft sich eine bakterielle Pneumonie auf einen viralen grippalen Infekt auf (daher Grippeimpfung bei gefährdeten Personen).

MERKE

Pneumonien stehen weltweit in der Todesursachenstatistik an 3. Stelle.

FRAGE

Welche unspezifischen Mechanismen der **pulmonalen Infektabwehr** kennen Sie?

Antwort Ob sich eine Pneumonie entwickelt, ist von der Virulenz der Erreger und den körpereigenen Abwehrmechanismen abhängig. Hierzu gehören:
- **Hustenreflex** (bei Intensivpatienten aufgehoben)
- **mukoziliäre Klärfunktion** (bei Rauchern verringert)
- **Alveolarmakrophagen** (bei Rauchern verringert)
- **IgA** und **IgG** im Bronchialsekret (bei Mukoviszidose verringert)

FRAGE

Beschreiben Sie das typische klinische Bild einer **Pneumokokken-Pneumonie**.

Antwort Sie ist die häufigste außerhalb des Krankenhauses erworbene Lungenentzündung und tritt bevorzugt im Winter auf. Pneumokokken lassen sich bei den meisten gesunden Menschen in der Mundhöhle nachweisen. Bei verminderter Resistenz (z. B. nach einem grippalen Infekt) oder bei gesteigerter Virulenz der Erreger kann eine Infektion der Lunge (Lobärpneumonie) auftreten. Erhöhtes Risiko besteht bei alten Menschen, onkologischen Patienten, Abwehrschwäche einschließlich AIDS, Alkoholikern und bei chronischen Herz- und Lungenerkrankungen u. a.

TIPP Einige einführende Sätze mit Erläuterungen von epidemiologischen und ätiologischen Aspekten bezeugen den „Überblick" des Prüflings.

Die klinische **Symptomatik** beginnt typischerweise **plötzlich** mit **hohem Fieber** (bis über 40 °C) und **Schüttelfrost**. Das schwere Krankheitsgefühl wird begleitet von:
- Husten
- Atemnot und eingeschränkter Atembewegung der erkrankten Seite
- Seitenstechen (bei Begleitpleuritis)
- rostbraunem Sputum (ab 2. Tag der Pneumonie)

MERKE

Patienten, bei denen eine Splenektomie geplant ist, sollten vor dem Eingriff prophylaktisch gegen Pneumokokken geimpft werden.

FRAGE

Wie **diagnostizieren** Sie eine Pneumokokken-Pneumonie?

Antwort Neben den klinischen Symptomen finden sich bei der körperlichen Untersuchung **Rasselgeräusche**, eine **verstärkte Bronchophonie**, **Bronchialatmen** und ein **vermehrter Stimmfremitus** über dem infiltrierten Lungenbereich. In der Röntgenthoraxaufnahme lässt sich eine lobäre, scharf begrenzte Verschattung nachweisen.

TIPP Bei der Beantwortung sowohl die Klinik berücksichtigen als auch zu Labor und Röntgen Stellung nehmen.

Das **Labor** zeigt:
- deutliche Leukozytose
- Linksverschiebung

- BSG ↑, CRP ↑
- Erregernachweis aus Blut, Sputum und Bronchialsekret
- Nachweis von Pneumokokkenantigenen aus Blut, Sputum und Urin

FRAGE
Was wissen Sie über den **Erregernachweis**?

Antwort Bei typischer Präsentation in der Ambulanz wird empirisch ohne Erregernachweis behandelt. Bei hospitalisierten Patienten wird hingegen meist versucht, den Erreger nachzuweisen.

Die **Sputum-Gram-Färbung** gibt im Wesentlichen **keine verlässliche Hilfe** zur initialen Erregeridentifikation. Nur wenn grampositive Diplokokken vor einem zellulären Hintergrund aus mehr als 25 Neutrophilen und weniger als 10 Plattenepithelzellen pro Gesichtsfeld gesehen werden, kann man auf Pneumokokken als Ursache schließen. Ungefähr in 40 % der Fälle, in denen Pneumokokken später in der Sputumkultur wachsen, konnten sie auch vorher in der Gram-Färbung gesehen werden. Insgesamt führt die korrekt gewonnene Sputumkultur in ca. 50 % der Fälle zu einem Erregernachweis. Leider ist die Qualität von Sputumproben oft unzureichend (Speichel).

Blutkulturen während eines Fieberschubs können hilfreich sein (in ca. 10 % der Fälle wird Erreger im Blut nachgewiesen), ebenso wie die **Kultur des Punktats** eines bestehenden Pleuraergusses. Bei schwerem Krankheitsverlauf (oder bei immunsupprimierten Patienten ebenso wie bei Nichtansprechen auf die Therapie) kann auch eine **bronchoalveoläre Lavage** zum Erregernachweis herangezogen werden. Es ist auch möglich, Pneumokokkenantigen im **Urin** nachzuweisen, was besonders sinnvoll sein kann, wenn bereits eine antibiotische Therapie angesetzt worden ist.

FRAGE
Welche **Behandlungsmaßnahmen** müssen Sie bei Verdacht auf eine bakterielle Pneumonie ergreifen?

Antwort **Allgemeine** Behandlungsmaßnahmen sind:
- körperliche Schonung, meist Bettruhe
- reichliche Flüssigkeitszufuhr
- Atemgymnastik
- evtl. O_2-Gabe
- Oberkörperhochlagerung
- Bronchosekretolytika bei produktivem Husten

Nach Abnahme von Bronchialsekret zur mikrobiologischen Untersuchung ist die sofortige Gabe eines **Antibiotikums** wie z. B. Aminopenicillin + Beta-Lactamase-Inhibitor i. v. indiziert. Bei Penicillinresistenz (in Deutschland bis 10 %) können Cephalosporine der 3. Generation, Fluorchinolone oder Telithromycin verabreicht werden.

Pneumonien bei **hospitalisierten Patienten** werden oft mit einer Kombination von Cephalosporinen und Aminoglykosiden behandelt, da häufig primär eine Mischinfektion mit Staphylococcus aureus, gramnegativen Erregern (Klebsiellen, Pseudomonas etc.) und Anaerobiern vorliegt.

FRAGE
Zu welchen **Komplikationen** kann es bei bakteriellen Pneumonien kommen?

Antwort Zu den **pulmonalen Komplikationen** bakterieller Pneumonien gehören:
- Lungenabszess, bes. bei Anaerobier-Infektion
- respiratorische Insuffizienz
- Empyem
- Pleuraergüsse
- Bronchiektasen

Extrapulmonale Komplikationen sind:
- Meningitis („Haubenmeningitis" bei eitriger Pneumokokken-Meningitis)
- Otitis media
- Endokarditis und Perikarditis
- Arthritis
- Osteomyelitis
- Hirnabszesse
- Thrombembolien der Beinvenen → Lungenembolie (infolge Bettruhe)
- septischer Schock

TIPP Als Erleichterung bietet sich hier an, zwischen extrapulmonalen und rein pulmonalen Komplikationen bakterieller Pneumonien zu unterscheiden.

FRAGE
Wie verfahren Sie, wenn Sie einen **parapneumonischen Pleuraerguss** auf dem Röntgenbild feststellen?

Antwort Dieser sollte punktiert und mikrobiologisch untersucht werden, damit ein Empyem oder ein komplizierter Erguss erkannt werden kann, das bzw. der dann mittels **Saugdrainage** behandelt wird. Ein komplizierter Erguss zeichnet sich durch positiven Erregernachweis (Gram-Färbung oder Kultur) oder einen pH < 7,2 oder einen Glukosewert von < 60 mg/dl aus.

FRAGE
Können Sie am Röntgenbild unterscheiden, ob eine Konsolidierung des rechten Mittellappens oder des rechten Unterlappens vorliegt?

Antwort Verursacht die Verschattung eine Undeutlichkeit des **rechten Herzrandes**, so befindet sich der Prozess im **rechten Mittellappen**. Ist hingegen das **rechte Hemidiaphragma** eventuell auch nur teilweise verschwommen, so ist eher von einer **rechten Unterlappenkonsolidierung** auszugehen.

FRAGE

Der Begriff der **„atypischen Pneumonie"** wird häufig gebraucht. Welche **Erreger** können eine atypische Pneumonie auslösen? Nennen Sie bitte einige besondere Befunde.

PLUS Als typische Pneumonie wird die Lobärpneumonie (Pneumokokken) bezeichnet. Durch diesen Umkehrschluss fällt die Antwort etwas leichter. Atypische Pneumonien sind häufiger als typische.

Antwort Man unterscheidet typische und atypische Pneumonien nach dem klinischen Bild und dem Verlauf der radiomorphologischen Kriterien. Eine atypische Pneumonie beginnt oft langsam und mit grippeähnlichen Symptomen (z. B. Myalgie und Zephalgie bei nur mäßigem Fieber). Radiologisch ist ein ausgeprägter nicht lobulärer Befund zu erheben (meist beidseits fleckig-netzartige diffuse Infiltrate), der im Gegensatz zu dem oft negativen Auskultationsbefund steht (Diskrepanz von Klinik zu Röntgen!).
Erreger einer atypischen Pneumonie können sein:
- Viren (z. B. Adenoviren)
- Mykoplasmen (Mycoplasma pneumoniae)
- Rickettsien (Coxiella burnetii = Q-Fieber)
- Chlamydien (Chlamydia psittaci = Ornithose)
- Legionellen

FRAGE

Kennen Sie die **„Legionärskrankheit"**?

Antwort Die „Legionärskrankheit" ist eine **atypische bakterielle Pneumonie**, die durch den Erreger Legionella pneumophila verursacht wird. Besonders ältere Patienten sind von dieser meist im Sommer auftretenden Infektion betroffen (Wachstum wird durch warmes Wasser gefördert; Klimaanlagen auch in Krankenhäusern, Aerosole, Luftbefeuchter etc.). Klinisch beginnt die Erkrankung oft mit Magen-Darm-Beschwerden (Durchfälle) und Gliederschmerzen. Danach treten folgende **Symptome** auf:
- Fieber > 40 °C
- Schüttelfrost
- Bradykardie
- unproduktiver Husten, Thoraxschmerzen
- Kopfschmerz und Desorientiertheit
- Labor: Leukozyten ↑, Lymphozyten ↓, Transaminasen ↑, alk. Phosphatase ↑, Bilirubin ↑

Im Röntgenbild sind **multilobuläre Infiltrate** zu sehen. Die Sicherung der Diagnose erfolgt durch bakteriologische **Sputum**- und **Lavagekultur**, Nachweis von **Legionella-Antigen** und durch **Antikörpernachweis** (Immunfluoreszenztest: mind. 4-facher Titeranstieg in 10 Tagen).

Die Therapie der Wahl ist die Gabe von **Makrolidantibiotika** (Azithromycin) und **Fluorchinolonen** der Gruppen 3/4. Die Letalität einer voll entwickelten Legionella-Pneumonie liegt bei vorher gesunden Patienten um ca. 15 %, bei Patienten mit Immunschwäche oder vorbestehenden Herz-/Lungenerkrankungen bis 70 %.

Derselbe Erreger verursacht auch das **Pontiac-Fieber**, eine selbstlimitierende grippeähnliche Erkrankung, die meist in Epidemien ausbricht und nicht mit einer Pneumonie einhergeht.

MERKE

FRAGE
Welche Erkrankungen sollten bei einer Pneumonie stets **ausgeschlossen** werden?

Antwort Differenzialdiagnostisch sind folgende Ursachen bei einer pulmonalen Infiltration auszuschließen:

- Bronchialkarzinom und Fremdkörperaspiration
- Lungentuberkulose
- Lungenmykose
- Infarktpneumonie nach Lungenembolie
- Sarkoidose
- exogen-allergische Alveolitis

PLUS Pneumonien pfropfen sich häufig auf diese Erkrankungen auf.

FALLBEISPIEL
Der Zustand eines entkräfteten älteren Patienten, der an einem Lungenabszess leidet, bessert sich klinisch und radiologisch nach Penicillintherapie. Nach einigen Tagen verschlechtert sich die Symptomatik jedoch wieder, und der Patient hustet ein faulig riechendes Sputum ab.

FRAGE
Was könnte geschehen sein, und wie würden Sie die Therapie umstellen?

Antwort Anaerobier sind wie Aerobier (z. B. Pneumokokken) in Lungenabszessen vorhanden. Penicillin wirkt aufgrund häufiger primärer Resistenz der Keime nicht auf alle Anaerobier. Zudem bilden sich oft Resistenzen. **Resistente Anaerobier** sind wahrscheinlich für das Wiederaufflammen des Lungenabszesses verantwortlich. Ein deutlicher Hinweis ist das faulig riechende Sputum.

Daher gibt man bei obigem Patienten ein zusätzliches Antibiotikum wie **Clindamycin** oder **Metronidazol**, die beide gegen Anaerobier und insbesondere gegen Bacteroides-Arten wirken. Es muss gleichzeitig dringend eine mikrobiologische Keimidentifizierung erfolgen (z. B. durch bronchoalveoläre Lavage).

Im vorliegenden Fall hätte man initial besser bereits mit einer kombinierten Chemotherapie aus Cephalosporinen und Aminoglykosiden beginnen sollen, da so ein sehr breites Keimspektrum erfasst worden wäre.

TIPP Eine schwere Frage, die mikrobiologisch ausgerichtet ist.

2.7 Lungenfibrose

FRAGE
Was ist eine **Lungenfibrose** und wie sieht die Lunge bei diesem Krankheitsbild mikro- und makroskopisch aus?

Antwort Als Lungenfibrose bezeichnet man den Endzustand von interstitiellen Lungenerkrankungen unterschiedlicher Ätiologie. Es besteht eine irreversible **Vernarbung des Lungenparenchyms** mit erheblichen Störungen des Gasaustausches.

- **Makroskopisch** sieht man:
  - kleine und feste Lungen
  - verdickte Pleura
  - multiple Adhäsionen
  - buckelige Oberfläche
- **Mikroskopisch** beobachtet man:
  - verdickte Alveolarsepten
  - Zellinfiltrate, die sich zu Narbengewebe verdichten
  - Untergang von Alveolenstrukturen
  - Bronchiolendilatationen („Wabenlunge“)
  - Sklerose der Pulmonalarterien

FRAGE

Welche **funktionelle Störung** steht bei der Lungenfibrose im Vordergrund? Die restriktive oder die obstruktive?

TIPP Die Antwort sollte begründet werden. Es ist günstig, hierbei einige klinische Befunde zu nennen.

Antwort Durch die bindegewebige Umwandlung des Lungenparenchyms entwickelt sich eine primär **restriktive Ventilationsstörung** mit folgenden **spirometrischen Parametern**:

- verminderte Compliance
- eingeschränkte Vitalkapazität
- FEV_1 normal
- Resistenz normal
- Diffusionskapazität (DLCO) ↓

Klinische Befunde sind:

- oberflächliche und rasche Atmung, plötzlicher Atemstopp bei tiefer Inspiration („Door-Stop-Phänomen“)
- auskultatorisches „Fibrosequietschen“
- hochgestellte Zwerchfelle
- anfangs Belastungsdyspnoe, später Ruhedyspnoe, Tachypnoe

FRAGE

Ist Ihnen die **pulmonale Histiocytosis X** ein Begriff?

Antwort Es handelt sich um eine seltene **granulomatöse Entzündung des Lungeninterstitiums**, die meist junge starke Raucher betrifft, die zu einer interstitiellen Lungenfibrose mit Ausbildung von Lungenzysten führt. Die Granulome bestehen aus Histiozyten, eosinophilen Leukozyten, Lymphozyten, Plasmazellen und zentralen Langerhans-Zellen. Klinisch tritt initial eine Belastungsdyspnoe auf, die zu einer Ruhedyspnoe führen kann. Die Diagnose wird durch HR-CT und Bronchiallavage gesichert. Die Therapie beinhaltet ein Rauchverbot und die Anwendung von Glukokortikosteroiden.

FRAGE
Welches **Zytostatikum** kann eine Lungenfibrose induzieren?

Antwort **Bleomycin** wird in der zytostatischen Therapie von z. B. Hodentumoren eingesetzt (PEB-Schema). Bleomycin verursacht gehäuft eine Lungenfibrose (ab kumulativer Dosis von 250–350 mg). Das Risiko einer Lungenfibrose erhöht sich nach vorangegangener **Bestrahlung des Mediastinums**.

2.8 Pneumokoniosen

FALLBEISPIEL
Ein Sandstrahler, der seit ca. 15 Jahren in einer Gießerei arbeitet, kommt in Ihre Praxis und klagt über Husten, Auswurf und zunehmende Dyspnoe. Im Röntgenbild erkennen Sie besonders in den Lungenmittelfeldern kleinfleckige Verschattungen, die an ein **„Schneegestöber"** erinnern.

FRAGE
Welche **diagnostischen Überlegungen** stellen Sie nach diesen Angaben an?

Antwort Die langjährige Berufsanamnese als Sandstrahler und das typische Röntgenbild mit „Schneegestöber" sowie die bronchitischen Krankheitszeichen weisen auf eine **Silikose** hin. Differenzialdiagnostisch muss eine zusätzliche Tuberkulose ausgeschlossen werden, zumal sich diese häufig auf eine Silikose aufpfropft (ca. 10 % der Fälle).

Es besteht häufig keine parallele Beziehung zwischen Ausmaß der Röntgenveränderungen und der Lungenfunktionseinschränkung. Die Lungenfunktionsprüfung zeigt primär eine **obstruktive Ventilationsstörung**, erst im fortgeschrittenen Krankheitsverlauf tritt eine **restriktive** Ventilationsstörung hinzu. Im Zweifelsfall wird die Diagnose durch Biopsien aus Lungengewebe oder Skalenus- und mediastinalen Lymphknoten, die polarisationsmikroskopisch untersucht werden, gesichert.

TIPP Ähnliche Fallbeispiele kennt man von den IMPP-Fragen. Das entscheidende Stichwort hier ist „Schneegestöber".

FRAGE
Worin unterscheidet sich **radiologisch** die Silikose von der **Asbestose**?

Antwort Im Unterschied zur Silikose zeichnet sich die Asbestose durch folgende **radiologische Zeichen** im Röntgenthoraxbild aus:
- vermehrte streifige Lungenzeichnung, bevorzugt in den beiden Lungenunterfeldern
- doppelseitige Pleuraergüsse
- verkalkte Pleuraplaques, vor allem an der Pleura diaphragmatica

Lungenveränderungen, die durch eine Fibrose bedingt sind, können bei beiden Pneumokoniosen beobachtet werden.

MERKE Fast alle Lungenasbestosen weisen pleurale Veränderungen auf. Bei Lungenfibrosen ohne Pleuraveränderungen im High-Resolution-CT muss an andere Ursachen gedacht werden.

FRAGE
Welche **therapeutischen Maßnahmen** sind bei Pneumokoniosen zu ergreifen?

Antwort Der Fibrosierungsprozess kann medikamentös nicht beeinflusst werden. Entscheidend sind eine strikte **Expositionsprophylaxe** und die konsequente Behandlung von Infekten oder einer komplizierenden Obstruktion.

Die Patienten sollten zusätzliche pulmonale Belastungen wie **Rauchen vermeiden**. Bei respiratorischer Insuffizienz sind symptomatische Maßnahmen einzuleiten. Gefährdete Berufsgruppen müssen regelmäßig überwacht werden, und **Arbeitsschutzmaßnahmen** besitzen eine große prophylaktische Bedeutung.

FRAGE
Kennen Sie eine weitere Pneumokoniose?

Antwort Eine weitere bedeutsame Pneumokoniose ist die **Asbestose**. Bei dieser als meldepflichtiger Berufskrankheit anerkannten Erkrankung kommt es zu einer durch die Asbest-Exposition induzierten Lungenfibrose mit fibrosierender Alveolitis. Im fortgeschrittenen Stadium findet sich oft die **klassische Trias**: Dyspnoe, Knistern über der Lunge und Fibrose im Röntgenbild. Bevorzugt werden die Unterlappen befallen. Bei einer Penetration der Fasern in den Pleura- oder Peritonealraum kann es auch hier zu einer Fibrosierung kommen.

FRAGE
Zu welchen **Sekundärerkrankungen** kann eine Asbestose führen?

TIPP Hintergrund dieser Frage ist die kostenintensive Sanierung von Gebäuden (auch Krankenhäusern).

Antwort Asbestfasern (< 10 µm) können vor allem bei Rauchern zu einem **Bronchialkarzinom** und/oder **Pleuramesotheliom** führen. Auch das Risiko eines **Larynxkarzinoms** ist erhöht. Dies macht häufige Kontrolluntersuchungen bei ehemals asbestexponierten Personen notwendig. Bei der Kombination von Asbestexposition und Rauchen ist das Risiko, an einem Bronchialkarzinom zu erkranken, größer als die Summe beider Risikofaktoren (multiplikative Wirkung).

FRAGE
Worum handelt es sich beim **Caplan-Syndrom**?

Antwort Das Caplan-Syndrom beschreibt die seltene Kombination einer **Silikose** mit einer **rheumatoiden Arthritis**.

2.9 Lungenemphysem

FRAGE
Was ist ein Lungenemphysem, und welche Ursachen kennen Sie?

Antwort Es handelt sich um eine Lungenerkrankung, die durch eine **irreversible Erweiterung** der **distal der Bronchioli terminales** befindlichen Lufträume aufgrund von Wanddestruktion gekennzeichnet ist. Rein deskriptiv wird je nach Lokalisation der pathologischen Veränderungen zwischen einem **zentroazinären** und einem **panazinären** Emphysem sowie einem **Narben**- oder **Überdehnungsemphysem** differenziert. Neben dem primären atrophischen Emphysem (Altersemphysem) entsteht das sekundäre zentroazinäre Emphysem am häufigsten als Komplikation der COPD. Weitere **ätiologische Faktoren** für das **sekundäre** Emphysem sind:

- angeborener α_1-Antitrypsin-Mangel
- erworbener α_1-Antitrypsin-Mangel, z. B. durch Tabakrauch (Hemmung der Antiproteasen)
- angeborene Fehlbildungen
- Nitrosegase
- Kadmiumstaub
- Luftverschmutzung

FRAGE
Beschreiben Sie das pathophysiologische Geschehen bei der Emphysementstehung aufgrund des **angeborenen α_1-Antitrypsin-Mangels**.

Antwort Beim angeborenen α_1-Antitrypsin-Mangel handelt es sich um einen hereditären Enzymmangeldefekt, der allein oder in Kombination mit Inhalationsnoxen die Entwicklung eines Emphysems begünstigt. **α_1-Antitrypsin** (AAT) ist ein Proteasehemmstoff, der **Schutzfunktionen** am **Lungengewebe** erfüllt. Fehlt dieser oder ist er erniedrigt, können die durch Leukozytendestruktion auf der Alveolarebene frei werdenden Proteasen nicht ausreichend gehemmt werden, was durch Andauung des Lungenparenchyms zur panazinären Emphysembildung führt. Das AAT-Gen liegt auf Chromosom 14. Das Emphysem manifestiert sich bei der homozygoten schweren Form schon im frühen Kindesalter (Häufigkeit 1 : 10.000). Entscheidend für den Beginn des Lungenemphysems bei der heterozygoten leichten Form sind auslösende pulmonale Noxen (Infekte, Rauchen, Staub).

TIPP Zu den Atmungsorganen gibt es viele Pathophysiologie-Fragen.

FRAGE
Was verstehen Sie unter den beiden Ausdrücken **„pink puffer"** und **„blue bloater"**?

Antwort Die beiden Begriffe „pink puffer" und „blue bloater" bezeichnen zwei extreme und deutlich differenzierbare Ausprägungstypen von Patienten mit Lungenemphysem.

Der **„pink puffer“**, der auch als **Typ PP**, „Fighter“ oder „dyspnoisch-kachektischer Typ“ bekannt ist, zeichnet sich durch folgende Symptomatik und Eigenschaften aus:

- asthenisch → schlechter Ernährungszustand
- Dyspnoe, kaum Zyanose
- Hypoxämie → Partialinsuffizienz
- Husten (trocken)
- hypersonorer Klopfschall
- Fassthorax, Rundrücken
- mäßige Atemwegsobstruktion

Der **„blue bloater“**, der hingegen als **Typ BB**, „Non-Fighter“ oder als „bronchitischer Typ“ bezeichnet wird, weist folgende Merkmale und Krankheitszeichen auf:

- pyknisch → übergewichtig
- Zyanose mit Polyglobulie
- kaum Dyspnoe
- Fassthorax
- Hypoxämie + Hyperkapnie → Globalinsuffizienz
- Cor pulmonale
- Husten und Auswurf
- schwere Atemwegsobstruktion

FRAGE

Beschreiben Sie die **Lungenfunktionsparameter** beim obstruktiven Emphysem.

Antwort Die pathologischen Lungenfunktionsparameter ergeben sich in erster Linie aus dem **erhöhten Atemwegswiderstand**. Im Einzelnen finden sich:

- erhöhtes Residualvolumen mit Verschiebung der Atemmittellage zur Inspiration → Totalkapazität ↑
- Verminderung des Atemstoß- und Atemgrenzwertes
- Anstieg der bronchialen Strömungswiderstände
- häufig Hypoxämie durch stark eingeschränkte Ventilations- und Diffusionskapazität

2.10 Cor pulmonale und pulmonale Hypertonie

FRAGE

Nennen Sie einige **Ursachen** für ein akutes bzw. ein chronisches **Cor pulmonale**.

TIPP Am besten jedes Krankheitsbild einzeln beschreiben.

Antwort Das **akute** Cor pulmonale entsteht bei **plötzlicher Druckbelastung** des Lungenkreislaufs ohne vorhergehende Adaptationsmöglichkeit der

Muskulatur des rechten Ventrikels. Dies führt zu einer akuten Dilatation und Insuffizienz. Folgende **Ursachen** kommen dabei in Betracht:

- Lungenembolie → Zirkulationsstörung
- Status asthmaticus
- Spannungspneumothorax

Das **chronische** Cor pulmonale entwickelt sich dagegen aufgrund einer **längerfristig** bestehenden **Druckbelastung** des Pulmonalkreislaufs. Die hypertrophierte Muskulatur des rechten Herzventrikels kann den erhöhten Druck nicht mehr durch Muskeladaptation ausgleichen und dilatiert infolgedessen. Beispiele für **Ursachen** sind:

- hypoxisch bedingte pulmonale Vasokonstriktion
- chronisch-obstruktive Lungenerkrankungen und Lungenfibrosen
- obstruktives Schlafapnoesyndrom
- rezidivierende Lungenembolien
- primäre pulmonale Hypertonie

FRAGE
Durch welche klinischen Symptome fällt ein **dekompensiertes Cor pulmonale** auf?

Antwort Das dekompensierte Cor pulmonale ist meist Folge einer lang dauernden kompensierten Rechtsherzbelastung. Diese kann sich durch **präkordiale Beschwerden**, **Tachykardie** oder **Rechtshypertrophiezeichen** im EKG und Röntgen bemerkbar machen. Klinische Symptome sind alle Zeichen der Rechtsherzinsuffizienz: **Dyspnoe**, **Zyanose**, **Tachykardie**, **Schwindel** und **periphere Ödeme**.

Folgende **Befunde** können das klinische Bild abrunden:

- verstärkte Venenfüllung der Hände und der Halsvenen
- hepatojugulärer Reflux
- Herzauskultation: Galopprhythmus, d. h. zusätzlicher 3. Herzton
- akzentuierter 2. Herzton, fixierte Spaltung des 2. Herztons
- Stauungsleber

FRAGE
Nennen Sie einige Zeichen im **EKG** für ein **chronisches Cor pulmonale**.

Antwort Häufig lassen sich folgende EKG-Befunde erheben. Kriterien hoher Spezifität sind:

- **Rechtshypertrophiezeichen**:
  - V_1: R > 0,7 mV; R/S > 1
  - $V_{5/6}$: S > 0,7 mV
  - R in V_1 + S in V_5 oder V_6 > 1,05 mV (Sokolow-Index für Rechtshypertrophie)
- **rechtsventrikuläre Repolarisationsstörung**:
  - ST-Senkung, T-Negativierung in V_{1-3}

Folgende Kriterien haben eine geringere Spezifität:

- **P pulmonale** (= vergrößerte, oft spitze P-Welle ≥ 0,25 mV in Ableitung II)
- **Steil-** bis **Rechtstyp** der elektrischen Herzachse, zusätzlich S_IQ_{III}- oder $S_I\,S_{II}S_{III}$-Typ
- Unspezifische Zeichen sind Rechtsschenkelblock, Tachykardie und Arrhythmien.

FRAGE

Ab welchem Pulmonalarteriendruck spricht man von einer **pulmonalen Hypertonie**?

TIPP Detailfragen werden häufiger. Vielleicht werden auch die Examenskandidaten immer besser, sodass sich Prüfer auf Detailfragen zurückziehen?

Antwort Ab einer chronischen Erhöhung des Pulmonalarterienmitteldrucks von > **25 mmHg** in Ruhe spricht man von einer pulmonalen Hypertonie. Die Rechtsherzkatheter-Untersuchung und Doppler-Echokardiografie klären die Druckverhältnisse.

2.11 Lungenödem

FRAGE

Was ist ein Lungenödem, und welche **Pathogenese** weist es auf?

Antwort Es handelt sich um eine Vermehrung des Flüssigkeitsgehalts der Lunge. Hierbei unterscheidet man zwischen folgenden 2 Formen:

- **interstitielles** Lungenödem (primär radiologisch nachweisbar)
- **alveoläres** Lungenödem

Drei pathogenetische Mechanismen sind wesentlich:

- **Druckerhöhung im pulmonal-kapillären Kreislauf**, z. B. bei Linksherzinsuffizienz oder Mitralstenose („pulmonary capillary wedge pressure", PCWP)
- **Permeabilitätsveränderung der Kapillaren**
- **Veränderung der alveolären Oberflächenspannung** durch Surfactant-Mangel

FRAGE

Wie würden Sie das **klinische Bild** eines Patienten mit Lungenödem beschreiben?

Antwort Das Lungenödem ist einer der **lebensbedrohlichen** Krankheitszustände, die den Patienten in „Todesangst durch Ersticken" versetzen.

- Klinik des **interstitiellen** Ödems:
  - verstärktes Atemgeräusch
  - Tachypnoe
  - schweres Krankheitsgefühl
  - fahlblasse Zyanose

- trockene Rasselgeräusche (fakultativ!), evtl. Giemen, Husten, schwere Dyspnoe (sog. Asthma cardiale)
- Klinik des **alveolären** Ödems:
  - hochgradige Atemnot
  - Blässe, Zyanose
  - fein- bis grobblasige, ohrnahe, feuchte Rasselgeräusche
  - Schocksymptomatik mit Schwitzen, kalten, feuchten Extremitäten und Versiegen der Harnproduktion
  - schaumiges, teilweise hämorrhagisches Sputum

MERKE

- Zeichen der Linksherzinsuffizienz und PCWP > 18 mmHg → **kardiales** Lungenödem
- fehlende Zeichen der Linksherzinsuffizienz und PCWP < 18 mmHg → **nichtkardiales** Lungenödem und ARDS

FRAGE

Wie können Sie, abgesehen von der Behandlung der Grundkrankheit, ein Lungenödem **therapeutisch** angehen?

Antwort Die lebensbedrohliche Lage erfordert folgende Sofortmaßnahmen:

- **sitzende** Lagerung mit tief hängenden Beinen, Atemwege frei machen
- **Sauerstoffgabe** per Nasensonde (4–8 l/min)
- Diuretika, z. B. **Furosemid** (mehrmals 20–40 mg Lasix® i. v.)
- wenn RR > 110 mmHg **Nitropräparate**, z. B. Nitrolingual® 0,8 mg mehrfach sublingual oder über Perfusor unter fortlaufender Blutdruckkontrolle
- Sedierung, z. B. 5 mg **Diazepam** i. v. oder 5 mg **Morphin** i. v.
- **Dobutamin**: 250 mg auf 50 ml NaCl über Perfusor (3–10 ml/h, je nach Kreislaufsituation)
- bei progredientem Verlauf → Beatmung

Befindet sich der Patient in der Klinik, kann die Anwendung der **Respiratortherapie** bei schwerstem Lungenödem lebensrettend sein. Eine maschinelle Beatmung mit positivem endexspiratorischem Druck (PEEP) wirkt einem Flüssigkeitseintritt in die Alveolen entgegen und entlastet den Patienten durch Übernahme der Atmungsarbeit.

TIPP Hier hat der Prüfer mit Absicht das Thema eingeschränkt. Es ist günstig, einige Aspekte der Respiratortherapie zu erläutern, da man sonst durch eine Nachfrage darauf näher eingehen muss.

FALLBEISPIEL

Eine Patientin leidet an einem fortgeschrittenen Mammakarzinom. Sie weist rechtsseitig klinisch und radiologisch gesichert einen großen **Pleuraerguss** auf, der die Atmung beeinträchtigt. Der Stationsarzt entschließt sich zur Punktion des Ergusses und punktiert in kurzer Zeit 1,6 l erfolgreich ab. Wenig später wird die Patientin dyspnoisch und muss auf die Intensivstation verlegt werden.

FRAGE

Was ist passiert?

TIPP Ein für den klinischen Alltag sehr wichtiges Fallbeispiel, das zeigt, dass auch vor jedem kleinen Eingriff genaue pathophysiologische Überlegungen anzustellen sind.

Antwort Schließt man eine durch die Punktion erfolgte Verletzung innerer Organe (z. B. Leber, große Gefäße) aus, ist ein akutes Lungenödem (e vacuo) wahrscheinlich.

Verantwortlich ist die zu **rasche** und mengenmäßig zu **große Pleurapunktion**. Durch den plötzlichen Unterdruck im Thorax war eine Adaptation des Lungenparenchyms nicht möglich, sodass es zu einem Ödem kam. Die Herz-Kreislauf-Belastung durch den plötzlichen Flüssigkeitsverlust und die nachfolgend veränderten Druck- und Raumverhältnisse im Thoraxraum spielen ebenfalls eine Rolle. **Pleurapunktionen** sollten daher **langsam** ausgeführt werden und sich auf **maximal 0,8–1 l** pro Punktion beschränken.

2.12 Lungenembolie

FRAGE
Wie entsteht eine akute Lungenembolie?

Antwort Ursache einer Lungenembolie ist eine Einschwemmung von abgelösten **Thromben** (seltener Fett, Luft oder Fremdkörper) in die Lungenstrombahn. Diese entstehen zu > 90 % in den **tiefen Beinvenen** (Becken- und Oberschenkelvenen). Gerade bei fulminanten Embolien lassen sich Thrombosereste im Bereich der Beinvenen nachweisen. Embolien aus dem Einflussgebiet der V. cava superior (zentraler Venenkatheter) und dem rechten Herzen (Schrittmacherkabel) sind selten. Für die Schweregrade einer Lungenembolie existiert eine Einteilung nach Grosser (➤ Tab. 2.6).

FRAGE
Wie sichern Sie die **Diagnose** einer Lungenembolie?

Antwort Die Diagnose „Lungenembolie" wird oft durch Anwendung mehrerer Techniken gestellt. Basierend auf anamnestischen Informationen und

Tab. 2.6 Schweregrade einer Lungenembolie (nach Grosser)

	Grad I	Grad II	Grad III	Grad IV
Klinik, Symptome	diskret, evtl. Dyspnoe, retrosternaler Schmerz	akut auftretende Dyspnoe, Tachypnoe, Tachykardie, thorakaler Schmerz, Angst, evtl. Folgezustände: Hämoptoe, Fieber, Pleuraerguss		zusätzl. Schock, Herz-Kreislauf-Stillstand
Blutdruck	normal	normal oder leicht erniedrigt	erniedrigt	stark erniedrigt mit kleiner Amplitude
Pulmonalarterien-Mitteldruck (mmHg)	normal < 20	meist normal 16–25	25–30	> 30
PaO_2 (mmHg)	> 75	evtl. erniedrigt	< 70	< 60
Gefäßverschluss in der Lunge	periphere Äste	Segmentarterien	Ein PA-Ast oder mehrere Lappenarterien	Ein PA-Ast und mehrere Lappenarterien (PA-Stamm)

der klinischen Untersuchung sollte dem Patienten eine Prätest-Wahrscheinlichkeit zugeordnet werden: gering, mittel, hoch. Vor diesem Hintergrund sollten nachfolgende diagnostische Tests interpretiert werden.

Bei klinisch instabilen Patienten (oder bei hospitalisierten Patienten wegen der leichten Verfügbarkeit) ist die **Spiral-CT mit Röntgenkontrastmittelgabe** die am häufigsten gewählte Methode. Bei entsprechender Erfahrung des Radiologen schließt ein negativer Test eine Lungenembolie aus (v. a. in Kombination mit einem negativen Beinvenendoppler) und ein positiver Test bestätigt sie. Ansonsten kann bei geringer Prätest-Wahrscheinlichkeit die Lungenembolie auch mit einem negativen **D-Dimer-Test** (ELISA) ausgeschlossen werden. Ein normaler Befund in der **Lungenperfusionsszintigrafie** schließt eine Lungenembolie auch bei hoher Prätest-Wahrscheinlichkeit aus, allerdings haben ⅔ der Patienten einen indeterminierten Befund. Hier kann dann eine **Doppler-Untersuchung** der **tiefen Beinvenen** eingesetzt werden. Ist diese hingegen negativ und die Prätest-Wahrscheinlichkeit nicht gering, kann nur noch mit der invasiven **Pulmonalisangiografie** (Goldstandard) die Diagnose endgültig abgeklärt werden. Alternativ können auch MR-Angiografie oder Elektronenstrahltomografie (EBT) zur Diagnosestellung benutzt werden.

TIPP Bei der Beantwortung kann man durchaus auf die Unsicherheit bei der Diagnosestellung eingehen. Dadurch gewinnt der Prüfer den Eindruck, dass man sich mit der Problematik beschäftigt hat.

Nur in 50 % der Fälle sind typische EKG-Zeichen zu erkennen. Folgende **EKG-Veränderungen** sind charakteristisch, wenn sie im Vor-EKG noch nicht nachweisbar waren (➤ Abb. 2.3):

- Sinustachykardie (am häufigsten)
- $S_IQ_{III}T_{III}$- oder $S_IS_{II}S_{III}$-Typ
- rechtspräkordiale T-Negativierung in V_1–V_3
- Rechtsschenkelblock (meist inkomplett)
- P pulmonale
- ST-Anhebung mit terminal negativem T in III

Im Röntgenthoraxbild ist bei massiver Lungenembolie eine Erweiterung der nicht embolisierten Gefäße mit einer konsekutiven **Verminderung der Gefäßzeichnung** im betroffenen Lungenbezirk zu sehen. Weniger massive Lungenembolien lassen sich im Akutstadium in der einfachen Thorax-Übersicht nicht nachweisen. Häufig fällt ein **Zwerchfellhochstand** auf. Die Echountersuchung kann bei hämodynamisch bedeutender Lungenembolie indirekte Zeichen für

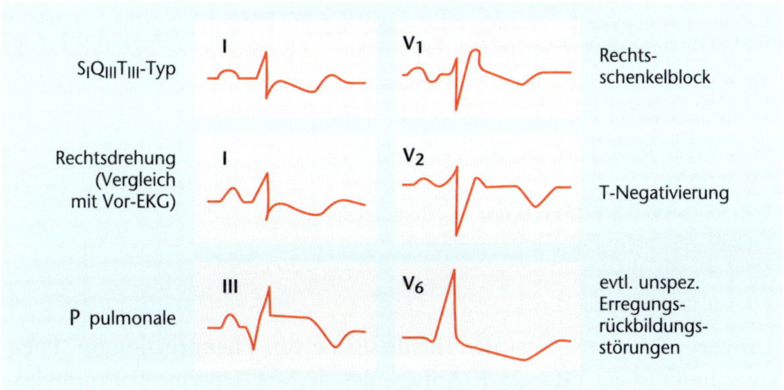

Abb. 2.3 EKG bei akuter Lungenembolie: S_IQ_{III}-Typ, inkompletter Rechtsschenkelblock [L141]

akute Druckbelastung des rechten Ventrikels zeigen (Vergrößerung und meist Hypokinesie des rechten Ventrikels, Trikuspidalinsuffizienz oder paradoxe systolische Bewegung des Kammerseptums zum linken Ventrikel hin).

Die sicherste diagnostische Methode ist die Pulmonalisangiografie. Dabei zeigen die betroffenen Gefäße einen abrupten Abbruch. In der Perfusionsszintigrafie stellen sich Lungenembolien als segmentale Ausfälle dar.

MERKE Bei der Rechtsherzkatheterisierung findet man einen erhöhten Pulmonalarteriendruck und einen erhöhten pulmonalen Gefäßwiderstand (i. d. R. ab St. III).

FRAGE

Wie behandeln Sie notfallmäßig in der Klinik einen Patienten mit massiver Lungenembolie, bei dem eine systemische Fibrinolysetherapie kontraindiziert ist (z. B. 1. post-OP-Tag nach Whipple-OP bei Pankreaskarzinom)?

Antwort Nach diagnostizierter Lungenembolie muss unverzüglich eine **unfraktionierte Heparin(UFH)-Gabe** von initial 70 IE/kg KG i. v. als Bolus erfolgen, die mit einer **Vollheparinisierung**, d. h. ca. 30.000–35.000 IE/d als Dauerinfusion unter PTT-Kontrolle (Ziel: 1,5–2,5-fache Verlängerung), fortgesetzt wird. Alternativ kann niedermolekulares Heparin (NMH) verwendet werden (z. B. Enoxaparin 100 IE/kg 2× täglich s. c.). Folgende Maßnahmen sind zusätzlich zu ergreifen:

- Intensivstation, Analgesie, Sedierung
- Sauerstoffgabe (3–6 l/min per Nasensonde)
- Messung von ZVD und Pulmonalisdruck

Weitere Behandlungsschritte bei **Schock** sind:

- Dopamin (5–10 µg/kg/min)
- Dobutamin über ZVK (4–8 µg/kg/min)

Bei drohendem Versagen der konservativen Maßnahmen ist die **chirurgische Embolektomie** ohne (Trendelenburg) oder mithilfe der Herz-Lungen-Maschine in Erwägung zu ziehen.

MERKE Falls keine Kontraindikationen vorliegen, wird bei massiver Lungenembolie (St. III + IV) eine fibrinolytische Therapie zur Auflösung des Embolus und der ursächlichen Thromben eingesetzt (z. B. 100 mg tPA i. v. über 2 h). Besonders günstig ist eine lokale Lyse, die nach diagnostischer Pulmonalisangiografie über den noch liegenden Katheter möglich ist.

FRAGE

Was wissen Sie über **Marcumar®** im Rahmen der Nachbehandlung einer Lungenembolie?

Antwort Marcumar® ist der Handelsname von **Phenprocoumon**. Phenprocoumon ist ein **Vitamin-K-Antagonist**, der wie Heparin zur **Prophylaxe von Thrombembolien** eingesetzt wird. Es eignet sich besonders für die Langzeittherapie (3–6 Monate, evtl. lebenslang) nach Behandlung einer akuten

Lungenembolie, die zunächst mit überlappender Heparingabe (1–2 d) begonnen wird. Der Wirkungsmechanismus besteht in der Synthesehemmung von Prothrombin (= Faktor II) sowie der Faktoren VII, IX und X in der Leber (indirekte Antikoagulation). Die Wirkung kann durch hohe Dosen von Vitamin K antagonisiert werden.

Blutungen und **reversible Haarausfälle** können als Nebenwirkungen auftreten. In der Schwangerschaft und während des Stillens ist die Anwendung kontraindiziert. Wechselwirkungen mit anderen Medikamenten sind häufig. Die Überwachung der Marcumar®-Therapie erfolgt durch regelmäßige Bestimmung des **INR-Werts** (therapeut. Bereich: 2–3). Die genaue Dosierung wird individuell angepasst (Marcumar®-Pass).

2.13 ARDS, akutes Lungenversagen

FRAGE
Was ist eine **Schocklunge** und wann tritt sie auf?

Antwort Es handelt sich um eine Sonderform des Lungenödems, das teils alveolär und teils interstitiell auftritt. Diese **akute respiratorische Insuffizienz** bei vorher meist lungengesunden Patienten, die aus primär extrapulmonaler Ursache entsteht, endet häufig letal.
Pathologisch werden 3 Stadien unterschieden:
1. **Exsudation** → Permeabilität ↑ führt zum interstitiellen Lungenödem
2. **Einströmen neutrophiler Granulozyten** → proteinreiches Exsudat führt zum alveolären Lungenödem mit Inaktivierung von Surfactant, Bildung von hyalinen Membranen und Mikroatelektasen
3. **Proliferationsphase** → Lungenfibrose (irreversibel)

Wichtige **Ursachen** für die Entstehung einer Schocklunge sind u. a.:
- Sepsis
- Anaphylaxie
- Verbrennung
- ausgedehntes Trauma
- Reizgase (z. B. Chlorgas)
- Aspiration

TIPP Es ist auch möglich, dass der Prüfer „ARDS" (= Acute Respiratory Distress Syndrome) oder das andere Synonym für Schocklunge, „Akutes Atemnotsyndrom des Erwachsenen", in der Fragestellung benutzt.

FRAGE
Beschreiben Sie bitte **klinische Stadien** für ein ARDS.

Antwort Meist kommt es zu einem klinisch phasenhaften Verlauf (➤ Tab. 2.7).

TIPP „Schocklunge" und „Schockniere" werden häufig gefragt: Sie gehören zur täglichen Routine auf Intensivstationen.

FRAGE
Welche **Blutgaskonstellation** kennzeichnet eine **respiratorische Globalinsuffizienz**?

Tab. 2.7 Klinische Stadien der ARDS

Stadium	Definition
I	auslösendes Ereignis (z. B. Reizgasinhalation), keine Symptome
II	Hyperventilation, respiratorische Alkalose, beginnende Hypoxie
III	Tachypnoe, resp. Globalinsuffizienz, Lungenödem, $pO_2 < 60$ mmHg
IV	ausgeprägte Hypoxie, Azidose, Koma, Kreislaufversagen

Antwort Pulmonale Gasaustauschstörungen im Sinne einer **Globalinsuffizienz** betreffen den Sauerstoff- und den Kohlendioxidpartialdruck im arteriellen Blut:

- **Hypoxämie**: $pO_2 < 60$ Torr (= 8 kPa, = 60 mmHg) Norm: 95 ± 5 Torr
- **Hyperkapnie**: $pCO_2 > 50$ Torr (= 6,6 kPa, = 50 mmHg) Norm: 40 ± 2 Torr

2.14 Bronchialkarzinom

FRAGE
Welche **epidemiologischen Daten** bezüglich des Bronchialkarzinoms kennen Sie?

TIPP Schwierige Formulierung. Im Zweifel den Prüfer bitten, die Frage nochmals zu wiederholen.

Antwort Das Bronchialkarzinom ist die **häufigste Krebstodesursache** bei Männern und Frauen. In der Bundesrepublik erkranken jedes Jahr ca. 60 Personen pro 100.000 Einwohner an einem Bronchialkarzinom. Männer sind häufiger betroffen, doch die Inzidenz bei Frauen ist stark steigend. Der Altersgipfel liegt zwischen dem 55. und 60. Lebensjahr. Ein kausaler Zusammenhang mit **Rauchen**, **Asbestose** und **radioaktiver Radonbelastung** ist unbestritten.

FRAGE
Welches sind die beiden **häufigsten Bronchialkarzinomtypen**? Worin unterscheiden sie sich?

Antwort Am häufigsten treten das Adeno- und das Plattenepithelkarzinom auf. War das Plattenepithelkarzinom bis vor wenigen Jahren noch die führende Entität, so kommt es heutzutage zu einer stetigen Zunahme der Inzidenz von Adenokarzinomen. Das **Plattenepithelkarzinom**, ein typisches Raucherkarzinom, entsteht **zentral** im Bronchialsystem über eine Vorläuferläsion, die Plattenepithelmetaplasie mit Dysplasie. Es betrifft mehr Männer als Frauen. Bevorzugte Orte der Metastasierung sind Lunge, Nebennieren, Gehirn und Knochen.

Das **Adenokarzinom**, bis vor einigen Jahren noch als klassisches Nichtraucherkarzinom bezeichnet, nimmt inzwischen durch veränderte Rauchgewohnheiten auch unter Rauchern deutlich zu. Es ist häufig **peripher** in der Lunge gelegen und metastasiert früher und ausgedehnter als das Plattenepithelkarzinom. Für über 50 % der Adenokarzinome konnte die wesentliche aktivierende Mutation mittlerweile gefunden werden (KRAS, EGFR).

FALLBEISPIEL

Ein 57-jähriger Patient kommt in Ihre Praxis und klagt über blutig tingierten Auswurf, Atembeschwerden, Brustschmerz und Leistungsabfall. Er hat in den letzten 6 Monaten mehr als 5 kg abgenommen und ist seit über 30 Jahren starker Raucher.

FRAGE

Welches Krankheitsbild liegt hier aller Wahrscheinlichkeit nach vor? Beschreiben Sie bitte eine Klassifikation dieser Erkrankung.

Antwort Dieses klinische Bild ist typisch für ein **Bronchialkarzinom**. Der wichtigste Risikofaktor beim Bronchialkarzinom ist das Rauchen. Man teilt die Bronchialkarzinome nach histologischen Kriterien wegen der therapeutischen Bedeutung in folgende Gruppen ein:

- **kleinzelliges** Bronchialkarzinom = SCLC (Häufigkeit: 25 %)
- **nichtkleinzelliges** Karzinom = NSCLC (Häufigkeit: 75 %):
  - **Plattenepithelkarzinom** (Häufigkeit: ca. 30 %)
  - **großzelliges** Karzinom (Häufigkeit: ca. 10 %)
  - **Adenokarzinom** (Häufigkeit: ca. 35–40 %)

PLUS In 60–80 % der Fälle geht das neoplastische Geschehen von einem Segmentbronchus aus.

FRAGE

Wie festigen Sie Ihre **Verdachtsdiagnose**?

Antwort Bei klinischem Verdacht auf ein Bronchialkarzinom sollten Röntgenthoraxaufnahmen und Tomogramme angefertigt werden (➤ Abb. 2.4). **CT**, **HR-CT**, **Spiral-CT** mit 3-D-Bildern und virtuelle Bronchoskopie geben Aufschluss über Lokalisation und Ausdehnung eines Tumors. Ergeben sich keine pathologischen radiologischen Befunde, was selten vorkommt, wird **Sputum**

TIPP Hier kann auch auf die radiologischen Zeichen eines Bronchialkarzinoms eingegangen werden.

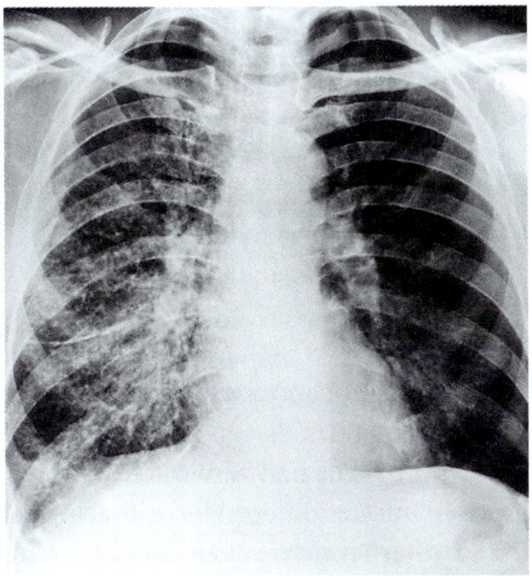

Abb. 2.4 Ausgedehntes Bronchialkarzinom mit Lymphangitis carcinomatosa [E592]

(an 3 aufeinanderfolgenden Tagen) zytologisch untersucht und eine **Bronchoskopie** durchgeführt. Bei einer malignomverdächtigen Lungenverschattung bzw. einem Rundherd muss durch Bronchoskopie und **Probebiopsie** die Diagnose gesichert werden, um eine angemessene Therapie durchführen zu können.

FRAGE
Welche **therapeutischen Maßnahmen** kommen beim Bronchialkarzinom in Betracht?

TIPP Hier müssen kurative und palliative Maßnahmen strikt unterschieden werden.

PLUS Die Prognose eines Bronchialkarzinoms ist schlecht. Die 5-Jahres-Überlebensrate, berechnet auf alle Bronchialkarzinom-Patienten, beträgt etwa 5 %.

Antwort Eine **kurative** Therapie ist chirurgisch durch Resektionsverfahren wie Lobektomie und Pneumektomie beim lokalisierten nicht-kleinzelligen Bronchialkarzinom möglich. Das kleinzellige Bronchialkarzinom wird allenfalls im Frühstadium T1/T2N0M0 operiert und einer adjuvanten Chemotherapie unterzogen. Jedoch ist die Mehrzahl der Patienten bei Diagnosestellung aufgrund der Tumorausdehnung nicht mehr einer chirurgischen Therapie zuführbar.

Strahlen- und **Chemotherapie** haben hauptsächlich **palliativen** Charakter und sollten beim Plattenepithelkarzinom, solange der Patient asymptomatisch ist, nicht durchgeführt werden. Die **Polychemotherapie** wird zurzeit in Verbindung mit der Strahlentherapie als Primärbehandlung beim kleinzelligen Bronchialkarzinom angewandt. Indikationen für eine palliative Bestrahlung sind u. a.:

- Einflussstauung
- Schmerzen (z. B. bei Pancoast-Tumor)
- Blutungen
- Ösophagus- bzw. Tracheastenosierungen

FRAGE
Wie legt man das **Tumorstadium** beim Bronchialkarzinom fest? Wozu dient eine Stadieneinteilung?

Antwort Das Tumorstadium wird durch Röntgen-Thorax, CT, Skelettszintigrafie und Sonografie festgelegt. Je nach Stadium wird die adäquate Behandlung gewählt. Weiterhin kann die Prognose anhand der TNM-Klassifikation (➤ Tab. 2.8, ➤ Tab. 2.9, ➤ Tab. 2.10) eingeschätzt werden.

FRAGE
Was ist ein **Pancoast-Syndrom**? Welche typischen Komplikationen können auftreten?

Antwort Ein Pancoast-Tumor ist ein **peripheres Bronchialkarzinom** der Lungenspitze, das die **Pleurakuppe** und **Thoraxwand** arrodiert und dabei Halssympathikus und zervikale Nervenwurzeln schädigt. Durch Kompression oder Infiltration des Plexus brachialis kommt es zu **starken Schmerzen im Schulterbereich** und an der Innenseite des betroffenen **Arms**. Weiterhin können Armschwellung und **Knochendestruktion** der 1. Rippe und des 1.

Tab. 2.8 TNM-Klassifikation für den Primärtumor (T)

Tx	positive Zytologie, jedoch weder radiologisch noch bronchoskopisch sichtbar
TIS	Carcinoma in situ
T1	< 3 cm, keine Invasion von Pleura oder Karina (Hauptbronchus frei)
T2	> 3 cm, Befall des Hauptbronchus, viszerale Pleurainfiltration, Atelektase bis zum Hilus
T3	Tumor jeder Größe mit multilokulärem Befall (Karina nicht befallen), Atelektase der ganzen Lunge und Infiltration der Brustwand, des Zwerchfells, der mediastinalen Pleura
T4	Tumor jeder Größe mit Infiltration von Mediastinum, Herz, Trachea, Speiseröhre, tumorbedingtem Pleuraerguss; ipsilaterale Metastasen

Tab. 2.9 TNM-Klassifikation für regionäre Lymphknoten (N)

Nx	regionäre Lymphknoten nicht beurteilbar
N0	keine regionären Lymphknotenmetastasen
N1	Metastasen in ipsilateralen peribronchialen Lymphknoten u./o. in ipsilateralen Hiluslymphknoten
N2	Metastasen in ipsilateralen mediastinalen u./o. subkarinalen Lymphknoten
N3	Metastasen in kontralateralen mediastinalen Hilus-, ipsi- oder kontralateralen Skalenus- u./o. supraklavikulären Lymphknoten

Tab. 2.10 TNM-Klassifikation für Fernmetastasen (M)

Mx	Vorliegen von Metastasen nicht beurteilbar
M0	keine Fernmetastasen
M1	Fernmetastasen

BWK verursacht werden. Im fortgeschrittenen Stadium beobachtet man ein **Horner-Syndrom**, das durch die Läsion des Halssympathikus bedingt ist und typischerweise folgende Zeichen aufweist: Miosis, Enophthalmus, Ptosis.

FRAGE

Sie planen einen chirurgischen Eingriff, nachdem Sie ein Bronchialkarzinom gesichert haben. Was sollten Sie **diagnostisch vor** einem **operativen Eingriff** klären?

Antwort Die Lungenfunktion des Patienten muss vor jedem größeren chirurgischen Eingriff geprüft werden. Dafür misst man die **statischen** und **dynamischen Lungenvolumina** und bestimmt die **arteriellen Blutgase**. Patienten mit Bronchialkarzinom haben oft eine obstruktive Ventilationsstörung, deren Auswirkung auf den arteriellen pO_2 jedoch präoperativ durch Theophyllin und β_2-Sympathikomimetika günstig beeinflusst werden kann. **Kriterien für eine Inoperabilität** vonseiten der Lungenfunktionsuntersuchungen sind:

- Vitalkapazität < 1,3 l
- respiratorische Globalinsuffizienz, d. h. $pO_2 < 60$ mmHg und $pCO_2 > 50$ mmHg in Ruhe
- Atemzugvolumen < 80 ml

FRAGE

Wohin **metastasiert** das Bronchialkarzinom am häufigsten?

Antwort Am häufigsten metastasiert das Bronchialkarzinom zum **Gehirn**, was in Abhängigkeit von der Größe der Raumforderung zu Übelkeit, Erbrechen, Kopfschmerzen, fokalen neurologischen Ausfällen sowie Krampfanfällen, Konfusion und Persönlichkeitsveränderung führen kann. Weiterhin kann es zu Metastasen in den **Knochen** (v. a. Wirbel, Rippen und Becken), aber auch in der **Leber**, den **Nebennieren** und der **Haut** kommen.

FRAGE

Nennen Sie ein wichtiges **paraneoplastisches Syndrom** des kleinzelligen Bronchialkarzinoms!

Antwort Das kleinzellige Bronchialkarzinom führt nicht selten zur ektopischen Produktion von antidiuretischem Hormon (ADH), das zum „syndrome of inappropriate ADH secretion“ **(SIADH)** führt. Dies führt zu Hyponatriämie und Hypoosmolarität des Blutes mit unter Umständen schwerwiegenden neurologischen Komplikationen.

2.15 Lungentuberkulose

Mögliche Verlaufsformen der Lungentuberkulose ➤ Abb. 2.5

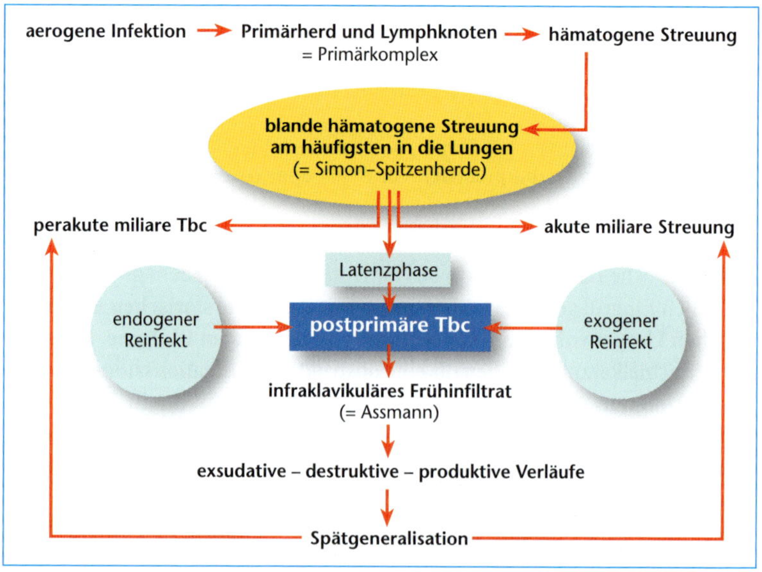

Abb. 2.5 Lungentuberkulose: mögliche Verlaufsformen [L141]

FRAGE
Beschreiben Sie einige Formen der **postprimären Lungentuberkulose**.

Antwort Die postprimäre Lungentuberkulose entsteht aufgrund einer **Reaktivierung** alter, im primären Stadium gebildeter Herde oder durch eine **erneute Infektion** mit Tuberkelbakterien. Die Ausbreitung ist im Allgemeinen bronchogen. Das erste Manifestationsstadium ist häufig das Assmann-Frühinfiltrat, das hauptsächlich im Oberlappen lokalisiert ist. Klinische Krankheitszeichen sind:

- subfebrile Temperaturen
- Nachtschweiß
- Auswurf
- Appetitstörungen
- Gewichtsabnahme
- gelegentlich Hämoptysen

Ein weiteres klinisches Bild der postprimären Lungentuberkulose ist die **kavernöse Lungen-Tbc**, wobei man zwischen einer Frühkaverne und einer chronischen Kaverne unterscheidet. Die Frühkaverne tritt im Bereich reaktivierter Spitzenherde oder eines Frühinfiltrats auf. Bei einer Verbindung zum Bronchialsystem spricht man von einer offenen Lungen-Tbc. Sehr häufig treten hierbei Hämoptysen und bronchitische Beschwerden auf.

TIPP Bei der Beantwortung sollte das klinische Bild einbezogen werden. In der mündlichen Prüfung sollte man nicht versuchen, einen „Vollständigkeitsanspruch" durchzusetzen, sondern besser die Ausführlichkeit seiner Antwort nach den Reaktionen des Prüfers richten.

FRAGE
Wie geht man bei Verdacht auf eine Tbc **diagnostisch** vor?

Antwort Neben der Anamnese sind verschiedene Untersuchungen wie Bakteriologie, Histologie des erkrankten Gewebes und ein Nachweis von ESAT-6-Antigen-spezifischen T-Zellen notwendig (➤ Tab. 2.11).

Tab. 2.11 Diagnostisches Vorgehen bei einer Tbc

Anamnese	Umfeld, Immunsuppression, Begleiterkrankungen (z. B. Diabetes, HIV, Alkoholabusus)
Untersuchung	Thorax-Asymmetrien, Dämpfung, unklarer Gewichtsverlust, Husten, Auswurf
Röntgen-Thorax	Verschattungen, Kavernen, Infiltrationen
Bakteriologie	säurefeste Stäbchen (Sputum, Magensaft), Ziehl-Neelsen-Färbung, Kultur, Tierversuch, Nukleinsäureamplifikationstechniken, Aufspüren von Infektionsketten mittels RFLP
Nachweis von ESAT-6-Antigen-spezifischen T-Zellen	Identifikation von Personen mit aktiver Tuberkuloseinfektion
Tuberkulintest	nicht verwertbar nach BCG-Impfung
Histologie	käsige Nekrosen, Epitheloidzellgranulome

FRAGE

Was ist die **Tuberkulin-Probe**? Beschreiben Sie den **Mendel-Mantoux-Test**.

Antwort Die **Tuberkulinreaktion** ist der Prototyp der durch T-Zellen vermittelten Reaktion vom Spättyp (Typ IV). Bei den intrakutanen Tests wird gereinigtes Tuberkulin verwendet.

Der Stempel-Test (z. B. Tine-Test) wird als Suchtest wenige Sekunden lang fest in die angespannte Haut der Unterarmbeugeseite eingedrückt. Der Test ist positiv, wenn sich zwischen dem 3. und 7. Tag nach Stempeldruck wenigstens eine Papel an einer der vier Einstichstellen ausgebildet hat (Screening). Stempeltests gewährleisten keine genaue Dosierung.

Der **Mendel-Mantoux-Test** kommt in erster Linie für eine Reizschwellenbestimmung zur Anwendung. Es werden 0,1 ml Tuberkulinlösung unterschiedlicher Konzentration in der Unterarmbeugeseite intrakutan injiziert. Die Reaktion ist positiv, wenn nach 72 h eine tastbare Infiltration zu spüren ist (Durchmesser > 6 mm). Sehr verdächtig auf eine aktive Tuberkulose sind eine Starkreaktion, die größer als 15 mm Durchmesser ist, und/oder Blasenbildung sowie eine Tuberkulinkonversion (d. h. positiver Test nach zuvor negativem Test innerhalb von 2 Jahren). Der Test wird allerdings erst ca. 6 Wochen nach Primärinfektion positiv.

Durch die niedrige Prävalenz der Tuberkulose bei Kindern und jungen Erwachsenen hat hier der Tuberkulintest seine größte Bedeutung.

MERKE

Ein negativer Test schließt eine aktive Tuberkulose nicht aus! Insbesondere bei Miliar-Tbc bleibt der Tuberkulintest in ca. 50 % der Fälle negativ. Abgeschwächte oder anerge Reaktionen werden außerdem bei frischen Fällen in den ersten 8 Wochen durch akute Masern, maligne Lymphome oder AIDS hervorgerufen.

FRAGE

Nennen Sie bitte mindestens drei **Tuberkulostatika**, die häufig bei der Behandlung einer Tbc eingesetzt werden, und ihre typischen Nebenwirkungen.

PLUS Verdacht, Erkrankung und Tod sind bei Tbc meldepflichtig. Weitere Fragen zur Tuberkulose ➤ Kap. 8.8.

Antwort Folgende Medikamente werden in der Behandlung einer Tbc eingesetzt (➤ Kap. 5, Niere, Uro-Tbc):

- **Isoniazid** (INH) 5 mg/kg KG
- **Rifampicin** (RMP) 10 mg/kg KG (Nebenwirkung: Hepatotoxizität)
- **Pyrazinamid** (PZA) 25 mg/kg KG (maximal 2,5 g/d)
- **Streptomycin** (SM) 0,75–1 g/d, später 3 × 1 g/Woche (Nebenwirkung: Oto- und Nephrotoxizität)
- **Ethambutol** (EMB) initial 25 mg/kg, später 15 mg/kg (Nebenwirkung: Optikusneuritis, daher regelmäßig augenärztlich untersuchen lassen)

Die Standardtherapie wird als Kombinationsbehandlung mit 4 Medikamenten über 2 Monate mit INH, RMP, PZA und EMB begonnen. Dann werden PZA und EMB abgesetzt, und der Patient wird für weitere 4 Monate mit INH und RMP behandelt.

2.16 Pleuraerkrankungen

FRAGE
Wann punktieren Sie einen **Pleuraerguss**?

Antwort Pleuraergüsse, die den Patienten in Form von **Atemnot** durch Lungenkompression oder Mediastinalverschiebung kardiopulmonal belasten, sollten punktiert werden. Weitere Indikationen für eine Pleurapunktion sind diagnostische Überlegungen zur **bakteriologischen**, **biochemischen** und **zytologischen Untersuchung** des Pleuraexsudats.

FRAGE
Wie punktieren Sie einen **Pleuraerguss**?

Antwort Beim aufrecht sitzenden Patienten wird medial der hinteren Axillarlinie senkrecht am Oberrand der 8. oder 9. Rippe nach örtlicher Desinfektion und Betäubung unter Aspiration eine großlumige Nadel eingestochen (➤ Abb. 2.6). Bei Erreichen des Ergusses wird eine Plastikkanüle vorgeschoben und die Nadel entfernt, damit die sich entfaltende Lunge nicht gefährdet wird. Der Drainageschlauch wird dann an eine Vakuumflasche angeschlossen. Lokulierte Ergüsse können nicht unbedingt mit dieser Methode entfernt werden. Hier empfiehlt sich die ultraschallgestützte Auffindung des Punktionsortes. Es wird immer am Oberrand der Rippe punktiert und möglichst nicht unterhalb der 9. Rippe, um subdiaphragmale Verletzungen zu vermeiden.

FRAGE
Welche **differenzialdiagnostischen** Hinweise kann die Beschaffenheit eines Pleurapunktats geben?

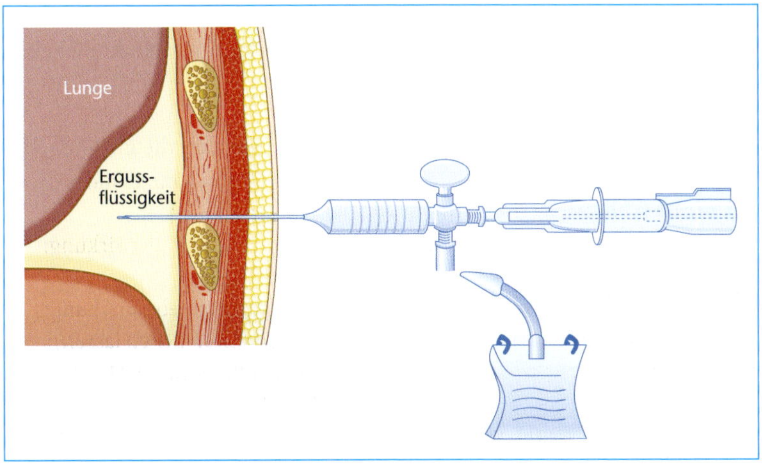

Abb. 2.6 Pleurapunktion [L141]

TIPP Sowohl die Formen des Punktats beschreiben als auch die Differenzialdiagnosen erwähnen.

Antwort Man unterscheidet nach dem Gesamteiweiß(GE)-Gehalt zwischen einem Transsudat (< 30 g/l) und einem Exsudat (> 30 g/l). Spezifischer ist das GE-Pleura/GE-Serum-Verhältnis, das beim **Transsudat < 0,5** beträgt, während es beim **Exsudat > 0,5** ist. Nach der Beschaffenheit des Punktats werden folgende Formen differenziert:

- **serös**: meist klare Transsudatflüssigkeit bei kardiovaskulären Erkrankungen, Hypo- oder Dysproteinämien
- **hämorrhagisch**: blutige Trans- oder Exsudatflüssigkeit mit Hb > 20 g/l bei Thoraxtraumen, Lungeninfarkt oder Malignom (LDH ↑ im Punktat)
- **chylös**: milchig trübe Flüssigkeit bei Thoraxtraumen oder metastatischer Verlegung des Lymphabflusses
- **eitrig**: gelblich trübe Exsudatflüssigkeit bei Pleuraempyem, Tbc oder subphrenischer Abszessbildung

FRAGE

Wie können Sie durch **körperliche Untersuchung** einen Pleuraerguss von einer Pleuraschwarte unterscheiden?

Antwort Ist der Pleuraerguss bzw. die Pleuraschwarte genügend ausgeprägt (mind. 300 ml = Cola-Dose), kann man diese folgendermaßen differenzieren:

- **Pleuraerguss**: vorgewölbte Zwischenrippenräume, aufgehobener Stimmfremitus bei größeren Ergüssen und perkutorisch absolute Dämpfung mit bogig ansteigender Begrenzung (= Ellis-Damoiseau-Linie)
- **Pleuraschwarte**: eingezogene, verschmälerte Zwischenrippenräume, abgeschwächter Stimmfremitus, perkutorisch leichte Dämpfung, atemsynchrones Reibegeräusch

FRAGE

Nennen Sie einige **Ursachen** für eine **Pleuritis**.

Antwort Ätiologisch können sich hinter einer Pleuritis viele Krankheiten verbergen:

- **Infektionen** (z. B. Tbc, Coxsackie B, Pilze)
- **Autoimmunerkrankungen** (z. B. Lupus erythematodes, rheumatoide Arthritis)
- **Urämie** (chronische Glomerulonephritis)
- **Lungeninfarkt** (Lungenembolie)

FRAGE

Worin unterscheidet sich eine Pleuritis exsudativa von einer Pleuritis sicca?

Antwort Im Falle eines Pleuraergusses spricht man von einer **Pleuritis exsudativa**, einer häufigen klinischen Erscheinungsform einer Primärtuberkulose. Eine Pleuritis ohne Pleuraerguss ist eine **Pleuritis sicca**, z. B. Pleurodynie.

2.17 Sarkoidose

FRAGE
Was ist das **Löfgren-Syndrom** und welche klinische Symptomatik weist es auf?

Antwort Beim Löfgren-Syndrom handelt es sich um den akuten Verlauf eines **Morbus Boeck** (= Sarkoidose). Es erkranken bevorzugt junge Frauen. Dies ist eine **granulomatöse Systemerkrankung**, die hauptsächlich Lymphknoten, Lungen, Haut, Augen, Speicheldrüsen, Leber und Milz befällt. Die nichtverkäsenden Epitheloidzellgranulome sind in den betroffenen Organen charakteristisch. Dieser **akute** Verlauf, der seltener als die chronische Sarkoidose auftritt, stellt sich klinisch meist uncharakteristisch dar. Die Symptome sind:

- febrile, gelegentlich hoch febrile Temperaturen
- Husten
- verminderte Leistungsfähigkeit, Gewichtsverlust
- Kurzatmigkeit
- Begleiterscheinungen:
  - Erythema nodosum
  - (Sprunggelenks-)Arthritis
  - Lymphknotenvergrößerungen (bihilär)
  - extrapulmonale Manifestationen, z. B. Iridozyklitis
  - oft positiver Tuberkulintest

FRAGE
Beschreiben Sie die **Stadieneinteilung** der Sarkoidose.

Antwort Die Sarkoidose wird nach radiologischen Kriterien in fünf Stadien klassifiziert (➤ Tab. 2.12, ➤ Abb. 2.7).

TIPP Eines der Standardthemen der mündlichen Prüfung.

Tab. 2.12 Stadieneinteilung bei der Sarkoidose

Stadium	Definition
0	Normalbefund bei seltener isolierter extrapulmonaler Organsarkoidose
I	bihiläre Lymphknotenschwellungen (reversibel)
II	bihiläre Lymphknotenschwellungen mit Lungenbeteiligung (retikulo-noduläre Lungenzeichnung)
III	Lungenbefall ohne Lymphknotenschwellungen
IV	Lungenfibrose mit irreversibler Lungenfunktionsminderung

FRAGE
Wie kann man einen Morbus Boeck **therapieren**, und welche **Prognose** weist dieses Krankheitsbild auf?

Antwort Beim Stadium I und bei den Formen des Stadiums II, die klinisch symptomlos sind und keine Progredienz der Lungenveränderungen aufweisen, ist keine Therapie indiziert. Die Therapieindikation ergibt sich aus der **Funkti-**

TIPP Beim Antworten sollte man nicht sofort mit der Steroidtherapie beginnen, sondern erst

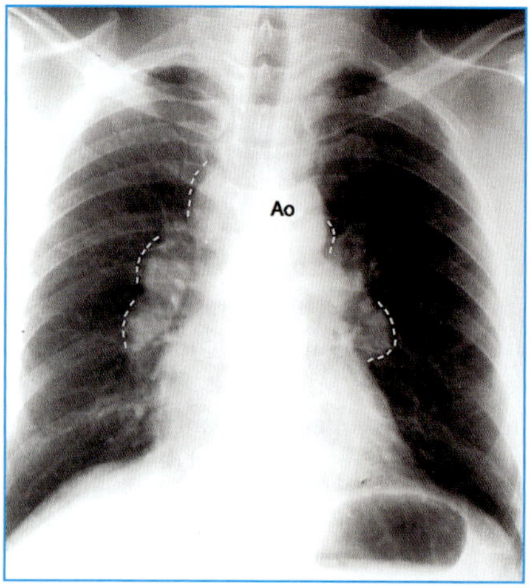

Abb. 2.7 Röntgenbefund bei Sarkoidose [E283]

die frühen Stadien der Sarkoidose berücksichtigen.

onsanalyse des Respirationstrakts sowie aus der **extrapulmonalen Organbeteiligung**, nicht aus dem Röntgenbild. Eine regelmäßige radiologische Kontrolle überwacht das Krankheitsgeschehen. Die Prognose ist in den ersten beiden Stadien günstig. Mehr als 95 % der Fälle heilen innerhalb einiger Monate spontan aus.

Die Verabreichung von **Glukokortikosteroiden** ist bei Dyspnoe, Hyperkalzämie und -urie, bei röntgenologisch oder funktionsdiagnostisch feststellbarer progressiver Tendenz der Lungenveränderungen sowie bei extrapulmonalen Manifestationen indiziert. Die Dosierung sollte unter der Cushing-Schwelle gehalten werden. Meist dauert die medikamentöse Therapie mehrere Monate. Die Steroidtherapie sollte unter tuberkulostatischem Schutz durchgeführt werden, weil die defekte zelluläre Immunität bei der Sarkoidose zur Tbc-Infektion prädisponiert. Die **Prognose** wird im Stadium der Lungenfibrose durch die restriktive Ventilationsstörung, die pulmonale Insuffizienz sowie später durch das Cor pulmonale bestimmt. Insgesamt sterben ca. 5 % der erkrankten Patienten.

2.18 Pneumothorax

FRAGE

Beschreiben Sie das Krankheitsbild des **Spontanpneumothorax**.

Antwort Diese häufigste Pneumothoraxform tritt bevorzugt bei Männern im Alter von 30–40 Jahren (besonders rechtsseitig) auf. Oft ist er durch den **Wandeinriss einer Bulla** in der Nähe der Lungenspitze bedingt. Dadurch wird die Pleura visceralis undicht, sodass Luft aus der Lunge in den Interpleuralraum eindringt. Dies führt zum Kollaps der betroffenen Lunge hiluswärts. Manchmal bleibt ein Spontanpneumothorax symptomlos („Mantelpneumothorax"). Meist jedoch entwickeln sich folgende **klinische Zeichen**:

- stechende Schmerzen auf der betroffenen Thoraxseite
- Dyspnoe, evtl. Tachypnoe, Hustenreiz
- Tachykardie
- asymmetrische Thoraxbewegung (Nachhinken)

Bei der **Untersuchung** finden sich:

- abgeschwächtes Atemgeräusch auf der betroffenen Seite
- hypersonorer Klopfschall
- fehlender Stimmfremitus

Die Diagnose wird durch das **Röntgenbild** des Thorax in zwei Ebenen und in tiefer Exspiration gestellt.

FRAGE

Welche Art von **Drainage** wird meist beim Pneumothorax eingesetzt?

Antwort Durch eine sog. **Pleurasaugdrainage** (Bülau-Drainage) wird die in den Pleuraspalt eingedrungene Luft abgesaugt. Es handelt sich um ein geschlossenes Drainagesystem. Über ein Wasserschloss erfolgt ein kontinuierlicher Sog von ca. 10 cmH_2O, wodurch Erguss und Luft entfernt werden.

Meist kommt es zur Wiederausdehnung der kollabierten Lunge. Die Drainage wird einige Tage belassen, um eine Verklebung der Pleurablätter zu induzieren und so die Rezidivhäufigkeit zu verringern (regelmäßige Röntgenkontrollen!).

FRAGE

Was macht einen **Spannungspneumothorax** so gefährlich?

Antwort Die Genese ist ähnlich einem normalen Pneumothorax. Jedoch dringt beim Spannungspneumothorax durch einen **Ventilmechanismus** Luft während der Inspiration in den Pleuraspalt, die während der Exspiration nicht entweicht. **Atemnot** und **Schockzeichen**, hervorgerufen durch die Mediastinalverlagerung zur gesunden Seite und Kompression der großen Gefäße, sind die Folgen.

Eine sofortige **Punktion im 2. ICR** in der **Medioklavikularlinie** zur Entlastung des Überdrucks, z. B. mit einer dicken Braunüle, ist lebensrettend!

KAPITEL

3 Gastrointestinaltrakt

Th. Klotz

3.1 Achalasie

FRAGE

Beschreiben Sie die **Pathophysiologie** und **Symptomatik** einer Achalasie des Ösophagus.

Antwort Es handelt sich um eine **neuromuskuläre Störung** der **glatten Muskulatur** der Speiseröhre. Diese beruht auf einer Abnahme der Ganglienzellen des **Auerbach-Plexus** (Plexus myentericus) sowohl im tubulären Ösophagus als auch im Bereich des unteren Ösophagussphinkters. Die Peristaltik in den unteren ⅔ der Speiseröhre ist aufgehoben und der Schluckakt verläuft nicht mehr regelrecht. Der untere Ösophagussphinkter ist unfähig, während des Schluckakts zu erschlaffen. Die Erkrankung ist selten (1/100.000 Einwohner).

Im Vordergrund der **Symptomatik** steht eine allmählich über Jahre zunehmende Dysphagie zuerst für feste, später auch für flüssige Speisen. Weiteres Leitsymptom ist die Regurgitation von Nahrungsbestandteilen, die noch nicht mit Magensäure in Kontakt getreten sind. Das Endstadium der Achalasie ist durch einen Megaösophagus gekennzeichnet. Als Spätfolge kann im tubulären Ösophagus ein Karzinom entstehen.

FRAGE

Wie sieht die **konservative Behandlung** einer fortgeschrittenen Achalasie aus?

Antwort Nach radiologischer („Sektglasform"), endoskopischer und manometrischer Sicherung der klinisch-anamnestischen Diagnose „Achalasie" und nach bioptischem Ausschluss eines Karzinoms ist die Therapie der Wahl die **Ballondilatation** (pneumatische Dehnung, Dehnungsdruck 300–450 mmHg über 30–60 s). Die langfristige Erfolgsquote beträgt bei der Dilatation ca. 60 %. Komplikationen sind Perforationen (2–4 %) und Fieberschübe als Folge kleiner Läsionen. Nach einer Dilatationsbehandlung kann die Gabe des Kalzium-Antagonisten Nifedipin (30 min vor dem Essen) hilfreich sein, da er u. a. an der Ösophagusmuskulatur spasmolytisch wirkt. Bei Therapieversagen ist eine extramuköse Myotomie möglich. In Studien wird die endoskopisch-intrasphinktäre Botolinumtoxin-Injektion untersucht.

FRAGE
Was ist die wichtigste **Differenzialdiagnose** zur Achalasie?

Antwort Die wichtigste Differenzialdiagnose ist das **kardianahe Ösophaguskarzinom**. Ein wichtiger Hinweis darauf ist die rasche Progredienz der Schluckstörung. Häufige Endoskopien und Biopsien sind daher notwendig. In Zweifelsfällen ist eine chirurgische Intervention zur Diagnosesicherung angezeigt, bei der gleichzeitig eine therapeutische Myotomie (nach Gottstein-Heller) durchgeführt werden kann.

FALLBEISPIEL
Ein 70-jähriger Patient klagt seit 2 Monaten über Leistungsabfall, Gewichtsverlust von 7 kg und seit ungefähr 1 Woche über zunehmende Schluckbeschwerden und ein Kloßgefühl im Epigastrium.

FRAGE
Was meinen Sie dazu?

Antwort Bei einer Symptomatik wie dieser muss man an einen malignen Prozess entweder des Ösophagus, der Kardia oder des Magens denken. Zur Diagnosestellung bietet sich die Ösophagogastroskopie an. Während der Untersuchung kann man eine Gewebeprobe des verdächtigen Gebiets entnehmen, sodass man schon frühzeitig eine Histologie des Tumors erhält. Risikofaktoren für die Entstehung eines **Ösophaguskarzinoms** sind:

- Refluxösophagitis
- Achalasie
- Alkoholabusus
- Verätzungen
- Mangelernährung (Vitamin-, Eisenmangel)
- Z. n. Bestrahlung z. B. eines Mammakarzinoms
- Papillomaviren (HPV 16)
- Nikotinabusus

MERKE Eine ungewollte Gewichtsabnahme innerhalb kurzer Zeit ist stets verdächtig für eine maligne Erkrankung.

3.2 Gastritis/Refluxkrankheit

FRAGE
Wie entstehen **Stressläsionen** im Sinne einer akuten Gastritis? Welches klinische Bild würden Sie hier erwarten?

Antwort Unter akuten Stressläsionen versteht man unterschiedlich ausgeprägte **entzündliche Magenschleimhautveränderungen**, die u. a. häufig nach schweren operativen Eingriffen, Traumen, Verbrennungen und Schock auftreten. Über einen Zusammenbruch der Magenschleimhaut-Schutzmechanismen kommt es zu einem Ödem, einer Leukozyteninfiltration in die Mukosa und Gewebeeinblutungen. Dies führt zu meist multiplen oberflächlichen Erosionen, die massiv bluten können. Folgende **Symptome** sind möglich:

- Oberbauchschmerzen (von leichten epigastrischen Beschwerden bis hin zum akuten Abdomen)
- Gefühl der körperlichen Schwäche
- Appetitlosigkeit, Nausea und Vomitus
- Bluterbrechen

FRAGE
Nennen Sie die histologische Definition von **Erosionen** der Magenschleimhaut im Gegensatz zum **Ulkus**.

Antwort Erosionen sind Defekte der Magenschleimhaut, die maximal bis zur **Muscularis mucosae** reichen (➤ Abb. 3.1). Ein Ulkus überschreitet die Muscularis mucosae. Häufig treten Erosionen im Sinne von Stressläsionen z. B. bei Intensivpatienten auf. Erosionen können zu einer akuten gastrointestinalen Blutung führen.

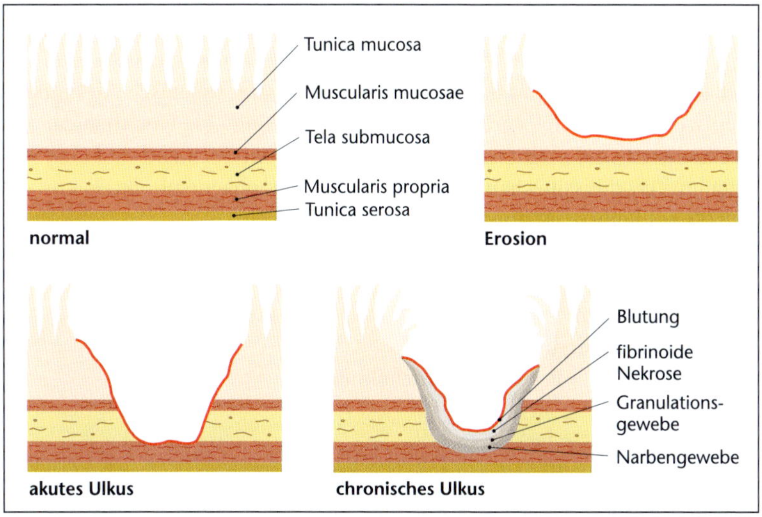

Abb. 3.1 Erosion und Ulkus [L242]

FRAGE
Welche Klassifikation kennen Sie für die **chronische Gastritis**?

Antwort Der chronischen Gastritis lässt sich kein typisches Beschwerdebild zuordnen. Häufig ist sie asymptomatisch. Sie kann nur durch eine Endoskopie mit Biopsie und Histologie diagnostiziert werden. Unterschieden werden:

TIPP Es empfiehlt sich, auf die Unterschiede zur akuten Gastritis kurz einzugehen.

- **Korpusgastritis = Autoimmungastritis = Typ A** ist vor allem im Fundus und Korpus lokalisiert. Es kommt zu einer Bildung von Antikörpern gegen Parietalzellen und Intrinsic-Faktor. Durch den Mangel an Intrinsic-Faktor kann sich eine Vitamin-B_{12}-Mangelanämie (perniziöse Anämie) ausbilden.
- **Antrumgastritis = Typ B** beginnt im Antrum mit aszendierender Ausbreitung und wird durch Helicobacter pylori hervorgerufen. Häufig tritt sie im fortgeschrittenen Alter auf.

MERKE

Gastritis **Typ B** ist die häufigste Form der chronischen Gastritis. Gastritis **Typ C** bezeichnet chemisch-toxische Gastritiden. Sie sind meist in Pylorusnähe lokalisiert und werden z. B. durch NSAR oder Gallereflux aus dem Duodenum in den Magen verursacht.

FRAGE

Was sind die Symptome einer **Refluxkrankheit**?

Antwort Refluxsymptome sind **Sodbrennen**, Druckgefühl hinter dem Sternum, **Schluckbeschwerden** und **saures Aufstoßen**, aber auch extra-ösophageale Symptome wie z. B. Reizhusten und Heiserkeit. Man unterscheidet bei der **GERD** (gastroesophageal reflux disease) in **NERD** (non-erosive reflux disease) und **ERD** (erosive reflux disease). Patienten mit NERD haben Refluxsymptome ohne endoskopischen oder histologischen Nachweis einer Refluxösophagitis, während bei Patienten mit ERD makroskopisch oder mikroskopisch entzündliche Veränderungen zu sehen sind. Die Ursachen der Refluxkrankheit sind multifaktoriell (➢ Tab. 3.1). Entscheidend sind eine Störung im Verschlussmechanismus des unteren Ösophagussphinkters und ein aggressives Refluat. Begünstigende Faktoren sind:

- Nikotin
- tierische Fette
- Alkoholkonsum
- hohe Magensäureproduktion
- Medikamente (z. B. Nitrate, Anticholinergika)

Tab. 3.1 Refluxursachen

Art des Refluxes	Ursachen
primärer Reflux	gestörter Verschlussmechanismus des unteren Ösophagussphinkters unklarer Ätiologie
sekundärer Reflux	• Z. n. operativen Eingriffen (Kardiaresektion) • Magenausgangsstenose • chronisches Erbrechen • Schwangerschaft (im letzten Trimenon)

FRAGE

Welche **anatomische Störung** oder Erkrankung des Magens tritt bei Patienten mit Reflux fast immer begleitend auf?

Antwort Eine **Hiatushernie** findet sich fast regelhaft bei Patienten mit Reflux. Unter einer Hiatushernie versteht man die Verlagerung von Anteilen des Magens in den Thoraxraum. Eine symptomlose Hiatushernie oder axiale Gleithernie findet sich bei 50 % aller Menschen über 50 Jahre. Bei paraösophagealen Hiatushernien schiebt sich ein Teil des Magens mit dem peritonealen Bruchsack neben die Speiseröhre in den Thorax, wobei die Lage der Kardia und die Funktion des unteren Ösophagussphinkters normal sind.

FRAGE
Kennen Sie das **Mallory-Weiss-Syndrom**?

Antwort Das Mallory-Weiss-Syndrom beschreibt **Längseinrisse** am **ösophagokardialen Übergang** (Mukosa und Submukosa). Alkoholismus und Refluxkrankheit gelten als prädisponierende Faktoren. Erbrechen führt häufig zu Schleimhauteinrissen, die heftig bluten können (ca. 10 % aller Magenblutungen). Die Diagnosestellung erfolgt endoskopisch.

Eine „spontane" Ruptur des Ösophagus durch akute Druckbelastung (Würgen, Erbrechen) nennt man Boerhaave-Syndrom. Mögliche Folge ist eine Mediastinits mit Sepsis.

FRAGE
Was ist ein **Protonenpumpenhemmer** und welche Indikationen kennen Sie?

Antwort Protonenpumpenhemmer werden in der Therapie der **Refluxösophagitis** und der **gastroduodenalen Ulkuskrankheit** als **Mittel erster Wahl** sehr häufig eingesetzt. Sie inhibieren die H^+/K^+-ATPase der Belegzellen und führen zu einer lang anhaltenden und weitgehend kompletten **Hemmung der Säureproduktion**. Unter der Standarddosis (z. B. 20 mg Omeprazol oder Esomeprazol, 30 mg Lansoprazol, 40 mg Pantoprazol) heilt bei ca. 80 % der Patienten eine erosive Ösophagitis ab. Mögliche Nebenwirkungen sind:

- Diarrhö
- Hautausschläge und Juckreiz
- Kopfschmerzen und Schwindel
- Hör- und Sehstörungen
- Blutbildveränderungen
- Transaminasenanstieg
- Gynäkomastie

MERKE
Keine Protonenpumpenmedikation ohne Diagnostik (im Allgemeinen Endoskopie). Hinter jeder lang anhaltenden Ösophagitis/Reflux kann sich ein Tumor verbergen.

FRAGE
Und was wissen Sie über **H_2-Rezeptorenblocker**?

Antwort H_2-Rezeptorenblocker wie Cimetidin (Tagamet®) und Ranitidin (Zantic®) **hemmen** die durch Histaminwirkung bedingte **vagale und humorale Säuresekretion**.

Die Wirkung beruht auf einer kompetitiven Verdrängung des Histamins vom Rezeptor. Beide Pharmaka sind bei Erkrankungen des oberen GI-Trakts, bei denen eine Verringerung der Magensäuresekretion angestrebt wird, als **Mittel der zweiten Wahl** indiziert. Beispiele sind:

- Magen- und Duodenalulzera
- Rezidivprophylaxe von Ulzera
- Prophylaxe von Stressläsionen

Unerwünschte Wirkungen können sein:

- Müdigkeit, Schwindel, Verwirrtheit
- Gynäkomastie, Laktorrhö
- Exantheme, Haarausfall
- Durchfall
- Transaminasenanstieg

FRAGE

Kurze Frage – kurze Antwort:
Kennen Sie den Begriff **Barrett-Ösophagus**?

Antwort Der Barrett-Ösophagus ist eine **Folge** eines schweren **gastroösophagealen Refluxes**. Das Plattenepithel des Ösophagus wird durch **Zylinderepithel** vom **intestinalen Typ** ersetzt. Es besteht ein Risiko für die Entwicklung eines Adenokarzinoms. Das Krebsrisiko ist beim Long-Segment-Barrett (Länge der Metaplasie > 3 cm) 30-fach erhöht.

FRAGE

Erläutern Sie bitte in wenigen Stichpunkten Epidemiologie, Symptome, Diagnostik und Therapie des **Ösophaguskarzinoms**.

TIPP Dieses Antwortschema in Stichpunkten ist für alle Erkrankungen sinnvoll.

Antwort ➤ Tab. 3.2

Tab. 3.2 Synopsis Ösophaguskarzinom

Epidemiologie	6 Fälle/100.000 Einwohner, 5 % aller Tumoren des GI-Trakts
Symptome	Dysphagie (erst bei Verlegung von ⅔ des Lumens)
Diagnostik	• Endoskopie mit Biopsie • CT und Endosonografie
Therapie	• Ösophagektomie (Magenhochzug) evtl. vorher neoadjuvante Radiochemotherapie • palliative Radiochemotherapie • palliativer Passageerhalt durch endoskopische Stenteinlagen oder Lasertherapie
Prognose	• ohne LK-Filiae: 5-Jahres-Überleben ca. 55 % • bei LK-Filiae: 5-Jahres-Überleben ca. 10–15 %

3.3 Ulcus duodeni/ventriculi

FALLBEISPIEL

Ein 30-jähriger Patient kommt abends in die Notfallambulanz. Er gibt an, dass er seit dem Morgen unter starken Bauchschmerzen leide. Die Schmerzen hätten unter dem Rippenbogen begonnen und sich nach und nach auf den ganzen Bauch ausgedehnt. Jetzt seien sie unerträglich geworden. Bei der Erhebung der allgemeinen Anamnese gibt der Patient an, dass er in den letzten 2 Monaten vermehrt unter Stress gelitten habe. Vor einigen Wochen habe er schon einmal Schmerzen unter dem Rippenbogen verspürt, die er aber als Gastritis gedeutet habe. Magengeschwüre seien nie diagnostiziert worden, und auch sonst sei er immer gesund gewesen. Bei der klinischen Untersuchung stellen Sie fest, dass der Bauch des Patienten bretthart und extrem druckdolent ist. Es besteht Abwehrspannung, die sich auch durch Ablenkung des Patienten nicht überwinden lässt. Im Epigastrium bemerken Sie eine deutliche Verhärtung.

FRAGE

Wie lautet Ihre **Verdachtsdiagnose**? Welche **Untersuchung** ist für Diagnose und Therapieeinleitung entscheidend?

Antwort Anamnese und klinische Untersuchung sprechen für die **Perforation** eines Hohlorgans im Epigastrium. Zur Erhärtung der Diagnose empfiehlt sich eine **Röntgenaufnahme** des Abdomens im Stehen und in Linksseitenlage.

FRAGE

Sie erhalten untenstehendes Röntgenbild (➤ Abb. 3.2). Bitte nehmen Sie dazu Stellung.

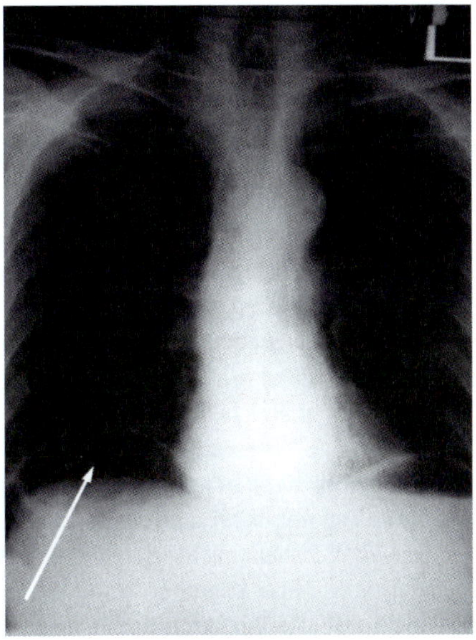

Abb. 3.2 Röntgen-Thorax p.a. im Stehen [E593]

Antwort Nach der Perforation eines Hohlorgans ist freie Luft im Bauchraum zu erwarten, die sich im Stehen unter dem Diaphragma, in Linksseitenlage unter der gesamten rechten Seite sammelt. In dieser Aufnahme sieht man **unter beiden Zwerchfellkuppeln** sichelförmig eine **Luftansammlung**, sodass der Verdacht einer Perforation sich bestätigt. Weitere Untersuchungen wie Gastroskopie und Ultraschall sind meistens überflüssig. Eine rasche Laparotomie ist in der Regel unumgänglich.

MERKE Meist ist die Luft unter den Zwerchfellen in der Röntgenthoraxaufnahme im Stehen besser zu sehen als in der Abdomenleeraufnahme.

FRAGE
Beschreiben Sie die Klinik eines **Magenulkus**.

Antwort Ein Magenulkus ist ein umschriebener Defekt der Magenwand, der im Gegensatz zur Erosion über die Muscularis mucosae hinausgeht. Patienten mit einem **Ulcus ventriculi** klagen z. B. über:

- Schmerzen im Epigastrium, die bevorzugt postprandial bzw. nach einer Latenz von mehreren Stunden auftreten
- Appetitmangel
- Übelkeit, Erbrechen
- Völlegefühl
- Druckgefühl unter dem Sternalfortsatz

Differenzialdiagnostisch sollten immer eine Cholezystolithiasis, ein Herzinfarkt und vor allem ein Magenkarzinom ausgeschlossen werden.

FRAGE
Was fällt Ihnen zum **Ulcus duodeni** ein?

TIPP Am besten geht man in der Antwort zuerst auf die Ätiologie und Pathogenese ein.

Antwort Das Duodenalgeschwür befällt häufig Männer jüngeren Alters und tritt bevorzugt im Frühjahr und Herbst auf. Bei der **Pathogenese** wirken folgende Mechanismen zusammen:

- **Säure-** und **Pepsinhypersekretion** bei **beschleunigter Magenentleerung**: Eine Parietalzellvermehrung führt zu einer erhöhten Gastrinfreisetzung aus dem Antrum mit der Folge einer vermehrten Magensäurebildung.
- **Gestörte Säureneutralisation** im **Bulbus duodeni**: Durch eine verminderte Bikarbonat- und Schleimsekretion des Duodenums wird die Magensäure nicht ausreichend im Bulbus duodeni (häufig Ulkusort) neutralisiert.
- **Nervale Einflüsse bzw. psychische Faktoren**: Schließlich ist auch ein erhöhter Vagotonus für eine verstärkte Säuresekretion verantwortlich. Typisch sind deshalb nächtliche Schmerzen bei Patienten mit Ulcus duodeni (nachts: erhöhter Vagotonus).
- Die **fehlerhafte Funktion der Schleimhautschutzmechanismen** (Schleimbildung, Epithelregeneration, Durchblutung) und das Überwiegen der aggressiven gegenüber den defensiven Mechanismen werden auch

Tab. 3.3 Magen-Ulzera-Klassifikation nach Johnson

Typ	Definition
I	kleine Magenkurvatur, subazid (am häufigsten)
II	kombiniertes Magen- und Duodenalulkus, normal- oder hyperazid
III	präpylorisches Ulkus, meist hyperazid
IV	Ulcus duodeni, hyperazid

beim Duodenalulkus, ähnlich wie beim Magenulkus, mehr oder minder vorausgesetzt.

- Eine Infektion mit **Helicobacter pylori** wird mit der Ulkusentstehung ursächlich in Zusammenhang gebracht (99 % der Patienten mit Ulcus duodeni sind HP-positiv gegenüber 75 % der Patienten mit Ulcus ventriculi). Psychologische (Persönlichkeitsstruktur) und soziologische (Exil, Auswanderung) Parameter tragen zur Entstehung und Unterhaltung eines Duodenalulkus bei.

FRAGE
Welche **Komplikationen** können bei einem **peptischen Ulkus** auftreten?

Antwort Die vier Hauptkomplikationen sind:

- **Blutung**, gelegentlich lebensbedrohlich durch Arrosion einer Arterie (z. B. A. gastroduodenalis)
- **Penetration** in **Nachbarorgane** wie Pankreas oder Gallenwege
- **Perforation** mit der Folge einer Peritonitis
- **Stenose** durch narbige Defektheilung (Pylorusstenose)

Die Blutung ist die mit Abstand häufigste Komplikation. Weiterhin besteht beim Ulcus ventriculi im Gegensatz zum Ulcus duodeni die Möglichkeit einer malignen Entartung. Das benigne Magenulkus gilt jedoch nicht als Risikofaktor.

TIPP Das ist eine Standardfrage!

FRAGE
Beschreiben Sie die **Einteilung** der **Magenulzera** nach Johnson.

Antwort Die von Johnson vorgeschlagene Klassifikation teilt die chronischen Gastroduodenalulzera nach ihrer **Lokalisation** ein (> Tab. 3.3). Eindeutige Symptome eines Ulcus ventriculi gibt es nicht, jedoch kommen gewisse Krankheitszeichen gehäuft vor. Das Ulcus ventriculi tritt im Gegensatz zum Ulcus duodeni vermehrt bei älteren Patienten auf, bei denen oft ein reduzierter Allgemeinzustand vorliegt. Die Patienten klagen über Inappetenz, Übelkeit und Völlegefühl.

FRAGE
Beschreiben Sie einige **röntgenologische Zeichen** eines benignen Ulcus ventriculi.

TIPP Häufig wird dem Prüfling ein Röntgenbild gezeigt. Wir halten es für sinnvoll, die folgenden röntgenologischen Zeichen auswendig zu lernen, um bei Nichterkennen des Röntgenbildes in der Prüfung zumindest theoretische Kenntnisse vortragen zu können.

Antwort Ein benignes Ulcus ventriculi ist ein Schleimhautdefekt, der über die Muscularis mucosae hinaus in die Magenwand reicht. Im **Röntgenbild** können bei der Magen-Darm-Passage mit wasserlöslichem Kontrastmittel (z. B. Gastrografin) folgende **Zeichen** entstehen:

- Ulkuskragen
- Ulkusnische
- fingerartige, auf die Ulkusnische weisende Einziehung der großen Kurvatur
- gestörtes Schleimhautrelief
- narbige Verziehung von kleiner Kurvatur und präpylorischem Antrum
- gestörte Motilität (unter Durchleuchtung)

FRAGE

Was ist eine **Magensaftanalyse**? Nennen Sie Situationen, in denen die Magensaftanalyse eine diagnostische Hilfe darstellt.

Antwort Bei der fraktionierten Magensaftanalyse misst man vor und nach Stimulation durch Pentagastrin die Säurebildung des Magens. Dabei gelten folgende Normalwerte:

- **BAO** (= basal acid output): 1–4 mmol/h (vor Pentagastrin-Stimulation)
- **PAO** (= peak acid output): 10–40 mmol/h. Dieser berechnet sich aus den beiden höchsten zeitlich aufeinanderfolgenden 15-Minuten-Portionen nach Pentagastrin-Stimulation.

In folgenden Situationen ist eine Magensaftanalyse indiziert:

- V. a. **Zollinger-Ellison-Syndrom** (BAO + PAO erhöht + Duodenalulzera)
- zwecks Feststellung einer Achlorhydrie (BAO + PAO vermindert) im Falle einer **perniziösen Anämie** oder eines **Ulcus ventriculi** bzw. einer **chronisch atrophischen Gastritis**

FRAGE

Was wissen Sie über **Helicobacter pylori**?

Antwort Es handelt sich bei Helicobacter pylori um ein gramnegatives Bakterium. Es besteht eine Affinität zum Oberflächenepithel des Magens. Die Infektion erfolgt von Mensch zu Mensch (oral-oral, fäkal-oral). Circa 50 % der Weltbevölkerung sind infiziert. Als Risikofaktor gilt ein niedriger sozioökonomischer Status. In den Industrienationen nimmt die Prävalenz um ca. 1 % pro Lebensjahr zu. Selbstinfektionen haben gezeigt, dass die Neuinfektion zu einer akuten Gastritis führt. Die Säuresekretion nimmt vorübergehend ab. Es entwickelt sich eine **chronische Gastritis** mit Betonung im Antrum. Die HP-positive chronische Gastritis prädisponiert sowohl zur Entwicklung eines Adenokarzinoms als auch eines MALT-Lymphoms des Magens.

Die Diagnostik erfolgt in der Regel endoskopisch-bioptisch anhand der histologischen Untersuchung oder des sog. Urease-Schnelltests (Verfärbung eines Mediums durch die ausgeprägte Ureaseaktivität von Helicobacter pylori). Alternativ kann ein Atemtest mit radioaktiv markiertem Harnstoff (^{13}C- oder ^{14}C-Atemtest) durchgeführt werden.

Tab. 3.4 Eradikationstherapie

Schema	Medikamente	Dosis	Dauer	Erfolgsrate
Französische Tripletherapie (1. Wahl)	Protonenpumpenhemmer (z. B. Omeprazol) Clarithromycin Amoxicillin	2 × 1 Standarddosis 2 × 500 mg 2 × 1.000 mg	7 Tage 7 Tage 7 Tage	90–95 %
Italienische Tripletherapie (2. Wahl)	Protonenpumpenhemmer (z. B. Omeprazol) Clarithromycin Metronidazol	2 × 1 Standarddosis 2 × 250 mg 2 × 400 mg	7 Tage 7 Tage 7 Tage	90–95 %

FRAGE
Wie **therapieren** Sie eine Helicobacter-Infektion?

Antwort Die Behandlung der Wahl ist eine Triple-Therapie aus einem Protonenpumpenhemmer und zwei Antibiotika über 7 Tage. Man nennt diese Therapie auch **Eradikationstherapie** (➤ Tab. 3.4).

MERKE

Bei persistierender Helicobacter-pylori-Infektion kommt es in ca. 60–80 % der Fälle innerhalb 1 Jahres zu einem Ulkusrezidiv.

3.4 Magenkarzinom

FRAGE
Welche **Ätiopathogenese** weist das Magenkarzinom auf?

Antwort Ein **hoher Nitratgehalt** in geräucherten und gesalzenen Speisen wird mit der Entstehung eines Magenkarzinoms in Beziehung gebracht. Eine gewisse Rolle spielen auch **genetische** und **ethnische Faktoren**. Weiterhin muss bei folgenden Krankheitsbildern mit dem gehäuften Auftreten eines Magenkarzinoms gerechnet werden:

- Helicobacter-pylori-Gastritis (Typ B)
- perniziöse Anämie bei chronisch-atrophischer Autoimmungastritis (Typ A)
- adenomatöse Magenpolypen
- Zustand nach Magenresektion (nach 15–20 Jahren)
- Morbus Ménétrier (Riesenfaltengastritis mit Schleimbildung)
- genetische Faktoren (Blutgruppe A bevorzugt, in Japan und Finnland gehäuftes Vorkommen)

Bekannte Risikofaktoren (Rauchen, Alkohol) sollten ausgeschaltet werden. **Obligate Präkanzerosen** sind das echte Adenom und das Carcinoma in situ. Das Magenkarzinom ist am häufigsten im Antrum oder präpylorischen Bereich lokalisiert. In 90 % der Fälle tritt ein solitärer Tumor auf, in 10 % beobachtet man ein multizentrisches Auftreten des Tumors. Eine Helicobacter-pylori-Besiedelung erhöht das Risiko für die Entwicklung eines Magenkarzinoms um das 4- bis 6-Fache.

TIPP Bei der Vorbereitung des Themas Magenkarzinom wird die Ätiopathogenese meist wenig berücksichtigt. In der Prüfung sollte man sich an die Präkanzerosen erinnern.

FRAGE

Wie sehen die **Hauptmetastasierungswege** des Magenkarzinoms aus?

Antwort Das Magenkarzinom wächst infiltrierend in die Umgebung und metastasiert **lymphogen** primär entlang der großen Magengefäße an der kleinen und großen Kurvatur. Fortleitende Lymphbahnen verlaufen entsprechend dem Gefäßverlauf zum Truncus coeliacus, zum Omentum majus, zum Lig. gastrocolicum, zum Lig. gastrolienale und zum Milzhilus. Eine **hämatogene** Metastasierung tritt meist erst bei weit fortgeschrittenen Karzinomen auf. **Hauptmetastasierungsorgane** sind Leber, Lunge, Gehirn und Skelettsystem.

FRAGE

Was ist ein **Magenfrühkarzinom**? Wie äußert es sich?

TIPP Die Klinik bei vielen Erkrankungen des Magens ist ähnlich. Die unterschiedliche Wertigkeit erfordert immer eine genaue differenzialdiagnostische Abklärung.

Antwort Das Magenfrühkarzinom ist entweder auf die Mukosa oder auf Mukosa und Submukosa begrenzt (d. h. **keine Infiltration der Muscularis propria**). Es darf nicht mit einem Carcinoma in situ, das die Basalmembran nicht überschreitet, verwechselt werden und stellt eine prognostisch relativ günstige Variante des Magenkarzinoms dar (5-Jahres-Überlebensrate 70–80 %). Die Diagnose erfolgt durch **endoskopische Biopsie** mit nachfolgender histologischer Aufarbeitung.

Nicht jedes Magenfrühkarzinom führt zu einem fortgeschrittenen Magenkarzinom, trotzdem können beim Frühkarzinom Lymphknoten befallen sein und Metastasen vorliegen. Frühkarzinome weisen keine charakteristischen Beschwerden auf und werden in ca. 20 % der Fälle zufällig anlässlich einer endoskopischen Untersuchung gefunden.

Klinisch kann es sich durch folgende **Symptome**, die auch beim fortgeschrittenen Magenkarzinom vorkommen, bemerkbar machen:

- Appetitlosigkeit
- Gewichtsverlust
- epigastrische Schmerzen
- Anorexie
- Übelkeit
- Erbrechen
- Völlegefühl
- Blutungen

FRAGE

Erläutern Sie eine **Klassifikation** beim fortgeschrittenen Magenkarzinom.

Antwort Das fortgeschrittene Magenkarzinom wird makroskopisch nach **Borrmann** folgendermaßen **makroskopisch** eingeteilt (➤ Tab. 3.5, ➤ Abb. 3.3):

Klassifikationen sind für Therapie und Prognose von Bedeutung. So hat z. B. Typ IV der Borrmann-Klassifikation die schlechteste Prognose. Eine weitere Klassifikation ist die **histologische** Einteilung nach **Lauren** (➤ Tab. 3.6).

Tab. 3.5 Makroskopische Einteilung des Magenkarzinoms nach Borrmann

Typ	Definition
I	polypös exophytisch
II	ulzerierend und polypös
III	ulzerierend mit Infiltration in die Umgebung (am häufigsten)
IV	diffus infiltrierend

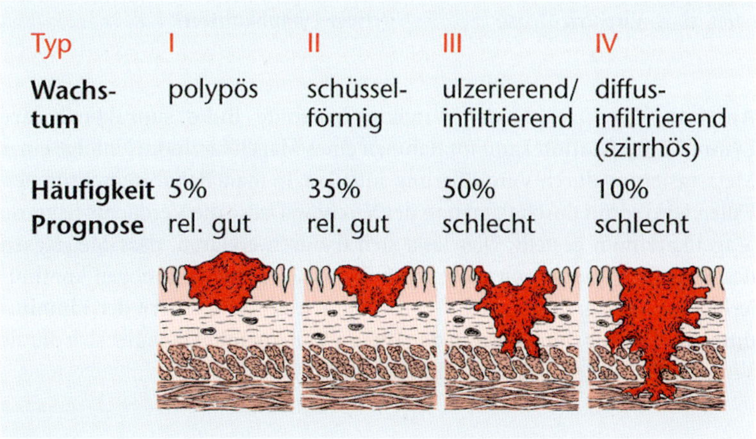

Abb. 3.3 Makroskopische Einteilung des fortgeschrittenen Magenkarzinoms nach Borrmann [L157]

Tab. 3.6 Histologische Einteilung des Magenkarzinoms nach Lauren

Intestinale Form	Diffuse Form
meist Adenokarzinom	meist undifferenzierte Karzinome
Drüsenbildung, scharf begrenzt	diffus wachsend
seltener LK-Metastasen	häufiger LK-Metastasen
häufiger kurabel	seltener kurabel

FRAGE

Wie geht man bei Verdacht auf ein Magenkarzinom **diagnostisch** vor?

Antwort Nach genauer **Anamneseerhebung** kann manchmal die Verdachtsdiagnose eines Magenkarzinoms gestellt werden. Meistens ist der körperliche Befund bis auf Zeichen eines Gewichtsverlusts und einer Blutungsanämie unauffällig. Bestehen epigastrische Beschwerden länger als 2–3 Wochen, ist unbedingt eine **endoskopische Klärung** anzustreben. Ist das Karzinom weit fortgeschritten, können ggf. ein palpabler Tumor, tastbare Lymphknoten, Lebermetastasen oder Aszites gefunden werden.

Durch die bioptische Gewebeentnahme bei der Endoskopie wird die Diagnose gesichert. Dabei sind zur eindeutigen Unterscheidung zum benignen Ulkus mehrere **Gewebeproben** aus dem Ulkusrand und einige aus dem Ulkusgrund erforderlich, die histologisch untersucht werden müssen. **Radiologisch** (z. B. Doppelkontrasttechnik) sind folgende Zeichen tumorverdächtig:

- Nischen im Schleimhautniveau
- Faltenabbrüche
- Wandversteifungen
- unregelmäßiger Randwall
- Verdrängungen von Nachbarstrukturen
- Magenausgangsstenose

FRAGE

Was ist die **Virchow-Drüse** bzw. der **Virchow-Lymphknoten**?

Antwort Die nach Rudolf Virchow benannte **linke supraklavikuläre Lymphknotenstation** kann im Rahmen eines Magenkarzinoms infolge einer Metastasierung durch Vergrößerung auffallen. In manchen fortgeschrittenen Fällen wird somit durch Palpation der Virchow-Drüse die Verdachtsdiagnose Magenkarzinom gestellt. Dies lässt sich dadurch erklären, dass Metastasen des Magenkarzinoms von gastralen Lymphknoten aus lymphogen kontinuierlich oder sprunghaft in den Ductus thoracicus gelangen. An der **Einmündung des Ductus thoracicus in den linken Venenwinkel** befindet sich die als Virchow-Drüse genannte Lymphknotenstation.

3.5 Enterokolitis

FALLBEISPIEL

Ein Patient bekommt aufgrund einer Osteomyelitis langfristig das Antibiotikum Clindamycin verabreicht. Nach 2 Wochen treten plötzlich Fieber, schleimig-blutige Durchfälle und Bauchschmerzen auf.

FRAGE

Können Sie sich eine Beziehung zwischen dieser Symptomatik und der Antibiotikaverabreichung vorstellen?

Antwort Clindamycin kann als unerwünschte Nebenwirkung eine **pseudomembranöse Enterokolitis** verursachen, die sich durch die genannten Symptome äußert. Pathogenetisch wird durch das Antibiotikum die normale Darmflora zerstört. Als Folge kommt es zu einer Überwucherung des Kolons mit **Clostridium difficile**.

Die Diagnose wird meist durch die Anamnese (Antibiotikatherapie) in Verbindung mit der Klinik gestellt. Stuhlkulturen auf Clostridium difficile sind meistens nicht notwendig. Weiterhin ist ein Toxinnachweis im Stuhl möglich. Die Therapie besteht im Absetzen von Clindamycin und ggf. in der Gabe von Vancomycin. Unbehandelt kann eine pseudomembranöse Enterokolitis letal enden.

FRAGE

Wodurch wird eine **Reisediarrhö** oder die „Rache Montezumas" meist ausgelöst? Welche prophylaktischen Maßnahmen raten Sie Fernreisenden?

Antwort Eine Reisediarrhö ist zu 80 % bakteriell bedingt. Erreger sind meist enterotoxinbildende Bakterien der Escherichia-coli-Gruppe. Die Erkrankung dauert einige Tage und verläuft mild. Hauptsymptom sind wässrig-schleimige Durchfälle bei relativ gutem Allgemeinzustand. Therapeutisch sind neben Schonung reichliche **Flüssigkeitszufuhr**, **evtl. medizinische Kohle** und orale Elektrolytlösungen angezeigt. Schwere Verläufe werden mit **Cotrimoxazol** und **Loperamid** („Imodium") behandelt (**cave**: Loperamid nur kurzzeitig und nicht bei Kleinkindern sowie bei blutigen Durchfällen einsetzen). Die prophylaktischen Maßnahmen beinhalten in erster Linie Trinkwasser-, Nahrungsmittel- und persönliche Hygiene („cook it, peel it or leave it").

FRAGE

Bei welchen Patienten und aus welchem Grund kann eine banale Enterokolitis sich rasch zu einem lebensbedrohlichen Krankheitsbild entwickeln?

Antwort Eine Enterokolitis führt zu hohen Flüssigkeitsverlusten über den Darm. Kleinkinder, alte und geschwächte Patienten können schnell in eine bedrohliche **Exsikkose** geraten. Flüssigkeitsersatz ist daher unbedingt notwendig.

3.6 Morbus Crohn

FRAGE

Beschreiben Sie in groben Zügen die **Differenzialdiagnose** zwischen **Morbus Crohn** und **Colitis ulcerosa**.

Antwort Die Differenzialdiagnose zwischen Morbus Crohn und Colitis ulcerosa erfasst die in ➤ Tab. 3.7 aufgeführten klinischen Gesichtspunkte.

TIPP Die Frage wird häufig gestellt und kann gut während der Vorbereitungsphase innerhalb der Lerngruppe geübt werden.

FRAGE

Nennen Sie bitte infektiöse Darmerkrankungen, die einen Morbus Crohn vortäuschen können.

Antwort Infektiöse Enterokolitiden wie z. B. **Yersiniosen**, **Shigellosen**, **Campylobacter-Infektionen** oder eine disseminierte **Tuberkulose** sind von einem Morbus Crohn schwer zu unterscheiden (Entnahme von Stuhlkulturen, Darmhistologie, KBR = Komplementbindungsreaktion).

Tab. 3.7 Unterschiede zwischen Morbus Crohn und Colitis ulcerosa

Morbus Crohn	Colitis ulcerosa
bei beiden Geschlechtern gleich häufig	Frauen bevorzugt
jugendliches Erkrankungsalter	jedes Alter
häufig Schmerzen (Kolik)	selten Schmerzen, in 65 % rezidivierend
selten blutige Durchfälle	oft blutig-schleimige Durchfälle
häufig Strikturen, Fisteln, Fissuren	Pseudopolypen, Kryptenabszesse
transmurale Entzündung	Entzündung auf Mukosa und Submukosa beschränkt
Befall des gesamten Gastrointestinaltrakts möglich	ausschließlich Kolonbefall
Epitheloidzellgranulome in ca. 30 %	evtl. „Backwash Ileitis"
segmentale bzw. diskontinuierliche Ausbreitung	kontinuierliche Ausbreitung von distal nach proximal
keine Karzinomentwicklung	Karzinomentwicklung möglich

MERKE Die Diagnose eines Morbus Crohn wird durch endoskopische, radiologische und histologische Untersuchungen gesichert. Infektiöse Darmerkrankungen müssen ausgeschlossen werden.

FRAGE
Wie entstehen die **radiologischen Zeichen** eines Morbus Crohn?

Antwort Der Morbus Crohn ist durch eine transmurale, unspezifische granulomatöse Entzündung des erkrankten Darmsegments charakterisiert. Es kommt zur Verdickung und Fibrosierung, wobei sich typischerweise gesunde Darmabschnitte mit kranken abwechseln. Im Röntgenbild entstehen diskontinuierlich kurz- oder langstreckige Stenosen **(„skip-lesions")** mit Wandstarre und prästenotischen Dilatationen. Die radiologisch oft erfassbaren Fisteln zwischen Dünn- und Dickdarm sowie zwischen Dickdarm, Blase und Scheide sind durch die transmurale entzündliche Beteiligung aller Wandschichten verursacht. Das landkartenartige Aussehen bzw. das **„Pflastersteinrelief"** im Röntgenbild ist Ausdruck der Risse und Fissuren der Schleimhaut sowie einer granulomatösen Entzündung der regionären Lymphknoten (Peyer-Plaques).

FRAGE
Beschreiben Sie **psychosomatische Gesichtspunkte** beim Morbus Crohn.

PLUS Psychosomatische Aspekte sind bei einigen Krankheiten des GI-Trakts (Morbus Crohn, Colitis ulcerosa, Ulcus pepticum etc.) mit entscheidend.

Antwort Beim Morbus Crohn werden sowohl auslösende psychische und psychosoziale Faktoren als auch krankheitsabhängige psychische Entwicklungen, meist infolge der Chronifizierung, diskutiert.

Psychodynamisch ist oft eine unreife und unreflektierte Elternbindung vorzufinden. Wie bei der Colitis ulcerosa werden auch beim Morbus Crohn **autoaggressive Tendenzen** angenommen, die mit der Bildung von **Antikör-**

pern gegen **Darmantigene** in Verbindung gebracht werden. Durch Distanzierung und Verschiebung versucht der Crohn-Kranke sich von dem **spannungsbeladenen Konflikt** zu befreien, was schließlich zu einer selbstzerstörerischen Haltung führen kann. Weiterhin fallen **depressive Züge** und Ängste bei vielen Crohn-Kranken auf. Werden psychosomatische Zusammenhänge in der jeweiligen Erkrankungssituation nachgewiesen, ist neben der medikamentösen auch eine psychotherapeutische Behandlung indiziert.

FRAGE

Wie **therapieren** Sie einen Morbus Crohn? Welche **Prognose** weist dieses Krankheitsbild auf?

Antwort Die Heilung eines Morbus Crohn ist weder internistisch noch chirurgisch möglich.

Im **akuten Schub** werden **5-Aminosalizylsäure** (Mesalazin = Retardpräparat 4 g/d p. o.) und **Glukokortikoide** (Prednisolon 1 mg/kg KG/d p. o., dann schrittweise Dosisreduktion) verabreicht, wobei Steroide beim schweren Krankheitsschub angewendet werden. Bei vorwiegend ileozökalem Befall können auch topisch wirksame Steroide eingesetzt werden, z. B. Budesonid 9 mg/d p. o.

Bei steroidabhängigen oder steroidrefraktären Verläufen sind die Immunsuppressiva **Azathioprin** oder **6-Mercaptopurin** indiziert. Als Reservemittel wird darüber hinaus der TNFα-Antikörper **Infliximab** (5 mg/kg KG i. v. bei Versagen der Steroidtherapie, vorher Tbc-Test) eingesetzt.

Zur konservativen Therapie von Fisteln eignen sich Metronidazol, Ciprofloxacin, Azathioprin und Infliximab. Bei leichter oder mäßiggradiger Aktivität eines Morbus Crohn sowie beim Befall des Kolons wird 5-Aminosalizylsäure eingesetzt. Zur Rezidivprophylaxe ist allerdings der therapeutische Wert von 5-ASA nicht gesichert. Beim distalen Befall können steroidhaltige Schäume oder Klysmen angewendet werden. Zur Rezidivprophylaxe hat sich Azathioprin besser bewährt (⅔ aller Patienten dauerhafte Remission). Eine vollständige **parenterale Ernährung** bzw. **ballaststoffarme Kost** während eines akuten Schubes führt zur Entlastung des Darms und trägt zur Besserung der Symptomatik bei.

Kurzstreckige Stenosen und Fisteln können teilweise **interventionell endoskopisch** therapiert werden. Die Indikation zur **Operation** sollte so zurückhaltend wie möglich gestellt werden. Die Rezidivrate ist hoch. Bei optimaler Therapie haben die meisten Patienten jedoch eine normale Lebenserwartung.

TIPP Cave: Morbus Crohn ≠ Colitis ulcerosa.

FRAGE

Wann ist eine **Operation** beim Morbus Crohn unumgänglich?

Antwort Die OP ist indiziert bei **Perforation, Peritonitis, Ileus** und nicht stillbaren **Blutungen**. Die Darmresektion sollte „sparsam" erfolgen, um ein Kurzdarmsyndrom (= chologene Diarrhö/Steatorhö durch Gallesäureverlust bei fehlendem terminalem Ileum) zu verhindern.

3.7 Colitis ulcerosa

FALLBEISPIEL

Eine 20-jährige Frau kommt in die Praxis und klagt über schubweise auftretende schleimige Durchfälle bis zu 10 × täglich seit 3 Jahren. Häufig kämen auch Phasen mit normalem Stuhlverhalten vor. Jetzt hat sie deutliche Blutbeimengungen im Stuhl bemerkt, was sie sehr ängstigt. Sie gibt eine Gewichtsabnahme von über 6 kg im letzten Jahr an und berichtet über Fieber, häufige Übelkeit und Appetitlosigkeit.

FRAGE

Wie können Sie Ihre Verdachtsdiagnose sichern?

TIPP Eine leichte Frage, da die Anamnese typisch ist.

Antwort Bei dieser Anamnese kommen differenzialdiagnostisch hauptsächlich eine Colitis ulcerosa, ein Morbus Crohn oder eine infektiöse Kolitis (Amöbenkolitis) in Frage. Das jugendliche Alter der Patientin und das typische Stuhlverhalten mit schubartigem Krankheitsverlauf machen ein Karzinom unwahrscheinlich. Aufgrund der Blutbeimengungen ist in erster Linie an eine **Colitis ulcerosa** zu denken. Die Diagnose wird folgendermaßen gesichert:

- **Stuhlbefund**: blutig, schleimige Durchfälle
- **Ileokoloskopie**: Ulzerationen (besonders im Rektosigmoid), hyperämische Darmschleimhaut, die bei Berührung leicht blutet
- **Histologie**: Kryptenabszesse und Pseudopolypen, nach mehreren Schüben Schleimhautatrophie; auf Mukosa und Submukosa begrenzte Entzündung
- **Radiologie**: linksseitig betonte kontinuierliche Veränderungen, die schubweise nach oral fortschreiten, zirkuläre „Spiculae"; nach mehreren Krankheitsschüben „Ofenrohr"-artiges Bild des Dickdarms

FRAGE

Welche **extraintestinalen Manifestationen** können bei der Colitis ulcerosa auftreten?

Antwort Bei der Colitis ulcerosa sind folgende extraintestinale Manifestationen bekannt:

- **Auge**: Iritis, Uveitis, Episkleritis
- **Haut**: Erythema nodosum, Pyoderma gangraenosum
- **Leber**: primär sklerosierende Cholangitis
- **Skelett**: Arthritis, ankylosierende Spondylitis
- **Herz**: Perikarditis
- **Mundschleimhaut**: Stomatitis aphthosa

Die extraintestinalen Manifestationen treten unabhängig von der Aktivität der Darmerkrankung auf (oft vergesellschaftet mit HLA-B27).

FRAGE

Wie **therapieren** Sie eine Colitis ulcerosa?

Antwort Indiziert sind:
- **Mesalazin** = Retardpräparat der 5-Aminosalizylsäure, je nach Befallsmuster topisch (Suppositorien bei Proktitis, Klysmen bei linksseitiger Kolitis) und/oder oral
- **Glukokortikoide** bei ausgeprägteren Verläufen (topisch und/oder 40–60 mg/d systemisch)
- Bei hochakutem Verlauf zusätzlich **Ciclosporin A**, parenterale Ernährung und ggf. Substitution von Blut und Albumin. Bei therapierefraktären chronischen Verläufen werden auch die Immunsuppressiva **Azathioprin** und **6-Mercaptopurin** eingesetzt.

Eine **Remissionserhaltung** erfolgt mit Aminosalizylaten (oral und/oder topisch), Azathioprin oder dem E.-coli-Nissle-Präparat Mutaflor®. Versagt die konservative Therapie oder treten lebensbedrohliche Komplikationen auf, erfolgt die **Proktokolektomie**. Durch Beseitigung des Erfolgsorgans ist dies bei der Colitis ulcerosa eine kurative Maßnahme.

Glukokortikoide haben in der Prophylaxe der Colitis ulcerosa keinen Stellenwert.

TIPP Es empfiehlt sich, Vorzüge bzw. Nachteile der konservativen bzw. operativen Therapie zu betonen.

FRAGE
Beschreiben Sie zwei lebensgefährliche **Komplikationen** der Colitis ulcerosa.

Antwort Ein akut lebensbedrohliches Krankheitsbild ist das **toxische Megakolon** mit
- septischen Temperaturen,
- gespanntem Abdomen (→ Peritonitis),
- RR-Abfall, zunehmender Schocksymptomatik mit Herz-Kreislauf-Versagen.

Hauptgefahr ist die Perforation des Dickdarms bzw. eine Durchwanderungsperitonitis. Meist ist eine notfallmäßige chirurgische Intervention nötig. Als schwerwiegendste Spätkomplikation tritt das **Kolonkarzinom** auf. Besonders bei frühem Erkrankungsbeginn, ausgedehntem Kolonbefall und langer Erkrankungsdauer (> 10 Jahre) besteht hierfür ein hohes Risiko. Die 5-ASA-Langzeittherapie reduziert das Karzinomrisiko um 75 %.

MERKE Als akute Komplikation der Colitis ulcerosa ist das toxische Megakolon, als Spätkomplikation das Kolonkarzinom gefürchtet.

FRAGE
Was sind sinnvolle **Kontrolluntersuchungen** bei Colitis ulcerosa?

Antwort Regelmäßige **Koloskopien** sind sinnvoll. Insbesondere nach 8- bis 10-jähriger Krankheitsdauer wird jährlich eine Koloskopie mit Stufenbiopsien aus allen Kolonabschnitten empfohlen. Bei hochgradigen Dyplasien ist die totale Kolektomie angezeigt. Nach 20 Jahren steigt bei ausgedehnter Kolitis die Karzinomrate auf über 10 %.

3.8 Sprue – glutensensitive Enteropathie (bei Kindern Zöliakie)

FALLBEISPIEL

Eine 45-jährige Frau kommt zu Ihnen in die Praxis und klagt über Gewichtsabnahme und einen massigen hellen Stuhl.

FRAGE

Wie würden Sie diagnostisch vorgehen, um die Verdachtsdiagnose **einheimische Sprue** zu sichern?

Antwort Beim nicht-tropischen Spruekranken werden ein Stuhlgewicht von über 250 g/d und ein Stuhlfettgehalt über 8 g/d gemessen. Folgende funktionsdiagnostische Untersuchungen untermauern die Verdachtsdiagnose:

- **D-Xylose-Test** (Kohlenhydratmalabsorptionsbestimmung)
- **H_2-Atemtest** nach Laktosegabe (beim Vollbild einer Sprue besteht meist auch ein Laktasemangel)

In der **MDP** (= Magen-Darm-Passage) sind segmentierte und dilatierte Dünndarmschlingen mit fehlendem Schleimhautrelief zu beobachten. Gesichert wird die Diagnose der Zöliakie durch einen positiven IgA-anti-Transglutaminase(Anti-TG)-Antikörper-Test und mikroskopische Untersuchung einer Dünndarmschleimhautbiopsie. Typische Befunde sind:

- Zottenreduktion bzw. -atrophie der Dünndarmschleimhaut
- Kryptenhyperplasie mit Abflachung des Oberflächenepithels
- Vermehrung intraepithelialer Lymphozyten

FRAGE

Sie haben die Diagnose einer einheimischen Sprue gesichert. Welches **diätetische Behandlungskonzept** leiten Sie ein?

Antwort Da die Schleimhautveränderungen der einheimischen Sprue durch eine allergische Reaktion gegenüber der Gliadinfraktion des Glutens („Klebereiweiß des Weizens") hervorgerufen werden, ist die lebenslange Einhaltung einer **glutenfreien Kost** obligat. Ab 2012 müssen glutenfreie bzw. glutenhaltige Speisen im Verkauf gekennzeichnet sein. Dabei ist der Verzehr folgender Nahrungsmittel **verboten**:

- Weizen, Gerste, Roggen, Hafer bzw. daraus hergestelltes Brot, Kekse und Kuchen
- Fleisch- und Gemüsekonserven
- Milch und Milchprodukte bzw. daraus hergestellte Produkte (z. B. auch Schokolade)
- Trockensuppen

Erlaubt sind Mehlprodukte aus Hirse, Reis und Mais. Mineralien, insbesondere Kalzium und Vitamine (besonders Vit. A, D, E, K) sollten oral substituiert werden. Eine ausreichende Zufuhr dieser Stoffe durch die Nahrung ist bei glutenfreier Kost kaum möglich.

3.9 Laktoseintoleranz

FRAGE
Welche **Ursachen** liegen bei einer erworbenen Laktoseintoleranz des Erwachsenen vor? Nennen Sie einige **klinische Symptome**.

Antwort Folgende Ursachen führen durch **Laktasemangel** im Bürstensaum der Dünndarmmukosa zur Laktoseintoleranz des Erwachsenen:
- Restzustand nach hereditärem Defekt
- Folge von Erkrankungen der Dünndarmschleimhaut, z. B. Sprue, nach Magenresektion oder totaler Gastrektomie

Klinisch äußert sich die Milchzuckerunverträglichkeit nach Milchgenuss und Laktosezufuhr durch Blähungen, Flatulenz, Bauchkrämpfe und Durchfälle.

FRAGE
Beschreiben Sie eine **funktionsdiagnostische Untersuchung**, die Sie bei Verdacht auf Laktoseintoleranz durchführen.

Antwort Zum Nachweis des Laktasemangels kann der **Laktosetoleranztest** durchgeführt werden. Beim Laktosetoleranztest werden zunächst 50 g Laktose oral gegeben. Danach werden je 25 g Glukose und Galaktose verabreicht (insges. 100 g Zucker). Nach Laktosegabe bleibt der Glukoseanstieg wegen Laktasemangels aus (BZ-Anstieg < 20 mg/dl), jedoch steigt der Blutzucker nach der Gabe von Glukose und Galaktose an (BZ-Anstieg > 20 mg/dl). Dies beruht auf der enzymatischen Aktivität der vorhandenen glukose- und galaktosespaltenden Enzyme im Dünndarm.

3.10 Kolonkarzinom

FRAGE
Wo ist das Dickdarmkarzinom am häufigsten **lokalisiert**? Wie äußert es sich im **fortgeschrittenen Stadium**?

Antwort Das Dickdarmkarzinom ist am häufigsten (ca. 80 %) im **Rektosigmoid** lokalisiert (➤ Abb. 3.4). Folgende **Symptomatik** kann dabei auftreten:
- Gewichtsverlust, Appetitlosigkeit, Schmerzen
- Ileus
- chronische Eisenmangelanämie
- Bleistiftstühle
- Wechsel von Obstipation und Durchfall
- rektale Blutungen und Blutbeimengungen (häufig)

Durch die rektal-digitale Untersuchung können ca. 30 % der Dickdarmkarzinome erfasst werden.

MERKE Annähernd ein Drittel der Kolonkarzinome können durch die einfache rektal-digitale Untersuchung erfasst werden. Allerdings ist nur eine Koloskopie für ein komplettes Screening im Sinne der Vorsorge adäquat!

FRAGE
Bei welcher Lokalisation eines Dickdarmkarzinoms tritt die klinische Symptomatik früher auf? Beim rechtsseitigen oder beim linksseitigen Dickdarmkarzinom?

Diese Frage ist durch pathophysiologische Überlegungen zu beantworten.

Antwort Die klinische Symptomatik tritt im Allgemeinen beim **linksseitigen Dickdarmkarzinom**, besonders des Rektosigmoids, früher auf als beim rechtsseitigen (➤ Abb. 3.4). Dies lässt sich dadurch erklären, dass im Colon descendens die größte Menge an Wasser und Elektrolyten resorbiert wird und es somit zur Eindickung des Stuhls kommt. Der eingedickte Darminhalt kann die durch das Karzinom entstandene linksseitige Darmstenose schlecht passieren, wodurch möglicherweise Beschwerden (Meteorismus, Flatulenz, Ileus) ausgelöst werden. Im Colon ascendens werden dagegen nur wenig Wasser und Elektrolyte dem Stuhl entzogen, sodass ein relativ weicher Stuhl eine karzinombedingte Stenose passiert.

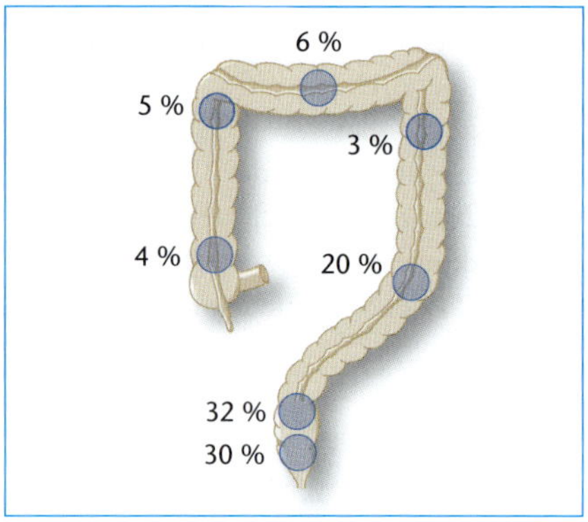

Abb. 3.4 Häufigkeitsverteilung der Dickdarmkarzinome nach Lokalisation [L141]

FRAGE
Beschreiben Sie die **Dukes-Klassifikation** des Kolonkarzinoms.

Antwort Neben dem TNM-System ist die Dukes-Klassifikation eine weitere Stadieneinteilung des Kolonkarzinoms (➤ Tab. 3.8).

FRAGE
Welche Karzinom-**Lokalisation** hat die **schlechteste Prognose**?

Antwort Karzinome im **Analbereich** bzw. **tiefen Rektumbereich** haben die schlechteste Prognose. Es kommt rasch zu einer lymphogenen Metastasierung. Diese kann analog zur Gefäßversorgung in mesenteriale, iliakale und inguinale Lymphknoten erfolgen.

Tab. 3.8 Stadien beim Kolonkarzinom

Stadium	Definition
A	Tumor ist auf Kolon- und Rektumwand begrenzt
B	infiltrierender Tumor ist in das umgebende Gewebe eingebrochen
C	Metastasierung in Lymphknoten
C1	regionäre LK (perirektal, mesenterial) befallen
C2	paraaortale LK befallen
D	Fernmetastasen (häufig Leber)

FRAGE

Was besagt ein **Karnofsky-Index** von 30 %?

Antwort Der Karnofsky-Index ist ein gebräuchliches Schema zur groben Beurteilung des Allgemeinzustands von onkologischen Patienten. Dabei wird der Allgemeinzustand des Patienten in 10 %-Abständen von 10 bis 100 % quantifiziert (➤ Tab. 3.9). Ein Karnofsky-Index von 30 % besagt, dass der onkologische Patient dauernd bettlägerig ist und deswegen eine geschulte Pflegekraft braucht. Ein Karnofsky-Index von 100 % bedeutet, dass ein Patient keine Beschwerden hat, kein Hinweis auf Tumorleiden besteht und seine Aktivität normal ist.

Tab. 3.9 Karnofsky-Index

100 %	volle Aktivität
90–80 %	einige Einschränkungen/Beschwerden
60–70 %	arbeitsunfähig, jedoch selbstversorgend
40–50 %	regelmäßige Hilfe notwendig
< 40 %	Pflegefall
10 %	moribund

3.11 Divertikulose, Divertikulitis

FRAGE

Was versteht man unter einer Dickdarmdivertikulose? Wo ist sie meist **lokalisiert**?

Antwort Dickdarmdivertikel sind Ausstülpungen der Darmschleimhaut durch Gefäßlücken der muskulären Darmwand. Es handelt sich um sog. **Pseudodivertikel** (d. h., nicht alle Wandschichten sind beteiligt), besonders bei Sigmadivertikeln (⅔ aller Fälle). Die Mehrzahl der älteren Menschen weist eine Divertikulose auf. Eine einfache Divertikulose ist im Allgemeinen asymptomatisch. Die Hauptlokalisationen sind das **Sigma** und das **Colon descendens**.

MERKE

Obstipation und schlackenarme Kost disponieren zu einer Divertikulose. Eine asymptomatische Divertikulose erfordert keine besondere Therapie.

FALLBEISPIEL

Zu Ihnen in die Ambulanz kommt eine 65-jährige leicht adipöse Patientin aufgrund von Schmerzen im linken Unterbauch. Die Beschwerden seien schon mehrfach aufgetreten, aber nicht so stark wie jetzt, und bisher seien sie auch immer wieder von selbst weggegangen. Sie gibt an, schon immer „Last mit der Verdauung" gehabt zu haben. Sie messen eine Temperatur von 38,8 °C rektal. Bei der klinischen Untersuchung ertasten Sie eine druckschmerzhafte Walze im linken Unterbauch. Neben dem Druckbesteht ein deutlicher Loslass-Schmerz.

FRAGE

Wie lautet Ihre klinische Diagnose? Welche Diagnostik leiten Sie ein? Und welche Differenzialdiagnosen berücksichtigen Sie?

Antwort Der klinische Befund spricht für eine **Sigmadivertikulitis**. Die Symptome sind ähnlich wie die einer Appendizitis. Aus diesem Grund wird sie auch als „Linksappendizitis" bezeichnet. Meist tritt sie bei alten Menschen auf. Es handelt sich um eine bakterielle Entzündung der Divertikelwand, die fast immer im Sigma lokalisiert ist. Zur Basisdiagnostik gehören neben Anamnese und Untersuchung eine Blutabnahme (Leukozytose, CRP-Erhöhung, BSG-Beschleunigung) und ein Ultraschall (Darstellung wandverdickter Kolonabschnitte mit schießscheibenartigem Querschnitt, evtl. freie Flüssigkeit in der Bauchhöhle). Bei Verdacht auf eine Perforation oder eine Abszessbildung oder bei unklarem Bild ist eine CT des Abdomens indiziert.

Wichtige **Differenzialdiagnosen** sind das **Dickdarmkarzinom**, **gynäkologische Erkrankungen** und v. a. bei jüngeren Patienten **chronisch-entzündliche Darmerkrankungen**.

FRAGE

Welche **pflegerischen** oder **diagnostischen Maßnahmen** sollten bei einer akuten Divertikulitis **vermieden** werden?

Antwort Im akuten Schub einer Divertikulitis ist die Darmschleimhaut sehr vulnerabel. Es sollten daher **keine hohen Einläufe** und **keine endoskopische Diagnostik** erfolgen, da es zu einer Darmperforation kommen kann. Ebenfalls sind starke Laxanzien zu vermeiden. Bei Verdacht auf einen Abszess, einen Ileus, eine Fistelbildung oder bei prolongiertem Krankheitsverlauf ist eine chirurgische Intervention (Sigmaresektion) anzustreben.

FRAGE

Was ist die **Langzeittherapie** der Divertikulose und Divertikulitis?

Antwort Die Therapie besteht in einer **ballaststoffreichen** und **faserreichen Kost** mit **reichlicher Flüssigkeitszufuhr** und **Bewegung**. Bei Entzündungszeichen ist eine parenterale Ernährung mit antibiotischer Therapie (z. B. Ciprofloxacin + Metronidazol) indiziert. Bei Komplikationen (Abszess, Perforation) oder rezidivierenden Entzündungsschüben ist die Darmresektion indiziert. Diese wird, wenn möglich, im symptomfreien Intervall durchgeführt.

3.12 Gastrointestinale Blutung

FRAGE
Was sind die **Leitsymptome** einer gastrointestinalen Blutung?

Antwort Die gastrointestinale Blutung äußert sich meist in Bluterbrechen **(Hämatemesis)** oder **Teerstühlen** (Melaena). In ca. 80 % der Fälle liegt die Blutungsquelle im oberen Intestinaltrakt. Bei der unteren GI-Blutung ist die **Hämatochezie** (rote Darmblutung) häufig das Leitsymptom. Diagnostisches Kernstück ist die Notfallendoskopie. Häufige Blutungsursachen sind bei der oberen GI-Blutung:

- peptische Läsionen (Ulcera duodeni/ventriculi)
- gastroduodenale Erosionen
- Refluxösophagitis
- Varizen (Ösophagus/Magenfundus)
- Mallory-Weiss-Syndrom (= Schleimhauteinrisse im Ösophagus-Kardia-Bereich nach heftigem Erbrechen)

FRAGE
Nennen Sie eine **endoskopische Klassifikation** für eine Ulkusblutung.

Antwort Die **Forrest-Klassifikation** unterteilt die Blutungsaktivität (➤ Tab. 3.10).

Tab. 3.10 Endoskopische Einteilung der Blutungsaktivität nach Forrest

Forrest-Typ	Definition
Ia	arterielle spritzende Blutung
Ib	Sickerblutung
IIa	inaktive Blutung mit sichtbarem Gefäßstumpf
IIb	Koagel auf Ulkusläsion
IIc	Hämatin auf Ulkusläsion
III	Läsion ohne Blutungszeichen

FRAGE
Nennen Sie mindestens drei **Medikamente**, die zu einer akuten **Ulkusblutung** führen können.

Antwort **Schmerzmittel** werden zunehmend rezeptfrei konsumiert und können eine Blutung verursachen. Typische ulzerogene Substanzen sind:

- ASS
- Ibuprofen
- Diclofenac
- Glukokortikoide

FRAGE

Worin besteht die **Therapie** der Ulkusblutungen vom Typ Forrest **Ia** und **Ib**?

Antwort Die **spritzende Blutung** (Ia) stellt eine Indikation zur Sofortintervention dar. Nach Stabilisierung des Kreislaufs kann ein versierter Endoskopiker eine Blutung mit Laser- bzw. Thermokoagulation zum Stillstand bringen. Bei Erfolglosigkeit wird der Patient zur Operation (operative Ulkusumstechung + extraluminäre Gefäßligatur der A. gastroduodenalis) übergeben.

Sickerblutungen (Ib) sistieren in 80 % der Fälle spontan. Die verbleibenden Blutungen lassen sich mit einer endoskopischen Sklerosierungstherapie, Laser- oder Thermokoagulation zum Stillstand bringen. Aufgrund der hohen Rezidivrate ist eine engmaschige Überwachung unbedingt nötig.

FRAGE

Was ist die häufigste **Ursache** für Darmblutungen bei **kleinen Kindern**?

Antwort Die **Darminvagination** ist die häufigste Blutungsursache bei kleinen Kindern. In 10 % der Fälle bildet sich die Invagination spontan zurück, 80 % der Fälle lassen sich durch einen Kontrasteinlauf reponieren. Die übrigen Fälle müssen operiert werden.

3.13 Hepatitis

FRAGE

Definieren Sie das **Krankheitsbild** „Hepatitis" und nennen Sie einige **ätiologische Faktoren**.

Antwort Die Hepatitis ist eine Entzündung der Leber unterschiedlicher Genese, die u. a. durch **Hepatomegalie**, **Gelbsucht** und **abdominelle Beschwerden** gekennzeichnet ist. Bei schweren Verläufen kann auch die Lebersyntheseleistung eingeschränkt sein. Folgende Faktoren können zu einer Hepatitis führen:

- **infektiös**:
  - Hepatitisviren A, B, C (= Non-A/Non-B), D, E
  - Gelbfieber, Coxsackieviren, Herpesviren wie EBV und CMV
  - Malaria
  - Salmonellen
  - Morbus Weil, Brucellose
- **toxisch**:
  - Alkohol
  - Methyldopa
  - Halothan
  - Isoniazid

- **endogen** bzw. **metabolisch**:
  - autoaggressive Hepatitiden
  - Glykogenosen
  - Kollagenosen

FRAGE
Wie äußert sich klinisch eine **akute Virushepatitis**?

Antwort Die klinische Symptomatik der Virushepatitiden A, B, C, D, E ist mehr oder minder ähnlich. Man unterscheidet zwischen einem Prodromalstadium und einem Stadium der hepatischen Organmanifestation.

- **Prodromalstadium**: Reicht von 27 Tagen bei der Hepatitis A bis zu mehreren Wochen und Monaten bei der Hepatitis B. Prodromalstadium ist nicht gleichzusetzen mit Inkubationszeit.
  - **Allgemeinerscheinungen**: Müdigkeit, katarrhalische Symptome, Kopfschmerz, Fieber meist < 39 °C
  - **gastrointestinale Symptome**: Appetitlosigkeit, Übelkeit, Diarrhö, Erbrechen
  - Dunkelfärbung des Harns bzw. Stuhlentfärbung und Übergang in die ikterische Phase
  - evtl. Arthralgien, Exantheme
- **Stadium der hepatischen Organmanifestation**: 4–8 Wochen, kürzer bei Hepatitis A.
  - beim ikterischen Verlauf (⅓ der Fälle) Gelbsucht und langsame Zurückbildung der Prodromalsymptome
  - anikterischer Verlauf in ⅔ der Fälle
  - druckempfindliche und vergrößerte Leber
  - Splenomegalie und LK-Schwellungen

Die **extrahepatischen Manifestationen**, die bei den Virushepatitiden unterschiedlich in Art und Häufigkeit auftreten, können neben den **Gelenken** (Immunkomplexsyndrom mit Arthralgien und eventuellem Exanthem in 5–10 % aller Hepatitis-B-Patienten) auch die **Hämatopoese** (aplastische Anämie) oder das **Gefäßsystem** (z. B. Panarteriitis nodosa, besonders assoziiert mit Hepatitis B) betreffen.

FRAGE
Wie stellen Sie sich die Ätiologie der **chronisch aggressiven Hepatitis B** vor?

Antwort Das Hepatitis-B-Virus verfügt nicht über eine direkt zytotoxische Wirkung. Durch eine **antikörperabhängige** und **zellvermittelte Immunabwehr** kann der Organismus die viralen Antigene, die zum Teil auch an den Leberzellmembranen exprimiert sind, erkennen und meist durch Zerstörung der Wirtszelle eliminieren. Dadurch wird die Symptomatik ausgelöst.

Gelingt keine vollständige Viruselimination, besteht die Möglichkeit, dass das pathologische Geschehen mit weiterer Leberzellinfektion, weiterer Virusreplikation und immunologisch bedingter Zellzerstörung chronifiziert. Wei-

TIPP Wenn Sie beim Lernen die Leberphysiologie bzw. -anatomie durcharbeiten, können Sie die morphologischen Veränderungen bei den chronischen Hepatitiden am besten verstehen.

terhin wird vermutet, dass autoallergische Mechanismen auf ein leberspezifisches Protein bei der chronisch aggressiven Hepatitis eine bedeutende Rolle spielen. Bei vielen HbsAg-Trägern wird im Krankheitsverlauf das Virusgenom in die DNA der Leberzelle integriert.

Folgende **morphologische Veränderungen** sind für eine chronisch aggressive Hepatitis typisch:

- **Mottenfraßnekrosen**, chronisch-entzündliche Infiltration sowohl im Leberparenchym als auch im portalen und periportalen Bereich
- gestörte Läppchenarchitektur
- Brückenbildung zwischen Portalfeldern und Zentralvenengebiet
- schließlich Übergang in eine Zirrhose

FRAGE

Beschreiben Sie eine häufige Laborkonstellation der **Leberenzyme** bei akuter Virushepatitis.

TIPP Besonders bei Leber- und Herzerkrankungen werden häufig Fragen nach Laborbefunden gestellt.

Antwort Bei der akuten Virushepatitis ist die zytosolische **GPT** im Serum stärker erhöht als die mitochondriale **GOT** (De-Ritis-Quotient GOT/GPT < 1), da die Mitochondrien in der Regel weniger betroffen sind (bei der Alkoholhepatitis ist es umgekehrt).

Die **LDH** (LDH-5 = Leber- und Skelettmuskeltyp), ein weiteres im Zytoplasma vorhandenes Enzym, ist bei akuten und schweren Leberschädigungen zu Beginn stark erhöht. Die **γ-GT** steigt bis zur 2. Woche nach Erkrankungsbeginn nur wenig an, bis zur 4. Woche ist meist eine weitere Erhöhung zu beobachten. Beim ikterischen Verlauf sind das Serum-Bilirubin und das Urobilinogen und Bilirubin im Urin erhöht. Weiterhin kommt es zu einem Anstieg des Serum-Eisens und evtl. einem Anstieg der BSG und des CRP.

MERKE Akute Virushepatitis: GOT < GPT; alkoholbedingte Hepatitis: GPT < GOT

FRAGE

Beschreiben Sie die **Bestandteile des Hepatitis-B-Virus** und machen Sie bezüglich der serologischen Parameter Aussagen zur **Infektiosität**.

TIPP Die richtige Einschätzung der Ansteckungsgefahr hat für den Stationsalltag (z. B. Isolierung, besondere Hygienemaßnahmen etc.) erhebliche Bedeutung.

Antwort Das Hepatitis B-Virus, auch Dane-Partikel genannt, ist ein **DNA-Virus**, das hauptsächlich durch menschliches Blut übertragen wird. Das Virus besteht aus einer äußeren Hülle (Surface-Antigen = **HBsAg**) und einem Kern (Core-Antigen = **HBcAg**), der das **HBeAg** (Envelope-Antigen), **virale DNA** und **DNA-Polymerase** enthält. Im Laufe einer Infektion bilden sich Antikörper gegen diese Virusbestandteile.

Neben dem Nachweis des HBsAg ist das Auftreten von IgM-Anti-HBc als Hinweis auf eine frische Hepatitis-B-Infektion zu werten (➤ Tab. 3.11, ➤ Abb. 3.5). Solange das HBs-Antigen nachweisbar ist, besteht eine potenzielle Infektiosität. Eine sichere Infektiosität liegt bei Nachweis von virusspezifischer DNA-Polymerase, HBc-Antigen und HBe-Antigen vor. Normalerweise besteht bei unkompliziertem Verlauf einer Hepatitis B eine Infektions-

Tab. 3.11 Hepatitis-B-Synopsis

Hepatitis-B-Marker		**Interpretation**
HBsAg	Hepatitis-B-Surface-Antigen (früher: „Australia-Antigen")	bereits ca. 14 Tage vor Eintreten der klinischen Symptomatik bis 6 Wochen nach der Erkrankung nachweisbar, bei chron. Hepatitis länger als 6 Mon. nachweisbar; Träger oft symptomfrei
Anti-HBs	Antikörper gegen Hepatitis-B-Surface-Antigen	nachweisbar 4–5 Monate nach Erkrankungsbeginn, zeigt reaktive Immunität bzw. Rekonvaleszenz an
HBcAg	Hepatitis-B-Core-Antigen	im Blut nicht nachweisbar, Antigen ist an die Leberzelle gebunden (Leberbiopsie)
HBeAg	Hepatitis Be-Antigen (e = Virus-Core-Bestandteile)	zeigt die Anwesenheit von Dane-Partikeln im Blut an, Indikator für Infektiosität, Persistenz bei chronischer Hepatitis
Anti-HBe	Antikörper gegen Hepatitis-Be-Antigen	bei Vorhandensein ist der Patient in der Regel nicht mehr infektiös
HBV	Hepatitis-B-Virus	nachweisbar in Blut und Serum (meist nicht notwendig)

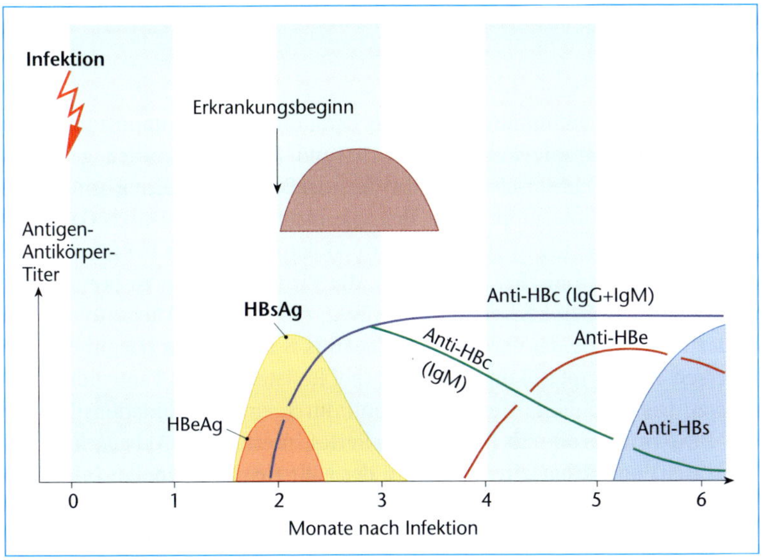

Abb. 3.5 Typischer Markerverlauf bei Hepatitis B [L141]

gefahr für die Umgebung bis maximal 6–8 Wochen nach Beginn der ikterischen Phase.

FRAGE

Was ist das **Delta-Virus** und welche Rolle spielt es bei einer Hepatitis-B-Infektion?

Antwort Das Delta-Virus bzw. das **Hepatitis-D-Virus** (HDV) ist ein defektes RNA-Virus (Viroid), das sich nur in Anwesenheit des Hüllproteins eines

Hepatitis-B-Virus (HBsAg) in der Leber vermehren kann. Es wird wie das HBV durch parenterale Inokulation bzw. durch Intimkontakte oder perinatal (= vertikal) übertragen. Voraussetzung für eine Infektion mit dem HDV ist eine akute oder persistierende HBV-Infektion. Die Superinfektion mit HDV kann einen fulminanten Verlauf nehmen oder auch in eine schwere chronische Hepatitis übergehen.

FRAGE
Welche Hepatitisform neigt am ehesten zur **Chronifizierung**?

Antwort Die **Hepatitis C** (früher Non-A-Non-B) nimmt in **30–50 %** einen **chronischen Krankheitsverlauf**. Es handelt sich um ein RNA-Virus (Flavi-Virus), das parenteral, sexuell oder perinatal übertragen wird. Anti-HCV wird im Serum erst 1–5 Monate nach Infektion positiv. Epidemiologische Daten weisen darauf hin, dass in Europa 0,2–2 % der Gesamtbevölkerung anti-HCV-positiv sind.

FRAGE
Welchen Stellenwert besitzt die **immunsuppressive** oder **immunmodulatorische Therapie** bei der chronischen Hepatitis?

Antwort Eine autoimmune Hepatitis kann durch eine immunsuppressive Kombinationstherapie mit **Azathioprin** und **Kortikosteroiden** gebessert werden. Bei den chronischen Hepatitisformen B, C und D, die virusinduziert sind, ist eine immunsuppressive Therapie nicht wirksam. Durch Gabe von α-**Interferon** (➤ Kap. 10) als Immunmodulator gelingt es bei ca. 40 % der Patienten mit chronischer Hepatitis B, die Virusreplikation zu beenden. Es kommt zu einer Serokonversion von HBeAg zu Anti-HBe. Alternativ werden in der Behandlung der chronischen Hepatitis B **Lamivudin** (Hemmung der reversen Transkriptase) und **Adefovir** (bei Resistenz gegen Lamivudin) eingesetzt. Die chronische Hepatitis C kann durch eine Kombinationstherapie mit **PEG-Interferon-α2b** (PEG = pegyliertes Interferon = Abbauschutz vor Proteasen) und **Ribavirin** in 45–75 % der Fälle (je nach Genotyp-Infektion) ausgeheilt werden.

FRAGE
Sie haben eben die **autoimmune Hepatitis** genannt. Können Sie uns dazu noch etwas mehr sagen?

Antwort Die autoimmune Hepatitis ist eine wichtige Differenzialdiagnose zu den Virushepatitiden. In 80 % der Fälle sind Frauen betroffen bei einer Manifestation vor dem 30. Lebensjahr. Die klinischen Bilder der Hepatitiden entsprechen sich. Diagnostisch entscheidend sind die negative Virusdiagnostik und der Nachweis typischer Antikörper:

- ANA (antinukleäre Antikörper), SMA (smooth muscle antibodies) und pANCA (antineutrophile zytoplasmatische Antikörper mit perinukleärem Verteilungsmuster) beim Typ I
- LKM(liver kidney microsome)-Antikörper beim Typ II.

Während die Prognose ohne Therapie schlecht ist, liegt die 10-Jahres-Überlebensrate bei einer immunsuppressiven Behandlung bei > 90 %.

3.14 Leberzirrhose

FRAGE
Geben Sie eine kurze **Definition** der Leberzirrhose.

Antwort Die Leberzirrhose ist der Endzustand eines bindegewebigen Umbaus der Leber. Es handelt sich um eine irreversible Zerstörung der Läppchenstruktur. Die Ursachen für eine Leberzirrhose sind heterogen (toxisch, infektiös, autoimmun). Klinisch kann eine Zirrhose stumm sein, die klinische Manifestation erfolgt oft erst zum Zeitpunkt der Dekompensation. Funktionelle Folgen sind Leberinsuffizienz, portale Hypertension und die Bildung porto-systemischer Shunts zwischen Portalgefäßen und Lebervenen.

FRAGE
Was ist eine **primäre biliäre Zirrhose**?

Antwort Die primäre biliäre Zirrhose ist das Spätstadium einer **chronischen, nichteitrigen, destruierenden Cholangitis**. Die Genese ist unklar. Diskutiert werden autoimmune Prozesse, eine immunsuppressive Therapie ist jedoch unwirksam. Patienten mit Zöliakie sind gehäuft betroffen, weiterhin besteht eine Assoziation zu Kollagenosen, Hashimoto-Thyreoiditis und der rheumatoiden Arthritis. Die Erkrankung tritt meist bei Frauen zwischen 40 und 60 Jahren auf. Diagnostisch wegweisend sind anhaltender **Juckreiz**, laborchemische Zeichen einer **Cholestase (Erhöhung von AP**, **γ-GT und Bilirubin)**, eine **IgM-Erhöhung** und vor allem das Auftreten von **Antikörpern gegen Mitochondrien (AMA)**. Von den vier AMA-Subtypen sind Anti-M2-Antikörper spezifisch für dieses Krankheitsbild. Es gibt keine kausale Therapie, die Prognose ist deshalb schlecht.

FRAGE
Können Sie noch eine andere **primär cholestatische Lebererkrankung** und deren Besonderheiten nennen?

Antwort An der **primär sklerosierenden Cholangitis** (PSC) erkranken vor allem Männer (m : w = ca. 3 : 1). Es besteht eine starke Assoziation zur Colitis ulcerosa (80 % der PSC-Patienten). Klinisch und laborchemisch besteht wie bei der PBC eine Cholestase, bei den Patienten mit PSC sind jedoch **pANCA** (antineutrophile zytoplasmatische Antikörper mit perinukleärem Fluoreszenzmuster) nachweisbar. Diagnostisch wegweisend ist der Nachweis **perlschnurartiger Veränderungen** der **Gallengänge** in der ERCP oder MRCP. Auch für diese Erkrankung gibt es keine kausale Therapie.

FRAGE
Was denken Sie: Wie viel Alkohol muss ein Erwachsener täglich zu sich nehmen, um an einer Leberzirrhose zu erkranken?

TIPP Eine interessante Einleitung für ein größeres Thema. Es empfiehlt sich bei der Beantwortung, eine Definition der Leberzirrhose mitzuliefern.

Antwort Unter Leberzirrhose versteht man einen narbigen und irreversiblen Umbau der Leber mit Zerstörung der typischen Läppchenstruktur und dadurch weitgehendem Ausfall der Leberfunktion.

Als Grenze für die Entstehung einer Leberzirrhose gilt bei Männern eine tägliche Alkoholaufnahme von ca. 60 g; bei Frauen liegt dieser Grenzwert bei ca. 30 g. 2 l Bier oder 1 Flasche Wein entsprechen 60 g Alkohol. Die individuellen Unterschiede bei Alkoholmenge und Zeitdauer bis zum Auftreten einer Leberzirrhose sind jedoch erheblich (allerdings glauben die Menschen jedes Bundeslandes in der BRD mehr zu „vertragen" als andere Regionen).

FRAGE
Gibt es nur alkoholbedingte Leberzirrhosen, oder kennen Sie andere **Ursachen**?

Antwort Gründe für eine Leberzirrhose können sein:

- **toxisch**: Alkohol (60 % in Europa und USA), Barbiturate, Isoniazid, Chloroform etc.
- **infektiös**: v. a. Hepatitiden B, C und D (30 % in Europa und USA)
- **biliär**: chronische Cholangitis, primär biliäre Zirrhose
- **vaskulär**: Lebervenenthrombose (Budd-Chiari-Syndrom) oder chronische Rechtsherzinsuffizienz
- **metabolisch**: Morbus Wilson, Mukoviszidose, Glykogenosen, Siderosen

FRAGE
Zählen Sie mindestens zehn **klinische Befunde** auf, die Sie bei einem Leberzirrhotiker durch die körperliche Untersuchung erheben können. Nennen Sie einige lebensbedrohliche **Komplikationen**!

TIPP Als Systematik wählt man am besten: „von oben nach unten."

Antwort Beim Vorliegen einer Leberzirrhose sind folgende **klinische Befunde** zu erheben:

- Lackzunge
- Mundwinkelrhagaden
- Feminisierung bei Männern (Gynäkomastie, Hodenatrophie)
- Ikterus
- Meteorismus
- Spider-Nävi

- Aszites
- Caput medusae
- Hämatome
- Palmarerythem
- Dupuytren-Kontraktur
- Beinödeme

Lebensbedrohliche **Komplikationen** entstehen durch:

- **Blutungen** aus **Ösophagus**- oder **Magenfundusvarizen**: Durch Kollateralwege, die sich das portalvenöse Blut sucht, bilden sich submuköse Varizen im Ösophagus oder Magenfundus. Bei Rupturierung kommt es zu schwallartigem Bluterbrechen (häufigste Komplikation der Leberzirrhose). Eine Ösophagusvarizenblutung ist mit einer Letalität von ca. 40 % behaftet.
- **Leberinsuffizienz**: Durch eine mangelhafte Entgiftungsfunktion der Leber kommen toxische Substanzen in den systemischen Kreislauf (Ammoniak, Indole etc.), die hauptsächlich aus dem Darm stammen. Dadurch entsteht die sog. hepatische Enzephalopathie. In ca. 25 % der Fälle von Leberzirrhosen tritt nach längerem Krankheitsverlauf der Tod im Leberkoma ein. Eine verringerte Bildung der Vitamin-K-abhängigen Gerinnungsfaktoren (Faktoren II, VII, IX, X) und des Faktors I (Fibrinogen) führt zur vermehrten Blutungsneigung (besonders bedeutsam in Zusammenhang mit der Ösophagusvarizenblutung).
- **primäres Leberzellkarzinom**: Bei einer Leberzirrhose ist das Risiko für die Entstehung eines Karzinoms um das 35-Fache gegenüber der Normalbevölkerung gesteigert.
- **erhöhtes Infektionsrisiko**: Mangel an Proteinen (Komplementfaktoren und Antikörpern), die von der Leber zur Infektabwehr gebildet werden (vor allem gegen bakterielle Erreger von Pneumonien).

FRAGE

Wie äußert sich eine **hepatische Enzephalopathie** (HE)? Welche therapeutischen Richtlinien oder Möglichkeiten gibt es?

Antwort Es fallen je nach Stadium der HE folgende **Symptome** auf:

- **Stadium 0**: asymptomatisch, nur durch pathologische psychometrische Tests erfassbar
- **Stadium I**: beginnende Schläfrigkeit, Stimmungsschwankungen, Verlangsamung, Benommenheit, Flapping-Tremor (Prüfung bei ausgestreckten Armen und dorsal-flektierten Händen mit gespreizten Fingern = grobschlägiger Fingertremor = Asterixis)
- **Stadium II**: stärkere Schläfrigkeit und Apathie, veränderte Schriftproben und EEG, Flapping-Tremor
- **Stadium III**: Patient schläft fast immer, ist jedoch weckbar, Korneal- und Sehnenreflexe erhalten, Flapping-Tremor noch vorhanden, einsetzender Foetor hepaticus, EEG-Veränderungen
- **Stadium IV**: Leberausfallkoma mit tiefem Schlaf, keine Reaktion auf Schmerzreize, erloschene Kornealreflexe, Foetor hepaticus, meistens Ausfall des Flapping-Tremors, EEG-Veränderungen

Als **therapeutische Möglichkeiten** stehen zur Verfügung:

- Eiweißreduktion auf unter 60 g/d
- Laktulose 3 × 10–40 ml/d: Laktulose säuert den Stuhl an, dadurch werden sowohl NH_3-produzierende Darmbakterien reduziert als auch das gut resorbierbare NH_3 in das schlechter resorbierbare NH_4^+ überführt, außerdem wirkt Laktulose laxierend.
- Neomycin 2–4 g/d zur Darmsterilisation: Darmbakterien bilden Ammoniak und Indole.
- Laxanzien: Die Verweildauer des Stuhls sollte möglichst kurz sein.
- parenterale Ernährung (Kohlenhydrate) + komplexe Aminosäuren

MERKE Die Diagnose einer hepatischen Enzephalopathie muss klinisch gestellt werden.

FRAGE

Kennen Sie die **Child-Klassifikation**?

Antwort Die Child-Klassifikation dient der **Schweregradeinteilung der Leberzirrhose** anhand von fünf klinischen, sonografischen und laborchemischen Parametern. Sie sagt etwas aus über die **Prognose** der Erkrankung (➤ Tab. 3.12). Die einzelnen Punkte werden addiert. 5–6 Punkte entsprechen dem Stadium Child A, 7–9 Punkte Child B und 10–15 Punkte Child C.

Tab. 3.12 Child-Klassifikation

	1 Punkt	2 Punkte	3 Punkte
Albumin i. S. (g/dl)	> 3,5	2,8–3,5	< 2,8
Bilirubin i. S. (mg/dl)	< 2,0	2,0–3,0	> 3,0
Quick (%)	> 70	40–70	< 40
Aszites	0	leichtgradig	mittelgradig
Enzephalopathie	0	I–II	III–IV

FRAGE

Definieren Sie bitte **portale Hypertension**.

Antwort Als portale Hypertension wird eine bleibende Steigerung des Pfortaderdrucks > 13 mmHg bezeichnet (Referenzbereich 3–13 mmHg). Besonders aussagekräftig ist der Druckgradient zwischen unterer Hohlvene und Pfortader. Er sollte 5 mmHg nicht überschreiten. Infolge der Druckerhöhung bilden sich venöse Kollateralen mit hohem Blutungsrisiko:

- Ösophagusvarizen (bei Werten > 10 mmHg)
- Rektumvarizen
- Bauchwandvarizen **(Cruveilhier-Baumgarten-Syndrom, Caput medusae)**
- Milz-Niere (Splenomegalie, spontaner lienorenaler Shunt, Aszites)

3.15 Aszites

FRAGE

Welche **pathophysiologischen Mechanismen** führen bei der Leberzirrhose zur Entstehung eines Aszites?

Antwort Ein Aszites wird sonografisch ab ca. 50 ml und klinisch ab ca. 1.000 ml fassbar. Folgende Mechanismen sind bedeutsam:

- Gesamteiweißerniedrigung (besonders Albumin): Eine **verminderte Proteinsynthese** führt zur Senkung des kolloidosmotischen Drucks
- intravasale Druckerhöhung im Pfortadergebiet **(portale Hypertension)**
- Obstruktion der postsinusoidalen Lebervenen
- **gesteigerte Lymphproduktion** durch erhöhten Druck in den Lebersinusoiden (meist durch Regeneratknoten)
- **verminderte Na-Ausscheidung** und ein daraus resultierender erhöhter Na-Körperbestand mit konsekutiver Wassereinlagerung durch:
  - renale Na-Retention bei sekundärem Hyperaldosteronismus durch verminderten Aldosteronabbau in der Leber
  - Aktivitätssteigerung des Sympathikus und Minderdurchblutung der Niere, die zu einer gesteigerten Reninbildung führen (→ erhöhte Aldosteronsekretion)
  - Beeinträchtigung des renalen Prostaglandinmetabolismus

Auch die reduzierte Wirkung des atrialen natriuretischen Faktors (ANF) und eine häufig auftretende Endotoxinämie können zur Aszitesbildung bei Leberzirrhose beitragen. Aszites bei Leberzirrhose deutet auf eine schlechte Prognose hin.

FRAGE

Welche **differenzialdiagnostischen** Erwägungen sind aus dem **Aszitespunktat** zu ziehen?

Antwort Es wird der Eiweißgehalt des Aszitespunktats bestimmt. Dabei unterscheidet man zwischen einem Transsudat und einem Exsudat.

TIPP Eine praktisch orientierte Frage.

Als **Transsudat** bezeichnet man eine Flüssigkeit, die < **30 g/l Eiweiß** enthält. Das spezifische Gewicht ist < 1,016 g/l und der Serum/Aszites-Albumin-Quotient > 1,1 g/dl. Ein solcher Befund findet sich bei folgenden Erkrankungen:

- Leberzirrhose
- Rechtsherzinsuffizienz
- Panzerherz
- Pfortaderthrombose
- Budd-Chiari-Syndrom

Das **meist zellreiche, hämorrhagische** oder **chylöse Exsudat** hat einen **Eiweißgehalt > 30 g/l**. Das spezifische Gewicht ist größer als 1,016 g/l und der Serum/Aszites-Albumin-Quotient < 1,1 g/dl. Ein solcher Befund findet sich bei folgenden Erkrankungen:

- Neoplasien
- Pankreatitiden
- Infektionen (z. B. Tbc)

Der Nachweis von Cholesterin < 48 mg/dl und Fibronektin < 7,5 mg/dl im Punktat spricht für einen Stauungsaszites (Transsudat). Bei Werten darüber und einem LDH > 500 U/l liegt eher ein maligner oder entzündlicher Aszites vor.

3.16 Cholezystitis, Cholezystolithiasis

FRAGE
Beschreiben Sie die klinische **Symptomatik** einer akuten **Cholezystitis**.

Antwort Die akute Cholezystitis tritt oft als Komplikation eines Zystikussteins auf. Meist ist eine Infektion mit E. coli am Entzündungsgeschehen beteiligt. **Symptome** sind:
- starke Schmerzen im rechten Oberbauch mit Ausstrahlung in die rechte Schulter, kolikartige Schmerzanfälle
- hochgradige Empfindlichkeit und Abwehrspannung im rechten Oberbauch
- Übelkeit und Erbrechen, Fieber
- erschwerte Atmung
- Ikterus (meist > 3 mg/dl Bilirubin)

Eine gefürchtete Komplikation, die schnell zu einer Verschlechterung des klinischen Bildes führt, ist die **Perforation der Gallenblase** mit nachfolgender Peritonitis.

FRAGE
Nennen Sie eine häufige **Komplikation** einer **Cholezystolithiasis**.

Antwort Die typische Komplikation der Cholezystolithiasis ist die **Cholezystitis**. Die Behandlung besteht in der Regel in der Cholezystektomie, wobei sich die Frühoperation (1–4 Tage nach stationärer Aufnahme) durchgesetzt hat. Eine parallele antibiotische Therapie ist unumgänglich (z. B. mit Ciprofloxacin, bei V. a. Anaerobierinfektion zusätzlich mit Metronidazol). Frauen erkranken deutlich häufiger als Männer.

MERKE Risikofaktoren für die Bildung von Cholesterinsteinen: **6-F-Regel**: „**f**emale, **f**air, **f**at, **f**orty, **f**ertile, **f**amily"!

FRAGE
Was ist die **Standarddiagnostik** bei V. a. Cholezystolithiasis?

Antwort Das sog. **Murphy-Zeichen** im Rahmen der klinischen Untersuchung kommt bei Entzündung vor (= schmerzbedingter Stopp der Inspiration bei gleichzeitiger Palpation unter dem Rippenbogen). Die Diagnose kann auch **sonografisch** mit einer Sensitivität und Spezifität von über 95 % gestellt werden. Durch den Nachweis der Beweglichkeit der Gallensteine können sie von wandständigen Prozessen und Tumoren abgegrenzt werden. Weiterhin kann evtl. eine Vergrößerung der Gallenblase oder ein Aufstau des Ductus choledochus festgestellt werden. Mittels sonografischer Hochfrequenz-Signalanalyse kann festgestellt werden, ob es sich um Cholesterinsteine (80 %) handelt und ob diese verkalkt sind.

FRAGE
Bitte berichten Sie über die **Differenzialdiagnosen** eines Ikterus.

Antwort ➤ Tab. 3.13

Tab. 3.13 Differenzialdiagnosen Ikterus

Ikterus	Prähepatisch	Hepatisch	Cholestatisch
indirektes Bili	↑	(↑)	–
direktes Bili*	↔	↑	↑
Bili im Urin	↔	↑ (Urin dunkel)	↑ (Urin dunkel)
Urobilinogen im Urin	↑	↑	↔
GOT und GPT	↔	↑ ↑	↑
AP, γ-GT, GLDH	↔	↑	↑ ↑
LDH/HBDH	< 1,3	> 1,64	–
Haptoglobin	↓	↔	↔
Stuhl	dunkel	hell oder dunkel	hell
Juckreiz	nein	evtl.	ja

*Quotient direktes Bili/Gesamt-Bili > 0,5 spricht für posthepatische Cholestase

3.17 Akute Pankreatitis

FALLBEISPIEL
Sie haben Dienst in der Notaufnahme. Zu Ihnen kommt ein 45-jähriger Patient mit heftigen Oberbauchschmerzen, die plötzlich aufgetreten sind und gürtelförmig in den Rücken ausstrahlen. Er hat mehrfach erbrochen. Bei der klinischen Untersuchung zeigt sich ein Druckschmerz im Epigastrium. Auskultatorisch fällt eine spärliche Peristaltik auf. Der Blutdruck des Patienten liegt bei 100/60 mmHg. Im Verlauf von Anamnese und Untersuchung gibt der Patient zu, „gelegentlich einen über den Durst zu trinken".

FRAGE

Wie lautet Ihre **Verdachtsdiagnose** und welche **Differenzialdiagnosen** ergeben sich?

Antwort Die Symptomatik spricht für eine **akute Pankreatitis**. Typisch sind sowohl Schmerzlokalisation, -charakter und -ausstrahlung als auch die Alkoholanamnese. Begleitend bestehen häufig ein Subileus sowie eine Hypovolämie, die zur Hypotonie führt.

Einige wichtige **Differenzialdiagnosen** sind: Ulcus ventriculi/duodeni (u. U. mit Perforation), Cholelithiasis, Hinterwandinfarkt, dissezierendes Aortenaneurysma. Das Cullen-/Gray-Turner-Zeichen beschreibt bläuliche Flecken periumbilikal und im Flankenbereich.

FRAGE

Nennen Sie **weitere Ursachen** einer akuten Pankreatitis.

Antwort Die häufigste Ursache einer akuten Pankreatitis sind **Gallenwegserkrankungen** (Choledocholithiasis, Cholangitis). Kleine Steine führen beim Abgang vor allem im Bereich der Papilla Vateri zu einem Stau des Pankreassekrets, wodurch der entzündliche Prozess eingeleitet wird. Seltener lösen Infektionen (z. B. Mumps), Stoffwechselstörungen (Hyperlipidämie), Traumen, Medikamente (z. B. Kortikoide) oder Autoimmunerkrankungen eine akute Pankreatitis aus.

FRAGE

Nennen Sie eine für die akute Pankreatitis charakteristische **Laborkonstellation**.

Antwort

- hohe **Leukozytose** (> 20.000/µl)
- **Lipase**-Anstieg (empfindlichster Parameter – Norm: 20–160 U/l); **Amylase**-Anstieg (Norm: 20–100 U/l) im Serum und Urin (spezifische Pankreasisoamylase-Bestimmung)
- Erhöhung von LDH und CRP als Hinweis auf einen nekrotisierenden Verlauf
- Hyperglykämie, Hypokalzämie, Kreatinin-Anstieg im Serum (häufig bei Oligurie)
- Proteinurie

Die Enzymwerte sind unter den Laborwerten für die Diagnose einer Pankreatitis am wichtigsten, da diese den pathologischen Übertritt von Pankreasenzymen ins Blut zeigen. Ihre Höhe gibt allerdings keine Hinweise auf Verlauf und Prognose der Erkrankung.

FRAGE

Welche **therapeutischen Maßnahmen** leiten Sie bei leichtem bis mittlerem Schweregrad einer akuten Pankreatitis ein?

Antwort Neben Bettruhe ist eine Ruhigstellung des Pankreas durch folgende Maßnahmen notwendig:
- orale Nahrungs- und Flüssigkeitskarenz bei Beschwerden
- Flüssigkeits- und Elektrolytsubstitution parenteral (mindestens 3–4 l/24 h)
- Gabe eines Protonenpumpenhemmers (Blockierung der Magensäureproduktion, Stressulkusprophylaxe)
- Anlage einer Magenverweilsonde bei Erbrechen oder Subileus
- Schmerzbekämpfung mit Pethidin oder Buprenorphin (nicht Morphium, da Papillenspasmus und Verstärkung der Pankreatitis die Folge sein können)
- Thrombembolieprophylaxe
- Verabreichung eines gallegängigen Antibiotikums bei nekrotisierenden oder bilären Verlaufsformen (z. B. Imipenem oder Ciprofloxacin, jeweils kombiniert mit Metronidazol)

TIPP Eine wichtige Frage, da man sehr oft Patienten begegnen wird, die z. B. nach exzessivem Alkoholkonsum mit pankreatischen Beschwerden vorgestellt werden und notfallmäßig behandelt werden müssen.

MERKE

Bei alkohol- bzw. medikamentös bedingter Pankreatitis sind Alkoholabstinenz und Absetzen der Medikamente die vordringlichsten Maßnahmen.

FRAGE

Welche Rolle spielt das **Kalzium** bei einer akuten Pankreatitis?

Antwort Durch die akute Entzündung der Bauchspeicheldrüse wird das umgebende Fettgewebe aufgrund der Freisetzung von Gallensalzen und proteolytischen Enzymen (z. B. Pankreaslipase, Elastase) nekrotisiert. Kalzium lagert sich unter „Kalkseifenbildung“ in das nekrotische Fettgewebe ein. Mit Zunahme der Fettgewebsnekrosen, d. h. der Verschlimmerung des Krankheitsbildes, werden eine zunehmende intrazelluläre Kalziumverschiebung, eine Abnahme des plasmaproteingebundenen Kalziums und ein vermehrter enzymatischer Abbau von Parathormon beobachtet. Das Zusammenspiel dieser Vorgänge führt zu einer **Hypokalzämie**, die bei akuter Pankreatitis einen prognostisch wichtigen Parameter für den Schweregrad darstellt. Weiterhin sind tetanische Symptome aufgrund der Hypokalzämie möglich. Eine Serum-Kalziumwert < 2 mmol/l ist prognostisch ungünstig.

FRAGE

Welche Untersuchungsmethode bringt Aufschluss über die Ursache und die Komplikationen einer rezidivierenden oder **chronischen Pankreatitis**?

Antwort Stenosen, Steine und Tumoren lassen sich durch die **ERCP** nachweisen (**e**ndoskopische **r**etrograde **C**holangio-**P**ankreatikografie). Hierbei erfolgt unter endoskopischer Sicht über ein Duodenoskop die Sondierung der Papilla Vateri. Nach Gabe eines Kontrastmittels lassen sich Gallen- und Pankreasgänge darstellen.

MERKE Während einer akuten Pankreatitis ist eine ERCP kontraindiziert!

3.18 Pankreaskarzinom

FRAGE

Was ist das **Courvoisier-Zeichen** und auf welches Krankheitsbild weist es hin?

Antwort Als Courvoisier-Zeichen wird das gleichzeitige Auftreten folgender Symptome bei Pankreastumoren (besonders im Pankreaskopf) bezeichnet:

- **palpable prallelastische schmerzlose Gallenblase**
- **Okklusionsikterus**

Im Unterschied zum schmerzhaften Okklusionsikterus, z. B. bei der Choledocholithiasis, ist die Schmerzlosigkeit beim Pankreaskarzinom durch das langsam progrediente stenosierende Geschehen bedingt. Meist liegt ein Adenokarzinom des Gangepithels vor. Bei Diagnosestellung bestehen in ca. 80 % der Fälle bereits Metastasen.

FRAGE

Nennen Sie einige Untersuchungen aus dem labormedizinischen oder apparativen Bereich, die Ihnen Hinweise auf einen **Pankreaskopftumor** geben können.

Antwort Gallenwegsokklusion bzw. retrograde Leberschädigung drücken sich durch folgende Laborparameter aus: **Bilirubinanstieg**, Erhöhung der **alkalischen Phosphatase** (Norm: 50–170 U/l) und **γ-GT**, mäßige Erhöhung von GOT und GPT.

Sonografisch lassen sich größere Tumoren sowie Folgeerscheinungen wie z. B. ein erweitertes Gallengangsystem darstellen. Kleinere Tumoren sind mithilfe der **Endosonografie** oder der **„One stop-shop"-MRT** (= MRT mit MRCP und MR-Angiografie) zu erkennen (90 % Trefferquote). Alternativ kommen **Spiral-CT** und **ERCP** in Betracht. Tumoren mit einem Durchmesser < 1 cm sind präoperativ nicht nachweisbar.

Bei fortgeschrittenen Stadien lassen sich Komplikationen wie Stenosen und Verdrängungen mit der **Endoskopie** oder radiologisch in der **Magen-Darm-Passage** darstellen.

FRAGE

Nennen Sie einen **endokrin aktiven Pankreastumor** und beschreiben Sie seine klinische Symptomatik.

TIPP Die Endung „-om" an die vom Pankreas produzierten Hormone hängen (Insulinom, Glukagonom). Wir beschreiben hier das Gastrinom (= Zollinger-Ellison-Syndrom).

Antwort Ein **Gastrinom** ist häufig im Pankreas (80 %) lokalisiert, seltener im Duodenum oder im Antrum. Durch exzessive Gastrinausschüttung werden die säurebildenden Belegzellen des Magens andauernd stimuliert. Dies führt zu einer säurebedingten Schleimhautschädigung in Magen und Duodenum. Als Folge entwickeln sich:

- multiple, rezidivierende, oft atypisch lokalisierte Ulzera mit Ulkusblutung und Schmerzen
- wässrige Durchfälle, Steatorrhö (säurebedingte Lipase-Inaktivierung) 60–70 % der Tumoren sind maligne. Eine Assoziation mit Hypophysenadenomen und Nebenschilddrüsenadenomen (= **Wermer-Syndrom** = **multiple endokrine Neoplasie**, **Typ I**) ist relativ häufig.

KAPITEL

4 Blut- und Lymphsystem

Th. Klotz

4.1 Hämolytische Anämie

FRAGE

Nennen Sie bitte eine übersichtliche **Einteilung** der hämolytischen Anämien.

Antwort Bei hämolytischen Anämien liegt eine Verkürzung der Erythrozytenlebenszeit vor. Man unterscheidet eine korpuskuläre hämolytische Anämie (Ursache der Hämolyse liegt in den Erythrozyten selbst) und eine extrakorpuskuläre Hämolyse.

- Beispiele für eine **korpuskuläre Hämolyse** sind: Sphärozytose, Sichelzellanämie, Thalassämie, Enzymdefekte wie Favismus (Glukose-6-Phosphat-Dehydrogenase-Mangel)
- Beispiele für eine **extrakorpuskuläre Hämolyse** sind: Wärmeautoantikörper gegen Erythrozyten, Kälteagglutininkrankheit, Blutgruppenunverträglichkeit (AB0, Rhesusfaktor), traumatisch bedingt durch künstliche Herzklappen, toxisch bedingt durch Gifte (exogen: Schlangengift, endogen: Urämie, hämolytisch-urämisches Syndrom)

FRAGE

Skizzieren Sie die Grundzüge der **Therapie** bei hämolytischer Anämie.

Antwort Grundsätzlich muss sich die Therapie bei Hämolyse nach den auslösenden Ursachen richten. Bei erworbenen Formen ist es zwingend erforderlich, den Auslöser zu beseitigen. Bei den durch Medikamente hervorgerufenen (allergischen) Formen kann zur Unterdrückung der Immunreaktion eine Behandlung mit Glukokortikoiden sinnvoll sein.

Die Gabe von **Erythrozytenkonzentraten** kann notwendig sein (Hb kann bis auf Werte < 4 g/dl abfallen! Norm Männer: 14–18 g/dl, Frauen: 12–16 g/dl).

Da eine Splenektomie als Ultima Ratio erforderlich werden kann, sollte rechtzeitig ein Chirurg hinzugezogen werden.

MERKE

Ausschlaggebend für die **Indikationsstellung** zur **Transfusion** ist die **Klinik** des Patienten, nicht der Hämoglobinwert. Relative Indikation bei Hb < 9 g/dl.

FRAGE
Was verstehen Sie unter einer **hämolytischen Krise**?

Antwort Bei einer sog. hämolytischen Krise kommt es zu einer plötzlich auftretenden massiven **Auflösung der Erythrozyten**, z. B. bei Kugelzell-, Sichelzellanämie oder bei Transfusionszwischenfällen.

Wichtige **Alarmsignale** sind: Schüttelfrost, Fieber, Kreislaufstörungen bis zum Kollaps, Bauch-, Rücken- und Kopfschmerzen, Ikterus und brauner Urin.

FRAGE
Wie weisen Sie eine **autoimmunhämolytische Anämie** nach?

Antwort Meist liegen bei der autoimmunhämolytischen Anämie **inkomplette Wärmeantikörper** der Gruppe IgG vor. Diese Auto-Antikörper kommen idiopathisch oder symptomatisch z. B. beim Non-Hodgkin-Lymphom und Lupus erythematodes disseminatus vor. Bekannt ist das Auftreten von autoimmunhämolytischen Antikörpern als Nebenwirkung von Methyldopa. Der Nachweis erfolgt mittels des **direkten Coombs-Tests**.

4.2 Sphärozytose

FRAGE
Sie stellen bei einem Patienten eine **Milzvergrößerung**, **Anämie** und einen mäßigen **Ikterus** fest. Beim Anfertigen einer BSG fällt Ihnen eine sog. **Schleiersenkung** auf. Woran denken Sie?

Antwort Bei dieser Befundkonstellation liegt die Verdachtsdiagnose einer **Kugelzellanämie** (Sphärozytose) nahe. Neben den genannten Befunden Anämie, Splenomegalie und Ikterus finden sich manchmal auch Skelettveränderungen wie Turmschädel und Bissfehler. Es handelt sich um eine korpuskuläre, hämolytische Anämie, die durch einen angeborenen **Membrandefekt der Erythrozyten** hervorgerufen wird. Prävalenz 1 : 5.000 (häufigste angeborene hämolytische Anämie in Europa).

Eine verminderte osmotische und mechanische Resistenz ist für die Hämolyse verantwortlich. Durch die Formveränderung der Erythrozyten (Kugelzellen) kommt es zur verstärkten Sequestration und zum Abbau im retikulohistiozytären System, vor allem in Milz und Leber. Eine kausale Behandlung der Sphärozytose ist nicht möglich. Bei ausgeprägter Anämie mit überwiegendem Abbau der Erythrozyten in der Milz ist die **Splenektomie** die Therapie der Wahl und führt meist zu einer deutlichen Besserung der Symptomatik.

FRAGE

Bevor eine Splenektomie erfolgt, muss die Diagnose stärker abgesichert sein. Welche **hämatologischen Parameter** kennzeichnen eine Sphärozytose? Durch welche Untersuchung können Sie die **Indikation** zur **Milzexstirpation** stellen?

Antwort Für eine Sphärozytose sprechen:

- verminderte osmotische Resistenz der Erythrozyten. Normalerweise setzt die **Hämolyse** erst ab einer 0,45-prozentigen oder weniger konzentrierten NaCl-Lösung ein. Bei der Kugelzellanämie kommt es schon in einer **0,7-prozentigen** Lösung zum Platzen der Erythrozyten.
- **Retikulozytose** (führt zur sog. Schleiersenkung = unscharfe Abgrenzung der Blutsäule vom Plasma)
- Nachweis von **Kugelzellen** im **Blutausstrich** mit kleinerem Durchmesser als normale Erythrozyten
- normochrome Anämie
- Ikterus durch Erhöhung des indirekten Bilirubins im Serum

Durch radioaktive Markierung der Erys mit ^{51}Cr können **szintigrafisch** sowohl ihre Lebensdauer als auch der hauptsächliche Abbauort bestimmt werden. Liegt ein Großteil der gemessenen Aktivität über der Milz, ist eine Splenektomie indiziert. Von einer Besserung der Anämie- und Hämolysezeichen darf dann ausgegangen werden.

4.3 Eisenmangelanämie

FRAGE

Worin liegt das Problem bei allen **hypochromen mikrozytären** Anämien?

Antwort Von einer hypochromen mikrozytären Anämie spricht man bei einem MCH von < 28 pg und einem MCV von < 80 fl. Es liegt immer eine Störung der **Hämoglobinsynthese** vor, entweder durch die gestörte Globinsynthese (z. B. Thalassämien) oder bei gestörtem Fe-Einbau (z. B. Eisenmangel, Anemia of chronic disease).

Differenzialdiagnosen der mikrozytären Anämien:

- Thalassämiesyndrome und andere hereditäre Hämoglobinopathien
- hereditäre sideroblastische Anämien
- erworbene sideroblastische Anämie bei Vitamin-B_6-Mangel
- Verwertungsstörungen durch Medikamente
- Bleivergiftung
- Eisenmangel

MERKE

Von einer hypochromen mikrozytären Anämie spricht man bei einem MCH von < 28 pg und einem MCV von < 80 fl.

FRAGE
Welche Anämieform ist in Deutschland am häufigsten?

Antwort Am häufigsten sind die **Eisenmangelanämien**, die aus erhöhten Eisenverlusten oder vermehrtem Verbrauch herrühren. Bei Frauen sind dafür Schwangerschaft und Menstruation häufige Gründe. Beim alten Menschen muss man an eine ungenügende Zufuhr von Eisen, chronischen Blutverlust (gastrointestinal!) oder an konsumierende Erkrankungen (Tbc, Tumoren) denken.

FRAGE
Worüber klagt ein Patient mit Eisenmangelanämie? Welche **klinischen Befunde** können Sie erheben?

Antwort Die Patienten klagen über unspezifische Symptome wie Antriebsschwäche, Kopfschmerzen, Zungenbrennen und Schluckbeschwerden. Je nach Grad der Anämie sind folgende Befunde zu erheben:
- Blässe
- Dyspnoe
- schnelle Ermüdbarkeit
- Glossitis
- Mundwinkelrhagaden
- Dysphagie mit Ösophagusstriktur (Plummer-Vinson-Syndrom)
- Koilonychie (Hohlnägel)
- gelegentlich funktionelles Systolikum
- Angina pectoris (selten)

FRAGE
In welcher Größenordnung bewegt sich der **tägliche Eisenbedarf**? Was sind die wichtigsten **Blutbild-** und **Laborparameter**, die bei Verdacht auf Eisenmangelanämie bestimmt werden?

TIPP Detailwissen, wird aber sehr oft gefragt.

Antwort Der tägliche Eisenbedarf des **Mannes** beträgt ungefähr **1 mg**, bei der **Frau** ungefähr **2 mg**. Es handelt sich bei der Eisenmangelanämie um eine hypochrome, mikrozytäre Anämie, d. h. (mittleres korpuskuläres Hb) **MCH < 28 pg** und (mittleres korpuskuläres Volumen) **MCV < 80 µm**^{3}. Im Blutausstrich sind sog. Anulozyten (blasse, hohl aussehende Erythrozyten) sowie eine Mikrozytose, Anisozytose und Poikilozytose zu sehen.

Bestimmt werden weiterhin die Proteine Ferritin und Transferrin. **Ferritin** ist ein Eisenspeicherprotein (hauptsächlich in Leber, Milz und Knochenmark). Die Serumkonzentration von Ferritin korreliert gut mit den Körpereisenvorräten. **Transferrin** stellt das Transportprotein für Eisen im Serum dar (➤ Abb. 4.1). Bei Eisenmangel ist der Serum-Ferritinspiegel erniedrigt und der Transferringehalt erhöht.

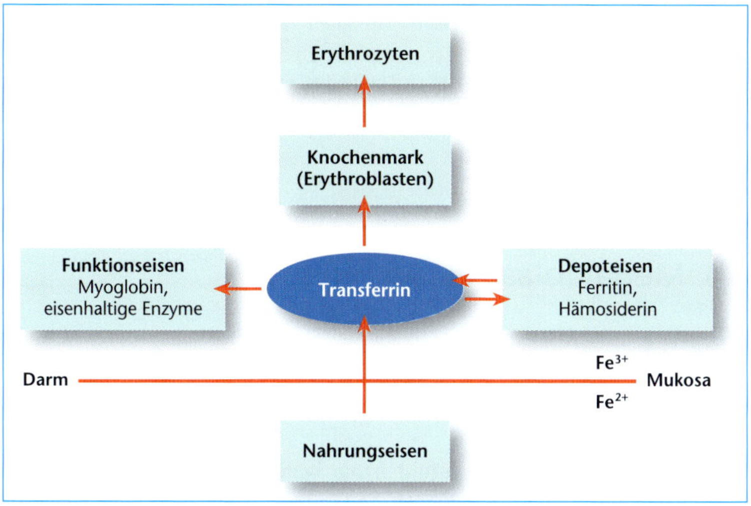

Abb. 4.1 Eisenstoffwechsel [L141]

FRAGE
Sie sprachen gerade davon, dass die Ferritinkonzentration gut mit den Körpereisenvorräten korreliert. Wann kann aber **Ferritin** trotz leerer Eisenspeicher erhöht sein?

Antwort Bei vielen **Entzündungen**, Infektionen, Traumen oder Tumorerkrankungen kann trotz bestehenden Eisenmangels ein normaler Ferritinspiegel gemessen werden und so den leeren Eisenspeicher laborchemisch kaschieren.

Da Ferritin ein Akute-Phase-Protein ist, kann durch eine zusätzliche Messung von CRP ein falsch normaler oder erhöhter Ferritinwert bei Eisenmangel erkannt werden (CRP in diesen Fällen erhöht).

FRAGE
Wie würden Sie eine gesicherte Eisenmangelanämie **therapieren**? Wie kontrollieren Sie den Therapieerfolg?

Antwort Die Eisenzufuhr sollte **oral** erfolgen. Man gibt täglich ca. 100 mg zweiwertige Eisenverbindungen. Bei gastrointestinalen Nebenwirkungen können Präparate mit verzögerter enteraler Löslichkeit (verkapselt) eingesetzt werden, diese haben jedoch eine geringere Resorptionsquote.

Eine **parenterale** Eisengabe (dreiwertige Eisenkomplexe) sollte wegen möglicher Nebenwirkungen (selten lebensbedrohliche allergische Reaktionen bei Eisendextranen) nur bei Patienten eingesetzt werden, die orale Eisenpräparate nicht vertragen haben oder eine Eisenresorptionsstörung aufweisen.

Die Effektivität der Therapie ist am **Retikulozytenanstieg** (nach 1 Woche) erkennbar (20–40 ‰). Die Therapie sollte bis ca. 3 Monate nach der Normalisierung der Hämoglobinkonzentration fortgesetzt werden **(Speicherauffüllung)**.

MERKE Die gleichzeitige Einnahme von Eisen zusammen mit absorbierenden und alkalisierenden Substanzen hemmt die Eisenresorption. Zu diesen Substanzen gehören Kaffee, Tee, Milch, Oxalate, Phosphate und Antazida. Umgekehrt fördert Vitamin C die Aufnahme von Eisen: Daher ist die Eisentablette am besten z. B. mit einem Fruchtsaft einzunehmen.

4.4 Megaloblastäre Anämie

FRAGE
Welche Anämieform kann bei strikt **vegetarischer Ernährung** entstehen?

Antwort Die Vitamin-B_{12}-Zufuhr hängt beim Menschen vollständig von tierischen Nahrungsbestandteilen ab. So könnte bei lang dauernder vegetarischer Ernährung eine **makrozytäre**, **hyperchrome** Vitamin-B_{12}-Mangelanämie entstehen.

FRAGE
Gibt es eine Vitamin-B_{12}-Mangel-Anämie trotz ausreichender Zufuhr des Vitamins mit der Nahrung?

Antwort Zur Resorption von Vitamin B_{12} benötigt der Mensch den in den Belegzellen des Magens gebildeten „Intrinsic-Faktor". So kann nach Gastrektomie oder als Folge einer **atrophischen Gastritis** (AK gegen Belegzellen) mit Belegzelluntergang ein Vitamin-B_{12}-Mangel entstehen. Weitere Gründe des Vitamin-B_{12}-Mangels trotz normaler Vitaminzufuhr sind:
- Malabsorptionssyndrom (z. B. Morbus Crohn)
- Fischbandwurmbefall (erhöhter Verbrauch)
- Blind-Loop-Syndrom (bakterielle Überwucherung)

4.5 Polycythaemia vera

FRAGE
Geben Sie eine kurze **Definition** für die Polycythaemia vera.

PLUS Zu den chronischen myeloproliferativen Erkrankungen zählen: chronische myeloische Leukämie, Polycythaemia vera, essenzielle Thrombozythämie, Osteomyelosklerose!

Antwort Die Polycythaemia vera gehört zu den **chronischen myeloproliferativen Erkrankungen** und führt wahrscheinlich aufgrund einer neoplastischen Transformation von hämatopoetischen Stammzellen zu einer **Steigerung der Erythro-**, **Thrombo-** und **Granulopoese**. Es handelt sich um eine Erkrankung des höheren Alters. Wichtigste Differenzialdiagnose ist die sekundäre Polyglobulie. Typisch sind:

- erhöhter Hämoglobingehalt (> 16 g/dl)
- erhöhter Hämatokrit (> 60 %)
- gerötete Haut („gesundes" Aussehen = Plethora)
- niedrige BSG
- Leuko-, Erythro- und Thrombozytose
- zellreiches Knochenmark
- erhöhte alkalische Leukozytenphosphatase
- Basophilie
- normale arterielle Sauerstoffsättigung
- Erythropoetinspiegel nicht erhöht

FRAGE

Über welche **Beschwerden** klagen Patienten mit einer Polycythaemia vera? Was sind die häufigsten **Komplikationen**?

Antwort Durch die erhöhte Blutviskosität kommt es zu Mangeldurchblutung und **thrombotischen Komplikationen**. Die Patienten klagen über Angina pectoris, Dyspnoe und Kopfschmerzen. Myokardinfarkte, Embolien und apoplektische Insulte treten vermehrt auf. Eine Rötung der Haut und der Schleimhäute, Hepatosplenomegalie und eine Hypertonie lassen sich oft finden. Durch den verstärkten Zellumsatz liegt ein erhöhter Harnsäure- und Bilirubingehalt des Serums vor. Typisch ist ein häufig quälender Juckreiz. Zwar liegt eine Thrombozytose vor, dennoch können diese Thrombozyten in ihrer Funktion insuffizient sein, sodass Patienten auch **hämorrhagische Diathesen** aufweisen. Schließlich geht ein Teil der Fälle mit Polycythaemia vera in eine **akute myeloische Leukämie** oder **Osteomyelosklerose** über.

FRAGE

Wie wird eine Polycythaemia vera primär **therapiert**? Welche Möglichkeiten gibt es zusätzlich?

Antwort Entscheidender Risikofaktor ist der Hämatokrit, daher sollten Patienten mit einem Hämatokrit von über 55 % wegen der genannten Komplikationen behandelt werden. Als einfache und relativ sichere Methode bietet sich ein wiederholter **Aderlass** (300–500 ml) und unter Umständen eine gleichzeitige **Hämodilution** mit NaCl 0,9 % an. Zielwert ist ein Hämatokrit < 45 %. Meist wird dadurch eine Besserung der Beschwerden erreicht. Nachteilig kann sich ein entstehender Eisenmangel auswirken, der nicht ausgeglichen werden sollte, solange keine schwerwiegenden Eisenmangelsymptome auftreten. Die Thrombozytose und damit die Gefahr thrombotischer und hämorrhagischer Komplikationen werden durch eine Aderlasstherapie alleine nicht beeinflusst.

Erst bei zu hoher Aderlassfrequenz (z. B. mehr als 2×/Monat), symptomatischem Eisenmangel, symptomatischer Splenomegalie und ausgeprägter Thrombozytose mit Risikofaktoren für thrombembolische Erkrankungen sollte eine **zytoreduktive Therapie** eingeleitet werden. Standardtherapie ist

Hydroxyurea (Litalir®). Nur bei älteren Patienten sollte Busulfan eingesetzt oder eine Therapie mit Radiophosphor (Gefahr von Zweitneoplasien und Risikoerhöhung für akute Leukämie) erwogen werden. Der Einsatz von Thrombozytenaggregationshemmern (z. B. ASS 100 mg/d) bei Thrombozytose ist nur bei Patienten mit normaler Blutungszeit und fehlender klinischer Blutungsneigung angebracht. Wegen des hohen Zellumsatzes bei Polycythaemia vera liegt häufig eine Hyperurikämie vor. Vor allem während einer zytostatischen Behandlung steigt der Harnsäurewert aufgrund des Zellabbaus an. Zur Vermeidung eines Gichtanfalls oder einer Uratnephropathie ist die Gabe von Allopurinol indiziert.

4.6 Polyglobulie

FRAGE
Wie unterscheidet sich eine Polyglobulie von einer Polycythaemia vera?

TIPP Solche Fragen nach differenzialdiagnostisch relevanten Unterschieden können sehr gut in Lerngruppen trainiert werden.

Antwort Bei einer **Polyglobulie** liegt isoliert eine absolute Vermehrung der **Erythrozyten** bzw. Erhöhung des Hämatokrit vor. Dagegen sind bei einer **Polyzythämie** alle **drei Zellreihen** (Granulozyten, Thrombozyten, Erythrozyten) vermehrt. Dennoch gibt es Polyzythämien mit überwiegender Erythrozytose, sodass weitere Unterscheidungskriterien herangezogen werden müssen (➤ Tab. 4.1).

Die Differenzialdiagnose ist deshalb bedeutend, weil es sich bei der Polycythaemia vera um eine potenziell maligne Erkrankung des hämatopoetischen Systems handelt, während die Polyglobulie reaktiv durch Hypoxie oder im Rahmen einer anderen Grundkrankheit (z. B. paraneoplastisch) vorkommt. Die Therapie bzw. weitere Diagnostik sind dadurch völlig unterschiedlich.

Tab. 4.1 Differenzialdiagnose von Polyglobulie und Polycythaemia vera

Differenzialdiagnose	Polyglobulie	Polycythaemia vera
alkalische Leukozytenphosphatase	normal	erhöht
Leukozyten	normal	meist erhöht
Thrombozyten	normal	meist erhöht
Basophilie	nein	häufig
Splenomegalie	nein	häufig
Chromosomenanomalien	nein	häufig
Erythropoetin	erhöht	normal/erniedrigt
O_2-Sättigung	erniedrigt	normal

FRAGE
Nennen Sie einige **Ursachen**, die zum Auftreten einer **Polyglobulie** führen können.

Antwort Polyglobulien, die in der Folge einer Hypoxie entstehen, können bedingt sein durch:

- Rauchen
- Sauerstoffmangel durch Aufenthalt in großen Höhen bei niedrigem Sauerstoffpartialdruck (z. B. Bergsteiger)
- Herzfehler mit Rechts-Links-Shunt
- chronisch pulmonale Erkrankungen, die zu einer verminderten O_2-Sättigung des arteriellen Blutes führen
- zentral verursachte Hypoventilation (Pickwick-Syndrom)

Weiterhin können **paraneoplastische Syndrome** (z. B. bei Hypernephrom, Ovarialkarzinom, Kleinhirntumoren), aber auch **nichtmaligne Nierenerkrankungen** (z. B. Hydronephrose, Zysten, Doppelanlagen) sowie **Adenome endokriner Drüsen** (z. B. Morbus Cushing) eine Polyglobulie verursachen.

4.7 Agranulozytose

FALLBEISPIEL

Eine 41-jährige Frau nimmt wegen Kopfschmerzen ein **Metamizolpräparat** ein. Am nächsten Tag bekommt sie abends hohes Fieber, Schüttelfrost und starke Halsschmerzen.

FRAGE

An welche Verdachtsdiagnose denken Sie bei dieser Anamnese?

Antwort Aufgrund der Metamizoleinnahme, die kurz vor Auftreten des schweren Krankheitsbildes stattfand, ist eine **allergische Agranulozytose** wahrscheinlich. Eine allergische Agranulozytose ist nicht vorhersehbar und dosisunabhängig. Dabei sinken die Granulozyten innerhalb weniger Stunden auf Werte unter 500/µl Blut ab. Durch Zusammenbruch der Infektabwehr kommt es zu **ulzerierenden Schleimhautnekrosen** vor allem im Mundbereich (Angina agranulocytotica). Auch die Perianal- und Vaginalregion kann betroffen sein.

TIPP Ein Fallbeispiel, das auch in den IMPP-Fragen häufig vorgekommen ist.

FRAGE

Wie sieht die **Therapie** der allergischen Agranulozytose aus?

Antwort Selbstverständlich müssen die verursachenden **Medikamente sofort abgesetzt** werden (im Zweifelsfall alle im Zeitraum von 4 Wochen vor Symptombeginn gegebenen Medikamente). Die **Patienten** müssen **isoliert** und **vor Infektionen geschützt** werden. Eine sorgfältige Händedesinfektion von Besuchern, ärztlichem und Pflegepersonal sollte beachtet sowie Schnitt- und Topfpflanzen aus dem Krankenzimmer entfernt werden. Bei Auftreten von Fieber muss nach **Erregersicherung** (Blutkulturen, Abstriche) eine breit wirksame **antibiotische Therapie** erfolgen.

Fieber- und Schmerzbekämpfung sollten nicht durch gebräuchliche Analgetika (weil potenzielle Agranulozytose-Auslöser) erfolgen. Zur Fieberbekämpfung werden z. B. Wadenwickel, zur Schmerzbekämpfung Opiate eingesetzt. Bei Granulozytenzahlen unter 200/µl und Fehlen granulopoetischer Vorstufen im Knochenmark ist der Einsatz des **Granulozytenwachstumsfaktors** G-CSF (z. B. Neupogen®) sinnvoll.

Im Allgemeinen ist die Prognose bei Beherrschung der septischen Komplikationen gut. Meist erholt sich die Granulopoese innerhalb von 10–14 Tagen nach Absetzen des auslösenden Medikaments.

MERKE Fieber- und Schmerzbekämpfung sollten nicht durch gebräuchliche Analgetika (da potenzielle Agranulozytose-Auslöser) erfolgen.

4.8 Myelodysplastisches Syndrom (MDS)

FRAGE

Wodurch sind myelodysplastische Syndrome charakterisiert und welche möglichen Ursachen kennen Sie?

Antwort Bei den myelodysplastischen Syndromen handelt es sich um **erworbene**, **klonale Stammzellerkrankungen**, die durch quantitative Veränderungen des peripheren Blutbildes (Mono-, Bi- oder Panzytopenie) gekennzeichnet sind, bei gleichzeitig normaler bis erhöhter Zelldichte des Knochenmarks. Neben **dysplastischen Zellatypien** findet sich oft ein **erhöhter Blastenanteil** im Knochenmark, wobei ein erhöhtes Risiko für die Entwicklung einer akuten myeloischen Leukämie besteht. Die Einteilung erfolgt nach morphologischen Gesichtspunkten (Anteil der Blasten in Knochenmark und Blut, Ausmaß der Dysplasien), unter Berücksichtigung zytogenetischer Aberrationen und molekularer Marker.

Die **WHO-Klassifikation** (2008)der myelodysplastischen Syndrome und myelodysplastisch/myeloproliferativen Neoplasien unterscheidet zwischen:

- refraktärer Zytopenie mit unilineärer Dysplasie (RCUD)
- refraktärer Anämie mit Ringsideroblasten (RARS)
- refraktärer Zytopenie mit multilineärer Dysplasie (RCMD) mit oder ohne Ringsideroblasten
- MDS mit del (5q)
- refraktärer Anämie mit Blastenvermehrung I (RAEB I)
- refraktärer Anämie mit Blastenvermehrung II (RAEB II)
- unklassifzierbarer MDS (MDSU)
- chronischer myelomonozytärer Leukämie I (CMML I)
- chronischer myelomonozytärer Leukämie II (CMML II)
- refraktärer Anämie mit Ringsideroblasten und Thrombozytose (RARS-T)

Betroffen sind vor allem ältere Patienten (medianes Alter > 70 J.), bei jüngeren Patienten ist die Entwicklung eines MDS eher selten. Je nach auslösender Ursache unterscheidet man **primäre** Formen (auslösende Ursachen unbekannt, 90 %

der Fälle) von **sekundären** Formen. Letztere treten z. B. nach Chemotherapie, Strahlentherapie und insbesondere nach kombinierter Radiochemotherapie auf. Auch eine Knochenmarkschädigung durch organische Lösungsmittel (z. B. Benzol, halogenierte Kohlenwasserstoffe) kann zur Entwicklung eines MDS führen.

FALLBEISPIEL

Zu Ihnen kommt eine 25-jährige Patientin, die am Vortag plötzlich **Petechien** an Bauch und Unterschenkeln bemerkt hat. Die Patientin berichtet, dass sie nie ernsthaft krank gewesen sei. **Vor ca. 4 Wochen** habe sie allerdings einen **grippalen Infekt** mit Husten, Schnupfen, Sinusitis und leichtem Fieber gehabt. Die Patientin fühlt sich zum Zeitpunkt der Vorstellung bei Ihnen wohl, sie hat kein Fieber, Nachtschweiß, Gewichtsverlust oder andere Symptome. Der körperliche Untersuchungsbefund ist bis auf die schon beschriebenen Petechien absolut unauffällig.
Sie machen ein Blutbild und finden folgende Parameter: Leukozyten 4.500/µl mit unauffälligem Differenzialblutbild, Hb 14,0 g/dl mit normaler Erythrozytenmorphologie, **Thrombozyten 13.000/µl**. Bei einer Blutbildkontrolle 2 Wochen zuvor seien die Thrombozyten noch im Normbereich (172.000/µl) gewesen.

FRAGE

An welche Erkrankung denken Sie?

Antwort Die geschilderte Symptomatik und der (wahrscheinlich virale) Infekt 4 Wochen zuvor lässt hier an eine ITP (**idiopathische thrombozytopenische Purpura** = Morbus Werlhof) denken. Oft gehen virale Infekte der Erkrankung wenige Wochen voraus. Es kommt zur Bildung von **Autoantikörpern** (meist IgG) **gegen Thrombozyten**, wodurch deren Lebensdauer im Kreislauf von ca. 7–10 Tagen unter Umständen auf Stunden verkürzt ist. Hauptabbauort der Thrombozyten ist die Milz, aber auch andere Orte des RES (z. B. die Leber) können zum Abbau der Plättchen beitragen.

FRAGE

Mit welchem spezifischen Test können Sie die **Diagnose ITP** sofort stellen?

Antwort Einen solchen Test gibt es leider nicht, die Diagnose ITP ist immer eine **Ausschlussdiagnose**. Es muss insbesondere nach medikamenten-induzierten (z. B. Goldsalze, Heparin, Chinidin) Thrombozytopenien gesucht werden. Des Weiteren sollte man auch an eine sekundäre Immunthrombozytopenie bei SLE, Lymphomen oder HIV denken. Eine Pseudothrombopenie kann durch EDTA-induzierte Plättchenverklumpung auftreten (Nachtesten im Zitratblut!).

TIPP Achtung, Fangfrage!

Neben der Anamnese trägt auch das Blutbild zur Diagnosefindung bei. Hier findet sich eine **Thrombozytopenie** bei normaler Leukozytenzahl und normalem Differenzialblutbild. Die **Knochenmarkaspiration** zeigt ferner eine normale bis gesteigerte **Megakaryozytenzahl** und hilft, Lymphome bzw. Leukämien auszuschließen.

MERKE

Der Nachweis von plättchenassoziierten Antikörpern ist zwar in vielen Fällen möglich, jedoch weder sensitiv noch spezifisch genug, um die Diagnose ITP zu beweisen.

FRAGE

Welche **Behandlungsmöglichkeiten** einer ITP kennen Sie?

Antwort In der Akuttherapie, d. h. vor allem bei Blutungszeichen, kommen in erster Linie intravenöse **Immunglobuline** zum Einsatz (400 mg/kg KG über 5 d).

Eine weitere Möglichkeit der Primärtherapie ist die Gabe von **Prednison** (1–2 mg/kg KG täglich über 2 Wochen, dann langsames Ausschleichen über 6–8 Wochen) mit einer Erhaltungsdosis, die einen Thrombozytensollwert von 40.000/µl ermöglicht. Hierbei sollte man immer versuchen, unter der Cushing-Schwellendosis zu bleiben.

Unter der **Cushing-Schwellendosis** versteht man im Allgemeinen die Wirkungsstärke von 7,5 mg Prednison oder 30–40 mg (Männer) bzw. 15–30 mg (Frauen) Kortisol pro Tag. Diese Dosis beschreibt die tägliche Erhaltungstherapie, die gerade noch kein Cushing-Syndrom (➤ Kap. 7.7) auslösen soll. Diese Dosierungen sind allerdings nur grobe Richtwerte, da es erhebliche interindividuelle Unterschiede gibt. Eine absolute Untergrenze, unter der die Therapie mit Glukokortikoiden als sicher angesehen werden kann, besteht nicht.

Ultima Ratio zur Behandlung einer IPT ist die Splenektomie.

FRAGE

Bitte nennen Sie die **Indikationen zur Splenektomie** bei ITP.

Antwort Die Splenektomie wird für Patienten empfohlen, bei denen es nicht gelingt, die Steroide (Erhaltungsdosis) nach 3–6 Monaten auszuschleichen, ohne dass der **Thrombozytenwert** auf unter 40.000/µl fällt. Auch Patienten mit schweren **Kontraindikationen gegen Steroidtherapie** (z. B. Steroidpsychose, Brittle-Diabetes = stark schwankender Blutzuckerwert) sollte die Splenektomie angeboten werden. Mit ^{111}In- oder ^{51}Cr-markierten Thrombozyten kann vorher die Milz als Hauptabbauort der Thrombozyten identifiziert werden. Dies erlaubt eine prognostische Aussage bzgl. des Erfolgs einer solchen Maßnahme sowie die Identifizierung einer Nebenmilz.

Autor, bitte prüfen: in der Antwort oben wird nach 2 Wochen über 6 bis 8 Wo. ausgeschlichen, in dieser Antwort nach 3 bis 6 Monaten – oder gilt das dann für die Erhaltungsdosis? Dann evtl. hier „Erhaltungsdosis“ ergänzen, damit es eineutig ist.

4.9 Akute Leukämien

FRAGE

Was verstehen Sie unter einer akuten Leukämie? Wie sieht die **Klinik** hierbei aus?

Antwort Bei den Leukämien handelt es sich um eine maligne Entartung von hämatopoetischen Zellen. Durch ungehemmte Proliferation kommt es zur Verdrängung der normalen Hämatopoese. Es erfolgt eine Überschwemmung des Organismus und eine Infiltration extramedullärer Organe mit leukämischen Blasten.

Die leukämische Zellklasse ist durch eine wenig bzw. **undifferenzierte Blastenpopulation** gekennzeichnet. Typisch ist der sog. **Hiatus leucaemicus** in der Knochenmarksuntersuchung, der durch ein Fehlen der mittleren Entwicklungsstufen gekennzeichnet ist. Man unterscheidet aufgrund zytomorphologischer und zytochemischer Kriterien zwischen den **akuten myeloischen Leukämien (AML)** und den **akuten lymphatischen Leukämien (ALL)**.

Bei den akuten Leukämien ist die Symptomatik durch die schnell zunehmende Knochenmarksverdrängung und Anämie bestimmt. Meist besteht anamnestisch ein nicht ausheilender Infekt mit hohem Fieber und Nachtschweiß. Durch die Abwehrschwäche kommt es zu Infektionen und **Entzündungen** der Haut und Schleimhäute. Häufig sind thrombozytopenisch bedingte Blutungen, die sich z. B. als **Petechien** oder Teerstühle äußern. Bei myelomonozytären Leukämien kann es zu einer auffallenden **Gingivahyperplasie** kommen. Besonders bei den lymphatischen Leukämien sind **Lymphknotenschwellungen** und eine **Splenomegalie** häufig.

TIPP Wer eine solche Frage zu Beginn gestellt bekommt, kann damit rechnen, sehr ausführlich über dieses Thema geprüft zu werden. Leukämien sind zwar ein schwieriges, aber in der Darstellung relativ dankbares Thema.

FRAGE

Nennen Sie bitte Unterklassen der akuten myeloischen Leukämien. Kennen Sie die **„French-American-British"**(FAB)-**Klassifikation** für die Gruppe der myeloischen Leukämien?

Antwort Die FAB-Klassifikation teilt die akuten myeloischen Leukämien (AML) nach zytomorphologischen Kriterien in die Klassen M1–M7 ein (➤ Tab. 4.2)

Tab. 4.2 FAB-Klassifikation der akuten myeloischen Leukämien

M1	myeloblastische Leukämie ohne Differenzierung (Häufigkeit ≈ 20 %)
M2	myeloblastische Leukämie mit Differenzierung: über 50 % der Zellen sind Myeloblasten und Promyelozyten (≈30 %)
M3	Promyelozytenleukämie: die Zellen besitzen häufig Auer-Stäbchen und sind hypergranuliert (≈ 5 %)
M4	myelomonozytäre Leukämie: der Monozytenanteil beträgt mehr als 20 % im Knochenmark (≈ 30 %)
M5	Monozytenleukämie [differenziert und undifferenziert] (≈ 10 %)
M6	Erythroleukämie: der Anteil der Erythroblasten liegt über 50 % (selten)
M7	megakaryozytäre Leukämie (selten)

FRAGE

Welche **Phasen** der **Therapie** bei akuten Leukämien kennen Sie? Welche prognostischen Faktoren spielen eine Rolle?

Antwort Die Zielsetzung bei der Therapie von akuten Leukämien ist kurativ, wobei jedoch mit zunehmendem Alter die Prognose aufgrund der schlechteren Toleranz von aggressiven Chemotherapien sowie vermehrter

Infektions- und Blutungskomplikationen schlechter wird. Weitere Prognosefaktoren sind:

- **initiale Leukozytenzahl**: AML → gute Prognose bei < 100.000 Leukozyten/µl, schlechte Prognose bei > 100.000/µl; ALL → gute Prognose bei initial < 30.000 Leukozyten/µl, schlechte Prognose bei > 30.000/µl
- bestimmte **zytogenetische Konstellationen**: z. B. Auftreten eines Philadelphia-Chromosoms bei der ALL → ungünstige Prognose
- bei der ALL die **Zeit** bis zur **ersten Remission**: < 4 Wochen vs. > 4 Wochen
- Vorliegen einer **initialen ZNS-Beteiligung**

Die Therapie wird in zwei Phasen unterteilt. Im ersten Schritt, der **Induktionstherapie**, ist das Ziel das Erreichen einer Vollremission. Weitere Therapieabschnitte, die der Erhaltung der Vollremission dienen, werden als **Postremissionstherapien** bezeichnet. Dazu zählen die zytostatische **Konsolidierungstherapie** sowie die anschließende **Erhaltungstherapie**. Eine weitere Therapieoption bei kurativem Ansatz ist die **Knochenmarktransplantation**.

FRAGE

Nennen Sie bitte sowohl für die ALL als auch für AML je eine **zytostatische Medikamentenkombination**.

TIPP Oft wird für die hämatologischen malignen Erkrankungen die Kenntnis der Zytostatika eines Therapieschemas erwartet.

Antwort Die Therapie der akuten Leukosen wird in mehrere Phasen unterteilt. Man unterscheidet die **Induktions-**, **Konsolidierungs-** und **Erhaltungstherapie**. Ziel der Induktionstherapie ist es, eine Vollremission (CR) mittels der zytostatischen Maßnahmen zu erreichen. Das Erreichen einer CR ist Voraussetzung für ein Langzeitüberleben bzw. eine Heilung der Erkrankung.

- Bei der **ALL** wird oft eine Induktionsbehandlung mit **Vincristin** (+ evtl. Daunorubicin) und **Prednisolon** angewandt. In ca. 90 % der Fälle wird hierdurch eine Vollremission erreicht.
- Bei der **AML** verwendet man meist eine Kombination von **Cytosin-Arabinosid** und **Daunorubicin** als Induktionsbehandlung. Ist eine Vollremission erreicht, müssen eine zytostatische Konsolidierungstherapie und anschließend eine Erhaltungstherapie folgen.

FRAGE

Sie sprechen von **Vollremission**. Was versteht man darunter?

Antwort Eine Vollremission beinhaltet folgende Kriterien:

- vollständige Normalisierung des peripheren Blutbilds
- Reduktion des Blastenanteils im Knochenmark auf unter 5 %
- keine extramedulläre Manifestation nachweisbar

MERKE Eine Vollremission darf **nicht** mit einer **Heilung** gleichgesetzt werden, da es sich nur um eine Reduktion der Tumorzellen unter die Nachweisgrenze handelt.

FRAGE

Die **Knochenmarktransplantation** gewinnt zunehmend an Bedeutung. Können Sie etwas dazu erzählen?

Antwort Für eine Knochenmarktransplantation müssen die Patienten sich in **Vollremission** befinden und **frei von Infektionen** sein. Das Vorhandensein eines **histokompatiblen Spenders** ist notwendig (am besten Geschwister).

Der Patient wird in eigens dafür bestimmte Zentren verlegt und muss sich einer intensiven Chemotherapie zur weiteren Reduktion der leukämischen Zellen unterziehen. Danach erfolgt eine Ganzkörperbestrahlung, durch die das erkrankte Knochenmark des Patienten zerstört wird.

Nach Infusion des Spendermarks (ca. 300 ml) hofft man auf ein „Angehen" der Stammzellen und Ausbildung eines leistungsfähigen hämatopoetischen Systems. Am besten sind die Aussichten für eine länger dauernde Remission oder sogar Heilung, wenn die Transplantation in der ersten Vollremission nach einer zytostatischen Therapie erfolgt.

Risiken und Komplikationen sind:

- Die fremden Stammzellen des Spenders siedeln sich nicht in den Knochenmarksräumen des Patienten an („graft failure"). Der Patient ist dann praktisch ohne hämatopoetisches System.
- Die Spenderzellen erkennen die Körperzellen des Patienten als fremd und greifen sie an („graft versus host disease").
- Systemische Infektionen treten während der aplastischen Phasen der Therapieschritte auf (besonders Zytomegalie-, Pneumocystis-carinii- und Pilzpneumonien).
- Es kommt zu einer unvollständigen Beseitigung der Leukämiezellen und somit zum Auftreten eines Rezidivs.

4.10 Chronische myeloische Leukämie (CML)

FRAGE

Nennen Sie bitte die wichtigsten **Diagnosekriterien** einer chronischen myeloischen Leukämie.

Antwort Bei der CML (= chronische myeloische Leukämie) handelt es sich um eine maligne Entartung einer pluripotenten Stammzelle und gesteigerter Proliferation der granulopoetischen Reihe des Knochenmarks. Sie gehört zu dem Formenkreis der **myeloproliferativen Erkrankungen**. Es kommt zur Ausschwemmung von Vorstufen aller Reifungsgrade der Granulopoese in das periphere Blut. Folgende Befunde sind für die CML charakteristisch:

- **Oft hohe Leukozytose**: Die CML weist Leukozytenzahlen bis zu über 500.000/μl auf. Im Blutausstrich sind Myeloblasten, Promyelozyten, Myelozyten und reife Granulozyten zu finden. Häufig ist die Anzahl der basophilen Granulozyten vermehrt.

- **Splenomegalie**: Die Milz kann bis ins kleine Becken reichen. Nach einem abgelaufenen Milzinfarkt (leukämische Thrombosen) lässt sich gelegentlich ein Reibegeräusch über der Milz auskultieren.
- **Nachweis des Philadelphia-Chromosoms**: Es handelt sich um eine Translokation des langen Arms des Chromosoms 22 auf das Chromosom 9.
- **Verminderter Index der alkalischen Leukozytenphosphatase**: Im Gegensatz zu den anderen myeloproliferativen Erkrankungen ist der ALP-Index bei der CML in über 90 % der Fälle vermindert.
- **Hyperplasie der Granulopoese** und oft auch der **Megakaryopoese** im Knochenmark.

FRAGE
Was versteht man unter einem **„Blastenschub"** bei der CML?

TIPP Vorsicht, wenn nach der Differenzierung der Blasten gefragt wird! Es handelt sich zwar um die chronische myeloische Leukämie, aber da diese eine Stammzellerkrankung ist, kommt es in ca. 30 % der Fälle zu einer lymphatischen Blastenausschwemmung.

Antwort Bei den meisten Patienten kommt es nach einer längeren chronischen Phase der CML zu einer **akuten krisenhaften Verschlechterung** des Krankheitsbildes mit Ausschwemmung von Blasten (Anteil > 30 %) im peripheren Differenzialblutbild. Dieser Blastenschub ähnelt im Blutausstrich und Knochenmarksbefund einer akuten Leukämie. Im Gegensatz zur chronischen Phase der CML ist der Blastenschub häufig **therapieresistent** (oft Versuch einer Polychemotherapie wie bei einer akuten Leukämie). Die Patienten sterben aufgrund der progredienten Knochenmarksinsuffizienz infolge von Blutungen, Anämie und Infektionen.

FRAGE
Sie haben ganz richtig bemerkt, dass die CML zu den **myeloproliferativen Erkrankungen** gezählt wird. Welche anderen Krankheiten gehören dazu?

Antwort Bei den myeloproliferativen Erkrankungen handelt es sich um eine Gruppe von Krankheiten, bei denen die drei blutbildenden Systeme des Knochenmarks (Erythro-, Granulo-, Megakaryopoese) einzeln oder kombiniert betroffen sind. Ursache ist ein **Defekt einer pluripotenten Knochenmarkstammzelle** mit klonaler Proliferation aller Zellreihen, die von dieser Zelle abstammen.

Neben der CML zählen zu den chronisch-myeloproliferativen Erkrankungen:
- Polycythaemia vera (PVR)
- Osteomyelofibrose (OMF)
- primäre (essenzielle) Thrombozythämie (ET)

4.11 Maligne Lymphome

FRAGE
Die **CLL** (= chronisch lymphatische Leukämie) gehört zu den NHL (= Non-Hodgkin-Lymphome) mit niedrigem Malignitätsgrad. Erklären Sie bitte bei dieser Erkrankung die grundlegenden **Therapieprinzipien**. Kennen Sie die **Einteilung nach Binet**?

Antwort Die CLL ist eine maligne Erkrankung des lymphatischen Systems, die sich durch eine ausgeprägte Lymphozytose, im weiteren Verlauf oft auch durch Lymphknotenvergrößerung, Splenomegalie und Verdrängung der Hämatopoese bei ausgeprägter Infiltration des Knochenmarks auszeichnet.

Sie ist in der Regel eine Erkrankung des höheren Alters mit (durch ihren oft langsamen Verlauf) relativ **guter Prognose**. Der Therapieansatz ist in der Regel palliativ. Dies ist auch der Grund, dass unabhängig von der Höhe der Lymphozytose die **Indikation** zur Therapie sehr zurückhaltend gestellt wird. Therapiert werden sollte bei:

- zunehmender Verdrängung der normalen Blutbildung (Hb < 10 g/dl, Thrombozyten < 100.000/µl)
- Auftreten von B-Symptomen
- gehäuften Infekten bei AK-Mangelsyndrom
- Auftreten einer autoimmunhämolytischen Anämie (AIHA)
- symptomatischer Splenomegalie
- symptomatischer „bulky disease“ (= einzelner Lymphknoten oder Lymphknotenkonglomerat mit maximal 10 cm Durchmesser)
- rascher Lymphozytenverdopplungszeit oder isolierter Leukozytose 300.000/µl

Als **Primärtherapie** wird in den meisten Fällen eine Kombination aus **Chlorambucil** (Leukeran®) und **Prednison** (sog. Knospe-Schema) eingesetzt. Als prophylaktische Maßnahme bei rezidivierenden Infekten und Hypogammaglobulinämie ist die Gabe von hoch dosierten γ-Globulinen (10 g alle 3–4 Wochen) sinnvoll.

Für die in Europa gebräuchliche Stadieneinteilung nach Binet sind lediglich eine körperliche Untersuchung sowie eine Blutbildanalyse erforderlich (➤ Tab. 4.3).

PLUS Die Klassifikation nach Binet hat inzwischen in Europa die Klassifikation nach Rai ersetzt.

Tab. 4.3 Stadieneinteilung nach Binet

Binet-Stadium	Definition	Medianes Überleben
A	Hb > 10 g/dl, TZ >100 G/l, < 3 vergrößerte LK-Regionen	> 10 Jahre
B	Hb > 10 g/dl, TZ >100 G/l, ≥ 3 vergrößerte LK-Regionen	5 Jahre
C	Hb ≤ 10 g/dl, TZ <100 G/l	2–3 Jahre

Hb = Hämoglobin; TZ = Thrombozyten; LK = Lymphknoten
Zu den LK-Regionen zählen zervikale, axilläre, inguinale LK-Vergrößerungen unilateral oder bilateral sowie Leber- und Milzvergrößerungen.

MERKE

Die CLL ist eine Erkrankung des höheren Alters und hat wegen des meist langsamen Verlaufs eine relativ gute Prognose und wird zurückhaltend therapiert.

FRAGE

Bei welchen zu den Non-Hodgkin-Lymphomen gehörenden Erkrankungen findet sich als Kennzeichen eine **tartratresistente saure Phosphatase**?

TIPP Diese seltene Form dürfte den meisten besser unter dem Namen „Haarzellenleukämie" bekannt sein.

Antwort Es handelt sich um die **Haarzellenleukämie** mit den typischen mononukleären Zellen und haarförmigen Zytoplasmaausläufern. Auffallend sind weiterhin eine ausgeprägte **Splenomegalie** (Gefahr der Milzruptur) und eine **Panzytopenie**. Durch den langsamen Verlauf ist die Prognose relativ günstig. Komplikationen sind Infektionen und hämorrhagische Diathesen. Als vielversprechende Therapie galt in den letzten Jahren die Anwendung von α-**Interferon**, mittlerweile haben sich sog. Purinanaloga, z.B. 2-CDA (2-Chlordeoxyadenosin), als wirksamer erwiesen.

FRAGE
Was versteht man unter der sog. **B-Symptomatik** bei den Hodgkin- bzw. bei den Non-Hodgkin-Lymphomen?

Antwort Unter B-Symptomatik (A = ohne Allgemeinerscheinungen) versteht man bei einem malignen Lymphom das Vorliegen von **Allgemeinsymptomen**. Dazu gehören:

- Nachtschweiß und/oder
- Fieber ohne Infektion über 38 °C und/oder
- Gewichtsabnahme um mehr als 10 % in den letzten 6 Monaten

FRAGE
Welche histopathologischen Merkmale führen zur Diagnose eines Morbus Hodgkin?

TIPP Problemlose Frage. Zumal die Histopathologie das entscheidende Kriterium zur Unterscheidung zwischen Hodgkin und Non-Hodgkin Lymphomen darstellt.

Antwort Beim Morbus Hodgkin (= Lymphogranulomatose, Hodgkin-Lymphom) handelt es sich um eine Erkrankung aus der Gruppe der malignen Lymphome. Histopathologisch erkennt man granulomatöses Gewebe, das Lymphozyten, Histiozyten, einkernige sog. **Hodgkin-Zellen** und vielkernige **Sternberg-Riesenzellen** enthält. Der Nachweis von Sternberg-Riesenzellen ist beweisend für einen Morbus Hodgkin.

Man unterscheidet nach dem histologischen Bild vier Formen (➤ Tab. 4.4). Diese Unterscheidung stellt jedoch keinen Prognosefaktor mehr dar.

Tab. 4.4 Histologische Subtypen des klassischen Morbus Hodgkin

lymphozytenreiche Form	3 %
nodulär-sklerosierende Form	35 %
Mischform	50 %
lymphozytenarme Form	12 %

FRAGE
Beschreiben Sie die **Klinik** eines Patienten mit Morbus Hodgkin.

Antwort Die zervikale, nicht schmerzhafte **Lymphknotenvergrößerung** ist bei den meisten Patienten der primäre Hauptmanifestationsort des Morbus Hodgkin. Diese oft verbackenen und indurierten Lymphknotenschwellungen führen den Patienten in ärztliche Behandlung. Erst bei weiterem Fortschreiten der Erkrankung kommen Allgemeinsymptome wie **Fieber**, **Nachtschweiß** und **Gewichtsverlust** (B-Symptomatik) hinzu. Weiterhin werden Juckreiz, Leistungsknick und manchmal Schmerzen in den befallenen Lymphknoten nach Alkoholgenuss angegeben.

FRAGE
In welche **Stadien** wird die Lymphogranulomatose eingeteilt?

Antwort Da der Morbus Hodgkin bei den meisten Patienten einen relativ uniformen Verlauf vom lokalisierten bis zum generalisierten Befall zeigt, hat sich folgende Stadieneinteilung (nach dem Hodgkin Disease Staging Classification Committee in Ann Arbor) bewährt (➤ Tab. 4.5).

Die genaue Stadieneinteilung der Lymphogranulomatose bildet die Grundlage zur Therapieplanung. Die **Strahlentherapie** hat Vorrang in den Stadien I und II ohne Risikofaktoren. Eine kombinierte **Chemo**- und **Strahlentherapie** wird in den Stadien I und II mit Risikofaktoren sowie im Stadium III A eingesetzt. Patienten mit Stadium III B und IV erhalten eine **Polychemotherapie** (+/– additive Strahlentherapie).

Tab. 4.5 Stadieneinteilung des Morbus Hodgkin; an das jeweilige Stadium wird der Buchstabe A = ohne Allgemeinsymptome bzw. B = mit Allgemeinsymptomen angehängt.

Stadium	Definition
I	Befall einer LK-Region oder einer einzelnen extralymphatischen Region
II	Befall von zwei oder mehreren LK-Regionen auf der gleichen Seite des Zwerchfells oder extranodaler Befall, von einer oder mehreren LK-Regionen ausgehend, auf der gleichen Seite des Zwerchfells
III	Befall von LK-Regionen beidseits des Zwerchfells. Milzbeteiligung = IIIs III_{1A}: Milz, zöliakale und portale LK befallen III_{2A}: paraaortale, iliakale, mesenteriale und inguinale LK befallen III_E: extralymphatischer Befall beidseits des Zwerchfells
IV	disseminierter Befall eines oder mehrerer Organsysteme mit oder ohne gleichzeitigen LK-Befall, z. B. L = Lunge, M = Knochenmark, O = Skelett, D = Haut.

LK = Lymphknoten

FRAGE
Welche Untersuchungsmethoden werden zur genauen **Stadieneinteilung** („Staging") verwandt?

TIPP Wer auf einer onkologischen Station gearbeitet hat, weiß, dass sehr viel Zeit verwendet wird, Patienten mit malignen Lymphomen „durchzustagen", um eine Therapieentscheidung treffen zu können. Die Frage hat daher im Stationsalltag große Bedeutung.

Antwort Nach histologischer Sicherung des Morbus Hodgkin stehen die ausführliche Anamneseerhebung (Frage nach **B-Symptomen**!) und die klinische Untersuchung **(Lymphknotenstatus**!) am Anfang der Stadienfestlegung. Weiterhin werden folgende Untersuchungen durchgeführt:

- Röntgen-Thorax in zwei Ebenen
- Abdomen-Sonografie

- CT von Hals, Thorax, Abdomen
- Knochenmarkuntersuchung
- Skelettszintigrafie bei entsprechender Symptomatik
- Leberbiopsie bei klinischem Verdacht auf Befall

Falls eine alleinige Strahlentherapie geplant ist:
- bipedale Lymphografie (bei negativem CT/MRT)
- evtl. explorative Laparotomie mit Splenektomie: Die Laparotomie sollte nur dann durchgeführt werden, wenn nicht schon durch die obigen technischen Verfahren ein Stadium III oder IV (z. B. durch nachgewiesenen Knochenmarksbefall) diagnostiziert wurde. Neben der hohen Sensitivität und Spezifität der Untersuchung müssen jedoch auch die perioperative Morbidität und Mortalität bedacht werden.

FRAGE

Kennen Sie **prognostische Faktoren** (Risikofaktoren für einen ungünstigen Therapieverlauf) bei Morbus Hodgkin? Welche Patienten haben ein höheres Risiko, einen Relaps nach Primärtherapie zu erleiden?

Antwort Das **initiale Stadium** und das Vorliegen einer **hohen Tumorlast** („bulky disease") bzw. Befall von mehr als zwei Lymphknotenregionen scheinen die wichtigsten Prognosefaktoren zu sein. Weitere Risikofaktoren sind:
- B-Symptomatik
- extranodaler Befall (E-Stadium)
- hohe BSG (A-Stadium: > 50 mm/h, B-Stadium: > 30 mm/h)
- hohe LDH
- männliches Geschlecht
- hohes Alter
- großer Mediastinaltumor (> ⅓ des maximalen Thoraxdurchmessers bei Röntgen-Thorax im Stehen)

FRAGE

Kennen Sie ein bekanntes **Chemotherapie-Schema** für die Lymphogranulomatose?

TIPP Bei Chemotherapie-Schemata sollte man eher keine Dosisangaben machen: 1. kann man sich die sowieso kaum merken, 2. ändern sich die Dosierung und das genaue Therapieregime häufig.

Antwort Die Therapie sollte nach Möglichkeit im Rahmen von Studien erfolgen (in Deutschland vor allem Studienprotokolle der Deutschen Hodgkin-Studiengruppe).

Ein bekanntes Schema im Rahmen der Therapiestudien der Lymphogranulomatose ist das **ABVD-Schema** (➤ Tab. 4.6).

Durch die Chemotherapie werden auch in fortgeschrittenen Fällen noch Remissionsraten bis zu 80 % erzielt. Bei einem Rezidiv nach initialer Chemo- oder kombinierter Chemo-/Strahlentherapie über 1 Jahr nach Therapieende können auch diese Patienten in über 80 % der Fälle mit einer zweiten kompletten Remission mit oben genannten Therapieprotokollen rechnen. Problematischer ist die Situation bei Chemotherapieversagern oder bei einer Remissionsdauer von weniger als 12 Monaten. In diesen prognostisch eher ungünstigen Situationen kommen in letzter Zeit vermehrt Hochdosischemotherapien mit autologer Stammzelltransplantation zum Einsatz.

Tab. 4.6 Chemotherapie-Schema der Lymphogranulomatose

Präparat	Dosierung (mg/m²/d)	Verabreichungs-form	Zeitpunkt
A = Adriamycin	25	i. v.	Tag 1+15
B = Bleomycin	10	i. v.	Tag 1+15
V = Vinblastin	6	i. v.	Tag 1+15
D = Dacarbazin	375	i. v.	Tag 1+15

MERKE

Beim kombinierten Einsatz von Chemo- und Strahlentherapie kann es auch nach mehr als 20 Jahren noch zu einem gehäuften Auftreten von **Zweitneoplasien** kommen.

4.12 Plasmozytom

FALLBEISPIEL

Es kommt ein 65-jähriger Patient in Ihre Praxis. Er klagt über Müdigkeit und Abgeschlagenheit, ständige Erkältungen und neu aufgetretene starke Rückenschmerzen. Bei der Blutuntersuchung lassen Sie auch eine Elektrophorese anfertigen und erhalten folgenden Befund (➤ Abb. 4.2).

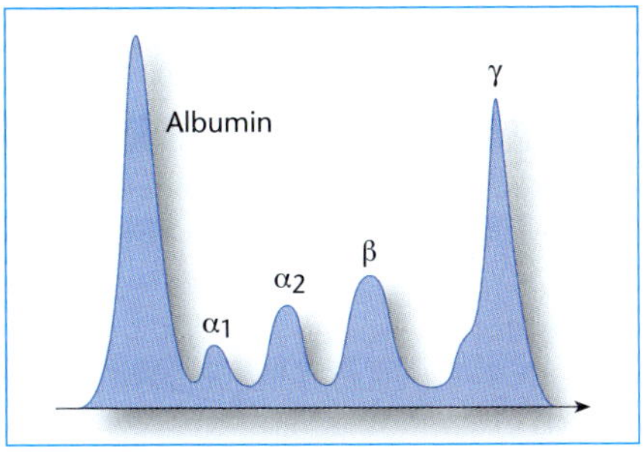

Abb. 4.2 Serumelektrophorese [A400]

FRAGE

Um welche Diagnose könnte es sich handeln? Kennen Sie dafür einen Eigennamen?

Antwort Die Elektrophorese zeigt eine deutliche monoklonale Vermehrung der Gammaglobuline (M-Gradient). Das könnte für ein **Plasmozytom** sprechen, das auch Morbus Kahler oder multiples Myelom genannt wird. Es liegt dabei eine maligne Entartung eines plasmazellulären B-Zell-Klons vor mit Infiltration anderer Organsysteme (z. B. Skelett). Kennzeichnend ist die exzessive Produktion eines monoklonalen Immunglobulins bzw. eines Immunglobulinteils. Beim weniger malignen **Morbus Waldenström** handelt es sich um eine monoklonale IgM-Vermehrung.

FRAGE

Wie erklären sich die von dem geschilderten Patienten geklagten Symptome?

Antwort Die Müdigkeit und Abgeschlagenheit weisen auf eine oft bestehende **Anämie** hin, ständige Erkältungen sind durch die **Störung des Immunsystems** bei dieser Erkrankung bedingt, und die Rückenschmerzen rühren wahrscheinlich von **diffuser Osteoporose** oder **Osteolysen** her, die sich typischerweise bei dieser Erkrankung im Becken, in der Wirbelsäule, in den Rippen oder im Schädel (sog. Schrotschuss- bzw. Lochschädel) finden.

FRAGE
Diese Zusammenhänge haben Sie gut geschildert. Kennen Sie noch weitere Lokalisationen und Symptome?

Antwort Neben dem meist generalisierten Knochenmarksbefall kann das Plasmozytom auch **lokalisiert extramedullär** auftreten. Bevorzugte Stellen hierfür sind:

- Nasopharynx
- Lunge
- Gastrointestinaltrakt

Neben den durch den Befall der Wirbelsäule hervorgerufenen Rückenschmerzen treten häufig pathologische Frakturen, Anämiezeichen und bei sekundären Immundefekten eine erhöhte Infektanfälligkeit auf, seltener Zeichen einer Niereninsuffizienz, einer Hyperkalzämie oder eines Hyperviskositätssyndroms.

Bei Patienten ohne Symptome können eine starke Erhöhung der BSG (Sturzsenkung), eine Anämie oder ein M-Gradient in der Serum-Elektrophorese auf ein multiples Myelom hinweisen.

FRAGE
Welches sind die **Hauptdiagnosekriterien**?

Antwort Die Diagnose basiert auf folgenden Kriterien, von denen mindestens zwei erfüllt sein sollten:

- Nachweis **monoklonaler Immunglobuline** im Serum oder Urin
- Nachweis von **Osteolysen** (z. B. „Schrotschuss-“ oder „Lochschädel“)
- Nachweis eines wesentlich **erhöhten** (> 30 %) **Plasmazellgehalts** des Knochenmarks

FRAGE
Was sind **„Bence-Jones“-Proteine**?

Antwort Jedes komplette Immunglobulin besteht aus zwei leichten (L-Ketten) Proteinen und zwei schweren (H-Ketten) Proteinen, die durch Disulfidbrücken miteinander verbunden sind. Bei ca. 15 % der Plasmozytome liegt eine **exzessive Bildung** dieser leichten **L-Ketten** (= Bence-Jones-Proteine) vor. Entscheidend ist, dass diese Proteine **nierengängig** sind und in der Serumelektrophorese keine typische Immunglobulin-Zacke zeigen.

Qualitativ werden Bence-Jones-Proteine im angesäuerten Urin durch Erhitzen auf ca. 50 °C nachgewiesen, da sie bei dieser Temperatur sichtbar ausfallen. Bei weiterer Erhitzung gehen sie wieder in Lösung.

Der quantitative Nachweis erfolgt durch die **Urinelektrophorese**. Somit sind bei Plasmozytomverdacht stets Urin und Serum getrennt immunelektrophoretisch zu untersuchen. Eine Komplikation beim Plasmozytom ist die sog. Myelomniere aufgrund der Schädigung der Nierentubuli.

TIPP Von den Bence-Jones-Proteinen hat wahrscheinlich jeder schon etwas gehört. Sie allerdings zu beschreiben, ist nicht einfach. Wichtiges Stichwort: qualitativer Nachweis im Urin.

MERKE

Bei V. a. Plasmozytom darf kein Röntgen-Kontrastmittel gegeben werden. Risiko der Niereninsuffizienz!

Bence-Jones-Proteine werden von Urin-Streifentests nicht erfasst.

FRAGE

Beim Plasmozytom kommt es sehr häufig zu einer **Hyperkalzämie**. Wodurch entsteht diese Hyperkalzämie und wie würden Sie sie **behandeln**?

Antwort Zu einer Hyperkalzämie kommt es durch die ossäre Infiltration mit **Osteolyse**, hierbei wird die Bildung eines Osteoklasten aktivierenden Faktors diskutiert.

Symptome sind Polyurie, Exsikkose, herabgesetzte muskuläre Erregbarkeit und neurologische Ausfälle bis hin zum Koma. Im EKG zeigt sich eine Verkürzung des QT-Intervalls, die T-Welle wird breit und konvexbogig. Es kommt u. U. zu bradykarden Rhythmusstörungen. Die Toxizität von Digitalis ist erhöht!

Therapeutisch ist eine großzügige **Flüssigkeitssubstitution** (Defizit oft mehrere Liter) notwendig. Bei adäquater Hydrierung kann auch eine forcierte Diurese mit Furosemid i. v. (Kontrolle des Wasser- und Elektrolythaushalts, ggf. ZVK) erfolgen. Weiterhin werden bei bedrohlicher Hyperkalzämie **Bisphosphonate** (z. B. Pamidronat = Aredia®) oder **Kalzitonin** verabreicht. **Glukokortikoide** (z. B. Prednisolon 100 mg/d) hemmen die Proliferation von Plasmozytomzellen und die Vitamin-D_3-Synthese.

4.13 Hämorrhagische Diathesen

FRAGE

Eine effektive **Blutstillung** verlangt das Ineinandergreifen von verschiedenen physiologischen Vorgängen. Können Sie uns hierzu einen groben Überblick geben?

Antwort Die Blutstillung erfordert das Zusammenspiel folgender drei Teilbereiche des Gerinnungssystems

TIPP Keinesfalls darf man gleich mit Gerinnungsfaktoren um sich werfen. Da man sich sehr leicht in dem komplexen System der Hämostase verirren kann, sollte man besonders auf eine systematische Darstellung achten.

- **Vaskuläre Vorgänge**: Im Rahmen einer Gefäßverletzung kommt es zur Vasokonstriktion und damit zum Sistieren des Blutverlustes. Diese Konstriktion ist wahrscheinlich reflexbedingt und abhängig vom Vorhandensein einer ausreichenden Gefäßmuskulatur. Venöse Gefäße besitzen die Fähigkeit zur Konstriktion nur eingeschränkt.
- **Thrombozytäre Vorgänge**: Die Freilegung von Kollagen (+ ADP = Adenosindiphosphat) und anderen Zellstrukturen nach einer Gefäß- bzw. Gewebeverletzung führt zu einer Adhäsion und Aggregation von Thrombozyten, die als vorläufiger „Zellpfropf" die Verletzungsstelle abzudichten versuchen. Thrombozyten bilden weiterhin Thromboxan A_2, ein Prostaglandinderivat, das zusätzlich aggregationsfördernd und vasokonstriktorisch wirkt. Außerdem wird der sog. Plättchenfaktor freigesetzt, wodurch plasmatische Gerinnungsfaktoren aktiviert werden.
- **Plasmatische Faktoren**: Das plasmatische Gerinnungssystem wird durch sog. Gewebsthromboplastin (exogener Schenkel) bzw. Plättchenfaktor (endogener Schenkel) in Gang gesetzt und führt nach einer komplexen Aktivierungskaskade verschiedener Faktoren schließlich zur Bildung des Prothrombinkomplexes. Ab hier verlaufen beide Systeme gemeinsam und führen zur Bildung des endgültigen Fibrinthrombus und zu einer dauerhaften Abdichtung.

FRAGE

Wie **messen** Sie die **Blutungszeit**?

Antwort Die Zeitdauer zwischen Beginn der Blutung aus einer frischen kleinen Stichwunde bis zum vollständigen Sistieren heißt Blutungszeit.

Dazu wird mit einer Lanzette eine Stichwunde an der Fingerbeere oder am Ohrläppchen gesetzt und die austretenden Blutstropfen werden mit Filterpapier alle 15 s abgetupft. Die Blutungszeit beträgt **normal 2–4 min**. Sie ist bei Störungen der Thrombozytenzahl und -funktion erhöht (z. B. Von-Willebrand-Jürgens-Syndrom).

FRAGE

Beschreiben Sie die Klinik und den Blutungstyp bei einer **Hämophilie A**. Wie verhält sich hier die von Ihnen bereits beschriebene Blutungszeit?

TIPP Achtung! Diese Frage ist schwerer, als es auf den ersten Blick scheint. Bei den hämorrhagischen Diathesen sollte man sich immer zuerst den Blutungstyp (vaskulär, thrombozytär oder plasmatisch) klarmachen.

Antwort Bei der Hämophilie A handelt es sich um eine **X-chromosomal rezessiv** vererbte hämorrhagische Diathese, die durch Verminderung der Funktion oder Fehlen des plasmatischen **Gerinnungsfaktors VIII** gekennzeichnet ist. Dadurch wird der endogene Schenkel der plasmatischen Gerinnung empfindlich beeinträchtigt. Je nach dem Grad der noch vorhandenen Restaktivität des Faktors (< 5 % Spontanblutungen; 50 % verstärkte Blutungstendenz nur bei großen Traumen, z. B. Operationen) kommt es zum Auftreten einer geringen oder ausgeprägten klinischen Symptomatik. Typisch sind nach normaler primärer Blutstillung anhaltende und **flächenhafte Nachblutungen**, da sich kein funktionsfähiger Thrombus bilden kann.

Bei ausgeprägter Hämophilie kommen vor allem **Gelenk- und Muskelblutungen** vor, die zu Arthropathien und Kontrakturen führen. Die Blutungszeit, die hauptsächlich von den Thrombozyten abhängt, ist bei der Hämophilie häufig normal.

MERKE

Therapeutisch wird als Dauerbehandlung bzw. bei Blutungskomplikationen und vor chirurgischen Eingriffen **Faktor-VIII-Konzentrat** verabreicht. Zu beachten ist die kurze Halbwertszeit (ca. 8 h).

FRAGE

Welche **Gerinnungsfaktoren** sind von **Vitamin K abhängig**? Wodurch können Mangelzustände auftreten? Wie wird eine Therapie mit Vitamin-K-Antagonisten überprüft?

Antwort Das fettlösliche Vitamin K wird von der Leber zur Bildung der Gerinnungsfaktoren **II, VII, IX und X** benötigt. Mangelzustände können durch eine lang anhaltende **Antibiotikatherapie** auftreten, da Vitamin K von der Darmflora synthetisiert werden kann. Weiterhin sind **Malabsorption**, **Verschlussikterus** (Beeinträchtigung der Resorption des fettlöslichen Vitamins) und iatrogene Hemmung **(Cumarin-Derivate)** für Mangelzustände verantwortlich.

Eine Antikoagulanzientherapie mit Cumarin-Derivaten wird anhand des Quick-Werts, der besonders den exogenen Schenkel des plasmatischen Gerinnungssystems prüft, überwacht. Allein der Quick-Test zeigt indirekt eine Verminderung des Vitamin-K-abhängigen Faktors VII an. Therapeutisch ist je nach Indikation ein **Quick-Wert von 35–25 %** anzustreben, da hier das Risiko einer Blutung im Verhältnis zum Nutzen der Antikoagulation tragbar ist.

Bei Blutungen wegen Abfall des Quick-Werts (z. B. deutlich unter 15 %) wird als Antidot Vitamin K (5–10 mg i. v.) verabreicht.

Ein Effekt ist aufgrund der Synthesedauer der Proteine in der Leber erst nach 24 h zu erwarten. Bei Noteingriffen oder nach Traumen wird daher parenteral Faktorenkonzentrat (= Prothrombinkomplex) verabreicht.

FRAGE

In letzter Zeit wird bei der Überwachung einer Therapie mit Cumarin-Derivaten statt des Quick-Werts vermehrt die sog. **INR** bestimmt. Was versteht man hierunter?

Antwort Da bei der Bestimmung der Thromboplastinzeit (Quick-Wert) die verschiedenen Thromboplastine zwischen einzelnen Laboratorien nicht vergleichbar sind und verschiedene Messtechniken eingesetzt werden, wurde von der WHO eine Kalibrierung der Thromboplastine erarbeitet. Die INR (= **International Normalized Ratio**) ermöglicht, einen einheitlichen therapeutischen Bereich für alle Reagenzien-/Gerätekombinationen anzugeben. Der therapeutische Bereich bei der oralen Antikoagulation liegt je nach Indikation zwischen 2,0 und 4,5 INR (➤ Tab. 4.7).

Tab. 4.7 Therapeutische INR-Bereiche

Indikation	INR
• Therapie tiefer Venenthrombose, Lungenembolie, TIA • rezidivierende tiefe Venenthrombosen, Lungenembolien • Myokardinfarkt, wenn erhöhtes Risiko für thromboembolische Ereignisse besteht • Vorhofflimmern	2,0–3,0
• Herzklappenersatz, mechanisch	2,0–3,5

MERKE Die INR ersetzt im täglichen Alltag zunehmend den Quick-Wert. Viele Patienten (und auch Ärzte) sind jedoch den Quick-Wert „gewöhnt". Quick und INR verhalten sich invers. INR-Norm: 0,9–1,1.

4.14 Verbrauchskoagulopathien (DIC)

FALLBEISPIEL

Ein Patient mit **akuter nekrotisierender Pankreatitis** kommt in einen Schockzustand, der durch schwere **Schleimhautblutungen**, **Hämatome** und **Petechien** gekennzeichnet ist.

FRAGE

Mich interessiert nun nicht die Pankreatitis als solche, sondern der Zustand des Gerinnungssystems. Was, glauben Sie, ist geschehen?

Antwort Offensichtlich liegt bei dem Patienten eine **Verbrauchskoagulopathie** vor. Durch die nekrotisierende Pankreatitis sind wahrscheinlich große Mengen gerinnungsaktiver Substanzen (Gewebethrombokinase) in das Gefäßsystem gelangt, die zu einer Aktivierung des Gerinnungssystems und zum **Verbrauch von Gerinnungsfaktoren** und Thrombozyten geführt haben. Durch die gleichzeitige übermäßige **Stimulierung der Fibrinolyse** wird der Abbau von Gerinnungsfaktoren gefördert und die Blutungsgefahr verstärkt.

Typisch für die Verbrauchskoagulopathie sind **Petechien** und **Einblutungen** in innere Organe. Weiterhin schlagen sich die bei der Gerinnung entstandenen Mikroaggregate in den Kapillargebieten vieler Organe nieder und thrombosieren sie. Diese Mikrozirkulationsstörungen mit nachfolgender Organschädigung führen selbst bei erfolgreicher Behandlung der Gerinnungsstörung zu den gefürchteten Komplikationen wie **Schocklunge** und **Schockniere**.

FRAGE

Mit welchen **Laborparametern** können Sie die **Diagnose** einer Verbrauchskoagulopathie sichern?

Antwort Der Nachweis des Verbrauchs von Gerinnungsfaktoren bzw. der verstärkten Hyperfibrinolyse sichert die Verdachtsdiagnose. Im Einzelnen zeigen sich folgende Parameter:
- starke Verminderung der Thrombozytenzahl
- starke Verminderung des Fibrinogens (= Faktor I)
- Abfall der Faktoren V, VIII und XIII
- Quick-Wert erniedrigt und PTT deutlich verlängert (PTT-Norm < 40 s)
- Nachweis einer stark erhöhten Konzentration von Fibrinspaltprodukten (D-Dimere = erhöhte Fibrinolyseaktivität)
- Nachweis von Fibrinmonomeren und -dimeren
- im Blutausstrich sog. Fragmentozyten

FRAGE
Wie **therapieren** Sie eine Verbrauchskoagulopathie?

Antwort Absoluten Vorrang hat die **kausale Behandlung** der zugrunde liegenden Krankheit! Der Einsatz von **Heparin** (15.000 IE/24 h) unterbricht häufig die Verbrauchskoagulopathie nicht und kann eher zu einer erhöhten Blutungsneigung führen, wird jedoch prophylaktisch für die Initialphase einer DIC oft empfohlen. Auf keinen Fall sollte Heparin bei einer manifesten DIC eingesetzt werden. Hier sollte **AT III** oder **Frischplasma** infundiert werden. Dabei bergen sie fatalerweise das Risiko einer Verstärkung der Verbrauchskoagulopathie.

TIPP Eine schwierige Frage, da die Lehrmeinungen hier auseinandergehen. Einigkeit herrscht zumindest darüber, dass die Therapie der Grundkrankheit absolut im Vordergrund steht.

4.15 Wasser-, Elektrolyt- und Säure-Basen-Haushalt

FRAGE
Beschreiben Sie bitte die einzelnen Komponenten der Ein- und Ausfuhr in der **Wasserbilanz** eines gesunden erwachsenen Mannes.

Antwort Eine Bilanz wird in Ein- und Ausfuhr unterteilt und sollte ausgeglichen sein. Bei einem gesunden Erwachsenen setzt sich die Flüssigkeitsbilanz wie in ➤ Tab. 4.8 aufgeführt zusammen.

TIPP Leider hört man im Studium nicht viel über Bilanzierung von Wasser und Elektrolyten, obwohl dies für Infusionspläne sehr wichtig ist.

FRAGE
In welchem Bereich sollte die **Serum-Kaliumkonzentration** liegen? An welchem Organ zeigen sich schnell Symptome einer **Hyperkaliämie**? Nennen Sie Ursachen für eine Hyperkaliämie.

Antwort Der Normbereich der Serumkaliumkonzentration liegt zwischen **3,6–5,4 mval/l.**

Das **Herz** reagiert sehr empfindlich auf Verschiebungen des extrazellulären Kaliumgehalts. So können Rhythmusstörungen aller Art auftreten. Typi-

Tab. 4.8 Wasserbilanz eines gesunden Erwachsenen

Einfuhr	Trinkmenge: Wasser in fester Nahrung: Oxidationswasser, entstanden durch biochemische Verbrennungsvorgänge bei der Nahrungsmetabolisierung:	ca. 1.200 ml ca. 300 ml ca. 800 ml
	Summe:	ca. 2.300 ml
Ausfuhr	Urinproduktion: Perspiratio insensibilis: Wasserverlust durch Stuhl:	ca. 1.400 ml ca. 800 ml ca. 100 ml
	Summe:	ca. 2.300 ml

sche EKG-Zeichen einer Hyperkaliämie sind z. B. hohe, spitze T-Wellen, QRS-Verbreiterung und AV-Blockierungen.

Eine Hyperkaliämie kann folgende Ursachen haben:

- **Azidose**: Durch Austausch intrazellulärer K^+-Ionen mit extrazellulären H^+-Ionen kommt es bei Vorliegen einer Azidose zu einer Hyperkaliämie. Durch den umgekehrten Mechanismus kann nach iatrogener Korrektur der Azidose, z. B. nach Insulin- und Natriumbikarbonat-Gabe beim diabetischen Koma, eine bedrohliche Hypokaliämie entstehen. Daher muss bei Azidose stets auch der Kaliumwert mehrfach kontrolliert werden.
- **Verminderung** der **Kaliumausscheidung** durch eine Niereninsuffizienz: Bei niereninsuffizienten Patienten ist die Hyperkaliämie eine der häufigsten und bedrohlichsten Komplikationen.
- **ausgedehnte Zellzerstörungen** und kataboler Stoffwechsel, z. B. Verbrennungen, große Quetschungen, Hämolyse, massive Tumorlyse, Hungerdystrophie → intrazelluläres Kalium wird freigesetzt
- **endokrine Störungen** wie der Morbus Addison: Hier erfolgt aufgrund des Aldosteronmangels ein verstärkter Natriumverlust in Verbindung mit einer ungenügenden Kaliumausscheidung.

FRAGE

Wie **therapieren** Sie eine bedrohliche Hyperkaliämie?

TIPP Eine häufig gestellte Frage, die im klinischen Alltag große Bedeutung hat. Ausnahmsweise ist es hier sinnvoll, die angeführten Punkte auswendig zu lernen.

Antwort Je nach Höhe der Kaliumkonzentration bieten sich folgende Therapiemöglichkeiten an:

- **Absetzen von Medikamenten**, die eine Hyperkaliämie verursachen können, wie z. B. Aldosteronantagonisten; keine Aufnahme kaliumreicher Nahrung, z. B. Obst (Bananen)
- Durch **Kationenaustauscher** (Resonium®) Bindung von Kalium: Es handelt sich um ein Kunstharz, das oral oder als Klistier zugeführt wird und im Dickdarm Kaliumionen bindet.
- **Glukose** und **Insulin** (z. B. 200 ml einer 40-prozentigen Glukoselösung mit 40 IE Altinsulin): Durch die intrazelluläre Verlagerung von Glukose mittels Insulin findet gleichzeitig eine gleichgerichtete Verschiebung des Kaliums statt.
- Ausgleich einer eventuellen Azidose (s. vorherige Frage)

- Steigerung der Urinausscheidung durch **Schleifendiuretika** (z. B. Lasix®)
- Bei Kaliumwerten über 7 mval/l besteht Lebensgefahr. Es muss deshalb unverzüglich eine **Hämo-** oder **Peritonealdialyse** erfolgen.

FRAGE

Welche **Laborparameter** beschreiben den **Säure-Basen-Haushalt**? Können Sie eine Berechnungshilfe zum Ausgleich einer schweren metabolischen Azidose geben?

Antwort Der Säure-Basen-Haushalt wird durch folgende drei Parameter ausreichend beschrieben:

- **pH-Wert** (Normalbereich: 7,36–7,44)
- **pCO_2** im Blut (Normbereich: ca. 40 mmHg)
- **Standardbikarbonat** (Norm: 24 mmol/l)

Je nach Verschiebung dieser drei Werte lässt sich zwischen respiratorischer und metabolischer Azidose bzw. Alkalose differenzieren.

Eine für die Therapie praktische Größe ist der **base excess** (BE). Er entspricht derjenigen Menge an Puffersubstanz, die einer Blutprobe zugeführt werden muss, um einen pH von 7,4 zu erreichen. Der normale BE beträgt daher 0, jedoch muss immer der pH-Wert mitberücksichtigt werden. Grundlage der Therapie sollte die Beseitigung der zur Azidose führenden Ursache sein. Ist dennoch akut eine Therapie nötig, kann die Menge an zugeführter Puffersubstanz nach folgender Formel schnell berechnet werden:

$$\text{Negativer BE} \times 0,3 \times \text{Körpergewicht} = \text{mmol Puffersubstanz.}$$

MERKE

Meist wird als Puffersubstanz 8,4-prozentige Natriumbikarbonat-Lösung verwendet, da hier 1 ml = 1 mmol entspricht.

FALLBEISPIEL

Ein gesunder Junge will in einem See vor seinen Freunden einen Tauchrekord aufstellen. Bevor er lostaucht, atmet er ca. 45 s lang mehrmals sehr tief und schnell durch. Er taucht los und wird 1 Stunde später ertrunken am Ufer gefunden. Es liegen keine Verletzungen vor.

FRAGE

Können Sie sich vorstellen, was wahrscheinlich geschehen ist?

Antwort Durch die Hyperventilation mit gesteigerter CO_2-Abatmung kam es bei dem Jungen wahrscheinlich zu einer **respiratorischen Alkalose**.

Wegen des resultierenden relativen Mangels an H^+-Ionen liegt im Serum eine größere Menge negativ geladener Proteine vor, die temporär Kalziumionen binden und so zu einer Verminderung der freien Kalziumfraktion im Blut führen. Weiterhin besteht durch den niedrigen pCO_2 ein **verminderter Atemantrieb** bei durch das Tauchen bedingter Hypoxie. Dies kann eine **Tetanie** und **Bewusstlosigkeit** bewirken, durch die der Junge ertrunken ist.

Normalerweise limitiert sich die Bewusstlosigkeit nach Normalisierung des pH schnell selbst.

Bei einer respiratorisch verursachten Tetanie genügt therapeutisch eine Verstärkung der Rückatmung (Stichwort: „Plastiktüte“) oder beruhigendes Einreden bzw. leichte Sedierung, um die Hyperventilation zu beenden. Eine intravenöse Gabe von Kalzium ist nicht indiziert.

FRAGE

Was sind Ursachen einer **Dehydratation**?

Antwort Man unterscheidet je nach begleitender Osmolalitätsstörung **isotone**, **hypotone** und **hypertone** Dehydratation. Ursachen:

- gastrointestinale Verluste (z. B. Erbrechen, Diarrhö, Fistel)
- renale Verluste (z. B. Diuretika-Therapie, Morbus Addison)
- Verluste in den dritten Raum (z. B. Ileus, Pankreatitis)
- Verluste über Haut (z. B. Schwitzen, Verbrennungen)
- unzureichende Zufuhr von Flüssigkeit (bes. gefährdet Säuglinge, alte Menschen)

FRAGE

Wie **therapieren** Sie eine ausgeprägte Dehydratation im Rahmen einer übermäßigen Anstrengung im Sommer mit Kreislaufproblemen nach Marathon-Lauf?

TIPP Als Arzt bei großen Sportereignissen eine durchaus häufige Situation!

Antwort Ziel ist die Wiederherstellung eines ausreichenden **intravasalen Volumens**. Dies ist u. a. für die Kreislaufregulation entscheidend. Gegeben werden **isotone kristalline Lösungen** (z. B. 0,9 % NaCl, Ringer etc.), bis sich die Kreislaufsituation stabilisiert (Puls- und Blutdrucknormalisierung).

MERKE Sogenannte Plasmaexpander sind bei Exsikkose zu vermeiden, da es zu einer Verschiebung der Flüssigkeit vom extravasalen in den intravasalen Raum kommt.

KAPITEL

5 Niere

Th. Klotz

5.1 Allgemeines

FRAGE

Wann spricht man von einer **Oligurie**, **Anurie** oder **Polyurie**?

Antwort

- **Oligurie**: Harnausscheidung < **500 ml/d**
- **Anurie**: Harnausscheidung < **100 ml/d**
- **Polyurie**: Harnausscheidung > **3.000 ml/d**

Die **normale** Harnmenge beträgt je nach Trinkmenge ca. **1.200–2.000 ml/d**.

FRAGE

Nennen Sie drei differente **Funktionen** der Niere.

Antwort

- Regulation des Flüssigkeits- und des Elektrolythaushalts
- Regulation des Säure-Basen-Haushalts
- Ausscheidung von Stoffwechselprodukten und Entgiftung
- Synthese von Hormonen (Renin, Erythropoetin, Vitamin D, Prostaglandine)
- Erfolgsorgan für extrarenal gebildete Hormone (Katecholamine, Parathormon etc.)

FRAGE

Bei welchen Erkrankungen kann es zu einer **Mikrohämaturie** kommen?

Antwort Mikrohämaturien (> 5 Erythrozyten pro Gesichtsfeld im Mikroskop bei 400-facher Vergrößerung) können bei einer Vielzahl von Erkrankungen auftreten:

- Glomerulonephritis
- Pyelonephritis, Zystitis, Urethritis
- Nierentumoren und Blasentumoren
- Urolithiasis
- hohe körperliche Belastung („Marschhämaturie“)
- in ca. 15 % der Fälle keine Ursache der Mikrohämaturie erurierbar

FRAGE
Beschreiben Sie bei einer **Makrohämaturie** die resultierenden diagnostischen Überlegungen.

TIPP Eine Frage aus dem urologischen Fachbereich, die gerne von Internisten (Nephrologen) gestellt wird.

PLUS Die in den Lehrbüchern weit verbreitete Drei- oder Zwei-Gläserprobe wird heute kaum mehr durchgeführt, da für viele Patienten die Trennung und Unterbrechung der Miktion in 2–3 Portionen nicht möglich ist.

Antwort Als Makrohämaturie bezeichnet man eine **sichtbare Rotfärbung** des Urins bei der Miktion (> 0,4 ml Blut/l Urin). Eine Makrohämaturie ist immer ein ernst zu nehmendes Symptom. Je nach dem, welcher Anteil des Urins während einer Miktion blutig ist, können Rückschlüsse gezogen werden:

- **initiale Makrohämaturie** (zu Beginn der Miktion), dann Urin klar: spricht für eine Läsion in der Urethra unterhalb des Schließmuskels (z. B. Urethritis).
- **totale Makrohämaturie** während der gesamten Miktion: typischer Befund bei einer starken Zystitis, einem Harnblasenkarzinom oder einer Blutungsquelle des oberen Harntrakts (z. B. Nierentumor). Prozesse im Nieren- oder Ureterbereich führen zu gleich verteilter Rotfärbung des Urins

Als Grundsatz gilt: Jede **schmerzlose** Makrohämaturie ist so lange **tumorverdächtig**, bis das Gegenteil bewiesen ist. Standarduntersuchungen zur Abklärung sind die Sonografie, das CT und insbesondere die Zystoskopie.

5.2 Proteinurie

FRAGE
Ein Patient berichtet, dass ihm während der Miktion ein **trüber** und deutlich **schaumiger Urin** auffällt. Worauf könnte dies hinweisen?

Antwort Schaumiger Urin weist auf eine **Proteinurie** hin. Eine Eiweißausscheidung im Urin von > **150 mg/d** in mindestens zwei aufeinanderfolgenden Urinuntersuchungen bezeichnet man als Proteinurie. Die häufigsten Ursachen sind entzündliche Prozesse der Nieren. Dazu gehören **Glomerulonephritiden** und **Pyelonephritiden**.

FRAGE
Kennen Sie **Einteilungen** für Proteinurien?

TIPP Die Frage erfordert differenzialdiagnostische Überlegungen.

Antwort Die Proteinurie wird allgemein in die prärenale, die renale und die postrenale Proteinurie unterteilt (➤ Tab. 5.1).

FRAGE
Wie äußern sich **renale Ödeme**?

Tab. 5.1 Einteilung der Proteinurie

	Urinproteine	Ursachen
Prärenale Proteinurie		
	Hämoglobin	intravasale Hämolyse
	Myoglobin	Rhabdomyolyse
	Ig-Leichtketten (Bence Jones)	Plasmozytom
Renale Proteinurie		
glomerulär selektiv	Albumin	Frühstadium der Nephropathie bei Diabetes mellitus und Hypertonie Minimal-change-GN
glomerulär unselektiv	IgG + Albumin	Diabetes mellitus, GN (parainfektiös, Kollagenosen, Amyloidose) Fieber, orthostatische Proteinurie
tubulär	α1-Mikroglobulin	bakterielle Pyleonephritis, interstitielle Nephritis, toxische Nephropathie, Fanconi-Syndrom
Postrenale Proteinurie		
	α2-Makroglobulin, Albumin, IgG/Albumin (Erythrozyten)	postrenale Hämaturie, z. B. hämorrhagische Zystitis, Nierensteine, Tumoren

Antwort Symmetrische Ödeme in den Beinen sind meist kardialen oder renalen Ursprungs. Renale Ödeme nehmen rasch zu und sind von einer starken Gewichtszunahme begleitet. Sie werden oft zuerst an den Füßen und Sprunggelenken bemerkt. In der Nacht kommt es zu einer Anschwellung des Gesichts, besonders der Augenlider. Der Nachweis einer ausgeprägten Proteinurie führt sehr rasch zur Diagnose – renales Ödem.

FRAGE

Sind **„Teststäbchen"** zum Nachweis einer Proteinurie ein geeignetes Messinstrument?

Antwort Käufliche Urinteststäbchen sind sehr empfindlich für den Nachweis einer Proteinurie. Die **Nachweisgrenze** liegt bei **ca. 50 mg/100 ml**. Dies erklärt, dass auch in konzentriertem Urin gelegentlich Eiweißspuren zu finden sind. Bei Frauen kann das Ergebnis auch durch vaginalen Fluor verfälscht werden. Eine Differenzierung der Proteinurie ist mittels Teststäbchen nicht möglich.

FRAGE

Welche **differenzialdiagnostischen** Überlegungen erlaubt das **Urinsediment**?

Antwort Das Urinsediment ist eine Standarduntersuchung (➤ Tab. 5.2). Es eignet sich als Screening für renale Erkrankungen.

Tab. 5.2 Befunde im Urinsediment

Morphologische Befunde	Interpretation
Erythrozytenzylinder	Glomerulonephritis, Niereninfarkt
Leukozytenzylinder	interstitielle Erkrankung (z. B. Pyelonephritis)
granulierte, feine Zylinder	Fieber, Dehydratation, Sport
grobe Zylinder	unspezifisch, akutes Nierenversagen
renale tubuläre Zellen	interstitielle Entzündung, Abstoßung nach NTX

5.3 Akutes Nierenversagen

FRAGE

Was verstehen Sie unter einem **akuten Nierenversagen**? Welche **Stadien** finden sich beim klassischen akuten Nierenversagen?

TIPP Für die Definition des akuten Nierenversagens ist es am sinnvollsten, von der Ausscheidungsfunktion der Niere auszugehen.

Antwort Charakteristisch ist eine plötzliche Exkretionsstörung der Niere mit Anstieg des Serum-Kreatinins (Norm: 0,5–1,2 mg/dl) und Harnstoffs (Norm: 10–55 mg/dl) beim fieberfreien Patienten (1 mg Kreatininanstieg/d). Im zeitlichen Verlauf lassen sich folgende Stadien beim akuten Nierenversagen (= ANV) beschreiben:

- **Zeitpunkt der Schädigung** der Nierenfunktion (z. B. Hypovolämie)
- **Stadium der Oligurie** (Urinausscheidung < 500 ml/d) mit Anstieg der Retentionswerte. Hauptgefahr für den Patienten sind Elektrolytstörungen (Hyperkaliämie) und Überwässerung (7 Tage bis 8 Wochen).
- **Stadium der Polyurie**: Kreatinin/Harnstoff können auch hier noch weiter ansteigen. Der Patient ist jetzt durch Exsikkose und Elektrolytverluste gefährdet (Tage bis Wochen).
- kontinuierlicher Übergang von der Polyurie in das **Erholungsstadium** der Nierenfunktion (meist 1–3 Monate).

FRAGE

Nennen Sie die wichtigsten **Ursachen** für ein akutes Nierenversagen. Welche Form des akuten Nierenversagens ist am häufigsten?

TIPP In der Prüfung sollte man vor Aufzählung einzelner Ursachen erst eine Einteilung, dann jeweils zwei ursächliche Erkrankungen anführen, z. B. prärenales Nierenversagen: akute Blutung, kardiogener Schock

Antwort Man unterscheidet prärenale, renale und postrenale Ursachen.

- **Prärenal bedingtes ANV** (80 % aller Fälle): Am häufigsten liegt eine absolute oder relative **Hypovolämie** aufgrund größerer Blutverluste oder eine „schockbedingte" Kreislaufzentralisation vor. Zur Sicherung der Durchblutung von Gehirn und Herz kommt es durch Vasokonstriktion zur renalen Ischämie („Schockniere"). Operationen, Sepsis und kardiale Insuffizienz spielen ursächlich die Hauptrollen.
- **Renal bedingtes ANV**: Hier sind vor allem die **akute tubuläre Nekrose** und die rasant verlaufenden **Glomerulonephritiden** zu nennen. Auch

Nephrotoxine wie Antibiotika (z. B. Aminoglykoside) und Schwermetalle (z. B. Quecksilber) können zum ANV führen.
- **Postrenal bedingtes ANV**: Hierzu gehören Abflussbehinderungen des Harns. Beidseitige **Ureterenobstruktion** durch Steine oder Tumoren sowie eine **Prostatahyperplasie** oder **Blasenauslasstumoren** sind typische Beispiele von Krankheiten, die ein postrenales ANV verursachen können.

FRAGE

Welches **Untersuchungsverfahren** kann sehr schnell ein renales von einem postrenalen Nierenversagen unterscheiden?

Antwort Die **Sonografie** (> Abb. 5.1) zeigt eine Harnstauung und führt zur Diagnose eines postrenalen Nierenversagens.

FRAGE

Nennen Sie bitte einige grundlegende **Behandlungsrichtlinien** beim akuten Nierenversagen.

Antwort Ein akutes Nierenversagen hat bei Ausschaltung der zugrunde liegenden Noxe in der Regel eine gute Prognose. Notwendig sind:
- Behandlung der Grundkrankheit (Volumenmangel, Harnableitung)
- Flüssigkeits- und Elektrolytbilanzierung
- Blutdruckkontrollen
- strikte Schonung (Bettruhe)
- evtl. Gabe eines Schleifendiuretikums
- evtl. Antibiotikaprophylaxe zur Vermeidung von Harnwegsinfektionen
- Anpassung der Medikamentendosierung (z. B. Antibiotika)

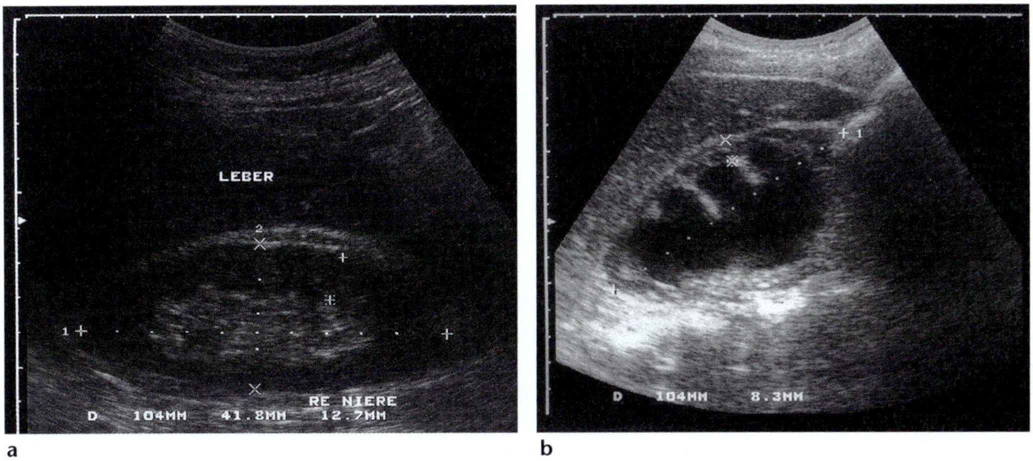

Abb. 5.1 Sonografische Nierenbefunde
a) Normale Niere [M181]
b) Niere bei Harnstau [M181]

- regelmäßige Überprüfung der Dialyseindikation (Serum-Kalium Norm: 3,5–5,0 mmol/l, Serum-Harnstoff Norm: 10–55 mg/dl)

MERKE Ein akutes Nierenversagen hat bei Ausschaltung der zugrunde liegenden Noxe in der Regel eine gute Prognose.

FRAGE
Wann stellen Sie die Indikation zur **Hämodialyse**?

Antwort Zur Vermeidung von Komplikationen ist die **Indikation zur Dialyse** (meist intermittierend) **frühzeitig** bei folgenden Befunden zu stellen:
- Hyperkaliämie > 7 mmol/l
- diuretikaresistente Überwässerung
- Harnstoff > 200 mg/dl oder Anstieg > 60 mg/dl/d
- Lungenödem bzw. akute Links- und Rechtsherzinsuffizienz
- beginnendes Hirnödem
- urämische Perikarditis

Die Höhe des Serum-Kreatininwertes spielt eine sekundäre Rolle.

FRAGE
Sie sprechen von genauer Flüssigkeitsbilanzierung. Durch welche einfache **Messmethode** kann das Risiko einer Überwässerung minimiert bzw. eine ordnungsgemäße **Bilanz** täglich überprüft werden?

TIPP Aus dem Stationsalltag heraus ist diese Frage leicht zu beantworten. Obwohl die gesuchte Methode sehr einfach ist, unterschätzt man ihre Bedeutung. Dies wird auch der Grund sein, weshalb dieser Prüfer sie extra betont.

Antwort Die Bilanzierung kann gut durch eine **tägliche Gewichtskontrolle** überprüft werden. Angestrebt wird dabei ein täglicher Gewichtsverlust von 200–400 g wegen der katabolen Stoffwechselsituation während des ANV. Ein stets gleichbleibendes Gewicht würde zu einer Überwässerung führen. Weitere Hinweise auf die intravasale Volumensituation des Patienten gibt die Messung des **zentralvenösen Drucks**. Allerdings werden hier Einlagerungen von Flüssigkeit in das Gewebe nicht erfasst.

5.4 Chronische Niereninsuffizienz

FRAGE
Auf welchen Ebenen, glauben Sie, beeinflusst eine **chronische Niereninsuffizienz** den Gesamtorganismus?

Antwort Der Ausfall der Nierenfunktion verursacht eine Vielzahl von Schädigungen und Störungen:
- **Ausfall der Ausscheidungsfunktion** der Nieren: Es kommt zum Anstieg der Retentionswerte Kreatinin und Harnstoff. Auch körperfremde Stoffe (Medikamente) oder endogen gebildete Toxine kumulieren leicht.

- **Störung der hormonellen Nierenfunktion**: Hier sind besonders die **renale Anämie** (verminderte Bildung des renalen erythropoetischen Faktors) und die **renale Osteopathie** (fehlende Hydroxylierung des wirksamen Vitamin-D-Metaboliten in der Niere) zu nennen.
- **Ausfall der Regulationsfunktion im Wasser-, Elektrolyt- und Säure-Basen-Haushalt**: dieser Ausfall kann Überwässerung, Salzverlust, Hyperkaliämie und Azidose zur Folge haben.
- **Schädigung anderer Organsysteme** durch bisher im Einzelnen unbekannte Mechanismen (Knochenmarksdepression, erhöhte Kapillarfragilität, Infektionsneigung etc.).

MERKE

Definition der chronischen Niereninsuffizienz: irreversible Funktionsminderung der Nieren durch progredienten Parenchymverlust. Leitbefunde sind: Urämie, Oligo- und Anurie, Ödeme, Hyperkaliämie, metabolische Azidose, Hypokalzämie, Anämie.

FRAGE

Nennen Sie einige allgemeine **Urämie-Symptome**?

Antwort Urämie-Symptome sind sehr vielfältig. Typisch sind:
- Übelkeit und Erbrechen
- deutliche Abnahme der Leistungsfähigkeit
- gestörter Schlaf/Wachrhythmus
- Pruritus

FRAGE

Der Kreatininwert eines Patienten mit Glomerulonephritis liegt seit einigen Monaten relativ konstant bei 3,0 mg/dl. In welchem Stadium einer chronischen Niereninsuffizienz wird sich dieser Patient befinden bzw. welche **Stadien** gibt es?

Antwort Der Patient befindet sich im Stadium der **kompensierten Retention**. Man kann bei der chronischen Niereninsuffizienz mehrere Stadien abgrenzen (➤ Tab. 5.3).

Tab. 5.3 Stadien der chronischen Niereninsuffizienz

Stadium	Kompensation	Laborwerte/Symptome
1	**volle Kompensation**	eingeschränkte Kreatinin-Clearance bei noch normalem Serum-Kreatinin
2	**kompensierte Retention**	Erhöhung von Kreatinin und Harnstoff, jedoch ohne Urämiesymptome
3	**dekompensierte Retention**	Urämiesymptome – durch Therapie in das Stadium 2 zurückführbar
4	**terminale Niereninsuffizienz**	irreversibles Nierenversagen – ohne Nierenersatztherapie tödlich

MERKE Das Serum-Kreatinin steigt erst bei einer Reduktion der glomerulären Filtrationsrate (GFR) um 50 %.

FRAGE
Ein 34-jähriger aktiver Bodybuilder weist bei völliger Gesundheit und sonstigen normalen Befunden einen erhöhten Serum-Kreatininwert von 1,6 mg/dl auf. Wie ist dieser Wert zu interpretieren?

Antwort Kreatinin ist ein Abbauprodukt des Kreatins, das hauptsächlich aus der Muskulatur stammt. Bei sehr hoher Muskelmasse oder nach einem intensiven Training kann ein erhöhtes Serum-Kreatinin vorliegen. Der Wert ist bei dem Bodybuilder zunächst ohne Bedeutung, sofern ansonsten keine Auffälligkeiten bestehen.

MERKE Bei kachektischen Patienten (z. B. bettlägerige ältere Menschen) ist der Serum-Kreatininwert aufgrund der niedrigen Muskelmasse oft deutlich unter dem Normalbereich (< 1 mg/dl).

FRAGE
Nennen Sie **Auswirkungen** einer chronischen Niereninsuffizienz bzw. Urämie auf die einzelnen Organsysteme.

Antwort Die Urämie zeigt sich klinisch in vielfältigen teils unspezifischen Symptomen, wie z. B. Verwirrtheit, Durchfall und Pruritus (➤ Tab. 5.4).

Tab. 5.4 Organspezifische Auswirkungen einer chronischen Niereninsuffizienz

Nervensystem	Krampfneigung, Verwirrtheit, Polyneuropathie, Koma
Herz-Kreislauf-System	Perikarditis, Hypertonie, Ödeme, Rhythmusstörungen
Lunge	Lungenödem, Pleuritis, Pleuraerguss, Pneumonie
Gastrointestinaltrakt	Durchfälle, Erbrechen, Abdominalkrämpfe
Skelett	sekundärer Hyperparathyreoidismus, Vitamin-D-Mangel
Haut	blasses fahles Kolorit, Atrophie, Pruritus
Blut	Anämie (Epo-Mangel), thrombozytäre Gerinnungsstörungen

FRAGE
Nennen Sie zwei der wichtigsten **Progressionsfaktoren** für eine chronische Niereninsuffizienz.

Antwort Folgende Begleiterkrankungen bzw. Risikofaktoren führen zu einer Verschlechterung einer Niereninsuffizienz:
- Bluthochdruck
- Diabetes mellitus
- rez. Harnwegsinfekte

- Überalimentation mit Eiweiß
- Harnstauung

FALLBEISPIEL

Ein 74-jähriger Typ-2-Diabetiker zeigt folgende Symptome bzw. Befunde: Blutdruck 180/110 mmHg, Hb 9,0 g/dl, Pruritus und Foetor, Serum-Glukose 180 mg/dl, Serum-Harnstoff 180 mg/dl, Serum-Kalium 5,5 mmol/l, Kreatinin 4,1 mg %, mäßige Beinödeme und deutliche Luftnot bei leichter Belastung.

FRAGE

Welches Krankheitsbild vermuten Sie?

Antwort Es liegen eine schwere **diabetische Nephropathie** im Stadium der dekompensierten Retention einer chronischen Niereninsuffizienz und Zeichen der Urämie vor.

TIPP Typisches Fallbeispiel aus dem Stationsalltag.

FRAGE

Welche **Therapie** leiten Sie ein? Müssen Sie den Patienten dialysieren?

Antwort Für eine Hämodialyse besteht noch keine absolute Indikation. Allerdings ist mit einem Fortschreiten der Erkrankung zu rechnen, sodass eine regelmäßige Dialysebehandlung in den nächsten Monaten möglich ist. Ziel der Therapie ist es, den Patienten in das Stadium der kompensierten Niereninsuffizienz zurückzuführen.

- am wichtigsten: engmaschige Blutdruckeinstellung (< 130/80 mmHg) (z. B. ACE-Hemmer, AT1-Antagonisten)
- bilanzierte Eiweißzufuhr (1 g/kg pro Tag)
- Blutzuckeroptimierung
- reichlich natriumarme Flüssigkeitszufuhr > 2 l/d (evtl. zusätzlich Schleifendiuretika)
- kontrollierte Gewichtsabnahme, natriumarme Kost, langsam resorbierbare Kohlenhydrate
- bei Hyperlipidämie → Einsatz von Cholesterinsynthesehemmern
- Shuntanlage organisieren, da mit einem Fortschreiten der Erkrankung zu rechnen ist!

FRAGE

Ab welcher Kreatinin-Clearance werden in der Regel die Symptome der Urämie manifest?

Antwort Das urämische Syndrom beginnt meist bei einer Kreatinin-Clearance < 10–20 ml/min.

MERKE Berechnungsformel:

$$\text{Kreatinin-Clearance} = \frac{\text{Kreatinin}_{\text{Urin}}\ (\mu\text{mol/l}) \times \text{Urinvolumen (ml)}}{\text{Kreatinin}_{\text{Plasma}}\ (\mu\text{mol/l}) \times \text{Sammeldauer des Urins (min)}}$$

FRAGE

Beschreiben Sie kurz Voraussetzung, Technik und Nachbehandlung einer **Nierentransplantation**.

PLUS Die Bereitschaft zur Organspende ist in Deutschland im Vergleich zu anderen europäischen Ländern (z. B. Spanien) gering. Es werden pro Jahr ca. 2.500–3.000 Nierentransplantationen in der BRD durchgeführt.

Antwort Im Gegensatz zur Dialyse ermöglicht die Transplantation dem Patienten ein fast normales Leben. Allerdings können nicht alle Patienten mit chronischer Niereninsuffizienz einer Transplantation zugeführt werden. Einige der **Voraussetzungen**, die erfüllt sein müssen, sind:

- Es dürfen keine Malignome, aktive Psychosen, Tuberkulose, schwere degenerative Gefäß- oder Hirnkrankheiten oder nicht ausgeheilte Magen- bzw. Duodenalulzera vorliegen.
- Verträglichkeit in den immunologischen Tests: Der Empfänger darf keine zirkulierenden Antikörper gegen Spenderlymphozyten besitzen. Spender und Empfänger sollten weitgehend in der HLA-Typisierung (neg. cross match) übereinstimmen.
- Vorhandensein eines ausgerüsteten Transplantationszentrums bzw. rechtzeitige Entnahme einer Spenderniere unter Beachtung der warmen Ischämiezeit (20–30 min).

Durch Kühlung und geeignete Lagerung ist eine Nierentransplantation bis zu 36 h nach der Entnahme des Organs möglich. Die Transplantation selbst erfolgt chirurgisch standardisiert extraperitoneal in der Fossa iliaca.

Um **Transplantat-Abstoßungsreaktionen** zu vermeiden, werden Immunsuppressiva wie **Ciclosporin A**, **Glukokortikoide** und **Azathioprin** verabreicht. Steroidresistente Abstoßungsreaktionen können durch **Anti-Lymphozyten-Serum** oder **OKT3** (Antikörper gegen den T3-Rezeptor von Lymphozyten) unterdrückt werden. Entscheidend ist die richtige Differenzialdiagnose einer Abstoßungsreaktion gegenüber z. B. einer Pyelonephritis oder einem Virusinfekt. Zur Klärung ist oft eine Nierenbiopsie angezeigt. Durch die Immunsuppression besteht eine erhöhte Infektneigung besonders für opportunistische Erreger (z. B. Pneumocystis carinii, Zytomegalievirus oder Listerien).

FRAGE

Im Rahmen einer Niereninsuffizienz kommt es sehr häufig zu einer sog. **renalen Anämie**. Seit einiger Zeit lässt sich diese effektiv behandeln. Wie?

PLUS Die Indikation für eine Bluttransfusion ist sehr streng zu stellen (Hepatitis C, HIV-Risiko, Induktion von zirkulierenden Antikörpern).

Antwort Durch parenterale Gaben von **Erythropoetin** (subkutan) lässt sich die renale Anämie weitgehend beheben (cave: Eisenmangel ausgleichen!). Sinnvoll ist eine voherige Bestimmung des Erthropoetin-Serumspiegels.

5.5 Nephrotisches Syndrom

FRAGE
Nennen Sie bitte die **Kennzeichen** eines nephrotischen Syndroms. Bei welchen Krankheiten tritt es vorwiegend auf?

Antwort Folgende Befunde sind charakteristisch:
- Proteinurie > 3,5 g/d
- Hypoproteinämie und Ödeme
- Hypercholesterinämie bzw. Hyperlipidämie

In über 70 % der Fälle ist eine **primäre Glomerulonephritis** (ca. 30 % membranöse GN, ca. 20 % Minimal-Change-GN) die Ursache für ein nephrotisches Syndrom. Weitere Krankheitsbilder, die zum nephrotischen Syndrom führen können, sind:
- Kollagenosen (bes. Lupus erythematodes), Amyloidose
- diabetische Glomerulosklerose
- toxische Einflüsse (D-Penicillamin, Quecksilber, Gold etc.)
- Plasmozytom
- Malaria

FRAGE
Nennen Sie **klinische Symptome** eines Patienten mit nephrotischem Syndrom.

Antwort Im Vordergrund stehen beim nephrotischen Syndrom der **hohe Eiweißverlust** und die dadurch bedingten **Flüssigkeitsverschiebungen**.
- Schwäche und Müdigkeit durch Anämie
- Infektneigung durch Immunglobulinverlust
- Gewichtszunahme durch Ödeme (auffallend sind Lid- und Gesichtsödeme)
- Aszites und Lungenödem durch niedrigen plasmaonkotischen Druck
- Hypertonie durch Aktivierung des Renin-Angiotensin-Aldosteron-Systems

FRAGE
Warum neigen Patienten mit einem nephrotischen Syndrom zu **Thrombosen**?

Antwort Durch die Proteinurie geht auch **Antithrombin III** mit dem Urin verloren. Dieses Protein stellt einen wichtigen körpereigenen Thrombininhibitor dar. Daher neigen Patienten mit nephrotischem Syndrom zu Thrombosen, speziell das Risiko für Nierenvenenthrombosen ist deutlich erhöht.

FRAGE
Erläutern Sie bitte die **Therapieprinzipien** beim nephrotischen Syndrom.

TIPP Häufig wird nach Therapieprinzipien gefragt. Zuerst die allgemeinen, dann die medikamentösen Maßnahmen erklären. Dosis nur angeben, wenn man sich in puncto Richtigkeit sicher ist oder direkt danach gefragt wird.

Antwort Der Versuch einer erfolgreichen Behandlung der Grundkrankheit steht an erster Stelle. Bei den Glomerulonephritiden, als häufigste Ursache des nephrotischen Syndroms, ist dies selten möglich. Eine wichtige Ausnahme stellt die Minimal-Change-Glomerulonephritis dar, die sehr gut auf Glukokortikoide anspricht. Ansonsten ist die Behandlung **symptomatisch** orientiert:

- strenge Blutdruckeinstellung (< 130/80 mmHg)
- Kochsalz- und Wasserrestriktion
- eiweißarme Diät (0,8–1 g/kg/d)
- Einsatz von Diuretika zur Ödemausschwemmung
- Thromboseprophylaxe (Heparin, Thrombozytenaggregationshemmer)
- evtl. Infusion von Albuminlösungen oder Plasmaexpander zur kurzfristigen Kreislaufstabilisierung
- regelmäßige Gewichts- und Elektrolytkontrollen

Eine Reihe neuerer Studien haben den prognostischen Wert einer strengen Blutdruckeinstellung bzw. -senkung belegt, sodass dies eine der vordringlichsten Säulen der Therapie ist.

MERKE Vorsichtige diuretische Therapie zur Ödemausschwemmung, da sonst die Gefahr des akuten Nierenversagens erhöht wird.

5.6 Glomerulonephritis (GN)

FRAGE
Wie würden Sie allgemein eine Glomerulonephritis **definieren**?

TIPP Glomerulus = Nierenkörperchen, Nephritis = Nierenentzündung.

Antwort Es handelt sich um eine **Entzündung der Nierenkörperchen**, meist aufgrund **immunologischer** Prozesse, die häufig strukturelle Zerstörungen zur Folge hat. Typisch sind:

- Mikrohämaturie, Erythrozytenzylinder im Urinsediment
- mäßige Proteinurie
- reduzierte glomeruläre Filtration

Die Glomerulonephritis wird in verschiedene Formen eingeteilt (➤ Tab. 5.5).

MERKE Die IgA-Nephritis ist häufig mit einer chronischen Sinusitis kombiniert.

FRAGE
Nennen Sie ein Beispiel für eine **aggressive** Glomerulonephritis.

Antwort Bei der **Antibasalmembran-Glomerulonephritis** bilden sich Antikörper der Klasse IgG gegen Basalmembranproteine. Diese Antikörper lagern sich an der Basalmembran der Glomeruli ab und lassen sich immunologisch gut nachweisen. Es kommt zu einer ausgeprägten Entzündungsreak-

Tab. 5.5 Einteilung der wichtigsten Glomerulonephritiden

Primäre Glomerulonephritis	
IgA-Nephropathie	häufigste GN, Hämaturie, glomeruläre IgA-Ablagerung, Immunkomplex-GN mit Komplementaktivierung – sehr langsam progredient, nach 10 Jahren 10 % Dialysepflichtigkeit
Mesangiokapilläre GN	glomeruläre Proteinurie oder nephrotisches Syndrom, Makro- oder Mikrohämaturie, C3-Nephritis-Faktor bei 20–60 %, Hypertonie 30 % – ungünstiger Verlauf, wenn Hypertonie bei Diagnosestellung
Minimal-Change-GN	im Kindesalter sehr häufig, nephrotisches Syndrom, in 30–50 % Spontanheilungen, Lichtmikroskopie unauffällig, in der Elektronenmikroskopie Fusion der Podozytenfortsätze
Rapid progressive GN	Typ I: zirkulierende Antikörper gegen glomeruläre Basalmembran (Nierenbiopsie – „Halbmonde", IgG-Ablagerung) (Typ-II: Immunkomplex; Typ-III: Pauci-Immun-GN) – schlechte Prognose (mit Lungenbeteiligung: Goodpasture-Syndrom)
Sekundäre Glomerulonephritis	
Poststreptokokken-GN	nach Infektion mit β-hämolysierenden Streptokokken der Gruppe A (M-Antigen-positiv) – diffuse, endokapilläre proliferierende GN, Immunkomplexnephritis – meist gute Prognose
Postinfektiöse GN	nach Endokarditis, Typhus, Pneumokokkenpneumonie etc. – Verlauf unterschiedlich

tion mit Einwanderung von Granulozyten und zur Proliferation von glomerulären und extrakapillären Zellen der Bowman-Kapsel (z. B. Halbmondbildung).

FRAGE

Nennen Sie Einteilungsmöglichkeiten und Therapieprinzip einer **rasch progredienten** Glomerulonephritis.

Antwort Eine Einteilung der rasch progredienten GN ist über das **histologische** Bild möglich (➤ Tab. 5.6). Bei der Therapie kommen **frühzeitige Steroidstöße** und konsequente **Immunsuppression** zum Einsatz.

TIPP Diese Art von Fragen verdirbt den Spaß an der Nephrologie. Allgemein bleiben; Dosisangaben sind zu vermeiden, da sich diese häufig ändern.

Tab. 5.6 Einteilung der rasch progredienten GN

Typ	Definition
I	lineare Ablagerungen von IgG und Komplement an den Basalmembranen (Goodpasture-Typ)
II	Ablagerungen von Immunkomplexen
III	immunfluoreszenzmikroskopisch negative Formen (z. T. ANCA-assoziiert) Wegener-Granulomatose

FRAGE

Wie unterscheidet sich **sonografisch** eine akute Glomerulonephritis (z. B. Poststreptokokken-GN) von einer langjährigen chronischen GN?

Antwort Bei einer **akuten GN** sind die **Nieren geschwollen** und daher meist vergrößert. Eine langjährige **chronische GN** führt zu **Schrumpfnieren**, die sich manchmal sonografisch kaum darstellen lassen.

FRAGE

Welche Symptome verursacht eine akute **Poststreptokokken-Glomerulonephritis**? In welchem zeitlichen Abstand tritt die Glomerulonephritis zum auslösenden Infekt auf?

Antwort Einer Poststreptokokken-Glomerulonephritis geht ein Infekt, meist der oberen Luftwege, ca. 8–16 Tage voraus. Auslösend sind **β-hämolysierende Streptokokken** der Gruppe **A** meist vom Typ 12. Es handelt sich nicht um eine akute Infektion, sondern um eine immunologisch bedingte Zweiterkrankung. Bevorzugt sind Kinder und junge Erwachsene betroffen. Als **Kardinalsymptome** gelten:

- Hypertonie
- Erythrozyturie
- Ödeme

Selten liegt eine höhergradige Proteinurie (3–5 g/d) vor. Häufig klagen die Patienten über ein ausgeprägtes **Krankheitsgefühl**, **Kopfschmerzen** und **dumpfe Rückenschmerzen** (wegen Nierenkapselspannung). Selten kann es durch Überwässerung zum Lungen- oder Hirnödem kommen.

FRAGE

Welche **Therapie** und **Prognose** besitzt die Poststreptokokken-Glomerulonephritis?

Antwort Die Inzidenz der Poststreptokokken-Glomerulonephritiden hat durch die prophylaktische Penicillin-Behandlung einer „Stippchen"-Angina abgenommen. Bei gesicherter Glomerulonephritis sollten die Patienten im akuten Stadium **Bettruhe** einhalten. Weiterhin sind tägliche **Gewichts-** und **Elektrolytkontrollen** unumgänglich. Eine **salzarme Kost** ist im akuten Stadium sinnvoll. Die medikamentöse Therapie besteht in der Gabe von **Penicillin** 3 ME/d ungefähr 2 Wochen lang. Einige Monate nach der Erkrankung sollte eine Herdsanierung (Tonsillektomie) durchgeführt werden. Die Prognose ist vor allem bei Kindern gut. Selten kommt es zu chronischen Verlaufsformen. Gefährlich ist die akute Kreislaufdekompensation bei verschleppter Diagnose.

FRAGE

Was wissen Sie über die sog. **Minimal-Change-Nephritis** oder Lipoidnephrose?

Antwort Es handelt sich um eine Glomerulonephritis ohne lichtmikroskopisch fassbare Veränderungen. Erst elektronenmikroskopisch sind eine Fusion und ein Verlust der Podozytenfortsätze sowie eine mäßige Verdickung der Basalmembran zu erkennen. Die Ätiologie ist ungeklärt. Ein **ausgeprägtes nephrotisches Syndrom** bei plötzlichem Krankheitsbeginn ist typisch. Im **Kindesalter** ist die Minimal-Change-Nephritis die häufigste GN, die zum nephrotischen Syndrom führt. In ca. 50 % der Fälle mit Minimal-Change-Nephritis bei Kindern finden sich **Spontanheilungen**. Bei Erwachsenen ist dieser Prozentsatz geringer. Ein Teil der Fälle spricht sehr gut auf **Glukokortikoide** an.

TIPP Neben der Poststreptokokken-GN wird die Minimal-Change-Nephritis sehr oft abgefragt. Besonders bei nephrologisch orientierten Prüfern lohnt sich ein näheres Auseinandersetzen mit der Lipoidnephrose.

5.7 Pyelonephritis

FALLBEISPIEL

Eine 22-jährige Frau berichtet über Fieber bis 40 °C, Schüttelfrost, Flankenschmerz links und einen übel riechenden Urin. Es besteht hohes Krankheitsgefühl. Ein- bis zweimal jährlich treten zudem Blasenentzündungen auf.

FRAGE

Was vermuten Sie?

Antwort Als Verdachtsdiagnose wäre hier eine akute Pyelonephritis anzunehmen.

FRAGE

Wodurch kann die **Entstehung** einer Pyelonephritis **begünstigt** werden? Was zeigt der **Harnbefund**?

Antwort Der **Harnbefund** zeigt eine signifikante Bakteriurie, Leukozyturie, Nachweis von Leukozytenzylindern im Sediment und nicht selten eine Hämaturie. Die Entzündungsparameter (BSG, C-reaktives Protein) sind stark erhöht.

Eine Pyelonephritis wird durch Abflussbehinderungen des Urins begünstigt. Hier sind z. B. der **vesikorenale Reflux**, **Nierensteine** oder eine **Prostatahyperplasie** zu nennen. Weiterhin disponieren **Allgemeinerkrankungen** wie Diabetes mellitus oder Gicht zur Pyelonephritis. **Frauen** sind wegen den anatomischen Gegebenheiten (kurze äußere Harnröhre) und vor allem in der Gravidität gefährdet.

FRAGE

Sie kennen sicher den Begriff der **signifikanten Bakteriurie**. Was versteht man darunter? Welche Erreger lassen sich hauptsächlich bei einer Bakteriurie finden?

PLUS Bei Frauen ist die Entnahme von Katheterurin mittels Einmalkatheter einem Mittelstrahlurin vorzuziehen, da im Mittelstrahlurin häufig akzidentelle Kontaminationen vorkommen.

Antwort Bei der bakteriologischen Untersuchung von Mittelstrahlurin treten häufig bakterielle Kontaminationen auf. Deshalb spricht man erst ab einer nachgewiesenen **Keimzahl > 10^5/ml** Mittelstrahlurin (= Kass-Zahl) von einer signifikanten Bakteriurie. Man unterscheidet je nach Vorliegen von klinischen Zeichen eines Harnwegsinfekts zwischen asymptomatischer und symptomatischer signifikanter Bakteriurie. Bei Nachweis einer signifikanten Bakteriurie ist eine rasche Keimdifferenzierung anzustreben.

Mit Abstand am häufigsten werden Keime aus der **Escherichia-coli**-Gruppe (> 80 % der Fälle) nachgewiesen. Weitere Keime, die häufig Harnwegsinfektionen verursachen, sind Proteus, Enterokokken, Klebsiellen und als besonderer Problemkeim Pseudomonas.

FRAGE
Sie haben bei einer jungen Frau eine akute Pyelonephritis bestätigt. Welche **Therapie** wählen Sie?

Antwort Nach Abnahme von Labor und Mittelstrahlurin zur Keim- und Resistenzbestimmung ist sofort mit einer kalkulierten antibiotischen Therapie zu beginnen:

- **Co-trimoxazol forte** (= Trimethoprim + Sulfamethoxazol) 2 × 1 Tbl./d, entspricht 2 × 160 mg Trimethoprim und 2 × 800 mg Sulfamethoxazol **oder**
- **Amoxicillin** 3 × 2 g/d i. v. **oder**
- **Ciprofloxacin** 2 × 250 mg/d per os oder 2 × 200 mg/d i. v. (cave: keine Gyrasehemmer bei Kindern oder Schwangeren!)

Die Behandlungsdauer umfasst ca. 14 Tage (evtl. Umstellung der Antibiose nach Erhalt der Resistenzbestimmung).

- Analgesie (z. B. Metamizol 3 × 20 Tr./d)
- Bettruhe und reichliche Flüssigkeitszufuhr
- 3× tgl. Temperaturkontrolle

Nach Abklingen der Symptomatik sollte nach prädisponierenden Ursachen wie Diabetes oder Urolithiasis gesucht werden.

MERKE Harnstauung und Pyelonephritis → Gefahr der Urosepsis. Daher ist bei jeder Pyelonephritis eine Nierensonografie sinnvoll mit evtl. nachfolgender Entlastung der Stauung z. B. durch eine Nephrostomie.

FRAGE
Welche **Antibiotika** sind bei einer unkomplizierten Pyelonephritis **in der Schwangerschaft** einzusetzen?

Antwort

- **Erlaubt** sind **Penicilline**, **Cephalosporine**, **evtl. ein Makrolid**.
- **Verboten** sind Tetrazykline, Gyrasehemmer, Trimethoprim, Aminoglykoside.

FRAGE
Warum ist eine **chronische Pyelonephritis gefährlich**?

Antwort Eine chronische Pyelonephritis führt zum langsamen, aber fortschreitenden **Untergang von Nierengewebe**. Meist liegen ausgedehnte Vernarbungen und „Keimnester" (Mikroabszesse) vor, die durch Antibiotika nicht erreicht werden. Patienten mit chronischer Pyelonephritis weisen nicht selten Harnabflussstörungen (rez. Urolithiasis) und/oder Fehlbildungen (vesikorenaler Reflux) auf. Ca. 10–15 % aller dialysepflichtigen Niereninsuffizienzen sind auf chronische Pyelonephritiden zurückzuführen.

PLUS Ein vesikorenaler Reflux kann nach Infektausheilung durch ein Miktionszystogramm nachgewiesen werden.

FRAGE
Erklären Sie uns bitte kurz den **Wirkmechanismus** von **Co-trimoxazol**. Nennen Sie einige Nebenwirkungen.

Antwort Cotrimoxazol ist ein Kombinationspräparat und setzt sich aus einem **Sulfonamid** (Sulfamethoxazol) und **Trimethoprim** zusammen. Beide wirken synergistisch hemmend auf die Folsäuresynthese. Sulfonamide wirken durch ihre ähnliche Struktur als kompetitive Antagonisten der Paraaminobenzoesäure und blockieren somit früh die Folsäurebiosynthese. Sie wirken bakteriostatisch. Trimethoprim ist ein Pyrimidinderivat und inhibiert die Dihydrofolatreduktase.

Als **Nebenwirkungen** der **Sulfonamide** sind bekannt:

- hohe Plasmaeiweißbindung, dadurch Pharmakokinetikstörungen anderer Medikamente
- Kernikterus bei Kindern und Säuglingen
- Methämoglobinbildung
- gastrointestinale Beschwerden und Hautausschläge

Trimethoprim führt zu Störungen von Zellteilungsvorgängen. Somit kann besonders die Hämatopoese beeinträchtigt werden (Thrombopenie, Leukopenie). In der Gravidität ist Trimethoprim kontraindiziert.

5.8 Analgetika-Nephropathie

FRAGE
Sie sehen hier das Sektionsbild einer Niere einer 52-jährigen Frau mit langjährigem Analgetikaabusus. Erklären Sie den **pathophysiologischen Mechanismus**, der bei Abusus nichtsteroidaler Analgetika zur Papillennekrose führt (➤ Abb. 5.2).

Antwort Durch die langjährige Einnahme von Schmerzmitteln (ungefähr 1–2 kg, d. h. Tagesdosen von mehr als 1–2 g über Jahre), vor allem phenazetin- und azetylsalizylsäurehaltiger Präparate, kommt es oft zu einer abakteriellen interstitiellen Nephritis. Entscheidend ist, dass die **Nierenmarkdurchblutung durch Prostaglandinbildung** innerhalb der Niere **reguliert** wird.

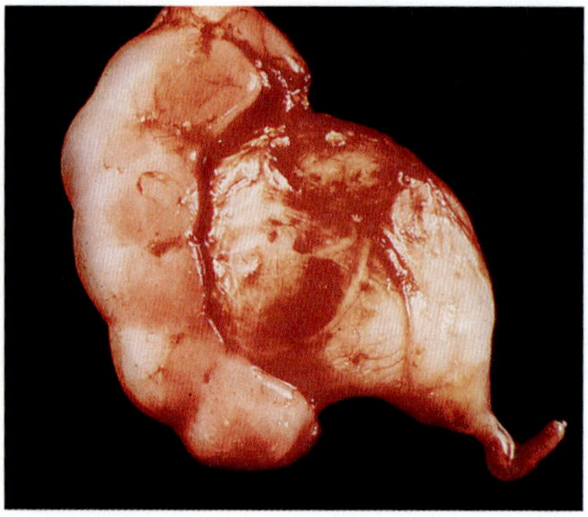

Abb. 5.2 Weitgehend komplett destruierte Niere [M498]

Eine erhöhte Konzentration an Prostaglandinen (speziell Prostaglandin E_2) führt zu einer Steigerung der Durchblutung des Nierenmarks. Einige nichtsteroidale Analgetika hemmen die Prostaglandinsynthese und bewirken so eine Minderdurchblutung.

Die Kompensationsmechanismen des Nierenmarks und besonders der Papillen sind gering, sodass ischämisch bedingte Nekrosen auftreten können. Zusätzlich kommt es im Rahmen der Urinkonzentrierung zu einer physiologisch bedingten Anreicherung der Medikamente im Papillenspitzenbereich. Durch die Ischämie und toxische Schädigung entsteht eine **interstitielle Nephritis** mit den typischen **Papillennekrosen**.

FRAGE

Welche **klinischen Erscheinungen** finden Sie bei einer Analgetika-Nephropathie?

Antwort Die Nephropathie verläuft meist symptomarm. Neben unspezifischen **Allgemeinsymptomen** wie Müdigkeit, Kopfschmerzen (deshalb Analgetika) und Gewichtsverlust fallen die Patienten durch ihr **graugelbes Hautkolorit** und ihre Neigung zu **Harnwegsinfektionen** auf. Ein Frühsymptom stellt die renal bedingte **Anämie** dar. Manchmal werden durch den Abgang nekrotischer Papillen Koliken ausgelöst. Durch die frühe Einschränkung der Konzentrationsfähigkeit der Niere können eine **Polyurie** und **Polydipsie** vorliegen.

5.9 Nephrolithiasis

FALLBEISPIEL

Sie sehen hier die dreidimensionale Rekonstruktion eines CT. Der Patient berichtet über intermittierende Unterbauchschmerzen ohne Fieber. Die Schmerzen strahlen in das linke Genitale aus.

FRAGE

Was fällt Ihnen am linken Ureter auf (➤ Abb. 5.3)?

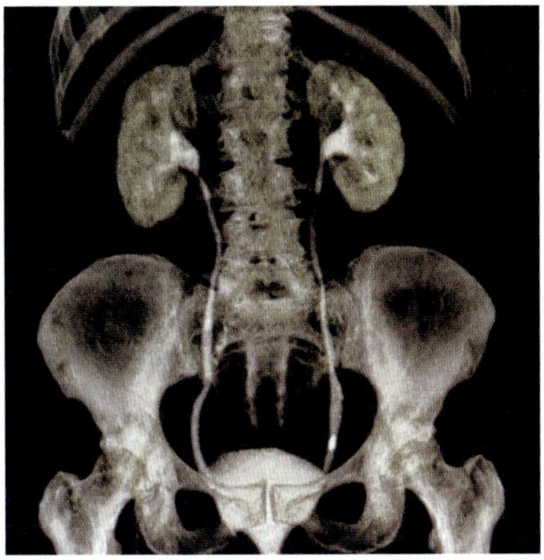

Abb. 5.3 Dreidimensionale CT-Rekonstruktion der Nieren und ableitenden Harnwege [M498]

Antwort Es findet sich eine röntgendichte Struktur im linken distalen Ureter. Es könnte sich um einen **Harnleiterstein** handeln. Eine wesentliche Harnstauung liegt nicht vor. Typisch für die Konkrementlage ist die vom Patienten geschilderte Schmerzausstrahlung.

FRAGE
Variieren Qualität und Ausstrahlung der **Koliken** mit der Steinlage?

Antwort Koliken werden durch Passagehindernisse in Hohlorganen ausgelöst. Es handelt sich um stärkste krampfartige Schmerzen. Je nach Steinlage können (müssen aber nicht) bei der Urolithiasis Begleitsymptomatik und Schmerzausstrahlung variieren (➤ Tab. 5.7):

Tab. 5.7 Lageabhängige Begleitsymptomatik und Schmerzausstrahlung bei Urolithiasis

Steinlage	Schmerzqualität der Koliken	Ausstrahlung und Begleitsymptome
Nierenkelche	intermittierend, dumpf, oft von der Körperlage abhängig	Mittelbauch, Rücken (DD: Pankreatitis, Cholezystitis, Lumbago)
Nierenbecken, Ureterabgang	intermittierend, gelegentlich von der Trinkmenge abhängig	Mittelbauch, Rücken, Unterbauch, Blähungen, Obstipation, Erbrechen
mittlerer Ureter	hell, lang anhaltend	Unterbauch, Leiste, Obstipation, Erbrechen
unterer Ureter (prävesikal)	hell, lang anhaltend	Genitale (Hoden, Schamlippen), Pollakisurie, Obstipation, Erbrechen
Blase	selten, kaum Koliken	Blase (je nach Körperlage), Harnröhre, meist Harnstottern

FRAGE
Wie behandeln Sie eine **akute Steinkolik** wie in diesem Fall in der Klinik?

Antwort Die sehr starken Schmerzen bedürfen einer sofortigen Analgesie. Eine **parenterale Schmerztherapie** während einer akuten Kolik ist einer oralen Behandlung vorzuziehen:

Das früher gefürchtete Risiko der Agranulozytose durch Gabe von Metamizol hat sich durch neuere Studien relativiert, sodass dem Einsatz dieses hoch wirksamen Spasmoanalgetikums bei Koliken (Niere, Galle) nichts im Wege steht.

- **Metamizol** 1–2 g per inf. (oder Pethidin 30 mg langsam i. v.)
- evtl. zusätzlich Spasmolytika **N-Butylscopolamin** 1–2 Amp. (20–40 mg) per inf. (orale Gaben kaum wirksam, da sehr geringe Resorption)
- Temperaturkontrolle, bei Fieber sofortige Antibiose und Entlastung der Harnstauung (Urosepsisgefahr!)
- reichlich Flüssigkeit und Bewegung
- Metoclopramid 3 × 20 Tr. bei starker Übelkeit

MERKE **Morphinderivate** möglichst **vermeiden** wegen der Verstärkung der Hohlorganspastik und des reflektorischen Ileus.

FRAGE
Womit werden heute ca. 80 % aller Harnsteine erfolgreich behandelt?

Antwort Die **ESWL** (**e**xtrakorporale **S**toß**w**ellen**l**ithotripsie) ist für die meisten Harnsteine Therapie der Wahl (sehr gute Ansprechraten: Niere und Nierenbecken; gute Ansprechraten: oberer Harnleiter; mäßige Ansprechraten: unterer Harnleiter). Das Konkrement in ➤ Abb. 5.3 ließe sich am besten durch eine ureteroskopische Steinzertrümmerung (URS) behandeln. 80 % aller Harnleitersteine gehen spontan ab.

Große Steine im **Nierenbecken** werden durch eine **perkutane Nephrolitholapaxie** (PCNL) behandelt.

FRAGE
Welche Steine finden sich am häufigsten im **oberen Harntrakt**?

Antwort Am häufigsten sind **Ca^{2+}-Oxalat-Steine** (ca. 80 %). Seltener sind Infektsteine (10 %), Uratsteine (5 %) und Kalziumphosphatsteine (4 %).

FRAGE
Können Sie uns erklären, warum es bei **Morbus Crohn** oder nach ausgedehnten **Dünndarmresektionen** häufig zu **oxalathaltigen Nierensteinen** kommt?

Antwort Gallensäuren sind wegen ihrer Fähigkeit zur Mizellenbildung an der Fettresorption im Dünndarm wesentlich beteiligt. Bei **Erkrankungen**, die vor allem das **terminale Ileum** betreffen, geht der Hauptresorptionsort der Gallensäuren verloren. Es entwickelt sich ein **Gallensäureverlustsyndrom** mit den Folgen einer gestörten Fettresorption und einer daraus resultierenden Steatorrhö. Durch das Fett wird im Dickdarm Kalzium aus dem mit der Nahrung reichlich aufgenommenen Kalziumoxalat herausgelöst (= sog. Verseifung).

Oxalat ist im Gegensatz zu Kalziumoxalat wesentlich leichter löslich und wird in hohem Maße resorbiert. Es kommt zu einer **sekundären Hyperoxalurie**, die bei verminderter Diurese, Infekten oder einer evtl. vorliegenden Harnabflussstörung zur Bildung von Oxalatsteinen disponiert. (Oxalathaltige Lebensmittel wie Spinat, Rhabarber sind bei Darmerkrankungen zu vermeiden)

FRAGE

Wie sieht man auf einer **Abdomenübersichtsaufnahme** („Leeraufnahme") einen reinen **Harnsäurestein**?

Antwort Harnsäuresteine gehören zu den **nicht schattengebenden** Konkrementen. Mit anderen Worten, man sieht sie im Gegensatz zu den kalziumhaltigen Steinen auf einer Röntgenaufnahme nicht. Ihr Nachweis erfolgt indirekt, d. h. radiologisch im **Urogramm** durch die Harnabflussstörung mit Dilatation des Hohlsystems der Niere oder mittels **Sonografie oder CT**. Hinweise auf Uratsteine kann die Anamnese bzw. der Blut- oder Urinharnsäuregehalt geben.

5.10 Nierenarterienstenose

FRAGE

Welche **Ursachen** einer Nierenarterienstenose kennen Sie?

Antwort Eine rasche Entwicklung einer Hypertonie und periumbilikale Stenosegeräusche sind hinweisend auf eine Nierenarterienstenose.

- **Arteriosklerose** (ca. 80 % aller Fälle mit Nierenarterienstenose, bevorzugt im fortgeschrittenen Alter)
- **fibromuskuläre Dysplasie** (ca. 20 % aller Fälle, eher jüngere Patienten um das 30. Lebensjahr)

Die **Klinik** äußert sich in Hypertonie (bes. diastolisch), evtl. später Herzinsuffizienz, Herzklopfen, Kopfschmerzen, sekundärem Hyperaldosteronismus.

FRAGE

Nennen Sie einige **Untersuchungsmethoden**, mit denen der Verdacht einer Nierenarterienstenose erhärtet werden kann.

Antwort Wichtig sind v. a. die Auskultation und die Doppler-Sonografie (➤ Tab. 5.8).

Tab. 5.8 Diagnostik der Nierenarterienstenose	
Auskultation	Stenosegeräusch paraumbilikal oder an den Flanken (in 40 % der Fälle hörbar)
Doppler-Sonografie	Berechnung von Strömungsgeschwindigkeit und Gefäßdurchmesser (untersucherabhängig)
DSA (Angiografie)	optimale Bildgebung, aber invasiv (nur bei therapeutischer Konsequenz sinnvoll)
Captopril-Test	bei RR-Abfall und Reninanstieg → Verdacht auf Stenose (relativ geringe Spezifität)
Nierensequenzszintigrafie	Abschätzung der Nierendurchblutung (evtl. vor und nach ACE-Hemmer)
Frühurogramm	indirekter Nachweis einer verzögerten Perfusion im Seitenvergleich (geringe Spezifität)
Angio-MRT	aufwendig, sehr gute Bildgebung, Methode der Zukunft
Spiral-CT	aufwendig, gute Bildgebung

FALLBEISPIEL

Ein Medizinstudent berichtet Ihnen, dass er beim Üben der Auskultation bei sich ein merkwürdiges Strömungsgeräusch links neben dem Nabel und an der linken Flanke gehört habe. Sie prüfen dies nach und können den Befund bestätigen. Weiterhin fällt ein Blutdruck von 160/110 mmHg auf.

FRAGE

Fällt Ihnen eine Ursache für diese Hypertonie ein, die nicht kardial verursacht ist?

Antwort Der Hypertonus könnte durch eine **Nierenarterienstenose** bedingt sein. Sie ist für ca. 10–20 % der Fälle von sekundären Hypertonien verantwortlich. Während bei jungen Patienten die sog. fibromuskuläre Hyperplasie überwiegt, liegt bei älteren Patienten meist eine arteriosklerotisch bedingte Stenose vor. Bei über 1/3 der Patienten mit Nierenarterienstenose lässt sich ein Stenosegeräusch auskultieren.

Folgende Mechanismen führen zu einer Blutdrucksteigerung: Durch die Verminderung der Nierenperfusion kommt es zu einer erhöhten Sekretion von Renin (Goldblatt-Effekt) mit vermehrter Umsetzung von Angiotensin I zu Angiotensin II. Neben einer Arteriolenkonstriktion verursacht Angiotensin II eine vermehrte Aldosteronausschüttung (→ Hypokaliämie).

FRAGE

Welche **Therapiemöglichkeiten** gibt es bei einer Nierenarterienstenose?

Antwort Vor allem bei jungen Patienten wird die **perkutane transluminale Dilatation** oder die **operative Korrektur** der Stenose und damit Verbesserung der Nierendurchblutung angestrebt. Besteht der Hochdruck sehr lange (> 5 Jahre), kann sich eine fixierte Hypertonie entwickelt haben, die sich auch nach einer Operation nicht bessert. Dann sind die durch Minderperfusion eingetretenen Nierenschäden nicht mehr reversibel. Im Extremfall liegt ein funktionsloses Organ vor.

5.11 Diabetische Nephropathie

FRAGE

Welche **Veränderungen** können bei einem langjährigen **Diabetes mellitus** an der Niere auftreten?

Antwort Ein Diabetes mellitus kann **vaskuläre**, **glomeruläre** und **interstitielle** Schäden bzw. Veränderungen an der Niere hervorrufen. Die vaskulären Veränderungen betreffen eine frühzeitige und progrediente **Arterio- und Arteriolosklerose** der Nierengefäße. Spezifisch für eine diabetische Nephropathie ist die sog. **Glomerulosklerose** mit dem Namen **Kimmelstiel-Wilson**. Es handelt sich hierbei um große noduläre Ablagerungen von hyalinem Material innerhalb der Glomerula. Weiteres Kennzeichen ist eine Mesangiumproliferation.

Sehr häufig sind bei Diabetikern **rezidivierende Pyelonephritiden**, die unter dem Bild einer interstitiellen Nephritis zu Papillennekrosen führen können. Die Summe der Veränderungen führt im Laufe der Jahre zur manifesten Niereninsuffizienz.

MERKE

Sobald ein Diabetiker mehr als 30 mg/d Einweiß mit dem Urin verliert, besteht der dringende Verdacht auf eine diabetische Nephropathie! Frühes Zeichen einer diabetischen Nierenschädigung ist eine Mikroalbuminurie (30–300 mg/24 h).

FRAGE

Sie finden bei einem Diabetiker trotz eines Blutglukosewerts von 230 mg/dl **keine Glukosurie**. Woran könnte das liegen?

Antwort Normalerweise kommt es zum Auftreten einer Glukosurie, wenn eine Blutglukosekonzentration von ca. 180 mg/dl überschritten wird, da ab diesem Wert die tubulären Rückresorptionsmechanismen für Glukose erschöpft sind. Liegt eine ausgeprägte diabetische Nephropathie vor, kann aufgrund der Gefäß- und Glomeruliveränderungen die **Filtration von Glukose eingeschränkt** sein. Es kommt trotz der hohen Blutglukosewerte zu keiner Glukosurie. Dies kann zu der Fehlannahme eines gut eingestellten Diabetes führen.

FRAGE

Bei einem Patienten mit langjährig bekanntem Diabetes mellitus findet sich im Urin eine **Mikroalbuminurie**. Welche **therapeutischen Maßnahmen** ergreifen Sie?

Antwort Das Stadium der Mikroalbuminurie (> 30 mg/24 h) bei der Entwicklung der diabetischen Nephropathie sollte frühzeitig erfasst werden. Durch eine konsequente **Blutdruck-** und **Blutzuckereinstellung** kann hier der Übergang zur manifesten diabetischen Nephropathie deutlich verzögert, wenn nicht sogar vermieden werden. Mittel der Wahl zur Blutdruckeinstellung (RR < 140/90 mmHg) sind **ACE-Hemmer** und **AT1-Antagonisten**.

5.12 Amyloidose

FRAGE
Was verstehen Sie unter einer Amyloidose? Wann tritt sie auf?

TIPP In den Prüfungsprotokollen vor 1995 kommen Fragen zur Amyloidose recht häufig vor. Jetzt wird kaum mehr danach gefragt. Wir erwähnen kurz das Wichtigste.

Antwort Unter einer Amyloidose versteht man die **Ablagerung bestimmter Proteine in verschiedenen Organen**, wobei es zu einer Funktionsstörung kommt. Es kann eine **generalisierte** Form von einer **lokalisierten Form** unterschieden werden. Man differenziert zwischen **primären**, **idiopathischen** und **sekundären**, **erworbenen** Amyloidosen. Die wesentlich häufigeren sekundären Amyloidosen entstehen im Verlauf von langjährigen chronischen Entzündungen wie Tuberkulose, rheumatoider Arthritis, Colitis ulcerosa, Osteomyelitis etc. Auch beim Plasmozytom und Morbus Waldenström werden oft Amyloidosen gefunden. Folgende Organe sind hauptsächlich von den Amyloidablagerungen betroffen: Herz, Niere, Magen-Darm-Trakt (Rektumschleimhaut), Nervensystem, Pankreas. Dabei sind die Funktionsbeeinträchtigungen von Herz und Nieren für die Prognose des Krankheitsbildes entscheidend.

FRAGE
Welche Befunde lassen sich bei der **Nierenamyloidose** erheben?

PLUS Die meisten Organe reagieren auf verschiedene Schädigungen immer auf die organspezifisch gleiche Weise. So kommt es auch bei der Amyloidose der Niere zu den schon oft beschriebenen Erscheinungen.

Antwort Die Nierenamyloidose verläuft zunächst symptomarm. Als erstes klinisches Zeichen kommt es meist zu einer **Proteinurie**, die stark ausgeprägt sein kann. Klinisch sind **Ödeme**, **Aszites** und **thrombembolische Komplikationen** zu beobachten.

Schließlich kommt es je nach Grundkrankheit zu einer **progredienten Niereninsuffizienz** mit Urämiezeichen. Häufig wird das Krankheitsbild durch eine sich entwickelnde **Hypertonie** kompliziert.

FRAGE
Welches ist die einfachste Methode, um eine Amyloidose zu **diagnostizieren**?

Antwort Die Diagnose wird durch eine **Rektum- und Mundschleimhautbiopsie** und nachfolgender lichtmikroskopischer Untersuchung gestellt. Das Amyloid zeigt hierbei nach Kongorotfärbung im polarisierten Licht eine charakteristische Grünfärbung. Dieser Befund im Zusammenhang mit einer Proteinurie und Nierenfunktionseinschränkung macht eine Nierenamyloidose sehr wahrscheinlich.

5.13 Nierentuberkulose

FRAGE
Eine häufige Organmanifestation einer postprimär gestreuten Lungentuberkulose stellt das Urogenitalsystem und speziell die Niere dar. Kennen Sie eine **Stadieneinteilung** der Nierentuberkulose?

Antwort Die Stadieneinteilung erfolgt nach dem röntgenologischen Bild im Ausscheidungsurogramm.

Es werden **drei Stadien** unterschieden (➤ Tab. 5.9). Bei einer Nierentuberkulose (➤ Abb. 5.4) sind oft kanalikulär deszendierend die **Harnleiter** und die **Blase** sowie beim Mann **Prostata** und **Nebenhoden** mit befallen.

Tab. 5.9 Stadieneinteilung der Nierentuberkulose

Stadium		Definition
I	parenchymatöses Stadium	röntgenologisch keine oder kaum Veränderungen zu sehen; evtl. einige regellose Verkalkungen erkennbar
II	kavernöses Stadium	deutliche Nierenkelchverformungen und evtl. Obstruktion des Ureters oder des Nierenbeckens
III	Kittniere	Niere ist urografisch stumm, meist völlig destruiert und geschrumpft

FRAGE
Über welche **Beschwerden** könnte ein Patient mit Urogenitaltuberkulose klagen? Welchen typischen **Urinbefund** können Sie finden?

Antwort Neben unspezifischen **Allgemeinsymptomen** wie Müdigkeit, Leistungsabfall und Nachtschweiß klagen die Patienten über **Pollakisurie** (= häufige Miktion kleiner Urimengen), ziehende unbestimmte **Schmerzen**, **Tenesmen** (= schmerzhafter Stuhl/Harndrang) und **Nykturie**. Manchmal kommen **Koliken** vor. Bei Befall der Nebenhoden kann eine Hämospermie den Patienten zum Arzt führen.

Der Urinbefund weist typischerweise eine sog. **sterile Leukozyturie** auf, d. h. es finden sich wiederholt im Urinsediment viele Leukozyten, ohne dass in der Kultur Bakterien nachzuweisen sind. Häufig liegt gleichzeitig eine **Mikrohämaturie** vor.

TIPP Vor allem der typische Urinbefund ist wichtig. Darauf laufen Fragen zur Urogenitaltuberkulose praktisch immer hinaus.

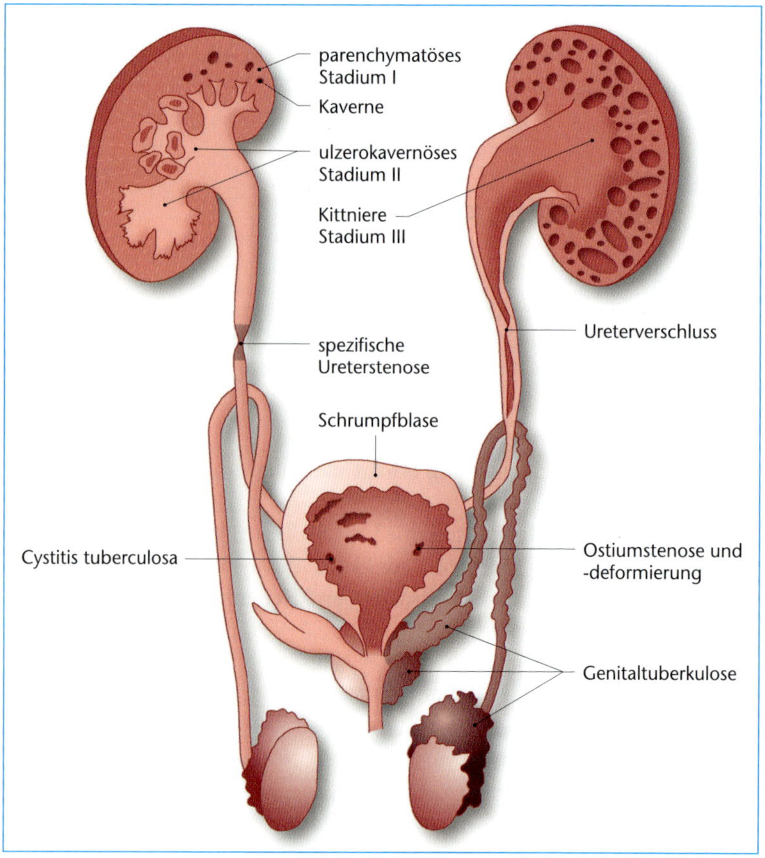

Abb. 5.4 Manifestationen der Tbc im Urogenitaltrakt [L141]

5.14 Renale tubuläre Azidose

FRAGE

Was ist eine renale tubuläre Azidose?

Antwort Es handelt sich um eine Unfähigkeit der Nieren, den Urin entsprechend dem Anfall saurer Äquivalente aus dem Körperstoffwechsel ausreichend anzusäuern. Man unterscheidet zwei Formen:

- **Typ I = distale tubuläre Azidose**: mangelnde Ammoniaksynthese der Nieren, durch die H^+-Ionen nicht ausreichend abgepuffert werden können. Klinisch ist dies die am häufigsten vorkommende Form.
- **Typ II = proximale tubuläre Azidose**: Bikarbonat wird nicht ausreichend im proximalen Tubulus rückresorbiert (hauptsächlich bei Kindern anzutreffen).

FRAGE
Welche Befunde bzw. **Symptomatik** treten beim **Typ I** der renalen tubulären Azidose auf?

Antwort Es bestehen neben einer schweren metabolischen Azidose meist auch Hypophosphatämie, Hypokalzämie und Hypokaliämie, da diese Ionen aus Elektroneutralitätsgründen vermehrt mit dem Urin ausgeschieden werden.

Durch die Hyperkalzurie kann es zur **Nephrolithiasis** oder **Nephrokalzinose** kommen. Häufig entsteht eine **Osteomalazie**. Die Hypokaliämie führt zu **Herzrhythmusstörungen** bzw. **Muskelschwäche** und zusätzlicher **hypokaliämischer Nephropathie** (Schädigung der Konzentrationsfähigkeit der Niere).

5.15 Dialyseverfahren

FRAGE
Wie würden Sie einem interessierten Laien das **Prinzip der Dialyse** erklären?

Antwort Bei allen Dialyseverfahren werden dem Körper des Patienten retinierte Stoffe und/oder Flüssigkeit entzogen. Dies geschieht über eine natürliche oder künstliche Membran, die den Körperkreislauf von einem extrakorporalen Kreislaufsystem trennt. Die Entfernung der im Blut gelösten Stoffe erfolgt entweder durch Diffusion in eine extrakorporale Spülflüssigkeit entlang dem osmotischen Gradienten oder durch Abpressen eines Filtrats mittels eines hohen hydrostatischen Drucks.

FRAGE
Welche wichtigen **Dialyseverfahren** kennen Sie? Nennen Sie zu jedem Verfahren eine typische Indikation.

TIPP Nach Möglichkeit nicht nur die Namen aufzählen, sondern kurz die jeweiligen Besonderheiten erwähnen.

Antwort
- **Extrakorporale Hämodialyse**: Hier wird fortlaufend das Blut des Patienten über ein Schlauchsystem an einer isotonen und isoionischen Spüllösung (= Dialysat) vorbeigeführt. Dabei sind Dialysat und Patientenblut durch eine semipermeable Membran getrennt und in ihren Fließrichtungen entgegengesetzt gerichtet (Gegenstromprinzip). Entlang dem osmotischen Gradienten wandern die gelösten Blutbestandteile und insbesondere die retinierten harnpflichtigen Substanzen in das Dialysat. Durch ständigen Austausch des Dialysats wird das Konzentrationsgefälle zum Patientenblut aufrechterhalten. Das „gereinigte Blut" wird mittels einer Pumpe dem Patientenkreislauf wieder zugeführt. Die Hämodialyse wird typischerweise bei der terminalen chronischen Niereninsuffizienz (z. B. nach Glomerulonephritis) angewandt.
- **Peritonealdialyse**: Der Stoffaustausch erfolgt über das Peritoneum als eine biologische Membran. Über einen Katheter wird hier die Spüllösung in den Bauchraum instilliert und nach einiger Zeit abgeleitet und erneuert.

Durch mehrfache Wiederholung des Vorgangs wird eine Entfernung der retinierten Substanzen erreicht. Die Peritonealdialyse wird z. B. bei Patienten mit sehr schlechten Gefäßverhältnissen, wenn die Anlage eines Shunts nicht möglich ist, angewandt. Ein Vorteil ist die Unabhängigkeit des Patienten von einer Klinik oder Dialyseeinrichtung.

- **Hämofiltration**: Über eine künstliche Membran wird extrakorporal mit hohem hydrostatischem Druck dem Patientenblut ein Ultrafiltrat, ähnlich dem physiologischen Primärfiltrat, abgepresst. Dadurch gehen dem Patienten neben den retinierten Substanzen auch große Flüssigkeits- und Elektrolytmengen verloren, die durch eine Substitutionslösung ersetzt werden müssen. Die Hämofiltration wird besonders zum raschen Entzug großer Flüssigkeitsmengen, z. B. bei Lungenödem, Herzinsuffizienz oder Vergiftungen, eingesetzt.

FRAGE

Was ist eine **Cimino-Fistel**?

Antwort Um eine extrakorporale Hämodialyse oder Hämofiltration durchführen zu können, benötigt man einen geeigneten Gefäßzugang, über den das Patientenblut in den Dialysator ausgeleitet und wieder in den Körperkreislauf zurückgeführt werden kann. Bei der Cimino-Fistel handelt es sich um eine chirurgisch angelegte **Anastomose zwischen A. radialis und einer Hautvene** am Unterarm (meist Ast der V. cephalica) (➤ Abb. 5.5).

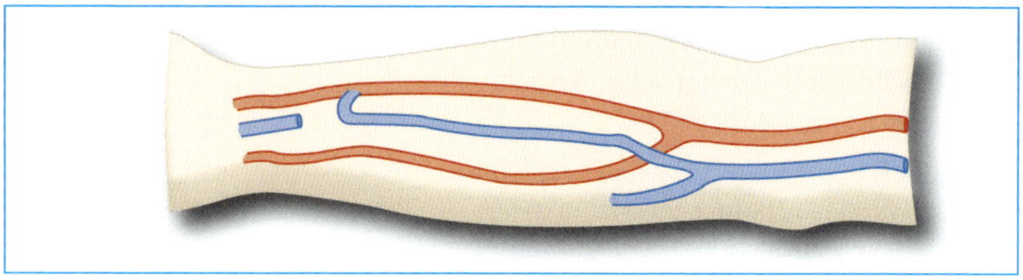

Abb. 5.5 Cimino-Fistel [L141]

FRAGE

Nach forcierter Dialyse kann ein sog. **Dysäquilibriumsyndrom** eintreten. Können Sie sich darunter etwas vorstellen?

TIPP Falls man überhaupt keine Ahnung hat, sollte man dies zugeben. Die meisten Prüfer werden es einem nicht übel nehmen. Evtl. den Prüfer bitten, einige Symptome zu nennen, damit das Krankheitsbild oder Syndrom „entwickelt" werden kann.

Antwort Nach plötzlichem Entzug der retinierten Substanzen im Rahmen einer forcierten Dialyse kann es zu **Übelkeit**, **Erbrechen**, **Krämpfen** und **sympathikotonen Reaktionen** kommen. Manchmal entsteht ein über mehrere Tage verlaufendes Durchgangssyndrom mit Bewusstseinsstörungen. Als Ursache für diese Erscheinungen wird ein **Flüssigkeitseinstrom nach intrazellulär** angesehen, der durch den plötzlichen Konzentrationsunterschied von harnpflichtigen Substanzen zwischen intra- und extrazellulärem Raum **nach einer raschen Dialyse** auftritt. Folge davon kann die Entwicklung eines **Hirnödems** sein.

Vermieden wird das Dysäquilibriumsyndrom durch eine von Intervallen unterbrochene Dialysebehandlung, womit harnpflichtige Substanzen bzw. überschüssige Flüssigkeit fraktioniert entfernt werden, um plötzliche größere Konzentrationssprünge zu vermeiden.

5.16 Spezielle Nierenerkrankungen

FRAGE
Was ist eine **Gichtniere**?

Antwort Eine anhaltende Hyperurikämie führt zu **Uratablagerungen** in der Niere. Es kommt zu einer **interstitiellen Nephritis**. Harnsteine sind häufig.

PLUS Wohlstandserkrankung – ca. 10 % aller Deutschen hatten bereits eine harnsäureassoziierte Erkrankung in ihrem Leben.

MERKE
Uratablagerungen in Gelenken, Haut, Ohrmuschel – akuter Gichtanfall meist im Großzehengrundgelenk als Monarthritis und häufig nachts. Nierensteine sind konventionell radiologisch (Abdomenübersichtsaufnahme) nicht schattengebend und daher nicht sichtbar, im Nativ-CT jedoch gut nachweisbar.

FRAGE
Was sind die **Therapieprinzipien** einer Gichtniere?

Antwort
- Alkalisierung des Harns (pH-Einstellung auf ca. 7)
- Allopurinol (hemmt Umwandlung von Xanthin in Harnsäure)
- Langzeit-Ernährungseinstellung (cave: keine schnelle Gewichtsabnahme!)
- reichliche Flüssigkeitszufuhr (cave: kein Alkohol)

FRAGE
Was ist das **Gasser-Syndrom**?

Antwort Es handelt sich um eine seltene, vorwiegend im **Kindesalter** auftretende Nierenerkrankung: Typisch sind intestinale Infektionen mit **E. coli** Typ 0157. Es kommt zur **Verbrauchskoagulopathie** bei schwerer Endothelschädigung. Kennzeichnend sind **Thrombozytopenie**, **hämolytische Anämie** und **Niereninsuffizienz**. Therapeutisch wird nicht selten eine **Plasmapherese** durchgeführt. Fast 50 % der Kinder werden dialysepflichtig.

TIPP Typische universitäre Frage – Gasser-Syndrom = HUS = hämolytisch-urämisches Syndrom

FRAGE
Nennen Sie Kennzeichen einer **hyperkalzämischen Nephropathie**?

Antwort Eine anhaltende Hyperkalzämie (Milch-Alkali-Syndrom, Sarkoidose, Hyperparathyreoidismus) kann zu Kalkausfällungen in den Sammelrohren führen.

- Klinisch häufig sind **Polyurie** und **Polydipsie**.
- Radiologisch finden sich oft feine **Verkalkungen in der Niere**.
- Therapeutisch ist der Serum-Kalziumspiegel durch Behandlung der Grunderkrankung (z. B. Nebenschilddrüsenentfernung bei Hyperparathyreoidismus) zu senken und z. B. die Gabe von sog. **Bisphosphonaten** (sog. Kalziumbinder) durchzuführen.

FRAGE

Kennen Sie die **Einteilung nach Potter** für **zystische Nierenerkrankungen**?

Tab. 5.10 Einteilung nach Potter

Potter-Typ	Ätiologie	Besonderheiten	Häufigkeit/Prognose
I	autosomal-rezessiv vererbt	intrauterine Diagnose, Oligohydramnion, Leberfibrose, polyzystisch	Häufigkeit 1 : 10.000; eingeschränkte Prognose
II	Nierendysplasie als frühembryonale Anlagestörung	intrauterine Diagnose, Risiko der malignen Entartung, häufig Ureteratresie	häufigste zystische Nierenerkrankung des Neugeborenen, bilateral mit infauster Prognose
III	autosomal-dominant vererbt	Mutation des PKD1-Gens auf Chromosom 16 (85 % der Fälle), Chromosom 4 (15 % der Fälle), Manifestation in der 3.–5. Lebensdekade sog. adulte polyzystische Nierenerkrankung	eine der häufigsten Erbkrankheiten 1 : 1.000, die Prognose ist heute durch die Möglichkeit der Dialyse und Transplantation gut
IV	Nierendysplasie bei uteriner Harntraktobstruktion		gute Prognose, falls Obstruktion beseitigt werden kann

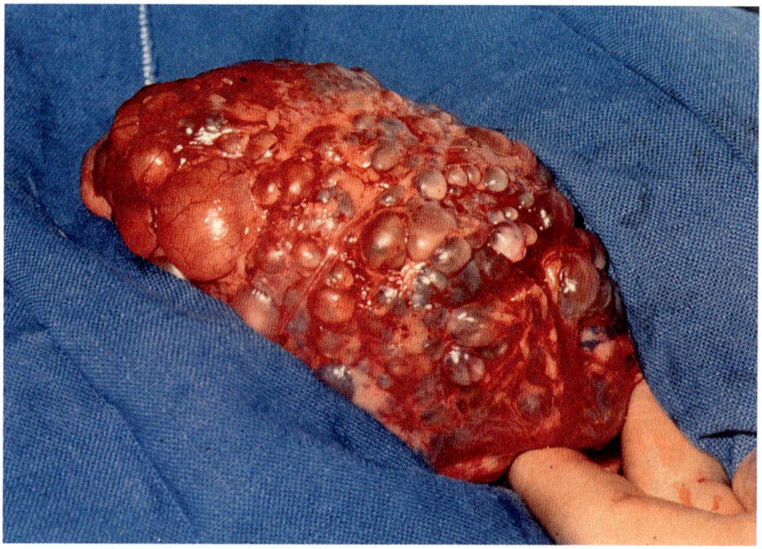

Abb. 5.6 Zystenniere Potter Typ III [M498]

Antwort Zystische Nierenerkrankungen sind häufig und stellen ein sehr heterogenes Syndrom mit unterschiedlicher klinischer und funktioneller Bedeutung dar. Ca. 10 % aller Kinder mit dialysepflichtiger Niereninsuffizienz weisen eine zystische Nierendysplasie auf (➤ Abb. 5.6). Potter teilte die Nierendysplasien in vier verschiedene Typen ein (➤ Tab. 5.10).

TIPP Häufige Frage aus der Kinderheilkunde – allerdings ältere Klassifikation

5.17 Hypernephrom (hypernephroides Nierenzellkarzinom)

FALLBEISPIEL

Sie stellen bei einem 45-jährigen Patienten als Zufallsbefund mittels der Sonografie eine echodichte rundliche Raumforderung am oberen Nierenpol mit fraglicher Infiltration in der Leber fest. Der Patient berichtet, er hätte vor 1 Woche einmalig blutigen Urin bemerkt und keine Schmerzen gehabt.

FRAGE

Woran würden Sie bei dieser Anamnese denken?

Antwort Eine echodichte Raumforderung im Bereich der Niere schließt eine einfache Zyste praktisch aus. Die schmerzlose Makrohämaturie und die sonografisch sichtbare fragliche Infiltration der Leber deuten in Richtung einer malignen Erkrankung. Infrage kommen hauptsächlich ein Hypernephrom oder seltener ein Nierenbeckenkarzinom. Zur näheren Abklärung sollten ein Urogramm und eine CT erfolgen.

TIPP Vor der Nennung der Verdachtsdiagnose sollte man ein oder zwei differenzialdiagnostische Erklärungen geben. Dadurch gewinnt man Zeit und macht auf den Prüfer einen überlegten Eindruck.

FRAGE

Welche **radiologischen Zeichen** sind bei einer CT mit Gefäßdarstellung typisch für ein hypernephroides Nierenzellkarzinom?

Antwort Hypernephrome sind oft **stark vaskularisiert** und neigen zu **zentralen Nekrosen**. Folgende radiologische Zeichen sind typisch (➤ Abb. 5.7):

- pathologische Gefäßneubildungen und „Kannibalisierung“ von Nachbargefäßen (z. B. Lumbalarterien), Gefäßabbrüche, bogige Verdrängungen von Nachbargefäßen
- inhomogene kontrastmittelaufnehmende Gewebeformation abgegrenzt zum Nierengewebe
- arterio-venöse Shunts und „Kontrastmittelseen“ mit verzögertem Kontrastmittelabfluss
- „Tumorzapfen“ in der V. renalis oder V. cava (→ hämatogene Metastasen)

TIPP Kurz vor der Prüfung sollte man in einem Röntgenatlas die wichtigsten radiologischen Kennzeichen der verschiedenen Malignome durchsehen. Bei den häufigen radiologisch orientierten Fragen ist das eine große Hilfe.

FRAGE

Wie heißt der häufigste maligne **Nierentumor**?

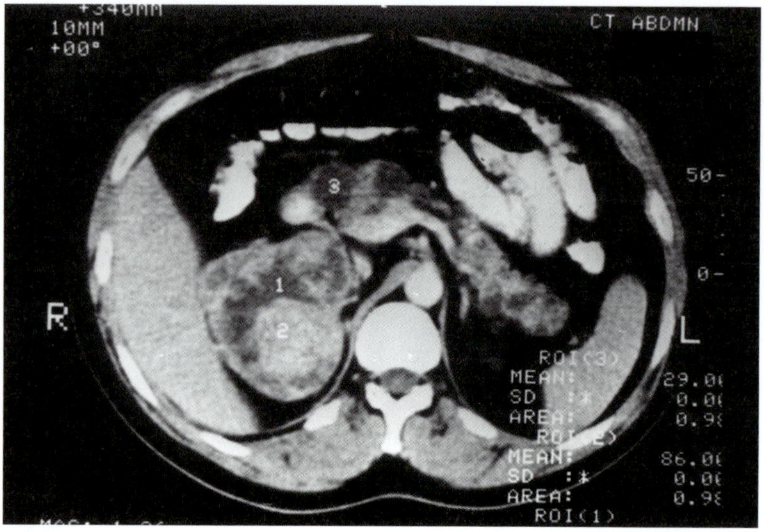

Abb. 5.7 CT-Abdomen mit hyperdenser Raumforderung der rechten Niere [E594]

Antwort Das **Hypernephrom** (besser Nierenzellkarzinom) macht ca. 3–4 % aller Karzinome (langsam steigende altersbedingte Inzidenz) aus. Es geht von den Tubuluszellen der Niere aus. Männer sind doppelt so häufig betroffen wie Frauen. Der Manifestationszeitpunkt liegt meist zwischen dem 50. und 65. Lebensjahr. Die **hämatogene Metastasierung** erfolgt frühzeitig in Lunge, Skelett und Gehirn.

FRAGE

Wie sieht die **Standardtherapie** eines Nierenzellkarzinoms aus?

Antwort Die **radikale Tumornephrektomie** (offen oder laparoskopisch) ist die Standardtherapie. Bei kleinen peripheren Tumoren (< 4 cm) kann eine Tumorenukleation erfolgen. Die chirurgische Tumorentfernung/-zerstörung ist die einzige kurative Therapie. Bei Einzelniere ist eine nierenerhaltende Operation auch bei größerem Tumor anzustreben (evtl. Work-Bench-Surgery).

Bei metastasierten Tumoren zeigt nach neueren Studien die palliative Tumornephrektomie eine Überlebensverlängerung. Die palliative Immuntherapie mit schlechter Verträglichkeit ist auf dem Rückzug und wird allenfalls noch bei isolierten Lungenfiliae eingesetzt. Die neu zugelassene Therapie mit Angiogeneseinhibitoren (z. B. Sunitinib) bringt in 30–50 % der Fälle zumindest eine Stabilisierung der Erkrankung bei tolerablen Nebenwirkungen. Strahlen- und isolierte Chemotherapie sind praktisch wirkungslos. Im metastasierten Stadium beträgt die mittlere Überlebenszeit ca. 2–4 Jahre.

KAPITEL

6 Bewegungsapparat, Weichteile

M. Schupp

6.1 Rheumatoide Arthritis (RA)

FALLBEISPIEL

Es kommt eine ältere Dame in Ihre Praxis. Sie berichtet über Gelenkschmerzen, die besonders in den Fingern seit Monaten bestehen. Ihnen fallen beim Händeschütteln die Hände auf, woraufhin Sie Röntgenaufnahmen anfertigen lassen.

FRAGE

Beschreiben Sie die Hände und die Röntgenaufnahmen (➤ Abb. 6.1). Für welche Diagnose sprechen die Bilder?

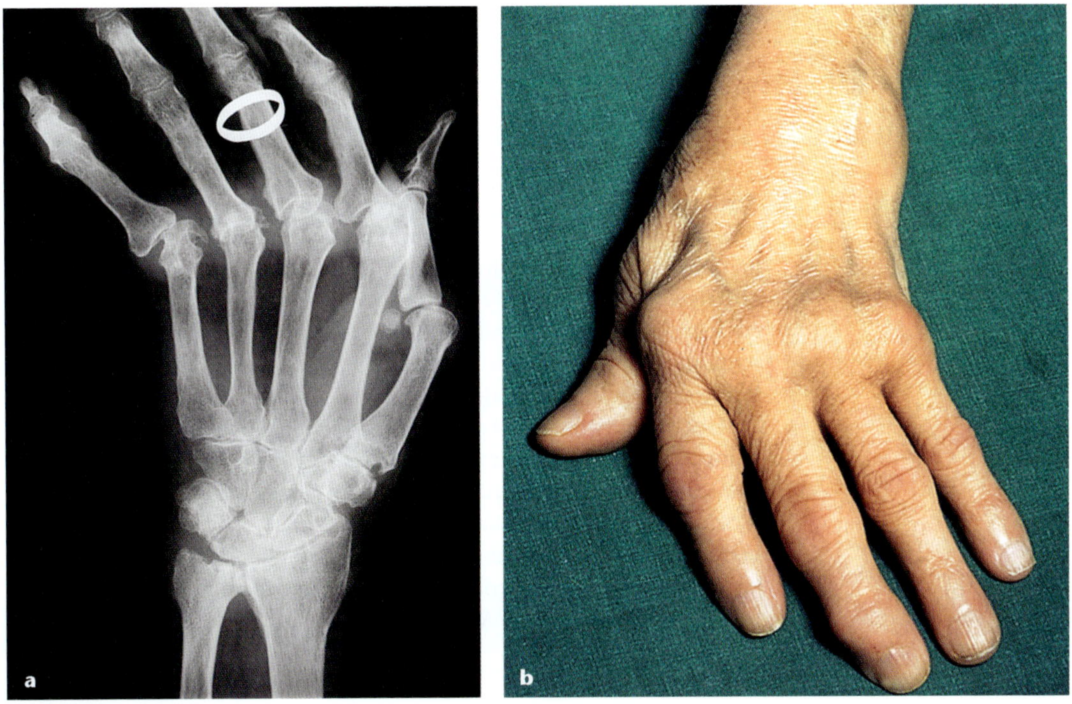

Abb. 6.1 Rheumatoide Arthritis
a) Röntgenaufnahme der rechten Hand
b) Hand einer Patientin [E273]

Antwort An den Händen fällt eine Ulnardeviation der Finger auf. Die Röntgenaufnahme zeigt Knochendestruktionen, Ankylosen und Fehlstellungen. Die Gelenkspalten sind verschmälert. Es handelt sich wahrscheinlich um eine **rheumatoide Arthritis** (RA, primär chronische Polyarthritis).

FRAGE

Im Rahmen der Diagnostik und Verlaufsbeobachtung einer RA spielen die **radiologischen Veränderungen** eine bedeutende Rolle. Nennen Sie einige dieser Veränderungen.

PLUS Besonders gut können diese Veränderungen an Aufnahmen der Hand erkannt und dokumentiert werden.

Antwort Radiologisch sichtbare Veränderungen treten erst nach längerer Krankheitsdauer auf. Somit sind Frühstadien einer RA oft konventionell-radiologisch nicht zu erfassen. Die folgende Einteilung nach Steinbrocker beschreibt die nach Schweregrad geordneten Röntgenstadien der RA:

- **Stadium I**: eventuelle gelenknahe Osteoporose
- **Stadium II**: zusätzlich beginnende Knorpel- und Knochendestruktion
- **Stadium III**: zusätzlich beginnende Subluxationen/Fehlstellungen
- **Stadium IV**: Gelenkzerstörungen und -deformierungen, Gelenkluxationen, Ankylosen

Dem Befall des Atlas-Axis-Gelenks der Wirbelsäule kommt wegen der möglicherweise fatalen Folge einer Subluxation eine besondere Bedeutung zu, sodass bei aktiver RA und Schmerzen im Halsbereich eine radiologische Diagnostik der Halswirbelsäule erfolgen sollte. Magnetresonanztomografisch kommen Knochenerosionen schon ca. 2 Jahre, bevor sie konventionell-radiologisch sichtbar werden, zur Darstellung.

FRAGE

Beschreiben Sie den **klinischen Verlauf**, den die Patientin erwarten könnte.

Antwort Sehr häufig klagen die Patienten zu Beginn der Erkrankung einer rheumatoiden Arthritis (= RA) über **Morgensteifigkeit** besonders der Finger und über schmerzhafte Schwellungen hauptsächlich der **Fingergrund-** und **Mittelgelenke**. Die Beschwerden beginnen charakteristischerweise **symmetrisch** und betreffen zunächst die kleinen Gelenke an Händen und Füßen. Bei fortgeschrittenem Krankheitsverlauf sind auch große Extremitäten- und Wirbelsäulengelenke betroffen.

Manchmal kommt es schon als Frühsymptom durch die begleitende **Vaskulitis** und Gelenkschwellung zur Beeinträchtigung von Nerven und dadurch zu **Parästhesien** und **Durchblutungsstörungen**. Weiterhin kann eine erhöhte Schweißneigung der Handinnenflächen vorliegen. Fieber und deutlicher Leistungsabfall sind im Rahmen einer Frühsymptomatik selten und nur bei hoch aktiven Krankheitsverläufen zu sehen. **Frauen** erkranken deutlich häufiger als Männer an einer RA. Eine **familiäre Häufung** ist zu beobachten.

MERKE Bei bis zu 70 % der Patienten verläuft die Krankheit schwer progredient. Nach 10 Jahren liegt die Quote der Erwerbsunfähigkeit bei ca. 50 %. Auch die Lebenserwartung ist eingeschränkt. Deshalb ist eine frühzeitige effektive Therapie unbedingt angeraten.

FRAGE

Was wissen Sie über die neuen **ACR/EULAR-Klassifikationskriterien** der rheumatoiden Arthritis?

Antwort Die neuen (2010) Klassifikationskriterien ermöglichen die frühere Einordnung von Arthritiden als rheumatoide Arthritis und daher die frühere Therapie der RA. Die Kriterien kommen zur Anwendung, wenn eine eindeutige klinische Synovitis in mindestens einem Gelenk festgestellt wurde und diese Synovitis nicht besser durch eine andere Erkrankung erklärt werden kann.

In den neuen Kriterien basiert die Klassifikation einer gesicherten RA auf mindestens 6 (von 10 möglichen) der individuellen Punkte in den vier Kategorien:

- Anzahl und Lokalisation der betroffenen Gelenke (0–5)
- Serologie: Rheumafaktor, APCA (0–3)
- Akute-Phase-Parameter: CRP, BSG (0–1)
- Symptomdauer < 6 Wochen, ≥ 6 Wochen (0–1)

PLUS **APCA**: Antikörper gegen citrullinierte Peptide (Anti-CCP, Anti-MCV)

FRAGE

Was sind **Rheumafaktoren**? Sind Rheumafaktoren für eine RA pathognomonisch?

Antwort Bei den Rheumafaktoren (= RF) handelt es sich um **Autoantikörper** verschiedener Ig-Klassen, die gegen das Fc-Fragment des IgG gerichtet sind. Nachgewiesen werden Rheumafaktoren durch den **Latexfixationstest** (= mit IgG beschichtete Latexpartikel agglutinieren bei Anwesenheit von RF) und den **Waaler-Rose-Test** (= mit IgG beladene Schaferythrozyten agglutinieren bei Anwesenheit von RF).

Rheumafaktoren sind initial in **40 %** der Fälle nachzuweisen, jedoch werden sie im weiteren Krankheitsverlauf (> 6 Monate) in ca. **80 %** positiv. Allerdings sind sie nicht pathognomonisch, da sie sowohl bei klinisch Gesunden vorkommen als auch häufig im Rahmen von Kollagenosen (z. B. Lupus erythematodes diss.) oder Infektionen (z. B. Tbc, Lues) auftreten. Deutlich spezifischer (Spezifität > 95 %) für die RA sind **CCP-Ak** (Antikörper gegen cyclic citrullinated peptide). Ein negativer Antikörpertest schließt jedoch eine RA nicht aus (seronegative RA).

FRAGE

Was verstehen Sie unter sog. **Basistherapeutika** bei der medikamentösen Behandlung dieser Patientin mit RA?

Antwort Im Gegensatz zu den schnell wirksamen und symptomatisch orientierten Antiphlogistika bzw. Analgetika sollen die Basistherapeutika („disease modifying anti-rheumatic drugs“ = DMARDs) mehr oder weniger direkt den autoaggressiven Entzündungsprozess bei der RA unterbinden. Therapieziel ist eine Remission oder eine möglichst niedrige Krankheitsaktivität. Die Basistherapeutika wirken sich günstig auf den Verlauf der Erkrankung aus und sollten frühzeitig eingesetzt werden. Kennzeichen dieser Medikamente ist, dass es je nach Substanz bis zu einigen Monaten dauern kann, bis die Wirkung eintritt, sodass zu Beginn der Behandlung eine zusätzliche symptomatische Therapie mit Antiphlogistika und/oder Steroiden notwendig ist. Aufgrund der potenziellen Nebenwirkungen erfordert der Einsatz von Basistherapeutika regelmäßige Kontrolluntersuchungen. Basistherapeutika sind:

- **Methotrexat** → NW: Knochenmarkshemmung, Leukopenie, Nephrotoxizität etc.
- **Azathioprin** → NW: Pankreatitis, Knochenmarkshemmung, Hepatitis mit oder ohne Cholestase
- **Leflunomid** → NW: Leberschäden, arterielle Hypertonie, interstitielle Pneumonie
- **Sulfasalazin** → NW: allergische Exantheme, Alveolitis, Alopezie, Pankreatitis
- **Hydroxychloroquin** → NW: Netzhautveränderungen, Knochenmarkaplasien, Korneatrübung
- **Cyclophosphamid** → NW: hämorrhagische Zystitis
- **Anti-TNFα-Therapeutika** (Infliximab, Adalimumab, Etanercept) → NW: erhöhte Infektneigung, Reaktivierung einer Tbc
- **Anakinra** (Interleukin-1-Rezeptorantagonist) → NW: entsprechend der TNFα-Blocker-Therapie

FRAGE

Welche rasch wirksame symptomatische Behandlung würden Sie bei einem Patienten mit **florider RA** veranlassen?

TIPP Hier sollte man nicht nur Medikamente nennen, sondern auch physikalische Maßnahmen erwähnen.

Antwort Während eines akuten Schubs einer RA kann die Entzündungs- und Schmerzsymptomatik durch **Kälteanwendung** verringert werden. Ziel ist es, möglichst rasch die Bewegungsfähigkeit zurückzuerlangen, um Gelenkversteifungen und Kapselschrumpfungen zu vermeiden.

Medikamentös werden in der Akutsituation zur symptomatischen Therapie **nichtsteroidale Antirheumatika (NSAR)** und **Glukokortikoide** eingesetzt. Bei den NSAR unterscheidet man unselektive Zyklooxygenasehemmer (COX-1/2-Inhibitoren) wie z. B. Ibuprofen und Diclofenac von den selektiven COX-2-Inhibitoren wie z. B. Etoricoxib (Arcoxia®). Der Vorteil der selektiven COX-2-Hemmer liegt in der deutlich geringeren Häufigkeit gastrointestinaler Nebenwirkungen. Unselektive Zyclooxygenasehemmer erhöhen das Risiko für die Entwicklung eines Magen- oder Duodenalulkus um den Faktor vier, in Kombination mit der Einnahme von Glukokortikoiden steigt das Risiko um den Faktor 15. Einzelne COX-2-Inhibitoren wurden jedoch wegen eines möglicherweise erhöhten Herzinfarktrisikos wieder vom Markt genommen.

Bei einem schweren Schub einer RA werden **Glukokortikoide** überlappend bis zum Wirkungseintritt der Basistherapeutika eingesetzt. Steroide sollten möglichst nicht zur Langzeittherapie verwendet werden. Eine niedrig dosierte Steroidtherapie (5 mg Prednisolon/d) kann jedoch im Einzelfall bei hoch aktiver CP ergänzend zu einer Basistherapie hilfreich sein.

6.2 Rheumatisches Fieber

FRAGE

Schildern Sie den Schmerzcharakter und die Symptomatik der **Arthritis** beim **rheumatischen Fieber**.

Antwort Ungefähr 3 Wochen nach einer **Streptokokken-Pharyngitis oder -Tonsillitis** kommt es zu Fieber und einer **Polyarthritis**, die besonders die **großen** Gelenke (z. B. Knie, Sprunggelenk) betrifft. Typisch ist, dass diese Arthritis von Gelenk zu Gelenk wandert. Die betroffenen Gelenke sind heiß, geschwollen und **äußerst schmerzhaft** (die Patienten liegen meist völlig bewegungslos im Bett).

In der Regel bildet sich die Arthritis in wenigen Wochen zurück, ohne Bewegungseinschränkungen zu hinterlassen. Röntgenologisch finden sich im Gegensatz zur RA keine Gelenkdestruktionen oder Erosionen.

MERKE

Das rheumatische Fieber führt ca. 2–3 Wochen nach der eigentlichen Streptokokken-Infektion zu Fieber und Polyarthritis der großen Gelenke. Diese bildet sich in der Regel vollständig zurück und hinterlässt im Gegensatz zur rheumatoiden Arthritis keine radiologisch sichtbaren Gelenkdestruktionen.

FRAGE

Erläutern Sie das **diagnostische Vorgehen** beim Verdacht auf ein rheumatisches Fieber.

Antwort Die Diagnose des rheumatischen Fiebers stützt sich zum einen auf Laboruntersuchungen und zum anderen auf den klinischen Befund bzw. die Anamnese. Kennzeichnend ist ein konstant hoher **Antistreptolysin-Titer** (> 300 IE), der im Gegensatz zur Streptokokken-Angina nicht abfällt. Das Titermaximum findet sich meist am Ende der arthritischen Symptome. Weitere Streptokokken-Antikörper, deren Titerbewegungen im Serum bestimmt werden, sind: **Anti-Hyaluronidase**, **Anti-Streptokinase** und **Anti-Desoxyribonukleotidase B**.

TIPP Eine ähnliche Frage findet sich im ersten Kapitel unter „Herzklappenerkrankungen". Dennoch wiederholen wir nochmals die Diagnostik in einem anderen Kontext, da dieses Thema in den Prüfungen oft abgehandelt wird

Während der Arthritis oder Karditis beim rheumatischen Fieber sind die **Entzündungsparameter** (BSG, C-reaktives Protein usw.) im Serum stark positiv und können somit zur Beurteilung des Verlaufs und des Schweregrads des Entzündungsprozesses herangezogen werden. Zur Diagnose werden die sog. **Jones-Kriterien** (➤ Tab. 6.1) eingesetzt, die sich aus fünf Hauptkriterien und einigen Nebenkriterien zusammensetzen. Bei Vorliegen von **zwei Hauptkriterien** oder einem **Hauptkriterium und zwei Nebenkriterien** ist ein rheumatisches Fieber sehr wahrscheinlich.

FRAGE

Machen Sie Therapievorschläge zur **Behandlung** eines rheumatischen Fiebers mit hauptsächlich arthritischen Beschwerden.

Tab. 6.1 Jones-Kriterien

Hauptdiagnosekriterien	Nebenkriterien
• Karditis • wanderndePolyarthritis • Chorea minor • Erythema anulare rheumaticum • subkutane Knötchen	• Fieber • Arthralgien • erhöhte BSG, erhöhtes CRP oder Leukozytose • verlängerte PQ- oder PR-Zeit im EKG
Beweis einer vorausgegangenen Streptokokken-Infektion: Scharlach vor Kurzem, positive Rachenkultur für Streptokokken Gruppe A, erhöhter ASO-Titer oder andere Streptokokken-Antikörper	

Antwort Am besten wird das rheumatische Fieber präventiv durch Antibiotikagabe bei jedem Streptokokkeninfekt der oberen Atemwege behandelt. (Durch den verbreiteten Einsatz von Antibiotika ist die Erkrankung in Industrieländern inzwischen sehr selten.) Mittel der Wahl ist **Penicillin**, da alle Streptokokken penicillinempfindlich sind (z. B. Penicillin V bei Kindern 100.000 IE/kg/d, bei Erwachsenen 3–4 Mio. IE/d über 10 Tage). Die Arthritis sollte mit entzündungshemmenden Medikamenten wie z. B. **ASS** (2–3 g/d) behandelt werden. Die antiinflammatorische Therapie dauert ca. 4–6 Wochen.

Bei Vorliegen einer Karditis sollten zusätzlich **Glukokortikoide** verabreicht werden. Außerdem muss dann eine **Rezidivprophylaxe** mit **Penicillin** über mindestens 10 Jahre, maximal bis zum 25. Lebensjahr, erfolgen.

6.3 Ankylosierende Spondylitis

FRAGE
Nennen Sie extravertebrale Manifestationen eines **Morbus Bechterew**.

TIPP Die Begriffe „Bambusstabwirbelsäule" und „Sakroiliitis" in Verbindung mit einem Morbus Bechterew sind eher bekannt. Insofern erfordert die Frage spezielle Kenntnisse.

Antwort Ca. ⅓ der Patienten mit einer ankylosierenden Spondylitis hat Arthritiden peripherer Gelenke. Außerdem werden am extravertebralen Skelettsystem vor allem die Ansätze von **Bändern**, **Sehnen** und **Gelenkkapseln** entzündlich geschädigt (Enthesopathien), wobei periphere Ossifikationen mit Ankylosen und Gelenkdestruktionen vorkommen (besonders Ileosakral-, Hüft- und Schultergelenke). Bei ca. 25 % der Patienten tritt eine **Uveitis** (Uvea = mittlere Augenhaut mit Aderhaut, Corpus ciliare und Iris) auf. Ungefähr 10 % der Patienten weisen eine **Aortitis**, evtl. mit Aorteninsuffizienz, oder Reizleitungsstörungen des Herzens (AV-Block I) auf. Gelegentlich führt eine **Urethritis** zu Verwechslungen mit einer Gonorrhö oder einer reaktiven Arthritis. Sehr selten sind durch Granulationsgewebe (aus Plasmazellen, Riesenzellen und Osteoblasten bestehend) verursachte **Lungenmanifestationen**, die einer Tuberkulose ähneln.

FRAGE
Was wissen Sie über das Histokompatibilitätsantigen **HLA-B27** in Verbindung mit einem Morbus Bechterew? Ist der Nachweis von Rheumafaktoren bei dieser Krankheit häufig?

Antwort Der genetische Code für die Histokompatibilitätsantigene ist auf dem kurzen Arm des **Chromosoms 6** zu finden, im Bereich des sog. **MHC** (= major histocompatibility complex). Sie sind entscheidend an vielen **immunologischen Vorgängen** beteiligt und befinden sich in verschiedenen Kombinationen bzw. Untergruppen an der Oberfläche aller Zellen. Das HLA-B27-Antigen tritt in der Durchschnittsbevölkerung mit einer Häufigkeit von annähernd 8 % auf.

Bei ca. **90 %** der Patienten mit **Morbus Bechterew** lässt sich das HLA-B27-Antigen nachweisen. Allerdings ist dieses Antigen für die Erkrankung nicht pathognomonisch, sondern kommt z. B. auch beim **Morbus Reiter** oder bei der **Colitis ulcerosa** gehäuft vor. Der Nachweis von HLA-B27 bei passendem klinischem Befund stellt demnach nur eine Stütze für die Diagnose dar. Bei Patienten mit Morbus Bechterew treten im Allgemeinen keine Rheumafaktoren im Serum auf.

MERKE

Das HLA-B27-Antigen lässt sich bei ca. 90 % der Patienten mit Morbus Bechterew nachweisen – es ist aber nicht pathognomonisch, da es z. B. auch bei Colitis ulcerosa oder Morbus Reiter vorkommt.

FRAGE

Welche **Behandlungsvorschläge** können Sie einem Patienten mit Morbus Bechterew anbieten?

Antwort Die **krankengymnastische** Behandlung mit Atem- und Bewegungsübungen soll einer Beeinträchtigung der Atmung durch eine Thoraxstarre (➤ Abb. 6.2) entgegenwirken bzw. die Bildung von Fehlhaltungen und Versteifungen vermeiden (konsequente Bechterew-Gymnastik). Sie stellt mit anderen physikalischen Verfahren (**Hydro-** und **Elektrotherapie** und **Iontophorese**) einen sehr wichtigen Grundpfeiler der Behandlung dar.

Besonders während der akuten Schübe erfolgt eine antiphlogistische Behandlung mit **nichtsteroidalen Antirheumatika**, z. B. mit Diclofenac (Dosis: 50–150 mg/d). **Glukokortikoide** werden temporär bei schweren entzündli-

TIPP Die häufig abgefragten Therapien bei den rheumatischen Erkrankungen lassen sich meist in das gleiche Schema einordnen: Analgetika, Antiphlogistika, Krankengymnastik, evtl. Kortikoide, evtl. sog. Basistherapeutika.

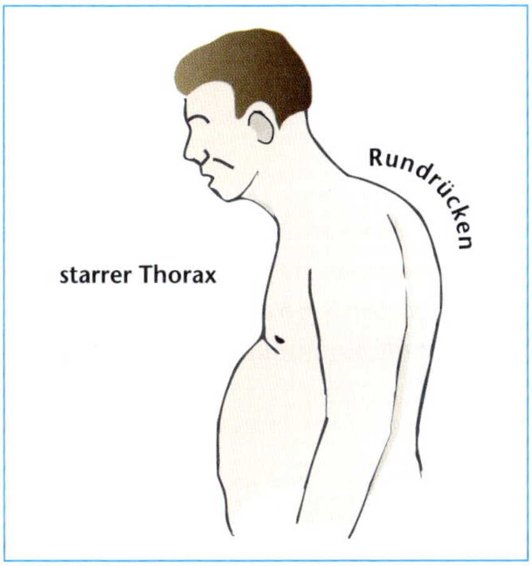

Abb. 6.2 Typische Körperhaltung bei Morbus Bechterew [L141]

chen Schüben oder bei florider Uveitis lokal verabreicht. Bei peripheren Ankylosen kann ein **prothetischer Gelenkersatz** notwendig werden.

6.4 Reaktive Arthritis

FRAGE

Welche Befunde sind für ein **Reiter-Syndrom** typisch? Welche pathogenetischen Vorgänge halten Sie in Bezug auf die Entstehung für verantwortlich?

Antwort Das Reiter-Syndrom ist das Vollbild einer **reaktiven Arthritis** nach einem **Urogenital**- oder **enteralen Infekt** mit folgenden Symptomen:

- Arthritis
- Urethritis
- Konjunktivitis/Iritis
- Reiter-Dermatose

An der Haut treten häufig psoriasiforme Effloreszenzen am männlichen Genital auf (Balanitis circinata). Hyperkeratosen (Keratoderma blenorrhagica) werden an den Fußsohlen und Händen beobachtet. Ein Erythema nodosum kann vorkommen.

Als Ursache für das Reiter-Syndrom kommen **kreuzreagierende**, d.h. auch gegen körpereigene Antigene reagierende, **Antikörper** in Betracht, die im Rahmen der vorausgegangenen Infektion gebildet wurden. Weiterhin wird eine Ablagerung von **zirkulierenden Immunkomplexen** an artikulären und extraartikulären Strukturen mit nachfolgender entzündlicher Reaktion diskutiert. Sicherlich spielt die **genetische Disposition** eine Rolle, da das Reiter-Syndrom in 80 % der Fälle mit dem Vorhandensein des **HLA-B27**-Antigens assoziiert ist.

MERKE Zwischen dem HLA-B27 und einigen der krankheitsauslösenden Bakterien (z. B. Yersinia pseudotuberculosis) besteht eine Partialantigengemeinschaft.

FRAGE

Nennen Sie mindestens eine **Erregerart**, die typisch für einen Infekt vor einem Reiter-Syndrom ist.

Antwort Unter den Keimen, die eine Urethritis verursachen, nach der ein Reiter-Syndrom auftritt, ist **Chlamydia trachomatis** am häufigsten zu finden. Ungefähr 2–6 Wochen nach dem Infekt manifestieren sich die Polyarthritis und die Konjunktivitis. Die Urethritis ist dann meist schon weitgehend abgeheilt.

FRAGE

Worin unterscheidet sich die reaktive Arthritis von der RA?

Antwort Durch folgende Merkmale lässt sich eine RA von einer reaktiven Arthritis relativ leicht unterscheiden:

- **rheumatoide Arthritis**:
  - chronischer Verlauf häufig
  - meist Rheumafaktor positiv
  - Gelenkdestruktionen
  - Hände bevorzugt betroffen
  - symmetrischer Gelenkbefall
  - keine Infektionen 2 Wochen vor Auftreten der Arthritis
- **reaktive Arthritis**:
  - heilt meist nach einigen Wochen aus
  - Rheumafaktor negativ
  - keine Gelenkdestruktionen
  - untere Extremitäten bevorzugt betroffen
  - asymmetrischer Gelenkbefall
  - anamnestischer bzw. serol. Nachweis z. B. einer Enteritis oder Urethritis

TIPP Fragen zur Differenzialdiagnose zwischen den einzelnen Arthritiden werden sehr gerne gestellt.

6.5 Systemischer Lupus erythematodes (= SLE)

FRAGE

Für welche Kollagenose ist eine **Libman-Sacks-Endokarditis** typisch? Vervollständigen Sie das klinische Bild dieser Kollagenose.

Antwort Bei dieser Endokarditisform handelt es sich um eine kardiale Manifestation eines Lupus erythematodes. Besonders **Mitral-** und **Aortenklappe** sind betroffen. Im Unterschied zum rheumatischen Fieber kommt es meist nicht zur Zerstörung der Klappen.

Der Lupus erythematodes befällt verschiedene Organsysteme. Pathologisch liegt eine **Vaskulitis** bzw. **Perivaskulitis** der kleinen Arterien und Arteriolen zugrunde, verbunden mit Ablagerungen von **Immunkomplexen**, die aus DNA, Anti-DNA, Komplement und Fibrin bestehen. Folgende Symptome können auftreten:

- **Hautläsionen**: Bekannt sind Schmetterlingserythem und „Tapeziernagelschuppung" (diskoider Lupus), die sich unter Sonneneinwirkung verstärken. Eine Alopezie findet sich oft.
- **Arthritiden**: Schmerzhafte Schwellungen der Gelenke sind die häufigste Manifestationsform des Lupus erythematodes (Polyarthritis > 80 %).
- **Myositis**: Eine Muskelentzündung in diskreter Form liegt bei sehr vielen Patienten vor.
- **Nephritis**: Es handelt sich um eine Immunkomplexnephritis. Sie ist für Patienten oft prognostisch entscheidend.
- **ZNS-Befall**: Praktisch hinter allen psychiatrischen oder neurologischen Bildern kann sich ein SLE verbergen.
- **Pleuritis**: Pleurale und pulmonale Beteiligung können zu einer Pleuritis mit Ergüssen führen.

TIPP Nicht nur der Schluss von einer seltenen Manifestation (mit Eigennamen) auf die gesuchte Krankheit, sondern auch die Form der zweiten Frage mit ihrem Vollständigkeitsanspruch können den Prüfling in die Enge treiben. Wer die Libman-Sacks-Endokarditis nicht kennt, bittet den Prüfer, eine andere Manifestation zu nennen.

Weiterhin kommen autoantikörperinduzierte Zytopenien vor. **Anämie, Leukopenien** bzw. **Thrombozytopenien** sind in ca. 50 % der Fälle von SLE zu finden.

Die meisten Patienten weisen folgende Symptomenkombination auf: **Fieber**, **Hautveränderungen** (nicht nur im Gesicht), **Arthralgien**, **Nephritis**. Unter den Kollagenosen bietet der Lupus erythematodes das variabelste klinische Bild. Besonders betroffen sind Frauen im gebärfähigen Alter.

MERKE Die meisten Patienten mit einem SLE weisen folgende Symptomenkombination auf: **Fieber**, **Hautveränderungen** (nicht nur im Gesicht), **Arthralgien** und **Nephritis**.

FRAGE

Sie haben berichtet, dass der SLE ein sehr variables klinisches Bild bieten kann. Gibt es denn klare **diagnostische Kriterien**?

PLUS Anti-Sm-Antikörper: Benannt nach der ersten Patientin (Stephanie Smith) in deren Serum der Antikörper 1966 entdeckt wurde. Hochspezifisch für SLE, in Europa aber nur in 5–10 % der Fälle nachweisbar (USA: in 15–30 % der SLE-Patienten)

Antwort Das American College of Rheumatology hat folgende diagnostischen Kriterien aufgestellt:

- Schmetterlingserythem
- diskoider Lupus erythematodes
- Fotosensibilität
- orale oder nasale Schleimhautulzera
- nichterosive Arthritis von zwei oder mehr Gelenken
- Serositis (Pleuritis, Perikarditis)
- Nierenbeteiligung (Proteinurie > 0,5 g/d Zylindrurie)
- ZNS-Beteiligung
- hämatologische Befunde: Coombs-positive hämolytische Anämie, Thrombopenie, Leukopenie
- immunologische Befunde: Anti-dsDNA-, Anti-Sm-, Antiphospholipidantikörper
- antinukleäre Antikörper (ANA)

Bei Vorliegen von mindestens vier Kriterien ist ein SLE wahrscheinlich.

FRAGE

Bitte gehen Sie auf **immunologische Befunde** ein, die beim Lupus erythematodes vorkommen.

Antwort Typisch für den SLE ist die Bildung von Antikörpern, die gegen Zellkernbestandteile gerichtet sind.

Wichtige immunologische Befunde sind:

- Nachweis von antinukleären Antikörpern. Insbesondere besitzen Antikörper gegen native doppelsträngige DNA **(Anti-dsDNA-AK)** hohe diagnostische Relevanz (60–90 %).
- Häufig besteht eine **falsch-positive Wassermann-Reaktion** (= Lues-Nachweistest).
- Besonders bei akuten Verlaufsformen liegt eine **Verminderung der Komplementfaktoren** (C3 und C4) im Serum vor.

- Außer antinukleären Antikörpern **(ANA)** können beim SLE auch Antikörper gegen Erythrozyten- (evtl. hämolytische Anämie) bzw. Granulozytenmembranbestandteile auftreten sowie **Anti-Sm-** (Antikörper gegen glatte Muskulatur) und **Antiphospholipidantikörper**.

FRAGE

Sie haben die **Antiphospholipidantikörper** genannt. Sind das für den SLE spezifische Antikörper und welche Rolle spielen sie?

Antwort Bei etwa ⅓ der Patienten mit SLE lassen sich Antiphospholipidantikörper nachweisen, sie treten aber u. a. auch bei Malignom- und AIDS-Patienten oder bei Patienten ohne erkennbare Grunderkrankung auf. Patienten mit nachgewiesenen Antiphospholipidantikörpern haben ein erhöhtes Risiko für das Auftreten eines **Antiphospholipidsyndroms** mit der Trias venöse und/oder arterielle Thrombosen, Thrombozytopenie und/oder wiederholte Spontanaborte.

FRAGE

Es gibt **Medikamente**, die ein dem Lupus erythematodes ähnliches Bild erzeugen. Können Sie einige davon nennen?

Antwort Medikamente, die einen Lupus erythematodes induzieren können sind: **Procainamid**, **Isoniazid**, **Hydralazin**, **Phenytoin**, **Chlorpromazin**, **α-Methyldopa**, **Etanercept**, **Infliximab**, **Betablocker**. Wahrscheinlich werden durch diese Substanzen Zellkernbestandteile so verändert, dass sie als Antigen wirken und zum Auftreten antinukleärer Antikörper und meist auch von Antihistonen führen (Anti-dsDNA findet sich nicht!). Die daraus entstehende Vaskulitis erzeugt dann Symptome bzw. Befunde, die einem SLE sehr ähnlich sind, beschränken sich aber oft auf eine Polyarthritis, Pleuritis, Perikarditis und Fieber. Nach Absetzen der genannten Medikamente kommt es im Allgemeinen zur völligen Remission.

TIPP Bereits vom IMPP favorisierte Frage. Wenn möglich, sollte ein pathophysiologischer Erklärungsversuch gegeben werden.

MERKE

Zu den Pharmaka, die einen iatrogenen Lupus erythematodes hervorrufen können, gehören Procainamid, Isoniazid und Hydralazin sowie die Psychopharmaka Phenytoin, Chlorpromazin und α-**Methyldopa**.

FRAGE

Schildern Sie bitte kurz die **Therapiemöglichkeiten** beim Lupus erythematodes.

Antwort Bei medikamentös induziertem Lupus wird das verursachende Medikament abgesetzt. Bei kutanem Lupus werden **Retinoide**, **Lichtschutzsalbe** und **steroidhaltige Externa** benutzt. In leichten Fällen von systemischem Lupus ohne viszeralen Befall werden **nichtsteroidale Antirheumatika** und **Hydrochloroquin** angewandt. Durch die Gabe von **Steroiden** bei entzündlichen Schüben lässt sich meist eine deutliche Besserung des Krank-

TIPP Immunsuppressiva bzw. Glukokortikoide sind bei fast allen Kollagenosen die Therapie der Wahl. Insofern ist diese Frage leicht zu beantworten.

heitsbildes erzielen. Nach einer relativ hohen Eingangsdosis (z.B. 100–200 mg/d Prednison) wird langsam, je nach dem klinischen Ansprechen, die Dosis reduziert. Ziel ist es, eine möglichst niedrige Erhaltungsmedikation zu finden.

Bei viszeraler Beteiligung sind eine evtl. Nierenbeteiligung für die Therapie und die Prognose entscheidend. Das Ergebnis der Nierenbiopsie entscheidet darüber, welcher Therapie der Vorzug gegeben wird. Infrage kommen eine hoch dosierte **Prednisolon-Stoßtherapie** und/oder **Cyclophosphamid-Bolustherapie** oder eine Kombination von Prednisolon mit **Azathioprin** bzw. **Ciclosporin A**. Langfristig ist für die Erhaltung der Nierenfunktion auch eine optimale antihypertensive Therapie sehr wichtig. Eine Sonnenexposition sollte bei Photosensibilität weitgehend vermieden werden. Regelmäßige Kontrollen von Blutbild und Nierenfunktion sind unverzichtbar.

6.6 Progressive systemische Sklerose (PSS)

FALLBEISPIEL

Zu Ihnen kommt eine 40-jährige Patientin und klagt über Schmerzen und ein Spannungsgefühl in den Fingern. Bei kaltem Wetter seien die Schmerzen besonders stark und die Finger würden blass und blau. Die Haut der Finger fühlt sich derb an. Auf Nachfragen gibt die Patientin an, sich in letzter Zeit häufiger zu verschlucken.

FRAGE

An welche **Diagnosen** denken Sie und welche weiteren Befunde erwarten Sie?

Antwort Die Patientin beschreibt ein **Raynaud-Syndrom**. Die gleichzeitig bestehende Sklerodaktylie und die Schluckstörungen weisen auf ein sekundäres Raynaud-Syndrom bei einer Kollagenose hin. In Frage kommen eine **progressive systemische Sklerose** (PSS, Synonym: **systemische Sklerodermie**), eine limitierte Verlaufsform, das sog. **CREST-Syndrom** (Calcinosis cutis, Raynaud-Syndrom, Ösophagusbeteiligung, Sklerodaktylie, Teleangiektasie) und das **Sharp-Syndrom** (Mischkollagenose mit einer Überlappung zwischen SLE, Sklerodermie, Polymyositis und RA mit relativ gutartigem Verlauf).

Bei der **systemischen Sklerodermie** können Veränderungen an Lunge, Herz und Nieren auftreten. Typische Befunde in der klinischen Untersuchung sind u.a. eine Sklerosierung des Zungenbändchens, mimische Starre, eine Verkleinerung der Mundöffnung und der sog. Tabaksbeutelmund (radiäre Faltenbildung). In fortgeschrittenen Stadien kommt es durch Schrumpfung der Haut zu Kontrakturen und zu Nekrosen v.a. an den Fingern.

Typisch ist der Nachweis antinukleärer Antikörper (ANA). Bei der PSS finden sich außerdem häufig Anti-Scl70- (= Antitopoisomerase 1), beim CREST-Syndrom Anticentromer-AK (ACA).

Radiologisch lassen sich neben der Motilitätsstörung des Ösophagus evtl. Akroosteolysen und Kalkablagerungen in der Haut (Calcinosis cutis) nachweisen.

FRAGE

Was können Sie zur **Behandlung** von Patienten mit einer Sklerodermie sagen?

Antwort Die Sklerodermie ist durch einen chronischen Verlauf gekennzeichnet. Eine kausale Therapie ist nicht bekannt. In der ödematösen Frühphase werden **Glukokortikoide** eingesetzt. **Immunsuppressiva** (MTX, CYC) werden bei schwerem Verlauf mit Beteiligung innerer Organe angewendet. Der Erfolg ist allerdings nicht so überzeugend wie bei den anderen Kollagenosen. Eine sekundäre Hypertonie (keine Betablocker!) bzw. Pneumonie wird nach den bekannten Prinzipien therapiert. Eine symptomatische Therapie einschließlich einer **krankengymnastischen Begleitbehandlung** ist wichtig. Die **10-Jahres-Überlebensrate** liegt bei der diffusen Verlaufsform abhängig vom Ausmaß der Organschäden bei **ca. 70 %**, ist jedoch bei Nierenbefall oder Lungenfibrose deutlich schlechter.

6.7 Dermato-, Polymyositis, Polymyalgia rheumatica, Myasthenia gravis

FALLBEISPIEL

Zu Ihnen kommt eine 55-jährige Patientin mit bläulich-roter Verfärbung der Augenlider und leichtem Ödem der Nase. Weiterhin besteht seit einiger Zeit eine Schwäche der Schultergürtelmuskeln. Als Laborbefund fällt eine Erhöhung der Kreatinkinase (CK) auf.

FRAGE

Um welche Erkrankung könnte es sich handeln und welche weiteren diagnostischen Maßnahmen leiten Sie ein?

Antwort Die angeführten Befunde passen gut zu dem Krankheitsbild einer **Dermatomyositis**. Eine Schwäche der proximalen Extremitätenmuskulatur liegt bei allen Patienten mit Dermatomyositis vor. Häufig besteht ein Befall des **Larynx** (Dysphonie) und der **Ösophagusmuskulatur** (Schluckstörungen). Zur Sicherung der Diagnose sollten elektromyografische Untersuchungen und die Entnahme einer Muskel-Haut-Biopsie erfolgen. Befunde hierbei sind:

- **EMG**: spontane Fibrillationen und veränderte Muster der Aktionspotenziale
- **Muskelbiopsie**: fokale Degeneration, interstitielle Entzündungszeichen mit Fibrosierung, perivaskuläre und perimysiale CD4-T-Zell-Infiltrate
- **Hautbiopsie**: Ödem, Entzündungszellen, keine Immunglobulinablagerungen

Typisch ist weiterhin eine Erhöhung der **CK**, der **Transaminasen**, **LDH** und der **Aldolase**. Antinukleäre Antikörper und Anti-Jo1 (Antikörper gegen Histidyl-tRNA-Synthetase) können vorkommen.

Differenzialdiagnostisch sind u. a. die **muskuläre Dystrophie** (familiäre Anamnese, Verteilungsmuster und Verlauf der Muskeldegenerationen), der

TIPP Es handelt sich um typische Befunde einer Kollagenose. Dennoch kann es in der Prüfung schwer sein, sofort entsprechend zu antworten. Wir empfehlen, die eigenen Gedankengänge laut zu formulieren und sich so indirekt vom Prüfer helfen zu lassen.

Lupus erythematodes = SLE (Nachweis von Immunkomplexablagerungen, antinukleäre Antikörper etc.) und die **Myasthenia gravis** (Nachweis rezeptorspezifischer Antikörper, Tensilon-Test) auszuschließen. Eine Myositis kann als **paraneoplastische Begleiterkrankung** bei Malignomen auftreten, sodass eine ausgiebige internistische Untersuchung zwecks Tumorsuche notwendig ist.

FALLBEISPIEL

Die nächste Patientin in Ihrer Sprechstunde berichtet über ähnliche Symptome: Sie ist 60 Jahre alt und klagt über allgemeine Schwäche sowie Schmerzen im Schultergürtelbereich, die so stark sind, dass sie die Arme nicht mehr richtig anheben kann.

FRAGE

An welche rheumatische Erkrankung denken Sie in diesem Fall vorrangig?

Antwort Bestehen in erster Linie Schmerzen im Bereich der proximalen Extremitätenmuskulatur, so liegt der Verdacht einer **Polymyalgia rheumatica** nahe. Hierbei handelt es sich um eine Vaskulitis der großen Gefäße. Wie bei der Polymyositis (Dermatomyositis ohne Hautbeteiligung) zeigen sich erhöhte Entzündungsparameter (BSG, CRP), die CK ist jedoch normwertig, und es finden sich keine Autoantikörper. Charakteristisch ist das prompte Ansprechen auf Kortikosteroide.

FRAGE

Nach welchen **weiteren Symptomen** fragen Sie die Patientin, um eine Erkrankung, die häufig mit der Polymyalgia rheumatica vergesellschaftet ist, nicht zu übersehen, und warum ist das so wichtig?

Antwort Ich frage nach **Schläfenkopfschmerzen**, **Schmerzen** beim **Kauen** und **Sehstörungen**. Diese Symptome weisen auf eine **Arteriitis temporalis** hin. Die Diagnosestellung erfolgt über eine Biopsie der A. temporalis. Histologisch zeigt sich eine Riesenzellarteriitis. Entscheidend ist der rasche Beginn einer Steroidtherapie, da sonst eine Erblindung droht.

MERKE Bei Verdacht auf eine Polymyalgia rheumatica immer prüfen, ob nicht gleichzeitig eine Arteriitis temporalis besteht. Diese muss umgehend mit Steroiden therapiert werden, da sonst eine Erblindung des Patienten droht.

FRAGE

Welche **Therapie** schlagen Sie bei einer akuten Verschlechterung einer **Myasthenia gravis** vor?

Antwort Bei einer Myasthenia gravis kann es zu plötzlichen Schluck- und Atemstörungen kommen. Die beste Therapie ist die sofortige Gabe von **Cholinesterasehemmern** subkutan oder intramuskulär (z. B. Neostigmin). Schreitet die Muskellähmung weiter fort, muss eine **Intubation** bzw. Anlage eines **Tracheostomas** erfolgen (DD: cholinerge Krise bei Überdosierung von Cholinesterasehemmern).

6.8 Klassische und mikroskopische Panarteriitis nodosa

FRAGE

Welche Vaskulitis befällt häufiger Männer als Frauen und ist in ca. ⅓ der Fälle mit dem HBs-Antigen der Virushepatitis B assoziiert?

Antwort Eine Erkrankung aus der Gruppe der Vaskulitiden, auf die die in der Frage erwähnte Beschreibung zutrifft, ist die **klassische Panarteriitis nodosa** (cPAN). Es handelt sich um eine **nekrotisierende Vaskulitis**, die vor allem **mittelgroße** Gefäße betrifft. Immunologische Untersuchungen bieten bei der cPAN kein spezifisches und aussagekräftiges Bild. Mit der **Arteriografie** der A. lienalis und des Truncus coeliacus können Mikroaneurysmen nachgewiesen werden. Entscheidend für die Diagnosestellung ist der **histologische Nachweis** einer nekrotisierenden Vaskulitis mit Medianekrosen und fokalen Gefäßverschlüssen in einer **Biopsie** aus den betroffenen Arealen.

FRAGE

Welche **Symptome** rufen die von Ihnen geschilderten Veränderungen hervor?

Antwort Typische klinische Manifestationen der **cPAN** sind:

- **Gastrointestinaltrakt**: Typisch sind kolikartige Schmerzen, Erbrechen und Diarrhöen.
- **Herz**: Meist sind die Koronararterien betroffen. Progrediente Verschlüsse führen zu Angina pectoris und Myokardinfarkten.
- **Nervensystem**: Eine Polyneuropathie findet sich in 60 % der Fälle. Weiterhin können Krampfanfälle und psychotische Zustandsbilder vorkommen, gelegentlich Schlaganfälle bei Beteiligung der Gehirngefäße bei jungen Patienten.
- **Muskuloskelettalsystem**: Ca. ⅔ der Patienten klagen über Arthralgien und Myalgien.

FRAGE

Welche **andere Form** der **Panarteriitis nodosa** gibt es? Und wie unterscheiden sich die beiden Formen?

Antwort Die **mikroskopische Panarteriitis nodosa** (mPAN) ist eine Vaskulitis der kleinen Gefäße. Es sind typischerweise Nieren, Lunge und Haut betroffen:

TIPP Neben der Nennung der betroffenen Organe sollte die typische Symptomatik erwähnt werden.

- **Nieren**: In einem Großteil der Fälle findet sich eine Glomerulonephritis mit Mikrohämaturie und Proteinurie. Oft entwickelt sich eine nephrogene Hypertonie.
- **Lunge**: Vaskulitis, evtl. mit alveolärer Hämorrhagie und Hämoptoe
- **Haut**: subkutane Knötchen, palpable Purpura vorwiegend der unteren Extremitäten, evtl. mit Nekrosen
- Die mPAN ähnelt klinisch der Wegener-Granulomatose, histologisch fehlt jedoch die granulomatöse Entzündung
- Neben dieser unterschiedlichen klinischen Manifestation finden sich auch Differenzen im Labor: Während man bei der mPAN in 60 % der Fälle pANCA nachweisen kann, gelingt dies bei der cPAN nicht; allerdings findet man bei ⅓ der Patienten ein HBs-Antigen der Virushepatitis B.

MERKE

cPAN → ANCA-negativ, evtl. Nachweis einer Hepatitis-B-Infektion; mPAN → pANCA in 60 % der Fälle.

6.9 Wegener-Granulomatose

FRAGE

Beschreiben Sie das **klinische Bild** der Wegener-Granulomatose.

Antwort Das klinische Bild der Wegener-Granulomatose wird in zwei Stadien eingeteilt:

- **Stadium I**: lokal begrenztes **Initialstadium**:
  - chronische Rhinitis mit evtl. blutigem Schnupfen, Sinusitis, Otitis
  - Lungenrundherde, evtl. mit Einschmelzungen (Pseudokavernen), evtl. subglottische Larynx- oder Bronchialstenose
- **Stadium II**: vaskulitisches **Generalisationsstadium** mit pulmorenalem Syndrom:
  - Lungenrundherde und Infiltrationen, evtl. Pseudokavernen, evtl. Hämoptoe
  - (rapid progressive) Glomerulonephritis
  - evtl. Episkleritis, Arthralgien, Myalgien, ZNS-Symptome
  - Fieber, Gewichtsverlust, Nachtschweiß

FRAGE

Wie wird eine Wegener-Granulomatose **diagnostiziert**?

Antwort Die Diagnose der Wegener-Granulomatose erfolgt **histologisch** durch Nachweis **nekrotischer Granulome** und einer **Vaskulitis** in der Gewebeentnahme aus den betroffenen Arealen. Biopsien werden von den Lungen, dem Nasopharynx, der Sinusschleimhaut, der Gingiva, der Haut oder evtl. den Nieren entnommen.

Weitere Befunde, die auf das Vorliegen einer Wegener-Granulomatose hinweisen, sind:

- positiver cANCA (antineutrophil cytoplastic antibody), antineutrophiler zytoplasmatischer Antikörper mit zytoplasmatischem Fluoreszenzmuster
- erhöhte BSG, positives CRP, Leukozytose
- evtl. positiver Rheumafaktor
- Kreatininerhöhung, Hämaturie und Proteinurie
- Röntgen-Thorax mit Infiltraten, einzelnen oder mehreren Knötchen und Kavernenbildung

FRAGE
Machen Sie bitte Vorschläge zur **Therapie** der Wegener-Granulomatose.

Antwort Die Therapie ist **stadienabhängig**. Im lokal begrenzten Initialstadium kann eine Therapie mit **Methotrexat und Steroiden** versucht werden. Später kann auf eine Erhaltungstherapie mit niedrig dosierten Steroiden und Azathioprin umgestellt werden. Längerfristige Remissionen werden in ⅔ der Fälle beobachtet. Im frühsystemischen Stadium kann **Methotrexat** in Kombination mit Kortikosteroiden gegeben werden. Im Generalisationsstadium werden bei schweren Verläufen **Kortikosteroide** und **Cyclophosphamid** nach dem Fauci-Schema verabreicht. Nach Erreichen einer Teilremission wird mit reduzierten Cyclophosphamid-Dosen weiterbehandelt oder auf **Azathioprin** umgestellt. Die Steroiddosis wird in Abhängigkeit vom Verlauf der Aktivität der Erkrankung reduziert. Ziel ist das Erreichen einer Vollremission.

Patienten mit Wegener-Granulomatose haben unbehandelt eine schlechte Prognose, bei Behandlung nach dem Fauci-Schema liegt die 5-Jahres-Überlebensrate bei 85 %, wobei Organschäden (insbes. der Nieren) die Prognose schmälern.

6.10 Osteomyelitis

FALLBEISPIEL
Bei einem 4-jährigen Kind bestehen plötzlich aufgetretene starke **Schmerzen** im Oberschenkel mit darüber befindlicher **Weichteilschwellung** und hohes **Fieber**. Die regionalen Lymphknoten sind druckschmerzhaft geschwollen. An einen Unfall können sich weder die Mutter noch das Kind erinnern. Das Röntgenbild ist unauffällig. Im Blutbild fallen u. a. eine **Leukozytose** und eine **erhöhte BSG** auf.

FRAGE
Welche **Verdachtsdiagnose** haben Sie bzw. welche **Untersuchungen** können Ihre Diagnose sichern?

Antwort Wahrscheinlich ist dieses Kind an einer akuten hämatogenen Osteomyelitis erkrankt. Fast immer sind **Staphylokokken** für diese Knochenmarksentzündung verantwortlich, die sich meist in den reich durchbluteten **Metaphysen** (angrenzend an die Epiphyse) ansiedeln.

Die Diagnose ergibt sich hauptsächlich aus dem klinischen Befund. Nach wenigen Tagen bildet sich ein **palpabler Weichteilabszess**, der sich über eine **Fistel** Abfluss nach außen schaffen kann. Die konventionell-radiologische Untersuchung bietet in den ersten Tagen der Erkrankung ein unauffälliges Bild, sodass ein MRT oder eine Skelett- bzw. Leukozytenszintigrafie in der Frühphase wesentlich aussagekräftiger ist. Später lassen sich radiologisch **osteoporotische** und **periostitische Zeichen**, noch später **Knochensequestrierungen** nachweisen. Differenzialdiagnostisch muss das Ewing-Sarkom in Betracht gezogen werden, das sich jedoch durch den klinischen Verlauf und den Röntgenbefund abgrenzen lässt.

FRAGE

Wie **behandeln** Sie eine akute hämatogene Osteomyelitis beim Jugendlichen?

Antwort Bei Abszessnachweis ist eine **chirurgische** Öffnung und sorgfältige Ausräumung des Herdes erforderlich. Eventuell wird eine **Spül-Saug-Drainage** angelegt. Wichtig ist eine Ruhigstellung der Extremität einschließlich der benachbarten Gelenke im **Gipsverband**. Die **antibiotische** Behandlung richtet sich nach dem Antibiogramm und wird hoch dosiert parenteral und in der Spülflüssigkeit durchgeführt. Bei starken Schmerzen können **nichtsteroidale Analgetika** verabreicht werden. Eine Verlaufskontrolle muss durch Blutbild, Temperaturverlauf und radiologische Kontrollen erfolgen.

MERKE Akute eitrige Entzündungen werden immer nach den gleichen Prinzipien behandelt: Öffnung, evtl. Drainage, Ruhigstellung, Antibiose und Analgetika.

6.11 Arthrosis deformans

FRAGE

Beschreiben Sie den Schmerzcharakter einer durch Verschleiß bedingten **Gonarthrose**.

Antwort Frühe Zeichen einer beginnenden Arthrose sind Gelenkgeräusche wie **Knirschen** und **Knacken**, die z. B. bei Kniebeugen hörbar werden. Die Patienten klagen zuerst über Beschwerden bei längerem Stehen oder beim Aufstehen. Typisch ist der sog. **Anlaufschmerz**, der besonders morgens oder nach einer Ruhepause auftritt und sich bei Bewegung bessert. In fortgeschrittenen Fällen einer Gonarthrose finden sich **Bewegungseinschränkungen**, **Gelenkergüsse** und **Fehlstellungen** (meist O-Beine = Genu varum).

FRAGE

Was ist eine **Spondylosis hyperostotica**? Welche Patienten sind häufig davon betroffen?

Antwort Es finden sich bei der Spondylosis hyperostotica (= Morbus Forestier-Ott) besonders **rechtsseitig** an der Brustwirbelsäule und **ventral** an der Halswirbelsäule betonte große **Knochenspangen** (Spondylophyten), die die Zwischenwirbelräume überbrücken. Hierdurch ist die Beweglichkeit der Wirbelsäule in den jeweiligen Segmenten beeinträchtigt. Die Befunde sind radiologisch im seitlichen Strahlengang leicht zu erkennen.

Hauptsächlich ältere männliche Patienten mit Diabetes mellitus und/oder Hyperurikämie sind betroffen. Eine spezielle therapeutische Konsequenz ergibt sich nicht. Sinnvoll sind **krankengymnastische Behandlungsmaßnahmen**.

6.12 Osteoporose

FRAGE

Welcher Kalksalzverlust muss bereits eingetreten sein, damit Sie eine Osteoporose im Röntgenbild erkennen? Nennen Sie weiterhin einige **radiologische Zeichen** einer **Osteoporose**.

Antwort Unter Osteoporose versteht man eine **systemische Skeletterkrankung**, die durch eine Verminderung der Knochenmasse und eine Verschlechterung der Mikroarchitektur des Knochengewebes charakterisiert ist. Dabei sind die Knochengrundsubstanz (= Osteoid) und der Mineralanteil gleichermaßen vermindert. Radiologisch sichtbar wird die Osteoporose erst, wenn mindestens **30 %** des Mineralanteils (= Hydroxylapatit) abgebaut worden ist. Folgende radiologische Befunde lassen sich je nach Schweregrad erheben:

- **Rarefizierung** und scharf begrenzte, sichtbare Knochenbälkchen (= Spongiosa) mit vertikaler Betonung
- vermehrte **Strahlentransparenz** der knöchernen Strukturen
- relative Betonung der Wirbelkörperabschlussplatten (= **Rahmenwirbel**)
- Bildung von **Keil**- und **Fischwirbeln** durch Deckplatteneinbrüche; daraus resultierende Hyperkyphosierung und Hyperlordosierung (Patienten werden kleiner)
- **weite „leere" Markräume** in den langen Röhrenknochen
- Schmorl-Knötchen

Viele Grundkrankheiten können zu dem radiologischen Bild einer Osteoporose führen (Plasmozytom, Metastasen, Hyperparathyreoidismus). Daher ist eine Ursachensuche bzw. eine gründliche internistische Diagnostik unumgänglich. Bei den primären Osteoporosen wird die **idiopathische** von der **postmenopausalen** und der **senilen** Osteoporose unterschieden.

MERKE

Wenn die Osteoporose radiologisch sichtbar wird, kann man davon ausgehen, dass schon ⅓ des Knochenmineralanteils abgebaut ist.

FRAGE

Nennen Sie einige **Frakturen**, die durch eine **senile** Osteoporose bedingt sind.

Antwort Typische Frakturen des Alters, verursacht durch eine senile Osteoporose, sind:

- Oberschenkelhalsfrakturen
- Humeruskopffrakturen
- Radiusköpfchenfrakturen
- Wirbelkörpersinterungen

FRAGE
Wie behandeln Sie eine **primäre** Osteoporose?

Antwort Prophylaxe und Basistherapie der Osteoporose bestehen in einer **ausreichenden Kalziumzufuhr**. Der Bedarf liegt bei 1.000 mg/d (bei > 65-Jährigen bei 1.500 mg/d). Darüber hinaus sollte Vitamin D_3 substituiert werden (1.000–3.000 IE/d). Das Risiko von Frakturen lässt sich durch die Gabe von **Bisphosphonaten** reduzieren. Sie hemmen die Wirkung der Osteoklasten. Ein Beispiel ist Alendronsäure (Fosamax®) 10 mg 1× täglich oder 70 mg 1× wöchentlich. Denosumab, ein **monoklonaler Antikörper**, führt über eine RANK-Ligandenhemmung zu einer Unterdrückung der Osteoklastenaktivität. Die Gabe des Antikörpers erfolgt alle 6 Monate s. c.

Die lange Zeit durchgeführte Östrogen-/Gestagentherapie bei postmenopausaler Osteoporose wird wegen einer Risikoerhöhung im Hinblick auf Herzinfarkte, Schlaganfälle, tiefe Beinvenenthrombosen und das Mammakarzinom nicht mehr empfohlen.

6.13 Osteomalazie

FRAGE
Definieren Sie den Begriff Osteomalazie und schildern Sie die **Hauptursachen**, die zu diesem Krankheitsbild führen.

TIPP So harmlos, wie diese Frage anfangs aussieht, ist sie leider nicht. Eine systematische Beantwortung erfordert ein weitreichendes Eingehen auf pathophysiologische Zusammenhänge.

Antwort Es handelt sich um eine **relative Verminderung** der **mineralischen Bestandteile** des **Skeletts** bei Vermehrung des Osteoidanteils. Hauptverantwortlich für die Mineralisation des Skeletts sind der Kalzium- und Phosphatstoffwechsel und insbesondere das Vitamin D.

Folgende Ursachen können daher zu einer Mineralisationsstörung im Sinne einer Osteomalazie führen:

- **Vitamin-D-Mangel**: Durch Mangelernährung bzw. Malabsorption (z. B. Zöliakie) kann ein absoluter Vitamin-D-Mangel auftreten. Ein Großteil des Vitamins D wird in der Haut aus Vorstufen durch UV-Bestrahlung des Sonnenlichts gebildet. Daher sind Mangelerscheinungen bei zu geringer Sonnenexposition möglich. Besonders die Kombination von Mangelernährung und ungenügender Sonneneinstrahlung (z. B. bei älteren Menschen, Heimbewohner) kann für einen Vitamin-D-Mangel verantwortlich sein.

- **Störungen** im **Vitamin-D-Stoffwechsel**: Vitamin D wird in Leber und Niere zu einer stoffwechselaktiven Form 1,25-$(OH)_2$-Vit.-D_3 hydroxyliert. Bei Leberzirrhose oder Niereninsuffizienz sind somit Vitamin-D-Mangelerscheinungen möglich. Meist kommt es durch Regulationsmechanismen (sek. Hyperparathyreoidismus) zu komplexen Osteopathieformen.
- Osteomalazie durch **renalen Phosphatverlust** bzw. durch **verminderte intestinale Phosphatresorption**: Phosphatverluste treten z. B. bei der renal-tubulären Azidose auf. Zu einer verminderten intestinalen Phosphatresorption führt die lang dauernde Einnahme von Aluminiumhydroxid (= Phosphatbinder). Eine Hypophosphatämie kann Mineralisationsstörungen des Skeletts verursachen.
- **Vitamin-D-Resistenz** der **Zielorgane**: sehr seltene Form der Osteomalazie

Zur Diagnosesicherung müssen die **alkalische Phosphatase**, der **Kalzium-** und **Phosphatgehalt** im Serum und Urin sowie der **Serum-Parathormon-** und evtl. der **1,25-(OH)2-Cholecalciferol-Spiegel** bestimmt werden. Röntgenaufnahmen sind zur Diagnosestellung unerlässlich.

FRAGE
Was sind **Pseudofrakturen nach Looser**?

Antwort Bei den Pseudofrakturen nach Looser oder Looser-Umbauzonen handelt es sich um für die Osteomalazie charakteristische, meist bilateral symmetrisch ausgebildete **Kontinuitätsunterbrechungen** an Skelettstellen, die großen statischen Belastungen ausgesetzt sind.

Im **Röntgenbild** zeigen sich Unschärfen und linienförmige Aufhellungen (z. B. an den Schambeinästen oder den Schulterblättern quer zur Knochenlängsachse). Looser-Umbauzonen sind zwar typisch, aber nicht pathognomonisch für die Osteomalazie. Sie kommen auch bei chronischen Ermüdungsbrüchen (Marschfrakturen) vor.

6.14 Morbus Paget

FRAGE
Ein älterer Patient klagt, dass ihm der Hut nicht mehr passt. Bei der Untersuchung fällt Ihnen eine Verkrümmung der Tibia auf. Können Sie sich eine **Verdachtsdiagnose** vorstellen, zu der beide Befunde passen?

Antwort Als Verdachtsdiagnose bietet sich eine **Ostitis deformans** (= Morbus Paget) an. Es handelt sich um eine chronische lokalisierte mono- oder polyostotische progressive Knochenerkrankung mit **subkortikalem Knochenaufbau** und **periostalem Knochenabbau**. Hierbei wird funktionell minderwertiger Knochen gebildet. Dies führt zum histologischen Bild der sog. Mosaikstruktur. Uncharakteristische Schmerzen sowie **Verdickungen** und **Verbiegungen** der **Knochen** gehören zu den klinischen Zeichen.

Hauptlokalisationen sind Becken, Femur, Tibia, Schädel und Lendenwirbel. Eine **Knochenbiopsie** sichert die durch **Skelettszintigrafie** und **Röntgenaufnahmen** vermutete Diagnose. Differenzialdiagnostisch sind Metastasen (z. B. Prostatakarzinom bei älteren Männern) sowie ein Plasmozytom und eine Osteodystrophia fibrosa generalisata (= Morbus von Recklinghausen) abzugrenzen.

FRAGE

Welche **Therapie** würden Sie nach Sicherung der Diagnose eines Morbus Paget vorschlagen?

Antwort Etwa 70 % der Patienten zeigen klinische Beschwerden und dies erfordert deshalb ein therapeutisches Eingreifen. Ausreichende Zufuhr von **Kalzium** und **Vitamin D** sowie **Krankengymnastik** und **physikalische Therapie** gehören zur symptomatischen Behandlung. Schmerzen können durch **Analgetika** gemildert werden. Für die Besserung der Mineralisation des Knochens und Hemmung der pathologisch gesteigerten Osteoklastenaktivität sind die **Bisphosphonate** Mittel der Wahl. **Kalzitonin** ist weniger wirksam. Behandlungsziel ist es, die Aktiviätsparameter der Erkrankung (z. B. AP) zu normalisieren. Bei Fehlstellungen bzw. pathologischen Frakturen können **orthopädisch-chirurgische** Maßnahmen erforderlich werden.

6.15 Knochenmetastasen

FRAGE

Welche fünf „soliden" **extraossären Malignome** setzen am häufigsten Knochenmetastasen?

Antwort Prinzipiell können alle Tumoren Knochenmetastasen setzen. Extraossäre Malignome, die häufig **Knochenmetastasen** verursachen, sind:

- Mammakarzinom
- Prostatakarzinom
- Nierenkarzinom
- Bronchialkarzinom
- Schilddrüsenkarzinom (besonders follikulärer Typ)

6.16 Mammakarzinom

FRAGE

Nennen Sie Befunde bei der **klinischen Untersuchung** der Brust, die auf ein Mammakarzinom hindeuten.

Antwort Die Untersuchung der Brust gehört in jede klinische körperliche Allgemeinuntersuchung. Verdächtige Befunde, die auf ein Mammakarzinom hinweisen können, sind:

- nicht druckschmerzhafter **tastbarer Knoten**, oft höckerig und unverschieblich gegenüber Haut, Muskulatur oder Drüsengewebe
- **„Plateauphänomen"** = Stufenbildung durch Hauteinziehung über dem Tumor
- einseitiger Mamillenhochstand bzw. Mamillenverziehung
- einseitige Einziehung der Hautporen = **„Apfelsinenhaut"**
- erysipelähnliche **Entzündungen** der Brust
- **Ekzem** der Mamille (besonders bei intraduktalem Karzinom = Morbus Paget)
- eitrige und/oder blutige Absonderungen aus der Mamille
- einseitige Brustvergrößerung mit Ödem oder einseitige Brustverkleinerung bzw. -verfestigung
- vergrößerte tastbare derbe und schmerzlose **Lymphknoten** in der Axilla
- bei fortgeschrittenem Lokalbefund: **Exulzerationen**

MERKE

Jede knotige Veränderung oder jeder anderweitig suspekte Befund sollte durch eine **Mammografie** abgeklärt werden. Bestehen dann immer noch Zweifel bezüglich der Dignität, muss eine **Feinnadelbiopsie** oder eine Probeexzision erfolgen.

FRAGE

Welche Befunde bei der **Mammografie** kennen Sie, die typisch für ein Mammakarzinom sind?

Antwort Es handelt sich bei der Mammografie um eine radiologische Untersuchung, die besonders aussagekräftig bei großen, fettreichen Brüsten ist. Wichtige Karzinomzeichen in der Mammografie sind:

- **strahlige Verschattungen**, die unscharf ins Drüsengewebe übergehen
- gruppenweise angeordnete **Mikroverkalkungen** mit sog. Krebsfüßchen
- sog. **Krebsvenen** = in der Mammografie deutlich sichtbare Hautvenen über dem Tumorbezirk

Die Treffsicherheit der Mammografie beträgt bei erfahrenen Untersuchern 85–95 %.

TIPP Mammografien müssen relativ häufig im Rahmen der Prüfung befundet werden.

FRAGE

In welchem **Brustquadranten** befinden sich statistisch gesehen die meisten Karzinome? Nennen Sie einige häufige histologische Typen von Mammakarzinomen. Können auch Männer Mammakarzinome bekommen?

TIPP Drei Fragen, die zusammengefasst wurden, weil sie sehr schnell und kurz zu beantworten sind.

Antwort Ungefähr 40–50 % der Mammakarzinome befinden sich im **äußeren oberen Brustquadranten** (➤ Abb. 6.3). Im weiten Abstand folgen die perimamillären Karzinome und die Karzinome im oberen inneren Quadranten.

Der häufigste histologische Typ ist das **invasive duktale Karzinom** (70–80 % der Fälle), das von den Milchgängen ausgeht. Von den Milchdrüsen geht das **invasive lobuläre Karzinom** aus. Vorstufen sind das **duktale** bzw. **lobuläre Carcinoma in situ**. Sonderformen sind das **Paget-Karzinom**, das von den Milchgängen ausgeht und in die Brustwarze einbricht, und das **inflammatorische Mammakarzinom**. Letzteres infiltriert die Haut, löst eine Entzündungsreaktion aus und breitet sich früh lymphogen aus.

Auch Männer erkranken an einem Mammakarzinom (≈ 1 % aller Mammakarzinome). Bemerkenswert ist, dass Mammakarzinome bei **Männern** sich durch ein **sehr aggressives Tumorwachstum** mit dementsprechend schlechter Prognose auszeichnen. Oft sind Patienten mit Prostatakarzinom unter einer Hormontherapie mit Antitestosteron betroffen.

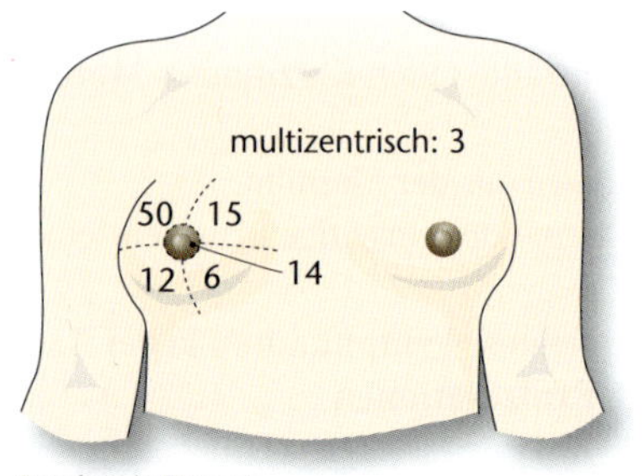

Abb. 6.3 Prozentuale Verteilung des Mammakarzinoms auf die verschiedenen Brustquadranten (nach Pratt-Donegan) [L141]

FRAGE
Was wissen Sie über die **Hormontherapie** beim Mammakarzinom?

Antwort Mammakarzinome sind hormonellen Regulationsmechanismen unterworfen. Bei Anwesenheit von Hormonrezeptoren auf Tumorzellen kann deshalb eine hormonelle Therapie effektiv sein. Ungefähr **60–80 %** der Mammakarzinome haben **Hormonrezeptoren**. Eine adjuvante Hormontherapie wird jeder Frau mit hormonrezeptorpositivem Tumor empfohlen, ungeachtet des Alters, des Menopausenstatus, der befallenen Lymphknoten oder der Tumorgröße. Der immunhistochemische Nachweis des Östrogen- oder Progesteronrezeptors ist entscheidend. Bei postmenopausalen Frauen wird eine Hormontherapie in Form einer 5-jährigen Behandlung mit **Tamoxifen** (Antiöstrogen) oder einem Aromatasehemmer angewendet. Bei prämenopausalen Patientinnen mit hormonempfindlichen Tumoren stellt die **chirurgische** oder **medikamentöse Ablation der Ovarien** eine zusätzliche Option dar. Die Ovarablation (heute meist medikamentös) ist bei diesen Frauen ebenso effektiv wie einige Chemotherapieprotokolle. Zu diesem Zweck werden GnRH-Analoga (z. B. Goserelin) für die Dauer von mindestens 2 Jahren verabreicht. Hierdurch sistiert die pulsatile GnRH-Ausschüttung, wodurch es zu einer völligen Suppression der LH- und FSH-Ausschüttung aus dem HVL und einem Wegfall der ovariellen Östrogen- und Progesteronproduktion kommt. Die Nebenwirkungen entsprechen den klimakterischen Beschwerden. Die Therapie sollte immer in Kombination mit **Tamoxifen** erfolgen. Bei hormonunempfindlichen Tumoren ist im Allgemeinen eine Chemotherapie indiziert.

In der palliativen Situation werden nach Ausschöpfen von GnRH-Analoga bzw. Tamoxifen-Therapie bei weiterem Progress in der nächsten Stufe **Aromatasehemmer** eingesetzt; sie hemmen die Umwandlung von Androgenen in Östrogene (Nebenniere, Fettgewebe). Bei weiterem Fortschreiten können auch hoch dosiert **Gestagene** gegeben werden. Bei viszeralen Metastasen und lebensbedrohlicher Situation bzw. Nichtansprechen auf die Hormontherapie kann abhängig von der Gesamtsituation der Patientin auf eine palliative Chemotherapie umgestiegen werden.

KAPITEL

7 Endokrinologie und Stoffwechsel

M. Schupp

7.1 Diabetes insipidus

FRAGE
Was versteht man unter einem **Diabetes insipidus**?

Antwort Kennzeichnend ist die Unfähigkeit der Niere, auch bei „Wassermangel" des Körpers den Urin zu konzentrieren (Asthenurie). Es werden eine zentrale und eine renale Form unterschieden.

Beim **zentralen Diabetes insipidus** liegt ein partieller oder kompletter Mangel an ADH (= Adiuretin, Vasopressin) vor (➤ Tab. 7.1). Ursache ist eine Funktionsstörung oder Schädigung des hypothalamoneurohypophysären Systems. Erst nach Untergang von über 95 % der Neurone des Nucleus supraopticus kommt es zum Vollbild der Erkrankung (ca. 30 % idiopathisch, ca. 60 % symptomatisch bedingt, z. B. bei Tumoren).

Der **Diabetes insipidus renalis** bezeichnet das Nichtansprechen der Nierentubuli (distaler Tubulus, Sammelrohr) auf ADH. Es gibt angeborene und, aufgrund tubulärer Schädigung bei Nephropathie, erworbene Formen. Durch Ausfall des ADH ist eine Konzentrierung des Urins nicht möglich, sodass ein stark verdünnter Urin ausgeschieden wird. Diese Polyurie (Urinausscheidung > 3 l/d) führt zu einem Flüssigkeitsdefizit im Körper und reaktiv zu einer Steigerung des Durstgefühls und damit zur Polydipsie.

PLUS Der zentrale Diabetes insipidus ist die weitaus häufigere Form.

Tab. 7.1 Unterschiede zentraler vs. renaler Diabetes insipidus

Zentraler Diabetes insipidus	Renaler Diabetes insipidus
ADH-Mangel durch Ausfall des Hypophysenhinterlappens (Trauma, Blutung, Enzephalitis etc.)	Resistenz der Sammelrohre gegenüber ADH
in der Regel eher abrupter Beginn (z. B. Trauma)	X-chromosomal ererbt oder erworben bei Nephropathie
Diagnostik: exogene ADH-Gabe führt zum Anstieg der Urinosmolalität und Rückgang der Diurese	Diagnostik: exogene ADH-Gabe führt zum subnormalen Anstieg der Urinosmolalität
Therapie durch Vasopressin (ADH)	Vasopressin als Therapie wenig wirksam – bei nephropathischem Diabetes insipidus Therapie in Abhängigkeit von der Grunderkrankung

FRAGE
Wie **diagnostizieren** Sie einen zentralen Diabetes insipidus?

PLUS Beim Diabetes insipidus bleibt im Durstversuch die Urinosmolarität < 300 mOsmol/l, die Plasmaosmolarität steigt auf über 295 mOsmol/l. Wird bei dieser Befundkonstellation Desmopressin-Azetat gegeben, steigt beim zentralen Diabetes insipidus die Osmolarität an, beim renalen Diabetes insipidus bleibt die Gabe ohne Wirkung.

Antwort Für die klinische Diagnostik hat sich die **Bestimmung** der **Urinosmolarität** unter speziellen Bedingungen, wie **Durstversuch** und Applikation von **Desmopressin-Azetat** (= ADH-Analogon), bewährt.

Im Durstversuch kommt es trotz Dehydratation zu keiner vermehrten ADH-Sekretion. Um eine Exsikkose zu vermeiden, sollte die Dauer des Versuchs auf maximal 24 h beschränkt werden. Der Flüssigkeitsverlust (messbar durch das Körpergewicht „vorher–nachher") darf nicht mehr als 3–5 % des Körpergewichts überschreiten.

Durch die Applikation von Desmopressin wird die Fähigkeit der Niere zur Urinkonzentration nach exogener ADH-Zufuhr geprüft, sofern der Durstversuch keine verstärkte Urinkonzentration ergeben hat. Dadurch kann zwischen peripherem und zentralem Diabetes insipidus unterschieden werden. Eine weitere labordiagnostische Möglichkeit ist die radioimmunologische Bestimmung der **ADH-Serumkonzentration**. Diese unterliegt jedoch einer hohen Schwankungsbreite.

FRAGE
Wie sieht die **Therapie** eines zentralen Diabetes insipidus aus?

TIPP Gefragt wird nach einem symptomatischen oder kausalen Therapieansatz, Namen und Wirkung eines Medikaments sollte man kennen. Dosisfragen werden bei solchen Erkrankungen fast nie gestellt.

Antwort Die Therapie richtet sich vorzugsweise nach der Ursache. Eine kausale Therapie zur Verhinderung des Fortschreitens der Erkrankung ist, beispielsweise bei Vorliegen eines Hirntumors, eine **Operation** oder **Bestrahlung**.

In allen anderen Fällen kann nur eine symptomatische **Substitutionstherapie** erfolgen. Man verwendet heute fast ausschließlich das synthetische DDAVP (= 1-Desamino-8-D-Arginin-Vasopressin), das eine stärkere antidiuretische Wirkung als natürliches ADH aufweist. Es wird intranasal (Nasenspray) appliziert. Durch zusätzliche Gabe von Diuretika vom Thiazidtyp kann die Wirkungsdauer verlängert werden.

FRAGE
Welche Rolle spielt **Kortisol** im Rahmen eines Diabetes insipidus centralis?

Antwort Eine Polyurie kann nur dann auftreten, wenn Kortisol in ausreichender Menge vorhanden ist. Kortisol ist entscheidend an der Weitstellung der Vasa afferentes der Glomerula der Niere beteiligt. Sollte also neben einem ADH-Mangel auch ein ACTH-Mangel (= sekundäre Nebennierenrindeninsuffizienz) bestehen, kommt es zu keiner diagnostisch wegweisenden Polyurie.

MERKE Die pathognomonische Polyurie setzt eine ausreichend hohe Kortisolkonzentration voraus, kann also bei Vorliegen einer sekundären Nebenniereninsuffizienz fehlen!

7.2 Hypophyseninsuffizienz

FRAGE
Ist eine **Hypophysenvorderlappeninsuffizienz** mit dem Leben vereinbar?

Antwort Eine komplette Hypophysenvorderlappeninsuffizienz ist mit dem Leben nicht vereinbar (fehlende Kortikoide). Im Allgemeinen fallen bei schleichendem Beginn die Gonadotropine zuerst aus. Es folgen TSH, ACTH und Prolaktin. Eine Hypophysenvorderlappeninsuffizienz kann beispielsweise als Folge eines **Blutungsschocks** im **Rahmen** einer **Operation** auftreten. Die Hypophyse stellt ein sog. Schockorgan dar (z. B. **Sheehan-Syndrom** = postpartale Hypophysennekrose).

FRAGE
Wie äußert sich die **chronische Hypophyseninsuffizienz** bei Frauen und Männern?

Antwort Das klinische Bild ist durch ein teilnahmsloses und **müdes Antlitz**, **blasse Haut**, **fehlende Augenbrauen** und **fehlende Sekundärbehaarung** charakterisiert. Bei Frauen findet sich zusätzlich eine sekundäre Amenorrhö mit Atrophie der Ovarien und Geschlechtsorgane. Männer klagen über Libido- und Potenzverlust, eine sekundäre Hodenatrophie ist obligat. Bei STH-Mangel in der Kindheit resultiert ein hypothalamo-hypophysärer Minderwuchs.

FRAGE
Welche **therapeutischen Maßnahmen** ergreifen Sie, wenn bei einem 10-jährigen Jungen ein hypophysärer Minderwuchs diagnostiziert wurde?

Antwort Die Therapie des hypophysären Minderwuchses richtet sich nach der jeweiligen Ursache. Bei Tumoren oder Granulomen steht die **operative** Therapie an erster Stelle. Bei der idiopathischen Form spielt die **Substitution** der peripheren Hormone eine entscheidende Rolle. Zur Substitution wird gentechnologisch hergestelltes **menschliches Wachstumshormon** verwendet. Bei dem früheren tierischen STH bestand die Gefahr einer Creutzfeldt-Jakob-Erkrankung.

Bei diesem Jungen würden durch eine adäquate Substitution bis ca. zum 15. Lebensjahr das Längenwachstum und die Skelettreifung stimuliert werden und zu fast normaler Körpergröße führen.

FRAGE
Was wissen Sie zur **Entwicklungsgeschichte** der **Hypophyse**?

Antwort Hyphophysenvorderlappen und -hinterlappen weisen eine völlig unterschiedliche Entstehung bzw. Entwicklung auf. Der **Hypophysenvorderlappen** entwickelt sich aus der **Rathke-Tasche**, die eine ektodermale Ausbuchtung des Oropharynx darstellt. Der **Hypophysenhinterlappen** entwickelt sich aus dem **Zwischenhirn**. Erst im Laufe der Ontogenese kommen die beiden Teile der Hypophyse in Kontakt.

FRAGE
Welche Funktionen hat das Hormon **Oxytocin**?

Antwort Oxytocin wird von der **Neurohypophyse** freigesetzt. Es weist eine enge Verwandtschaft zu ADH auf. Die **kontraktionsfördernde** Wirkung auf die **Uterusmuskulatur** und **Milchdrüse** ist gut dokumentiert. Wahrscheinlich werden zudem das Immunsystem und die Libido beeinflusst. Hier sind die Effekte jedoch nicht gesichert.

FRAGE
Was versteht man unter einer **Akromegalie**?

Antwort Es handelt sich um einen Wachstumshormonüberschuss, der meist durch ein Hypophysenvorderlappenadenom ausgelöst wird und mit einem unproportionierten Akrenwachstum einhergeht. **Leitbefunde** der Akromegalie sind Vergrößerung von Ohren, Nase, Lippen, Finger und Zehen und meist ein Hypertonus – nicht selten Parästhesien (Karpaltunnelsyndrom).

MERKE Die Diagnose Akromegalie wird durch mangelnde Supprimierbarkeit von STH bei erhöhtem IGF-I beim oralen Glukosetoleranztest gestellt.

7.3 Morbus Basedow

FALLBEISPIEL
Eine 45-jährige Frau kommt zu Ihnen in die Praxis. Seit einiger Zeit sei sie sehr unruhig, schwitze viel und verspüre häufig Herzrasen. Außerdem falle ihr auf, dass sie ihre Blusenkragen nicht mehr zubekomme.

FRAGE
An welches Krankheitsbild denken Sie bei der Anamnese und dem Bild (➤ Abb. 7.1) Ihrer Patientin?

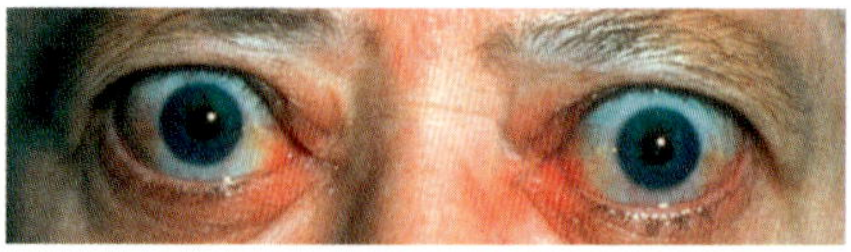

Abb. 7.1 Fazies einer 45-jährigen Frau [T127]

Antwort Es wird sich am ehesten um eine Hyperthyreose vom Typ des Morbus Basedow (= Graves' disease) handeln. Diese zeigt häufig die klassische **„Merseburger Trias"**: **Tachykardie**, **Struma** und **Exophthalmus**. Es handelt sich um eine **Autoimmunerkrankung**, die mit der Bildung eines TSH-Rezeptor-Autoantikörpers **(TRAK)** einhergeht. Zusätzlich kommt es bei 70 % der Fälle zur Bildung von Anti-Thyreoperoxidase-Antikörper **(Anti-TPO-AK)**. Kardiale Beschwerden werden durch die katecholaminsensibilisierende Wirkung der Schilddrüsenhormone T_3 und T_4 induziert. Häufig sind **Vorhofflimmern** und **ventrikuläre Extrasystolen**. Typisch ist weiterhin eine **Hypertonie** infolge des unphysiologisch erhöhten Herzminutenvolumens, das eine gesteigerte periphere Durchblutung bewirkt.

Dies führt zu der charakteristischen **warmen**, **geröteten**, weichen und **feuchten Haut** der hyperthyreoten Patientin, die Wärme nicht tolerieren kann.

Gastrointestinal beobachtet man häufig **Hyperdefäkation**. Die Patientin nimmt trotz gesteigerten Appetits an Gewicht ab. Neurologisch fallen **Schlaflosigkeit**, **Übererregbarkeit** und ein **feinschlägiger Tremor** auf. Eine **Myopathie** und ein **prätibiales Myxödem** finden sich oft zusätzlich. Die **endokrine Orbitopathie** tritt häufig zusammen (ca. 40 %) mit dem Morbus Basedow auf und ist als eigenständige Autoimmunerkrankung aufzufassen.

PLUS Die endokrine Orbitopathie kann einer Hyperthyreose vorausgehen, parallel auftreten oder sich nachfolgend entwickeln.

FRAGE

Sie haben die **endokrine Orbitopathie** erwähnt. Wissen Sie mehr darüber? Kann man ihr therapeutisch begegnen?

Antwort Humorale Antikörper lösen das pathologische Geschehen aus. Pathologisch-anatomisch führen die autoimmunologischen Prozesse zu **lymphozytären Infiltraten** des Retrobulbärraums, Einlagerung sowie **Verquellung** von **Mukopolysacchariden**, **Fettgewebsvermehrung** und reaktiver **Fibroblasteneinsprossung** mit bindegewebiger Umwandlung. Selten ist nur ein Auge befallen. Meist erkranken beide Augen nacheinander. Es kommt zu typischen klinischen Zeichen wie Fremdkörpergefühl, Tränen, periorbitaler Schwellung u. a. (➤ Tab. 7.2).

Hinweise auf einen **Exophthalmus** sind:

- Konvergenzschwäche (Möbius-Zeichen)
- weißer Sklerensaum oberhalb des Limbus beim Geradeausblick (Dalrymple-Phänomen)
- Oberlidretraktion beim Blick nach unten (Graefe-Zeichen)
- mangelhafter Lidschluss (Lagophthalmus)
- seltener Lidschlag (Stellwag-Zeichen)

Die endokrine Orbitopathie zeigt in ihrem Verlauf oft spontane Besserungen. Restzustände sind jedoch die Regel. Bei vorbestehenden Hyperthyreosen wird nach Erreichen einer euthyreoten Stoffwechsellage in bis zu 50 % der Fälle eine Besserung beobachtet. Therapeutisch ist die hoch dosierte Gabe von **Kortikosteroiden** oder eine **Retrobulbärbestrahlung** möglich.

Tab. 7.2 Stadieneinteilung der endokrinen Orbitopathie

Stadium	Definition
I	anamnestische Beschwerden: Fremdkörpergefühl, Tränen, Lichtempfindlichkeit, retrobulbäres Druckgefühl
II	Lidretraktion, Konjunktivitis, Chemosis (= Ödem der Bindehaut), periorbitale Schwellung
III	Protrusio bulbi
IV	Augenmuskellähmungen mit Doppelbildern
V	Hornhautulzerationen (durch Lagophthalmus)
VI	Visusverlust bis Erblindung

FRAGE

Welche **bildgebenden Verfahren** zur Untersuchung der Schilddrüse sind im klinischen Alltag wesentlich?

Antwort Die **Sonografie** und die **Szintigrafie** sind die entscheidenden bildgebenden Verfahren zur Untersuchung der Schilddrüse. Die Sonografie beurteilt die Morphologie, während die Szintigrafie Aussagen über die Funktion (zum Teil auch funktionsmorphologisch = Lokalisation eines „heißen" Knotens) macht. Beide Untersuchungen ergänzen sich.

FRAGE

Warum ist eine Schilddrüsenszintigrafie nach einer vorherigen Untersuchung mit **jodhaltigem Kontrastmittel** (z. B. Urogramm) nicht sinnvoll?

Antwort Nach Gabe eines jodhaltigen Kontrastmittels nehmen die Thyreozyten für ca. 4–6 Wochen kein Radionuklid mehr auf. Eine Funktionsaussage kann nicht mehr gemacht werden.

FRAGE

Was sind in der Schilddrüsendiagnostik **kalte** und **heiße Knoten**?

Antwort Bei der Szintigrafie wird die Funktion des Schilddrüsengewebes sichtbar. Die Untersuchung erfolgt mit einem schwach radioaktiven Tracer (Technetium). Bezirke mit **verminderter** oder **fehlender Aufnahme** stellen sich als sog. **kalte** Areale dar. Bei **erhöhter Aufnahme** liegt ein **heißer** Bereich vor (➤ Abb. 7.2). Korreliert ein knotiger Tastbefund mit Bereichen spezieller Funktion, spricht man von kalten oder heißen Knoten.

FRAGE

Welche **Funktionsuntersuchungen** stehen zur Verfügung, um eine **Hyperthyreose** zu sichern?

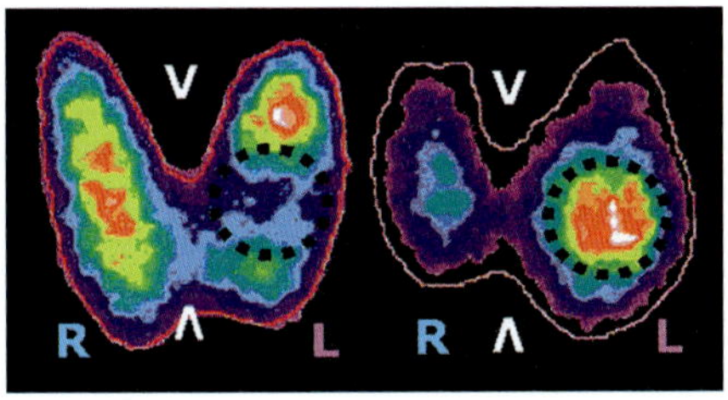

Abb. 7.2 Heiße Knoten bei der Schilddrüsenszintigrafie [M498]

Antwort Die wichtigsten Untersuchungen sind die Messung der Konzentration der Hormone **T_3** und **T_4** sowie des hypophysären Hormons **TSH** im Serum. Im Prinzip weckt die Erhöhung eines oder beider Schilddrüsenhormone den Verdacht auf eine Hyperthyreose. Die TSH-Werte werden radioimmunologisch bestimmt und sind bei manifester Hyperthyreose erniedrigt. Beim **TRH-Test** kommt es bei Vorliegen einer hyperthyreoten Stoffwechsellage zu keinem TSH-Anstieg nach TRH-Injektion (= negativer TRH-Test).

Isotopenuntersuchungen ermöglichen weiterhin die quantitative Messung der thyreoidalen Aufnahme von Jod- oder Technetiumisotopen. Ein so erfasster vergrößerter Jodumsatz gibt Anhaltspunkte über Verteilung und Größe hyperthyreoter Schilddrüsenbereiche (= Szintigramm).

FALLBEISPIEL

Eine 50-jährige, bisher gesunde Patientin erhält eine Abdomen-CT mit Kontrastmittel im Rahmen des Notdienstes aufgrund von kolikartigen Schmerzen im Oberbauch. Es zeigt sich eine Cholezytolithiasis. Die Patientin wird stationär aufgenommen und erhält Analgetika. Etwa 2 Stunden später kommt es zu Tachyarrhythmie und einer massiven Blutdrucksteigerung. Weiterhin tritt Fieber bis 41 °C auf. Die Patientin ist zunächst erregt, dann desorientiert und wird zunehmend somnolent.

FRAGE

Was könnte vorliegen?

Antwort Es handelt sich wahrscheinlich um eine **thyreotoxische Krise** nach Gabe eines jodhaltigen Kontrastmittels. Die Patientin bedarf einer sofortigen intensivmedizinischen Überwachung, da die Letalität der thyreotoxischen Krise bei 30–50 % liegt.

MERKE

Die Wirkung eines jodhaltigen Kontrastmittels hält einige Wochen an, sodass eine Szintigrafie keinen Aussagewert hat. Der Einsatz von jodhaltigen Kontrastmitteln kann bei Vorliegen einer Hyperthyreose eine thyreotoxischen Krise auslösen!

FRAGE

Nennen Sie bitte einige Maßnahmen im Rahmen der **Behandlung einer thyreotoxischen Krise**.

Antwort Wichtige Maßnahmen sind:
- intensivmedizinische Überwachung
- Thyreostatika: Thiamazol 4 × 40 mg/d i. v.
- Prednisolon 100–200 mg/d i. v.
- bei Tachykardie Betablocker i. v. und Monitorüberwachung
- reichlich Flüssigkeit und Kalorienzufuhr
- Infektprophylaxe, Fiebersenkung, Thromboseprophylaxe
- bei Tachyarrhythmie evtl. Digitalisierung

7.4 Hypothyreose

FALLBEISPIEL

Ein 52-jähriger Patient berichtet über eine stetige Zunahme des Körpergewichts. Weiterhin klagt der Patient über Müdigkeit und berichtet, ständig zu frieren. Bei der körperlichen Untersuchung finden sich keine Auffälligkeiten. Blutdruck 140/80 mmHg und Puls 54/min. Folgende Laborwerte liegen vor: Glukose 110 mg/dl, Hb 14,0 g/dl, Cholesterin 360 mg/dl, TSH 40 mU/l, Kreatinin 1,3 mg/dl.

FRAGE

Was vermuten Sie?

Antwort Es liegt offenbar eine **Hypothyreose** vor. Insbesondere der TSH-Wert ist massiv erhöht (Normbereich: 0,4–4,5 mIE/l).

FRAGE

Welche **pathologischen Zustände** führen zu einer **Hypothyreose**? Wie äußert sich das klinische Bild einer Altershypothyreose?

PLUS Der Tagesbedarf bei Erwachsenen liegt zwischen 100 und 200 µg L-Thyroxin.

Antwort Unter Hypothyreose versteht man ein Krankheitsbild, bei dem die Körperzellen nicht ausreichend mit Schilddrüsenhormonen versorgt werden. Man unterscheidet angeborene und erworbene sowie primäre, sekundäre und tertiäre Formen.

Die **primäre Hypothyreose** ist durch die ungenügende Hormonproduktion einer gestörten Schilddrüsenfunktion bedingt. Das häufigste Beispiel für eine erworbene primäre Hypothyreose ist die autoimmunogene **Hashimoto-Thyreoiditis**. Weitere Ursachen sind **neoplastischen**, **strahleninduzierten** oder **medikamentösen** Ursprungs. Angeborene primäre Hypothyreosen sind Schilddrüsenaplasien und Schilddrüsendysplasien. Unter **„Kretinismus"** versteht man in diesem Zusammenhang ein Krankheitsbild, das als irreversible Folge einer prä- oder perinatalen Schilddrüseninsuffizienz aufzufassen ist.

Sekundäre Hypothyreosen entstehen durch fehlende TSH-Sekretion (z. B. nach Hypophysenvorderlappennekrose), während **tertiäre Hypothyreosen** durch fehlende TRH-Ausschüttung hervorgerufen werden und somit hypothalamisch bedingt sind.

Das klinische Bild einer Hypothyreose ist abhängig vom Manifestationszeitpunkt und Schweregrad der Funktionsminderung. Die **Altershypothyreose** ist durch einen verlangsamten Stoffwechsel geprägt. Subjektive Beschwerden sind:

- Schwäche und Kälteintoleranz
- Gewichtszunahme und Müdigkeit
- Interesselosigkeit, Leistungsabfall, Konzentrationsschwäche
- Bradykardie

Das Vollbild ist durch generalisierte Hautveränderungen im Sinne eines **Myxödems** gekennzeichnet. Ferner sind eine **kühle**, **trockene**, meist verdickte und **schuppige Haut**, **struppiges Haar** sowie eine raue und **heisere Stimme** typisch.

MERKE

Eine Substitution mit L-Thyroxin muss man einschleichend beginnen, da sonst kardiale Nebenwirkungen (z. B. Herzrhythmusstörungen) auftreten können.

FRAGE

Was ist eine **blande Struma** und wie **behandelt** man sie?

Antwort Eine blande Struma bedeutet eine **nichtentzündliche** und **nichtmaligne** Schilddrüsenvergrößerung bei **euthyreoter** Stoffwechsellage. Hauptursache dieser häufigsten endokrinologischen Erkrankung ist der exogene **Jodmangel**, der ca. 15 % der Bevölkerung in Deutschland betrifft.

PLUS In Gebirgsgegenden ist ein Jodmangel bzw. eine Struma häufiger als an der Küste (Fischkonsum).

Seltenere Auslösefaktoren sind strumigene Nahrungsbestandteile, Medikamenteneinnahme, angeborene Dyshormonogenese und immunologische Ursachen, die die Ausbildung einer Struma fördern. Die WHO unterteilt verschiedene Stadien (➤ Tab. 7.3).

Mittel der ersten Wahl ist bei jüngeren Patienten die **Schilddrüsenhormonsubstitution**. Eine frühe Therapie mit L-T_4-Monopräparaten ist indiziert. Die Dosierung erfolgt einschleichend. Optimal ist die Menge an zugeführtem Schilddrüsenhormon, bei der eine TSH-Antwort im TRH-Test gerade noch ausbleibt und der T_4-Serumwert normal ist. Nach 1–2 Jahren kann bei Größenabnahme der Drüse die Dosis reduziert und mit einer **Rezidivprophylaxe** mit **Jodid** fortgesetzt werden. Bei jungen Patienten ist primär ein Versuch mit Jodid indiziert.

Tab. 7.3 Stadieneinteilung der Struma gemäß WHO

Grad	Definition
0	keine Struma sichtbar oder tastbar
I	Struma tastbar
I a	bei normaler Kopfhaltung Struma nicht sichtbar; kleinere Knoten tastbar bei sonst normaler Schilddrüse
I b	Struma nur bei rekliniertem Kopf sichtbar
II	Struma bei normaler Kopfhaltung sichtbar und tastbar
III	sehr große Struma oder Vorliegen einer oberen Einflussstauung, auf Distanz sichtbar

Eine **operative** Therapie ist bei mechanischer Kompression von Nachbarstrukturen, bei Autonomie und bei Malignomverdacht indiziert. In der Regel wird dann die Schilddrüse subtotal reseziert. Ist eine Operation zu risikoreich (alte Patienten), kann eine **Radiojodtherapie** angewandt werden.

7.5 Thyreoiditiden

FRAGE

Wann spricht man von einer **Thyreoiditis**? Welche pathogenetischen bzw. histologischen Unterschiede weisen die verschiedenen Arten auf?

TIPP Zuerst eine allgemeine Definition nennen und danach in die Differenzialdiagnose einsteigen.

Antwort Man spricht von einer Thyreoiditis, wenn entzündliche Vorgänge das Organ in Gestalt und Funktion verändern. Dabei handelt es sich um eine heterogen zusammengesetzte Krankheitsgruppe, deren Gemeinsamkeit in einer histologisch nachweisbaren entzündlichen Schilddrüseninfiltration liegt. Gemäß dem klinischen Erscheinungsbild, der Ursache und dem Verlauf ist eine Unterteilung in akute, subakute und chronische Thyreoiditiden ausreichend.

Bei der **akuten Thyreoiditis** handelt es sich um eine **bakterielle** (meist Streptokokken oder Staphylokokken) oder um eine **Strahlen**-Thyreoiditis, beispielsweise infolge einer Radiojodbehandlung.

Bei der **subakuten Thyreoiditis** liegt eine abakterielle, granulomatöse Entzündung der Schilddrüse, vermutlich **viraler** Genese (z. B. Mumps, Masern, Mononukleose), vor. Die granulomatösen Veränderungen treten in Form von **histiozytären**, **lymphozytären** und **plasmazellulären** Infiltrationen, in Verbindung mit **Riesenzellen** teils vom Langhans- und teils vom Fremdkörpertyp auf (Thyreoiditis de Quervain).

Die relativ häufig vorkommenden **chronischen Autoimmunthyreoiditiden (Hashimoto)** werden wahrscheinlich durch eine angeborene Störung der immunologischen Kontrolle verursacht, wobei es zur Bildung von autoaggressiven **T-Lymphozyten** und humoralen Antikörpern gegen Thyreoglobulin **(TAK)** und mikrosomale Zellbestandteile **(Anti-TPO-AK)** kommt. Es folgt eine zytotoxische Reaktion mit erheblicher Vermehrung des lymphatischen Gewebes und langsamer Zerstörung des Schilddrüsenparenchyms.

Die **Riedel-Struma**, als besondere Form der Thyreoiditis, ist eine unklare fibrös invasive Entzündung der Schilddrüse, die zu einem **steinharten**, mit den umgebenen Strukturen **fest verbackenen Kropf** führt.

FRAGE

Welche chronische Thyreoiditisform tritt am häufigsten auf und wie sieht die Therapie aus?

Antwort Unter den chronischen Thyreoiditiden tritt die hypertrophe lymphozytäre Autoimmunthyreoiditis (Hashimoto-Thyreoiditis) am häufigsten auf. Die Diagnose stützt sich auf den Nachweis von hochtitrigen **Schilddrü-**

senantikörpern (Thyreoglobulin-AK, mikrosomale AK) und auf den typischen histologischen Befund in der **Punktionszytologie**. Weiterhin muss ein Schilddrüsenmalignom ausgeschlossen sein.

Nach gesicherter Diagnose erfolgt eine **lebenslange Substitution** mit Schilddrüsenhormonen (z. B. 100 µg L-Thyroxin), da die Hashimoto-Thyreoiditis fast immer durch Parenchymuntergang zur Hypothyreose führt. Eine Restitutio ad integrum ist nicht zu erwarten. Eine initiale Hyperthyreose kann in seltenen Fällen eine vorübergehende antithyreoideale Medikation erforderlich machen. Die Operation ist bei erheblichen lokalen Komplikationen sowie bei Malignomverdacht indiziert.

7.6 Schilddrüsenkarzinom

FRAGE
Erzählen Sie uns etwas über das Schilddrüsenkarzinom und sein **klinisches Bild**. Vielleicht kennen Sie eine **Einteilung**?

Antwort Schilddrüsenkarzinome sind mit einer Häufigkeit von etwa 0,5–1 % unter allen Karzinomen vertreten. Mit dem Alter nimmt die Erkrankungswahrscheinlichkeit zu, wobei **Frauen** häufiger als Männer betroffen sind. Karzinome vom **differenzierten Typ** sind in über 65 % bei Malignomen der Schilddrüse zu beobachten.

Frühsymptome sind:

- Knotenbildungen und Verhärtungen der Schilddrüse
- palpable Lymphknoten im Kopf-Hals-Bereich

Als **Spätsymptome** müssen betrachtet werden:

- Schmerzen
- Heiserkeit (Rekurrensparese oder Kehlkopfinfiltration), Stridor
- keine Schluckverschieblichkeit der Schilddrüse
- lokale Exulzerationen
- Horner-Symptomkomplex

Es gibt folgende **histologische Einteilung**:

- **differenzierte** Karzinome:
  - papilläres Karzinom (ca. 60 % aller Schilddrüsen-Ca) → lymphogene Metastasen → zervikale LK
  - follikuläres Karzinom (ca. 30 % aller Schilddrüsen-Ca) → hämatogene Metastasen → Knochen, Lunge
- **undifferenzierte** (anaplastische) Karzinome (ca. 5 %) → hämatogene und lymphogene Metastasierung: Histologie: spindelzellig, polymorphzellig, kleinzellig
- **C-Zell-Karzinom** = medulläres Schilddrüsenkarzinom (ca. 5 %)
- **Sarkome** (selten)
- **Metastasen** anderer Primärtumoren

Meist bleibt die Schilddrüsenfunktion euthyreot, außer wenn hormonproduzierende Tumoren vorliegen.

FRAGE

Schildern Sie genau die **Untersuchung** der Schilddrüse bei der allgemeinen körperlichen Befunderhebung.

TIPP Wird in der mündlichen Prüfung eine praktische Untersuchung verlangt, sollte man jeden Untersuchungsschritt kommentieren.

Antwort Die Untersuchung der Schilddrüse ist in die Untersuchung der Halsregion integriert.

Zunächst wird die Schilddrüsenregion inspiziert. Bei einseitiger Vergrößerung wird dabei eine Asymmetrie auffallen. Ist die gesamte Drüse vergrößert, wird man durch die Zunahme des Halsumfangs bzw. eine Vorwölbung darauf aufmerksam. Die Schilddrüse tastet man als weiche und schluckverschiebliche Masse. Eine sichere Beurteilung ist mit der Innenfläche der Finger durch Umgreifen des Halses von dorsal möglich. Dabei werden die Daumen und die Handflächen des Untersuchers als Stützen am seitlichen Hals leicht aufgelegt.

FRAGE

Wie **diagnostizieren** Sie ein Schilddrüsenkarzinom und welche **differenzialdiagnostischen** Überlegungen stellen Sie an?

Antwort Entscheidend für die Verdachtsdiagnose ist der **Tastbefund**. Dies gilt besonders beim fixierten, schnell wachsenden Tumor. Danach wird eine **Sonografie** durchgeführt, mittels deren knotige Strukturen bis hinab zu einem Durchmesser von 0,5 cm dreidimensional darstellbar sind. Diese Untersuchung ist zur Dokumentation und Verlaufskontrolle eines fraglichen Befunds unentbehrlich geworden. Eine **Schilddrüsenpunktion** unter sonografischer Kontrolle sollte sich anschließen.

Jodspeichernde Metastasen bzw. Schilddrüsenbezirke werden mit der Ganzkörper- bzw. **Schilddrüsenszintigrafie** erfasst. Bei einer Schilddrüsenszintigrafie sind kalte Areale, d. h. hypoaktive Bezirke, eher malignomverdächtig als heiße (hyperaktive) Knoten. Bei Nachweis eines kalten Knotens wird die Entnahme einer **Histologie** im Schnellschnittverfahren durch eine Operation zur Festlegung der Diagnose angestrebt. Trachea-Spezialaufnahmen zeigen besonders gut eine Verdrängung. Der **Ösophagusbreischluck** und das zervikale bzw. mediastinale **CT** zeigen die lokale Ausbreitung eines Malignoms.

Differenzialdiagnostisch kommen autonomes Schilddrüsengewebe, Abszesse, Zysten, regressive Veränderungen, Riedel-Struma oder Metastasen anderer Primärtumoren (besonders Hypernephrom) in Betracht.

7.7 Nebennierenrindeninsuffizienz

FRAGE

In welchen **Zonen** der **Nebennierenrinde** werden die einzelnen Hormone gebildet?

Antwort Die Nebennierenrinde wird in drei Zonen unterteilt:
- **Zona glomerulosa**: Mineralokortikoide (Aldosteron)
- **Zona fasciculata**: Glukokortikoide (Kortisol)
- **Zona reticularis**: Androgene (Dehydroepiandrosteron)

TIPP Anatomische Fragen zum Organaufbau finden sich in ca. 10 % der Prüfungsprotokolle.

MERKE Nebennierenmark = Bildungsort der Katecholamine

FRAGE
Um welche Uhrzeit findet sich physiologisch im Serum der höchste Kortisolspiegel?

Antwort Die Sekretion von Glukokortikoiden erfolgt nach einer **zirkadianen Rhythmik**. Die höchsten Konzentrationen finden sich zwischen 5 und 9 Uhr morgens.

FRAGE
Was verstehen Sie unter **chronischer** und **akuter Nebennierenrindeninsuffizienz**? Welche **Ätiologie** ist Ihnen bekannt?

Antwort Bei der **primären chronischen** NNR-Insuffizienz **(Morbus Addison)** handelt es sich um eine anatomische Läsion bzw. Schädigung der NNR mit Ausfall der für die Bildung von Gluko- und Mineralokortikoiden verantwortlichen Zellen. Die häufigste Ursache ist eine fibrosierende Entzündung aufgrund von Autoimmunprozessen **(Autoimmunadrenalitis)** oder Virusinfektionen. Tuberkulose und Pilzinfektionen sind neben granulomatösen Entzündungen, Amyloidose oder Metastasen weitere mögliche Ursachen für einen Morbus Addison.

Die **akute primäre** NNR-Insuffizienz, die **Addison-Krise**, tritt 6–12 h nach größeren Belastungen (z. B. Operation, Infekt, Trauma, Waterhouse-Friderichsen-Syndrom) auf, die einen gesteigerten Bedarf an Nebennierenrindenhormonen hervorrufen. Meist lag bereits eine unerkannte latente Nebenniereninsuffizienz vor.

Besonders die **abrupte Unterbrechung** einer länger andauernden **Steroidtherapie** kann zu dieser endokrinologischen Krise (= **sekundäre NNR-Insuffizienz**) führen, die sich oft einige Tage vorher durch Nausea und Adynamie ankündigt. Aus diesem Grund wird bei Absetzen einer Medikation mit Steroiden die Dosis langsam verringert („ausschleichen"), um den körpereigenen Regulationsmechanismen Zeit zu geben, eine ausreichende Hormonsynthese wieder aufzubauen.

FRAGE
Wie **diagnostizieren** Sie einen Morbus Addison? Welche **Therapie** ist bei der akuten bzw. chronischen NNR-Insuffizienz angezeigt?

Antwort Das **klinische Vollbild** des Morbus Addison ist durch folgende Befunde gekennzeichnet:

TIPP Man muss zwischen der Therapie der Addison-Krise und der Behandlung der chronischen NNR-Insuffizienz differenzieren. Auf die Dosierung von Medikamenten kann man verzichten.

- Hypotonie und Tachykardie
- Müdigkeit, leise Stimme
- Diarrhö, Gewichtsabnahme, Appetitlosigkeit, Spontanhypoglykämie

Die **Hyperpigmentation** durch erhöhte Produktion von ACTH und MSH (melanozytenstimulierendes Hormon) ist ein wesentliches Leitsymptom der primären NNR-Insuffizienz.

Die typische **Serum-Elektrolytkonstellation** ist:

- Hyperkaliämie
- Hyponatriämie
- Hyperphosphatämie
- Hypochlorämie

Im Blut finden sich eine normochrome **Anämie**, **Lymphozytose** und **Eosinophilie**. Das Plasmarenin ist um ein Vielfaches erhöht. Die Diagnose wird durch den negativen Ausfall des **ACTH-Stimulationstests** und den erniedrigten **Serum-Kortisol-Morgenwert** gesichert. Bei sekundärer (= hypophysär bedingter) NNR-Insuffizienz dagegen würde der Kortisolspiegel nach ACTH-Stimulation um das 2- bis 3-Fache ansteigen.

Die Therapie bei Morbus Addison besteht in einer **oralen Substitution** von **Hydrokortison** (30–50 mg/d) und einem **Mineralokortikoid** (0,05–0,1 mg/d, z. B. 9-α-Fluorocorticoid). Kochsalz (6–10 g) sollte reichlich zugeführt werden. Präoperativ oder in anderen Belastungssituationen muss die Kortisondosis für mehrere Tage um das 2- bis 5-Fache erhöht werden. Dagegen ist bei der Addison-Krise initial der Ausgleich des Natrium-, Kalium- und Wasserdefizits bzw. die Azidosebekämpfung vordringlich, da erst dann die Arteriolen auf Kortison reagieren. Die Hydrokortisondosis (initial 100 mg i. v., danach 200 mg/24 h) wirkt erst mit einer Latenz von 4–6 h, sodass inzwischen oft eine Kreislaufstabilisierung mit Vasokonstriktoren notwendig ist. Eine Gabe von Mineralokortikoiden erhält den Natriumbestand.

MERKE Morbus Addison: **Hyper**kaliämie, **Hyper**phosphatämie, **Hypo**natriämie, **Hypo**chlorämie

7.8 Morbus Cushing, adrenogenitales Syndrom

FRAGE
Was ist ein **Morbus Cushing** oder Cushing-Syndrom?

Antwort Das Cushing-Syndrom resultiert entweder **endogen** aus einer Überproduktion von Kortisol in der Zona fasciculata der Nebennierenrinde (= NNR) oder entsteht durch **exogene** Zufuhr von Glukokortikoiden.

Der endogene exzessive Hyperkortisolismus ist keine häufige Erkrankung und betrifft mehr Frauen als Männer, bevorzugt in der 3.–4. Lebensdekade. Dabei unterscheidet man zentrale, adrenale sowie durch ektopische ACTH-Bildung (paraneoplastisches Syndrom) verursachte Formen.

Das **zentrale** Cushing-Syndrom (ca. 70 % der Fälle) kann entweder primär-hypophysär durch ein autonomes **ACTH-bildendes Adenom** oder primär-hypothalamisch durch eine Störung des Regelkreises mit vermehrter CRF-Bildung (corticoid releasing factor) bedingt sein.

Dem **adrenalen (peripheren)** Cushing-Syndrom (ungefähr 20 % der Fälle) liegen, nach Häufigkeit geordnet, **NNR-Adenome**, **NNR-Karzinome** oder in seltenen Fällen eine primäre grobknotige **NNR-Hyperplasie** zugrunde. Die meist einseitigen NNR-Adenome sind gutartig und können bis zu 30 g wiegen. Es kommt zur kontralateralen NNR-Atrophie durch maximale Suppression der ACTH-Sekretion. NNR-Karzinome sind hoch maligne und zeichnen sich durch Bildung atypischer Steroide aus.

Die **ektope ACTH-Bildung** (ca. 10 % der Fälle) im Rahmen eines paraneoplastischen Syndroms ist besonders beim **kleinzelligen Bronchialkarzinom** bekannt.

FRAGE

Welche **Maßnahmen** ergreifen Sie, um ein Cushing-Syndrom zu sichern?

Antwort Klinische Befunde wie Vollmondgesicht, Stammfettsucht, Hämatome, Osteoporose und Striae rubrae reichen nicht zur Diagnose eines Cushing-Syndroms aus. Es muss eine Absicherung durch **Hormonanalysen** erfolgen. Die Anamnese kann ein Cushing-Syndrom durch exogene Glukokortikoidzufuhr abgrenzen.

TIPP Die verschiedenen Ursachen eines Cushing-Syndroms sollten in der Antwort differenzialdiagnostisch voneinander abgegrenzt werden.

Hinweise zur Unterscheidung zwischen zentralem und adrenalem Morbus Cushing sind durch den **Dexamethason-Hemmtest** (8 mg über 2 d) möglich. Bei der zentralen Form sinkt dabei im Gegensatz zur adrenalen oder paraneoplastischen Form die Ausscheidung von freiem Kortisol im 24-h-Urin um 50 % ab. Eine Plasmakortisolerhöhung bei aufgehobener Tagesrhythmik sollte vorher bereits nachgewiesen worden sein.

Die **CT** weist NNR-Adenome und -Karzinome nach und stellt eine Vergrößerung beider Nebennieren beim zentralen Morbus Cushing fest. Die Tomografie der Sella, das axiale und koronare Schädel-CT und die **MRT** können zum Nachweis von Hypophysenadenomen herangezogen werden.

Die klinisch wichtigste Differenzialdiagnose stellt die Adipositas, verbunden mit einem Diabetes mellitus und Hypertonus, dar, weil auch hier eine Plasmakortisolerhöhung zu beobachten ist.

MERKE

Bei Verdacht auf ein Cushing-Syndrom muss eine Adipositas mit Hypertonie und Diabetes mellitus ausgeschlossen werden, die auch zu erhöhtem Plasmakortisol führen können.

FALLBEISPIEL

Nebenstehend finden Sie das Bild eines weiblichen Kindes, bei dem Veränderungen im Bereich des äußeren Genitales aufgefallen sind (➤ Abb. 7.3).

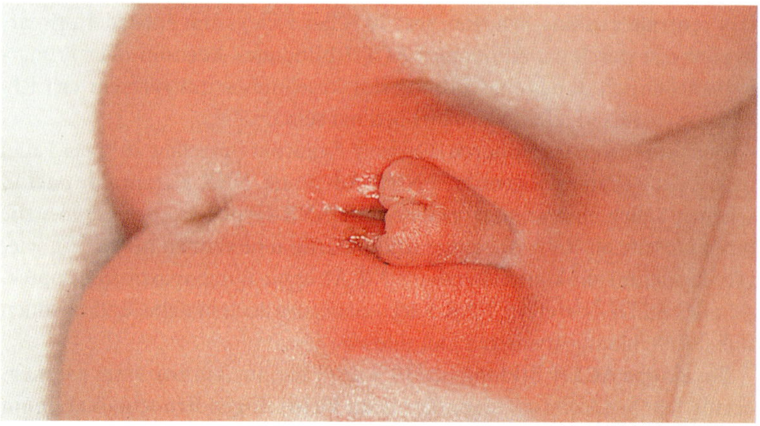

Abb. 7.3 Äußeres Genitale eines weiblichen Säuglings [E493]

FRAGE
Was vermuten Sie?

Antwort Auffällig ist die Klitorishypertrophie, die fast als Phallus imponiert. Es könnte ein adrenogenitales Syndrom (AGS) vorliegen.

FRAGE
Erläutern Sie bitte das **adrenogenitale Syndrom** (= AGS) und beschreiben Sie die **Klinik** der häufigsten hereditären Form beim weiblichen Geschlecht.

Antwort Es liegt eine **vermehrte Bildung von Androgenen** aufgrund eines Enzymdefekts der Kortisolsynthese in der Nebennierenrinde vor. Je nach Defekt sind Kortisol- und/oder Aldosteronsynthese vermindert. Häufigste Ursache des hereditären AGS ist der 21-Hydroxylase-Defekt, der mit oder ohne Salzverlust auftreten kann. Beim **kompletten 21-Hydroxylase-Defekt** finden sich:

- schwerer Salzverlust mit Hyponatriämie und Hyperkaliämie
- Dehydratation und Hypotonie
- Niereninsuffizienz
- Diarrhö, Erbrechen

Klinisch steht beim weiblichen Säugling eine penisartige Klitoris im Rahmen des **Pseudohermaphroditismus femininus** im Vordergrund. Die vorzeitige Beschleunigung des Körperwachstums und der Knochenreifung mit **frühem Epiphysenschluss** ab dem 2. Lebensjahr kommt um das Ende des 1. Lebensjahrzehnts zum Stillstand. Pubes- und Axillarbehaarung erscheinen bereits ab dem 2.–4. Lebensjahr **(Pseudopubertas praecox)**. Typisch ist ein vorzeitiger Stimmbruch. Häufig kommt es zu psychiatrischen Auffälligkeiten, wie Krampfanfällen und Verhaltensstörungen.

7.9 Hyperaldosteronismus

FRAGE
Was verstehen Sie unter einem **Hyperaldosteronismus**?

Antwort So werden Krankheitsbilder bezeichnet, die durch eine erhöhte Aldosteronsekretion bzw. verminderten Aldosteronabbau charakterisiert sind. Aldosteron wird in der Zona glomerulosa der NNR produziert.

Dem seltenen **primären** Hyperaldosteronismus oder **Morbus Conn** liegt in 70–80 % der Fälle ein meist gutartiges einzelnes **Adenom**, in 20–30 % der Fälle eine **bilaterale Hyperplasie** der Zona glomerulosa der NNR und sehr selten ein **NNR-Karzinom** zugrunde. Diagnostisches Leitsymptom ist die hypokaliämische Hypertonie mit einer ausgeprägten metabolischen Alkalose.

Die Ursachen des **sekundären** Hyperaldosteronismus liegen außerhalb der NNR und sind entweder durch eine **erhöhte** Stimulierung der **Aldosteronbildung** und/oder den **verminderten Abbau** des Aldosterons bedingt. Sehr häufig besteht eine gesteigerte Reninsekretion. Dieses Krankheitsbild wird in folgende Kategorien eingeteilt:

- **mit Hypertonus**: maligne Hypertonie, renovaskuläre Hypertonie, reninsezernierende Tumoren
- **ohne Hypertonus**: nephrotisches Syndrom, tubuläre Nephropathien
- **mit Störungen des Aldosteronabbaus**: Leberzirrhose, Herzinsuffizienz
- **funktionelle Zustände**: Stimulierung des Renin-Angiotensin-Aldosteron-Systems z. B. durch Laxanzienabusus

FRAGE
Welchen wichtigen klinischen Unterschied weist der **primäre Hyperaldosteronismus** gegenüber dem sekundären, z. B. bei Leberzirrhose, häufig auf? Welche **therapeutischen Richtlinien** kennen Sie?

Antwort Beim primären Hyperaldosteronismus besteht durch die Plasmanatriumerhöhung eine **Hypertonie**. Dagegen liegt beim sekundären Hyperaldosteronismus meist keine Hypertonie, sondern eine vermehrte Ödemneigung vor (Ausnahme: renovaskulärer Hyperaldosteronismus). Dies ist eine wesentliche Ursache für die Aszitesbildung bei Leberzirrhose. Die Therapie der Wahl beim aldosteronbildenden Adenom ist nach Korrektur des Elektrolythaushalts die **Adrenalektomie**. Die Anwendung von **Spironolacton** bildet eine Haupttherapiesäule des sekundären Hyperaldosteronismus.

7.10 Phäochromozytom

FALLBEISPIEL
Ein junger Mann kommt zu Ihnen in die Praxis und klagt über anfallsweise auftretendes Herzklopfen, Schwitzen und Kopfschmerzen. Gerade hätte er eine solche Episode

gehabt, und ein Apotheker habe einen Blutdruck von 225/135 mmHg gemessen. Jetzt fühle er sich wieder wohl. Nachdem der Patient dies erzählt hat, messen Sie den Blutdruck und finden einen Wert von 135/85 mmHg.

FRAGE

An welche Verdachtsdiagnosen denken Sie?

Antwort Bei der erwähnten Anamnese und Symptomatik würde man die Verdachtsdiagnose eines **Phäochromozytoms** stellen. Differenzialdiagnostisch könnte eine Hyperthyreose bzw. ein autonomes Schilddrüsenadenom vorliegen. Das Phäochromozytom stellt einen meist **gutartigen Tumor** des **chromaffinen Gewebes** im **sympathikoadrenalen System** dar, der durch überschießende Katecholaminproduktion und -sekretion zur anfallsweisen oder ständigen **Blutdrucksteigerung** führt. In 80–90 % der Fälle findet sich der Tumor unilateral im Nebennierenmark, bevorzugt auf der rechten Seite. Die übrigen Fälle entfallen auf extraadrenale Lokalisationen im lumbalen oder thorakalen Symphatikusnervengeflecht. Meist tritt die Symptomatik zwischen dem 20. und 50. Lebensjahr auf. Ungefähr 10 % der Fälle sind mit einer Neurofibromatose vergesellschaftet.

FRAGE

Vervollständigen Sie bitte die **klinische Symptomatik** des Phäochromozytoms. Beschreiben Sie mögliche **Verlaufsformen** bei diesem Krankheitsbild.

Antwort Das Leitsymptom beim Phäochromozytom ist der **Hochdruck**, der in über der Hälfte der Fälle als Dauerhochdruck und in den übrigen Fällen in Form von Blutdruckkrisen auftritt. Weiterhin sind typisch:

- Kopfschmerz, Nervosität und Schweißausbrüche
- Zittern und Herzrasen
- Nausea und Gesichtsblässe
- Gewichtsverlust

Man unterscheidet folgende Verlaufsformen:

- **paroxysmale Hypertonie** (ca. 40 % der Fälle): plötzlich beginnende **RR-Krisen**, die entweder spontan oder durch äußere Einflüsse (Aufstehen, Sport) ausgelöst werden. Die Anfallsdauer liegt meistens zwischen 15 und 120 min. Der Blutdruck kann im Anfall Werte von 250/150 mmHg erreichen. Nach Beendigung der Krise sind häufig eine Harnflut und eine Hautrötung zu beobachten. Danach treten fast immer eine Hypotonie und ein Erschöpfungszustand ein.
- **persistierende Hypertonie** (ca. 60 % der Fälle): Der Dauerhochdruck führt zur Linksherzhypertrophie und Linksinsuffizienz sowie zu den bekannten Hypertoniefolgen an Niere, Augenhintergrund und Gehirn.
- **hypotone Verlaufsform**: Nach initial sehr kurzem Blutdruckanstieg kommt es durch Plasmavolumenabnahme zu lang dauernder Hypotonie und ausgeprägter Tachykardie.

MERKE

Maligne Phäochromozytome äußern sich alleine durch ihre Metastasen – nicht durch die Histologie. Das sporadisch auftretende Phäochromozytom ist in ca. 10 % der Fälle maligne.

FRAGE

Welche Maßnahmen stehen Ihnen zur Verfügung, um die **Diagnose** eines Phäochromozytoms zu sichern? Wie sieht die **Therapie** aus?

Antwort Bevor spezielle und teure Untersuchungen zur Tumorlokalisation durchgeführt werden, muss die Diagnose eines Phäochromozytoms labormedizinisch gesichert sein. Die früher angewandten Provokationstests (z. B. Eiswasser, Histamin, Tyramin) sind heute nicht mehr in Gebrauch.

Die erhöhte Katecholaminausschüttung ist das entscheidende Nachweiskriterium für die Diagnose. Es erfolgen eine **Katecholaminbestimmung** im Serum und eine Bestimmung der Metabolite Metanephrin und Normetanephrin sowie des Abbauprodukts **Vanillinmandelsäure** im angesäuerten **24-h-Urin**. Der Harnsammlung muss eine 5-tägige Phase ohne Medikamenteneinnahme und ohne Verzehr katecholaminhaltiger Nahrung (z. B. Briekäse, Rotwein, Bohnenkaffee, Vanille) vorausgegangen sein.

Durch die **Sonografie**, **CT und MRT** lassen sich Nebennierentumoren bis zu einem Durchmesser von 2–3 cm erfassen. Mittels i. v. Pyelogramm werden Nierenbecken verdrängende Tumoren nachgewiesen. Die **Nebennierenmarkszintigrafie** (mit ^{131}Jod-Benzylguanidin) ist für die Lokalisation kleiner Phäochromozytome sowie von Metastasen und chromaffinen Paraganglien am sensibelsten. Oft kommen eine etagenweise Katheterisierung der V. cava inferior ober- und unterhalb der Nebenniere mit Hormonanalyse und eine Angiografie in Betracht.

Die **operative** Entfernung des Tumors ist die Therapie der Wahl. Präoperativ muss das meist erniedrigte Plasmavolumen normalisiert und mit dem α-Blocker Phentolamin prämediziert werden, um intraoperative lebensbedrohliche Blutdruckkrisen zu vermeiden. Die Patienten werden meist über 10–14 Tage mit Phenoxybenzamin oral vorbereitet (Anfangsdosis: 10 mg/24 h p. o. evtl. in Schritten von 10–20 mg steigern), bis Normotonie erreicht ist. Bei Tumoren mit Blutdruckkrisen sind die Erfolge besser als beim Dauerhochdruck, da der länger bestehende Hypertonus bereits fixiert sein kann.

TIPP Hier sollte man die apparative Diagnostik von den funktionellen Untersuchungen differenzieren. Die Frage nach der Therapie ist leicht.

FRAGE

Was stellt zurzeit die beste **bildgebende Diagnostik** für Nebennierentumoren dar?

Antwort Die **MRT** bildet Nebennierenprozesse sehr genau ab. Insbesondere können Lipome mit fast 100-prozentiger Sicherheit diagnostiziert werden. Die Verdachtsdiagnose einer Raumforderung im Bereich der Nebenniere ergibt sich jedoch oft schon sonografisch (➤ Abb. 7.4).

TIPP Radiologischer Co-Prüfer!

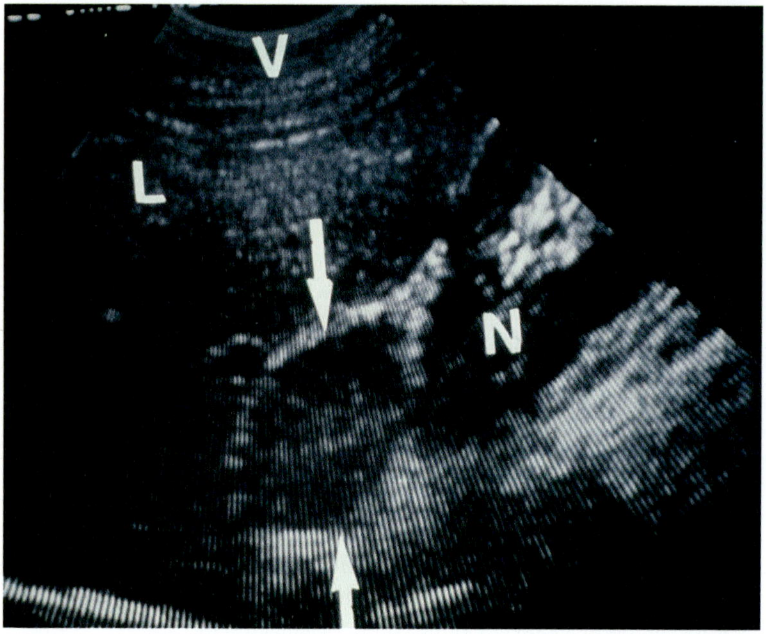

Abb. 7.4 Sonografie eines Nebennierentumors rechts (N = Niere, L = Leber, V = Vene) [M498]

7.11 Hypoparathyreoidismus

FRAGE

Welche **Ursachen** führen zu einem Hypoparathyreoidismus? Was sind typische klinische **Symptome**?

Antwort Die Unterfunktion der Nebenschilddrüse verursacht einen Parathormonmangel. Man unterscheidet primäre oder idiopathische von sekundären oder erworbenen Formen.

Der seltene **primäre** Hypoparathyreoidismus kann Folge von Autoimmunendokrinopathien oder Folge einer Aplasie bzw. Hypoplasie der Epithelkörperchen **(Di-George-Syndrom)** sein. Als **Pseudohypoparathyreoidismus** bezeichnet man eine Parathormonresistenz der Erfolgsorgane mit den klinischen Zeichen eines Hypoparathyreoidismus, aber mit Epithelkörperchenhyperplasie und Parathormonüberschuss im Blut. Beim häufigen **sekundären** Hypoparathyreoidismus kommen ätiologisch hauptsächlich zwei Faktoren in Betracht:

- **postoperativ** nach Schilddrüsen- oder Kehlkopfeingriffen (versehentliche Entfernung der Epithelkörperchen 1–4 %)
- **neoplastische Infiltration** der Epithelkörperchen

Das klassische Bild eines Hypoparathyreoidismus ist durch eine **Hypokalzämie**, die zu einer gesteigerten neuromuskulären Erregbarkeit führt, gekennzeichnet. Typisches klinisches Zeichen ist der **tetanische Anfall** mit schmerzhaften, vorwiegend symmetrischen Krämpfen der Extremitätenmuskulatur. Es treten sowohl isolierte periphere Spasmen (Karpopedalspasmen) als auch organbezogene Krampfzustände (Stenokardien, Gallenkoliken, Broncho- und Laryngospasmen) auf.

Als weitere Befunde können **Kataraktbildung**, **Papillenödem**, **Zahnhypoplasien** und **Stammganglienverkalkungen** vorkommen. Im EKG findet sich möglicherweise aufgrund der Hypokalzämie eine QT-Verlängerung.

FRAGE
Eine **latente Tetanie** kann durch das Prüfen einiger einfacher Zeichen bei der körperlichen Untersuchung erkannt werden.

Antwort Folgende Zeichen können bei der körperlichen Untersuchung des Patienten eine latente Tetanie aufdecken und auf einen Hypoparathyreoidismus hinweisen:

- **Chvostek-Zeichen**: homolaterale zuckende Kontraktionen der Gesichtsmuskulatur (z. B. M. orbicularis oculi) bei Beklopfen des N. facialis
- **Trousseau-Zeichen**: Pfötchenstellung der Finger nach Kompression des Oberarms mittels einer Blutdruckmanschette
- **Faustzeichen**: Bei Druck auf den Sulcus bicipitalis brachii schließt sich die Hand zur Faust.

Weiterhin tritt oft nach wenigen forcierten Atemzügen eine sog. **Hyperventilationstetanie** (mit Karpopedalspasmen, Schwindel etc.) auf.

TIPP Die körperlichen Untersuchungsmethoden sollten immer Bestandteil der Antwort sein.

7.12 Hyperparathyreoidismus (HPT)

FRAGE
Was stellen Sie sich unter einem Hyperparathyreoidismus vor? Welche **Einteilung** kennen Sie?

Antwort Hyperparathyreoidismus bezeichnet eine Nebenschilddrüsenüberfunktion. Die **primäre** Form wird durch folgende Ursachen hervorgerufen:

- solitäres Adenom (ca. 85 % der Fälle)
- diffuse Hyperplasie aller Epithelkörperchen
- Epithelkörperchenkarzinom

Im Serum und Urin finden sich **Hyperkalzämie**, **Hyperkalzurie**, **Hyperphosphaturie** und **Hypophosphatämie**. Ursache der wegweisenden Hyperkalzämie ist die durch den erhöhten Parathormonspiegel bewirkte

- vermehrte Kalziummobilisation aus dem Skelett,
- erhöhte intestinale Kalziumresorption,
- verstärkte tubuläre Kalziumrückresorption bei gleichzeitiger Hemmung der Phosphatrückresorption.

Dem **sekundären** Hyperparathyreoidismus liegt eine gestörte Kalziumhomöostase zugrunde. Die erhöhte Parathormonsekretion ist Antwort auf eine Hypokalzämie. Hier kann man **renale** und **intestinale Ursachen** unterscheiden. Durch verminderte Bildung von stoffwechselaktivem Vitamin D (1,25-$[OH]_2$-D_3) in der Niere (z. B. bei chronischer Niereninsuffizienz) erfolgt unter anderem eine mangelhafte intestinale Kalziumrückresorption.

Weiterhin wird durch die bei der Niereninsuffizienz meist vorliegende Azidose die renale Kalziumresorption gehemmt. Vor allem chronische Erkrankungen des Magen-Darm-Trakts verhindern bei der sekundären intestinalen Form des Hyperparathyreoidismus eine ausreichende Kalziumresorption.

Der Begriff des **tertiären** Hyperparathyreoidismus wird dann angewendet, wenn die Nebenschilddrüsen nach längerem Bestehen eines sekundären Hyperparathyreoidismus eine **Autonomie** entwickeln und unabhängig von der Serum-Kalziumkonzentration vermehrt Parathormon produzieren.

FRAGE

Wie sieht die **Symptomatik** beim primären Hyperparathyreoidismus aus?

Antwort Die Folgen eines primären Hyperparathyreoidismus (= HPT) lassen sich am besten in folgende Bereiche gliedern:

- Hyperkalzämiesyndrom
- urologisches Syndrom (Nephrolithiasis, Nephrokalzinose)
- Skelettsyndrom
- andere Begleiterkrankungen

Das **Hyperkalzämiesyndrom** umfasst die Symptome Gewichtsreduktion, Anorexie, Obstipation, Meteorismus, Polyurie und Polydipsie. Hornhauttrübungen sowie Kalkablagerungen an den Konjunktiven kommen vor. Im EKG sind QT-Verkürzungen, die von einer U-Welle gefolgt werden, zu beobachten. Weiterhin können sich neurologische Symptome (meist Somnolenz, Verwirrtheit) bis hin zum Koma entwickeln.

Von renaler Seite kommt es sehr häufig zur **Nierensteinbildung** (z. B. aus Kalziumphosphat oder Kalziumoxalat). Je länger der primäre HPT besteht, desto wahrscheinlicher wird das Auftreten einer Nephrokalzinose.

Der klassische Skelettbefund ist die **Osteodystrophia cystica generalisata v. Recklinghausen**. Neben Osteoporose und subperiostären Osteolysen treten lokalisiert Zysten in Form von sog. braunen Tumoren, bevorzugt in den langen Röhrenknochen, auf. Umschriebene Schmerzen oder eine Spontanfraktur können erste Symptome sein. Ulcus ventriculi et duodeni, Pankreatitis, Cholezystolithiasis und Hypertonie sind häufige Begleiterkrankungen des primären Hyperparathyreoidismus.

MERKE Hyperparathyreoidismus: „Stein-, Bein- und Magenpein"

FRAGE

Wie **diagnostizieren** Sie einen **sekundären Hyperparathyreoidismus**?

Antwort Die Symptome des **renalen** oder **intestinalen** Grundleidens stehen in den meisten Fällen im Vordergrund. So muss z. B. bei Niereninsuffizienz oder Malabsorptionssyndrom nach einem sekundären Hyperparathyreoidismus gesucht werden.

TIPP Die Frage ist klinisch relevant, da der sekundäre Hyperparathyreoidismus häufig vorkommt.

Röntgenologisch können die gleichen Knochenveränderungen vorkommen wie beim primären HPT, meist handelt es sich um Kombinationsbilder mit Veränderung der Knochenmasse und Mineralisationsstörungen. Sehr hilfreich für die Diagnose können Aufnahmen der Hand sein, die radial gelegene Resorptionszonen der Endphalangen zeigen können.

Ein erhöhter **Parathormonspiegel** lässt sich radioimmunologisch bestimmen. In ausgeprägten Fällen ist die **alkalische Serum-Phosphatase** erhöht. Eine vermehrte Ausscheidung von Hydroxyprolin und cAMP im Urin als Maß für den verstärkten Knochenumsatz ist nur beim intestinalen sekundären HPT aussagekräftig. Bei Niereninsuffizienz ist auch die Ausscheidung von Hydroxyprolin und cAMP vermindert.

FRAGE
Zählen Sie einige Krankheitsbilder auf, die bei der **Differenzialdiagnose** der **Hyperkalzämie** eine Rolle spielen.

Antwort **Häufige Ursachen** einer Hyperkalzämie sind:
- Fehlbestimmung im Labor
- Knochenmetastasen bei Malignomen
- primärer Hyperparathyreoidismus
- Östrogentherapie bei Mammakarzinom
- paraneoplastisch (Bronchialkarzinom, Plasmozytom)

Seltene ätiologische Faktoren sind:
- Vitamin-D-Vergiftung, Dihydrotachysterol (A. T. 10®)-Überdosierung
- Milch-Alkali-Syndrom
- Sarkoidose
- Hyperthyreose (!)
- Thiazidtherapie (!)
- Lithiumbehandlung
- Morbus Addison
- rheumatoide Arthritis

FRAGE
Eine ausgeprägte Hyperkalzämie kann u. a. schwerwiegende kardiale Auswirkungen haben. Wie **therapieren** Sie eine ausgeprägte Hyperkalzämie **medikamentös**?

Antwort Neben **Diuretika** haben sich in den letzten Jahren Medikamente aus der Gruppe der **Bisphosphonate** durchgesetzt. Sie wirken u. a. stabilisierend auf die Osteoklasten.

PLUS Bisphosphonate werden auch bei Knochenmetastasen (z. B. Mamma-, Prostatakarzinom) eingesetzt, um das ossäre Metastasenwachstum zu hemmen und einer Hyperkalzämie entgegenzuwirken.

7.13 Diabetes mellitus (DM)

FRAGE

Wie **definieren** Sie einen Diabetes mellitus?

Antwort Der Diabetes mellitus ist eine hormonell bedingte Regulationsstörung vor allem des Kohlenhydratstoffwechsels, die auch den Eiweiß- und Fettstoffwechsel in Mitleidenschaft zieht.

Nüchternblutzuckerwerte > 120 mg/dl (6,7 mmol/l) und postprandialer 2-h-Blutzuckerwert > 180 mg/dl sprechen für einen Diabetes mellitus.

Man unterscheidet dabei primäre und sekundäre Diabetesformen, die durch unterschiedliche pathobiochemische und ätiologische Faktoren verursacht werden. Als grobe Einteilung der häufigsten Formen kann man von einem absoluten Insulinmangeldiabetes **(juvenile Form, Typ 1)** und von einem relativen Insulinmangeldiabetes, bei verringerter Ansprechbarkeit der Körperzellen auf Insulin **(Altersform, Typ 2)**, sprechen.

FRAGE

Worüber würde ein junger Patient mit Typ-1-Diabetes-mellitus klagen, und worauf müssten Sie bei der **Anamneseerhebung** achten? Welche **differenzialdiagnostischen** Überlegungen sollten Sie anstellen?

Antwort Patienten mit **DM Typ 1** klagen häufig über folgende Beschwerden:

- Müdigkeit, Schwindel
- gesteigerter Durst (Polydipsie) und Harnflut (Polyurie)
- Gewichtsabnahme trotz Heißhunger
- Oberbauchbeschwerden, Muskelkrämpfe
- Infektanfälligkeit

Das Leiden kann sich auch von einem Tag auf den anderen mit einem hyperglykämischen Koma manifestieren. Bei der Anamneseerhebung ist nach **genetischer** Belastung oder anderen **Risikofaktoren** (z. B. Medikamenteneinnahme, frühere Pankreatitiden) zu fragen. Die Differenzialdiagnose ist entsprechend der vielseitigen Symptomatik breit gefächert.

So ist z. B. bei höherem Gewichtsverlust und ausgeprägter Leistungsminderung an konsumierende Erkrankungen (Tbc, Lymphome, Leukosen etc.) zu denken. Auch eine Hyperthyreose muss ausgeschlossen werden. Bei vermehrtem Durst und Polyurie ist ein Diabetes insipidus in Erwägung zu ziehen. Die Diagnose eines manifesten Diabetes mellitus lässt sich allerdings schnell durch **Blut**- und **Uringlukosebestimmungen** sichern.

FRAGE

Welche Blutglukosekonzentration muss vorliegen, damit eine **Glukosurie** auftritt?

Antwort Normalerweise wird die Glukose aus dem Primärfiltrat vollständig tubulär rückresorbiert. Wird allerdings das tubuläre Transportmaximum für Glukose überschritten, erscheint die Glukose schließlich im Endharn.

Die Plasmaschwellenkonzentration für Glukose beträgt ca. 180 mg/dl. Bei höheren Blutzuckerwerten als 180 mg/dl besteht bei normaler Nierenfunktion eine lineare Beziehung zwischen Blutglukosekonzentration und Glukoseausscheidungsrate im Urin. Für die diabetische Nephropathie mit ausgeprägter Nierenschädigung gilt die Nierenschwelle für Glukose nicht mehr.

TIPP Hier wird zwar nach einem bestimmten Wert gefragt, trotzdem empfiehlt es sich, einige physiologische Erläuterungen zu geben.

FRAGE
Stellen Sie bitte einen längerfristigen allgemeinen **Therapieplan** für einen Patienten mit **juvenilem Diabetes mellitus** auf. Was müssen Sie in diesem Zusammenhang alles beachten?

Antwort Eine akute Stoffwechselentgleisung erfordert die rasche Beseitigung der Hyperglykämie, der Ketose mit metabolischer Azidose und vor allem der Hypovolämie. Bei der Dauertherapie eines juvenilen Diabetes steht die Normalisierung des Blutzuckers im Vordergrund, um diabetische Spätkomplikationen wie Mikro- und Makroangiopathien zu vermeiden. Für eine erfolgreiche Therapie bedarf es der **gründlichen Schulung** und Zusammenarbeit des Patienten vor allem in Bezug auf diätetische und medikamentöse Maßnahmen. Auch soziale Aspekte sind einzuschließen.

Der Patient sollte sehr genau über seine Krankheit und den Verlauf informiert sein. Er muss die Bedeutung der **regelmäßigen Blutzuckerselbstkontrollen** und des Einhaltens seines individuellen **Diätplans** erkennen, um in Eigenmotivation mit seinem Therapeuten zu kooperieren. Eine intensive Körperpflege zur Vermeidung von Infektionen ist wichtig. Das Wirkungsprinzip des Insulins muss ihm genau erklärt werden.

Bei der Langzeittherapie des Typ-1-Diabetes mellitus wird ein möglichst gleichmäßiger Dauerschutz durch **Verzögerungsinsulin** erreicht und die nahrungsabhängigen Bedarfsspritzen werden durch **Normalinsulin** abgedeckt (Basis-Bolus-Konzept). Dieses Basis-Bolus-Konzept wird mit der Injektion eines lang wirkenden Insulins, abends oder zur Nacht, durchgeführt.

Die Insulin-Bolusgabe erlaubt eine flexible Lebensführung in Bezug auf Zeit und Menge der Nahrungsaufnahme sowie auf die körperliche Aktivität. Bei einer derartigen Führung des Diabetes unter Anwendung von Normalinsulin und Dosisselbstanpassung durch den Patienten spricht man von einer **intensivierten Insulintherapie**. Häufige Blutglukosekontrollen durch den Patienten sind unumgänglich. Am konsequentesten lässt sich das Basis-Bolus-Konzept durch steuerbare **Insulinpumpen** (subkutan) realisieren.

TIPP Die Frage ist weit gefächert. Man sollte systematisch die Richtlinien der Therapie des Diabetes mellitus Typ 1 erläutern und dem Prüfer so zeigen, dass man einen Überblick über die Thematik hat.

FRAGE
Sie haben das Stichwort **Insulin** erwähnt. Können Sie bitte die **Pharmakologie** dieses Hormons verdeutlichen?

Antwort Insulin ist ein aus 51 Aminosäuren bestehendes Eiweißmolekül. Therapeutisch werden rekombinantes Humaninsulin und Insulinanaloga verwendet. Pharmakokinetisch entscheidend sind Initialeffekt, Wirkmaximum und Wirkdauer. Insuline werden eingeteilt in:

- **kurz wirksame** Insuline (Normalinsulin = Altinsulin): Wirkdauer ca. 30 min bis 6 h nach Injektion
- **intermediär** wirksame Insuline (NPH-Insulin) bzw. **Verzögerungsinsuline**: Wirkdauer bis zu 16 h nach Injektion
- **lang wirksame** Insuline: Wirkdauer über 24 h nach Injektion

Gebräuchlich sind auch **Mischpräparate** aus Altinsulin und Intermediärinsulin. Weiterhin gibt es Unterschiede bezüglich der Herkunft, des Reinheitsgrades, des pHs der Lösung, des Aggregationszustandes, des notwendigen Depothilfsstoffs (z. B. Protamin) bei Verzögerungsinsulinen und der Konservierungsstoffe. Durch die Verwendung von Humaninsulin sind Fälle von Insulinallergie selten geworden.

MERKE Der **hypoglykämische Schock** bzw. die **protrahierte Hypoglykämie** stellen die wichtigsten Komplikationen der Insulintherapie dar.

FRAGE
Welches Insulin wird im Rahmen der kausalen Therapie eines **ketoazidotischen Komas** beim Diabetes mellitus eingesetzt?

Antwort Aufgrund der guten Steuerbarkeit wird in der Regel Altinsulin verwendet.

FRAGE
Wie hängen **Insulinresistenz** und **Diabetes Typ 2** zusammen?

Antwort Diese Diabetesform ist auch unter dem Namen Erwachsenendiabetes bekannt. Man findet ein vermindertes und **verzögertes Ansprechen** der **B-Zellen** der Langerhans-Inseln auf Sekretionsreize sowie eine **Resistenz** der **Erfolgsorgane** auf Insulin. Ein längeres subklinisches Stadium geht dem manifesten Diabetes um Jahre voraus. Ein wesentlicher Faktor für die Manifestation des Diabetes Typ 2 ist die **Fettsucht**. Nicht selten stehen Beschwerden vonseiten der Spätkomplikationen am Anfang. Ferner begünstigen fieberhafte Erkrankungen, Operationen oder andere Traumen die Entgleisung des bisher normalen Stoffwechsels.

MERKE 90 % aller Diabetiker weisen einen Diabetes Typ 2 auf.

FRAGE
Wie würden Sie eine ältere, übergewichtige, nichtinsulinpflichtige **Typ-2-Diabetikerin diätetisch** beraten?

Antwort Zunächst muss der Patientin erklärt werden, wie effektiv Diätmaßnahmen sein können. Je nach Stoffwechselzustand kann durch **Reduktion** des **Körpergewichts** und einen **individuell** erstellten **Diätplan** die Insulinsensitivität verbessert und eine Heilung herbeigeführt werden.

Bei dieser Patientin wäre es ratsam, eine Kalorienbegrenzung vorzunehmen, die eine Energiemenge vorsieht, die dem physiologischen Bedarf entspricht und zur Gewichtsreduktion führt. Der Grundumsatz beträgt im Allgemeinen 1 kcal pro kg Sollgewicht pro Stunde (d. h. bei ca. 70 kg KG bei 170 cm Körpergröße genügen 1.700 kcal/d).

Natürlich kann man nicht einfach starre Schemata anwenden, sondern muss die bisherigen Ernährungsgewohnheiten, die Akzeptanz und die Umsetzbarkeit im Tagesablauf der Patientin berücksichtigen. Bei der Erstellung des Diätplans werden die Kohlenhydratmengen in **Broteinheiten** (1 BE = 12 g Kohlenhydrate) angegeben, um den Austausch einzelner Bausteine zu erleichtern. Die Nährstoffrelationen Eiweiß : Fett : Kohlenhydrate sollten bei etwa 15–20 % : 30 % : 45–55 % der Gesamtnahrungszufuhr liegen. Wichtig ist eine ballaststoffreiche Kost, aufgeteilt in mehrere kleine Mahlzeiten.

Nahrungsmittel, die zu einem schnellen Blutzuckeranstieg führen, wie Honig, Schokolade und Fruchtsäfte, sind in der Diät nicht gestattet. Alkohol ist begrenzt zu konsumieren (nicht nur wegen des Diabetes), da dessen hoher Energiegehalt berücksichtigt werden muss. Kalorienfreie Süßstoffe sind der Patientin zu empfehlen.

TIPP Eine schwierige Frage, wenn man bedenkt, dass man im Studium nicht viel über Diätetik und Ernährung gehört hat.

FRAGE
Welche **oralen Antidiabetika** kennen Sie?

Antwort Zu den oralen Antidiabetika gehören die Biguanide, die Sulfonylharnstoffe, die α-Glukosidasehemmer, die Glitazone und die Glinide (➤ Tab. 7.4)

FRAGE
Erzählen Sie uns bitte etwas über das **diabetische Spätsyndrom**.

Antwort Das diabetische Spätsyndrom umfasst chronische Komplikationen durch **Vaskulopathien** und **Neuropathien** an verschiedenen Körperabschnitten.

Die langjährige Hyperglykämie führt zu:

- verstärkter Glykosylierung verschiedener Proteine, die dadurch Änderungen in ihrer Funktion aufweisen
- intrazellulärer Anhäufung von Sorbit, die zur Ausbildung eines osmotischen Gradienten und dadurch zur verstärkten Wassereinlagerung führt
- Veränderungen an Kapillarwänden, an den Blut- und Plasmabestandteilen und an den Fließeigenschaften des Blutes
- einer diabetischen Mikroangiopathie der Niere, die zur Glomerulosklerose (Kimmelstiel-Wilson) und/oder zur diabetischen Nephropathie (Pyelonephritis: Papillennekrosen usw.) führt

Tab. 7.4 Übersicht über orale Antidiabetika

Gruppe	Wirkung	Indikation	Nebenwirkungen
Biguanide (Metformin)	Glukoseresorption im Darm verzögert hepatische Glukoneogenese gehemmt	adipöse Typ-2-Diabetiker	gastrointestinale Beschwerden Cave: Laktatazidose bei eingeschränkter Nierenfunktion
Sulfonylharnstoffe (z. B. Glibenclamid)	Stimulierung der körpereigenen Insulinsekretion	noch vorhandene Insulinsekretion; unzureichende Senkung des BZ trotz Diät und Gewichtsreduktion	cholestatischer Ikterus, Allergien, protrahierte Hypoglykämie
α-Glukosidasehemmer (z. B. Acarbose)	med. Erzeugung eines Malabsorptionssyndroms Hemmung der Kohlenhydratresorption	Reduktion postprandialer BZ-Spitzen bei stark schwankendem BZ-Tagesprofil	Blähungen, Völlegefühl, passagere Diarrhöen
Glitazone (z. B. Pioglitazon)	Insulinsignalverstärkung in Fett-, Muskel-, Leberzellen mit nachfolgend vermehrter Glukoseaufnahme	Aufgrund von Sicherheitsbedenken Verschreibung nur noch in Ausnahmefällen	kardiovaskuläre NW, Lebertoxizität, erhöhte Inzidenz von Blasenkarzinomen, Ödeme, Hb-Abfall, Gewichtszunahme
Glinide (z. B. Repaglinid)	rasche und kurzfristige Insulinfreisetzung	Typ-2-Diabetes mit Insulinresistenz, wenn Diät und Bewegung nicht ausreichen	Hypoglykämie, Übelkeit, Obstipation, Sehstörungen

- einer Retinopathie, die sich durch Mikroaneurysmen, Netzhautablösungen, Hämorrhagien, intraretinale Exsudate und Kapillarverschlüsse auszeichnet. Weiterhin können Glaskörperblutungen entstehen. Eine diabetische Katarakt und die Entwicklung eines sekundären Glaukoms sind häufig.

Die diabetischen **Neuropathien** sind die wahrscheinlich häufigsten Komplikationen. Sie werden eingeteilt in:

- periphere, symmetrische, vorwiegend sensible Polyneuropathien
- Mononeuropathien → Paresen
- Neuropathien des autonomen Nervensystems

Die sensible Polyneuropathie kündigt sich durch **Taubheitsgefühl** und **Kribbelparästhesien** an. Klinisch sind das Fehlen des Achillessehnenreflexes und eine Abschwächung des Vibrationsempfindens charakteristisch.

Typisch für die diabetische **Makroangiopathie** sind der vorzeitige Beginn und der progrediente schwere Verlauf, weil der Diabetes mellitus Typ 2 meistens nicht allein, sondern begleitet von anderen Risikofaktoren für Arteriosklerose auftritt wie Hypertonie und Adipositas. Das klinische Bild ist gekennzeichnet durch:

- pAVK
- koronare Herzkrankheit
- zerebrale Durchblutungsstörungen

Eine häufige Spätkomplikation ist der **diabetische Fuß**, der bei älteren Diabetikern mit langer Krankheitsdauer und schlechter Stoffwechseleinstellung vorkommt. Pathogenetisch ist das Zusammenspiel von Makroangio- und Neuropathie von Bedeutung, das zu Infektionen, Ulzera, Gangrän und Gelenkveränderungen führt.

FRAGE
Was ist das **HbA_{1C}** und wozu nützt es dem Kliniker?

Antwort Das HbA_{1C} ist ein **glykosyliertes Hämoglobin**, das bei der **Langzeitbetreuung** von Diabetikern eine Rolle spielt. Der Anteil des HbA_{1C} beträgt normalerweise 5–7 % am Gesamthämoglobin.

Die Konzentration der glykosylierten Hämoglobine informiert den Arzt über die längerfristig zurückliegende (ca. 3 Monate, entsprechend der Lebenszeit der Erythrozyten) Blutzuckereinstellung und Compliance des Patienten. Diese Messgröße ist dann sinnvoll, wenn sie in größeren Abständen kontrolliert und je nach Wert die Therapie darauf eingestellt wird.

FRAGE
Wie äußern sich **hypoglykämische Zustände** und welche Ursachen können vorliegen?

Antwort Hypoglykämische Zustände liegen vor, wenn Blutglukosekonzentrationen unter 50 mg/dl (2,8 mmol/l) bestehen. Folgende **klinische Zeichen** können auftreten:

- Tachykardie, Krämpfe
- kalter Schweiß
- Parästhesien und Unruhe
- Lähmungen
- Konzentrationsschwäche, Zittern, Angst, Koma

Eine länger andauernde Hypoglykämie kann wegen der Glukoseabhängigkeit des ZNS zu bleibenden neurologischen Schäden führen. Eine Hyperinsulinämie, die autonom bei organischem Hyperinsulinismus, reaktiv auf Sekretionsreize oder exogen durch Insulinzufuhr und orale Antidiabetika hervorgerufen wird, stellt die häufigste Ursache einer Hypoglykämie dar. Durch die Hemmung der Glykogenolyse kommt es nach Alkoholabusus oft zu hypoglykämischen Zuständen. Seltenere Ursachen sind Glykogenosen und die Nebennierenrindeninsuffizienz.

FRAGE
Bei der Insulintherapie ist unter anderem auf den **Injektionsort** zu achten. Was wissen Sie diesbezüglich?

Antwort Injektionen in den **Bauch** werden im Allgemeinen **schnell resorbiert**. Injektionen in den **Oberschenkel** werden **langsam resorbiert** und sollten abends erfolgen. Injektionen in den Oberarm werden nicht mehr durchgeführt.

MERKE
Die Insulininjektionen sollten nicht immer an den gleichen Stellen erfolgen, da es sonst zu einer lokalen Lipodystrophie kommen kann.

7.14 Gicht

FRAGE

Können Sie uns etwas über die **Ätiologie** der Gicht erzählen?

Antwort Die Gicht ist eine **Störung** des **Harnsäuremetabolismus**, die mit Harnsäureablagerungen in verschiedenen Geweben und Organen einhergeht. Ätiologisch unterscheidet man die **primäre** Gicht, die familiär gehäuft vorkommt, von der **sekundären** Gicht, die symptomatisch bei vermehrtem Uratanfall infolge gesteigerter Zytolyse oder renaler Ausscheidungsstörung auftritt. Ab der **kritischen Harnsäurekonzentration** von **6,4 mg/dl** im Serum kommt es vor allem in den extrazellulären Flüssigkeitsräumen zur Ausfällung und Ablagerung von Urat.

Die meisten Fälle einer manifesten Gicht sind durch eine genetische **Störung** der **renalen tubulären Harnsäuresekretion** bedingt. Eine gesteigerte Harnsäurebildung kann Folge einer **fleisch**- und **fischreichen Ernährung** (d. h. reich an Purinen) sein. Deshalb ist die Gicht eine Krankheit der Wohlstandsgesellschaft. Als weiterer pathogenetischer Faktor ist der **Alkoholkonsum** in Betracht zu ziehen, da die nach Alkoholabusus auftretende Laktatazidose die renale Harnsäureausscheidung inhibiert.

Der vermehrte Zellabbau bei der zytostatischen oder radiologischen Therapie von Hämoblastosen ist eine häufige Ursache einer uratbedingten Niereninsuffizienz oder eines akuten Gichtanfalls.

FRAGE

Wie **äußert** sich ein **akuter Gichtanfall**? Wie stellt man die Sofort**diagnose**? Welche **Therapie** wird eingeleitet?

Antwort Folgende **Kennzeichen** sind für einen akuten Gichtanfall typisch:
- **plötzlicher** Beginn aus voller Gesundheit
- Beschränkung auf **ein** Gelenk
- enorme **Schmerzhaftigkeit**
- Entzündungsreaktion mit **Rötung** und **Schwellung**
- meist **Männer** ab dem 25. Lebensjahr betroffen
- oft **nächtlicher** Anfall (nach reichhaltigem Abendessen)

Manchmal kommen unspezifische psychische, gastrointestinale und muskelrheumatische Prodromi vor. Meist ist das **Großzehengrundgelenk** als Monarthritis (= Podagra) betroffen. In ca. 10–20 % der Fälle sind Sprunggelenke, Fingergelenke (= Chiragra), Fußwurzelgelenke oder Kniegelenke (= Gonagra) Manifestationsort eines akuten Gichtanfalls.

Bei Auftreten der geschilderten Symptome ist die Diagnose „Gichtanfall" sehr wahrscheinlich. Unterstützende Gesichtspunkte sind die Schilderung früherer Attacken, Angaben über Symptomfreiheit zwischen den Anfällen und gelegentlich die Feststellung eines auslösenden Ereignisses (Festessen, Alkoholgenuss, Trauma). Bei Gichtanfällen werden weiterhin eine **Hyperurikämie** (Harnsäure oft > 9 mg/dl), **Allgemeinsymptome** (Krankheitsgefühl,

Fieber, Tachykardie) und **erhöhte Entzündungszeichen** (Leukozytose, BSG, C-reaktives Protein) gefunden.

Der akute Gichtanfall kann mit **Colchicin**, 4 mg in 4 h, von da ab 2-stdl. 0,5–1 mg bis zur deutlichen Besserung kupiert werden. Nichtsteroidale Antiphlogistika wie **Diclofenac**, **Indometacin** und **Phenylbutazon** sind ebenfalls zuverlässig wirksam, haben jedoch nicht die differenzialdiagnostische Bedeutung wie Colchicin (Wirksamkeit von Colchicin beweist praktisch eine Gicht). Ziel jeder Anfallsbehandlung ist die Besserung der Beschwerden nach 24 h und die Schmerzfreiheit nach 2–3 Tagen. Als Lokaltherapie werden die betroffenen Gelenke gekühlt (Eisbeutel).

FRAGE

Wie sieht die **Dauerbehandlung** der Gicht aus?

Antwort Die Behandlung umfasst die urikostatische und urikosurische **Pharmakotherapie**, die **Diät**, die **Alkoholabstinenz**, die **Physiotherapie** und evtl. die **operative** Behandlung von Tophi und Gelenkdeformitäten bei fortgeschrittener Gicht. Verfolgt wird die Dauertherapie durch Beobachtung des Plasmaharnsäurespiegels, der zuverlässig in den oberen Normbereich (ca. 5,5 mg/dl) gebracht und dort gehalten werden muss. **Allopurinol** ist ein Xanthinoxidasehemmer, der die Harnsäurebildung verringert. Die tägliche Dosis liegt bei 100–300 mg.

Probenecid und **Benzbromaron** sind die wichtigsten urikosurisch wirksamen Medikamente, die bei ausreichender Dosierung (Probenecid 0,5–3 g/d, Benzbromaron 100 mg/d) die tubuläre Harnsäurerückresorption vermindern und so ihre Ausscheidung fördern. Alkalipräparate und reichliche Flüssigkeitszufuhr sollen zu Beginn einer urikosurischen Behandlung Harnsäuresteine verhüten. Die Diät bei Gichtkranken verfolgt in der Reihenfolge ihrer Wichtigkeit drei Ziele:

- Verringerung der Purinzufuhr
- Normalisierung des Körpergewichts
- Einschränkung alkoholischer Genüsse

Durch die Kombination der genannten Maßnahmen ist eine erfolgreiche Therapie der Hyperurikämie und ihrer Folgeerscheinungen an Gelenken, Weichteilen und Nieren möglich.

MERKE

Eine Nulldiät kann durch den Eiweißabbau (Muskulatur) im Rahmen des Hungerstoffwechsels ebenfalls zu einer Erhöhung der Serum-Harnsäure führen. Ein weiterer Grund, weshalb Nulldiäten und einseitige Diäten physiologisch keinen Sinn machen.

7.15 Porphyrien

FRAGE
Was sind Porphyrien? Geben Sie bitte einen groben Überblick über **Ätiologie** und **Klassifizierung**.

TIPP Eine sehr schwierige und detailreiche Frage, die nicht einfach zu beantworten ist. Das Problem ist, eine nicht zu ausführliche Antwort zu geben, da die Gefahr besteht, sich in irrelevanten Sachverhalten zu verlieren.

Antwort Porphyrien sind Stoffwechselerkrankungen, die durch eine Störung der Porphyrinogen- bzw. Hämbiosynthese verursacht sind. Man unterscheidet eine **akute hepatische Porphyrie** mit einem abdominal-neurologisch-kardiovaskulären Syndrom von den **chronisch-hepatischen** und **erythropoetischen Porphyrien**, die sich besonders durch Hautsymptome (Lichtdermatosen) auszeichnen.

Bei den erythropoetischen und hepatischen Porphyrien liegt eine angeborene primäre enzymatische Störung bzw. ein durch toxische Einflüsse auslösbarer Enzymmangel vor. Selten ist die kongenitale erythropoetische Porphyrie bei autosomal-rezessivem Erbgang **(= Morbus Günther)** mit verminderter Aktivität der Uroporphyrinogen-III-Cosynthetase.

Als häufigste akute Porphyrie gilt die **hepatische intermittierende Porphyrie**, die durch bestimmte Medikamente, Alkohol, Hunger und Infektionen ausgelöst wird (Vererbung: autosomal-dominant). Es liegt ein Mangel an Porphobilinogen-Deaminase vor mit resultierender Erhöhung der Delta-Aminolävulinsäure- und der Porphobilinogenausscheidung im Urin.

Die **Porphyria cutanea tarda** ist die häufigste Porphyrieform. Alkoholabusus, die Einnahme hormoneller Kontrazeptiva sowie Leberschäden z. B. bei Hepatitis-C-Infektionen sind wichtige Manifestationsfaktoren. Ursache ist eine verminderte Uroporphyrinogen-III-Decarboxylase-Aktivität in der Leber. Weiterhin ist die Bleivergiftung zu nennen, die eine toxisch bedingte sekundäre Porphyrie darstellt.

FRAGE
Die akute hepatische Porphyrie ist ein „Chamäleon" in der Inneren Medizin. Nennen Sie wichtige **differenzialdiagnostische Überlegungen**.

Antwort Die relativ häufige **akute hepatische Porphyrie** führt zu einem abdominal-neurologisch-kardiovaskulären Symptomkomplex. Das Manifestationsalter liegt vorwiegend in der 3. Lebensdekade. Meist liegen folgende Symptome vor:

- Polyneuropathie, psychische Störungen (oft als Psychosen imponierend)
- Hypertonie und Tachykardie
- rot nachdunkelnder Urin
- kolikartige Bauchschmerzen

Folgende Überlegungen kommen als wichtigste **Differenzialdiagnosen** in Betracht:

- **abdomineller Komplex**: akutes Abdomen bei Ileus, Pankreatitis und Appendizitis, Cholezystitis, Urolithiasis, Ulcus ventriculi et duodeni, Peritonitis, Morbus Crohn und Colitis ulcerosa

- **neurologisch-psychiatrischer Komplex**: Depression, Neurosen, Psychosen aller Art, Epilepsie und Intoxikationen mit zerebraler Manifestation
- **kardialer Bereich**: Angina pectoris, Myokardinfarkt und Myokarditis

Entscheidend ist, überhaupt an eine Porphyrie zu denken. Obwohl **Suchtests** auf **Porphobilinogene** (Hoesch-Test oder Schwartz-Watson-Test) im Urin im akuten Stadium fast immer positiv ausfallen, ist die Diagnose im Intervall nur durch spezifische Metabolitenuntersuchung in Urin, Serum und Stuhl sicherzustellen.

FRAGE

Wie **diagnostizieren** Sie eine **akute Bleivergiftung**, und welche **Therapiemöglichkeiten** stehen Ihnen zur Verfügung?

Antwort Die Symptomatik einer Bleiintoxikation ist ähnlich der einer akuten hepatischen Porphyrie (d.h. Koliken, Erbrechen, Paresen, Polyneuritis, Hypertonie und Tachykardie). Differenzialdiagnostisch wichtig sind eine in 90 % der Fälle von Bleiintoxikation auftretende **Anämie** und eine **basophile Tüpfelung** der **Erythrozyten**.

Die Hämbiosynthese wird an mehreren Stellen gehemmt (z. B. Porphobilinogen-Synthetase). Es kommt zum Auftreten von Porphyrinderivaten im Harn. Zur Diagnose gehört stets die Bestimmung des **Bleispiegels** im **Blut**. Zur Entfernung des Bleis hat sich die Applikation chelatbildender Verbindungen bewährt, die mit Blei wasserlösliche Verbindungen eingehen und renal ausgeschieden werden. Dazu gehören **Na-EDTA** und **D-Penicillamin**.

PLUS Früher war eine chronische Bleivergiftung bei Arbeitern, die mit Farbstoffen und Lacken zu tun hatten, nicht selten. Auch jetzt kommt es vor allem im asiatischen Raum noch häufig zu chronischen Bleiintoxikationen bei Arbeitern.

7.16 Hämochromatose

FRAGE

Bei welchem Krankheitsbild tritt ein sog. **Bronzediabetes** auf?

Antwort Der Bronzediabetes ist eine Organkomplikation bei der **Hämochromatose**. Die Hämochromatose ist eine **durch vermehrte Eisenspeicherung** in verschiedenen Organsystemen wie Leber, Pankreas, Herz etc. verursachte Stoffwechselkrankheit, die in eine primäre und sekundäre Form eingeteilt wird:

- **primäre** Hämochromatose: autosomal-rezessiv vererbt, Männer erkranken wesentlich häufiger als Frauen. Durch einen Enzymdefekt in der Dünndarmschleimhaut wird zu viel Eisen resorbiert und vor allem in den parenchymatösen Organen (Leber) gespeichert.
- **sekundäre**, erworbene Hämochromatose: Vermehrtes Eisenangebot, z. B. durch Transfusionen, kann vom Körper nicht ausgeschieden werden und wird hauptsächlich in der Leber deponiert.

Die Eisenablagerung erfolgt in Form von **Ferritin** und **Hämosiderin**, wobei sich eine langsam progrediente Funktionsstörung der betroffenen Organe entwickelt. Zum Vollbild gehören:

- Pankreasuntergang → Diabetes mellitus
- Leberzirrhose

TIPP Bei Stoffwechselerkrankungen ist es wichtig, eine Definition im Kopf zu haben, um eine Antwort gut einleiten zu können.

- Splenomegalie
- Herzbeteiligung (Arrhythmien) → sekundäre Kardiomyopathie
- Hodenatrophie → endokrinologische Störungen
- Arthropathie der kleinen und großen Gelenke
- graubraune Hautfärbung („Bronze")

FRAGE
Nennen Sie einige **diagnostische Kriterien** für die Hämochromatose. Welche **Therapie** würden Sie vorschlagen?

Antwort Neben einer gestörten Leberfunktion ist eine Erhöhung des **Serum-Eisens**, der **Transferrinsättigung** und des **Serum-Ferritins** nachweisbar. Der Nachweis von abgelagertem Gewebeeisen erfolgt durch **Biopsien** aus Haut, Leber, Knochenmark oder Gelenken. Eine diabetische Stoffwechsellage zeigt sich im **Glukosebelastungstest**.

Das Behandlungsprinzip bei der primären Hämochromatose ist die Verringerung der Eisendepots im Körper. Angestrebt wird eine Verringerung des Serum-Ferritins auf < 50 µg/l. Im Vordergrund steht eine **regelmäßige Aderlasstherapie**, bei der ca. 250 mg Eisen pro 500 ml Blut entfernt werden. Die Aderlässe werden 1- bis 2-mal pro Woche durchgeführt. Dabei müssen Blutbild und Eisenstoffwechselproteine laufend kontrolliert werden. Meist wird der Chelatbildner **Deferoxamin** eingesetzt, um eine Erhöhung der Eisenausscheidung zu erzielen.

FRAGE
Wie sieht die **Prognose** einer unbehandelten Hämochromatose aus?

Antwort Unbehandelt führt die Hämochromatose zum Tod (30 % Herzinsuffizienz, 30 % hepatozelluläres Karzinom, 30 % Leberinsuffizienz). Im Gegensatz dazu haben rechtzeitig behandelte Patienten eine normale Lebenserwartung.

7.17 Hormonelle Regelkreise, Therapie

FRAGE
Welche bösartigen Tumoren sind häufig hormonabhängig?

Antwort Das **Prostatakarzinom** und das **Mammakarzinom** sind häufig **hormonabhängig**. Beim fortgeschrittenen Prostatakarzinom besteht die Therapie u. a. aus der operativen oder medikamentösen Kastration. In 80 % der Fälle kann für einige Zeit eine Remission (komplett oder inkomplett) erreicht werden.

FRAGE
Beschreiben Sie bitte stichwortartig einige **hormonale Regelkreise** mit Steuerung über Rückkopplung.

Antwort Folgende Regelkreise werden über Rückkopplung gesteuert:
- Blutdruck ↓ → Renin ↑ → Angiotensin ↑ und Aldosteron ↑ → Blutdruck ↑
- Testosteron ↓ → LH-RH ↑ → LH ↑ →Testosteron ↑
- Thyroxin ↓ → TRH ↑ → TSH ↑ → Thyroxin ↑

FRAGE
Welches Hormon ist für die **Stimulation** des **Follikels** im **Ovar** bzw. für die Reifung der Spermien verantwortlich?

Antwort Das **follikelstimulierende Hormon** (FSH) aus dem Hypophysenvorderlappen ist entscheidend an der generativen Gonadenfunktion beteiligt (LH steuert Gestagen-/Testosteronbildung).

FALLBEISPIEL
Es stellt sich ein hochgewachsener Jugendlicher mit Gynäkomastie vor (➤ Abb. 7.5). Seit einiger Zeit klagt er über Rückenbeschwerden. Die Hoden sind klein und fest. Schambehaarung und Bartwuchs fehlen.

FRAGE
Was vermuten Sie?

Antwort Offenbar liegt ein **Testosteronmangelsyndrom** vor. Mit einer Prävalenz von 0,2 % ist der Morbus Klinefelter die häufigste angeborene Form des männlichen Hypogonadismus. Bei 80 % der Patienten besteht ein 47XXY-Karyotyp. Die adäquate Therapie ist die Testosteronsubstitution mit täglicher Gelapplikation auf die Haut oder eine Depotinjektion i. m. alle 3 Monate.

FRAGE
Welchen Bezug weist der **Rundrücken** des Patienten zum Testosteronmangel auf?

Antwort Zunehmender Rundrücken und in die Beine ausstrahlende Schmerzen sind Symptome einer **Osteoporose** der Wirbelsäule bei beiden Geschlechtern. Normalerweise wird beim Mann das endogene Testosteron durch die Aromatase in knochenanaboles Östrogen umgewandelt. Beim männlichen Hypogonadismus ist dies nicht adäquat möglich. Östrogene sind für den Knochenerhalt bzw. -aufbau für beide Geschlechter relevant. Bei Frauen besteht nach der Menopause ein altersassoziierter Östrogenmangel, was die häufige Prävalenz der weiblichen Osteoporose erklärt.

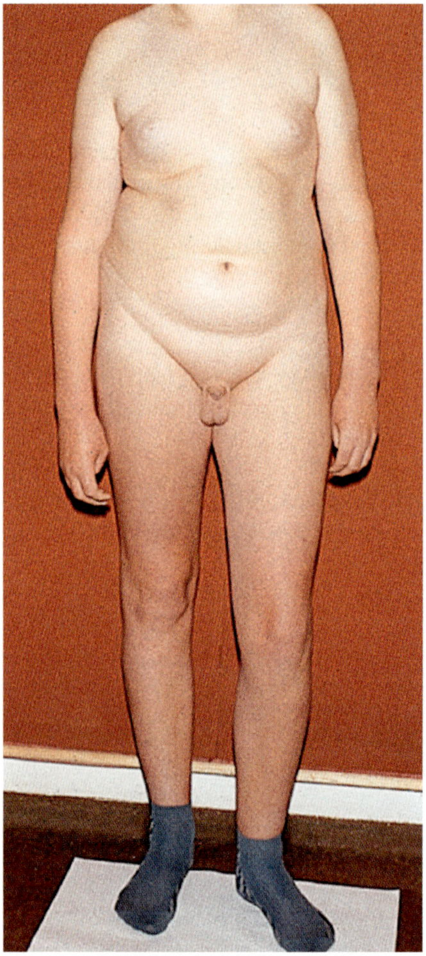

Abb. 7.5 Habitus eines Jugendlichen [R186]

MERKE Bei einem Patienten mit nachgewiesenem Morbus Klinefelter besteht auch ohne Symptomatik eine Indikation zur Testosteronsubstitution im Sinne der Prävention.

Tab. 7.5 Einteilung der Hyperlipoproteinämien

Typ	Name	Proteinabnormalität	Akkumulierende Lipoproteine
I	exogene Hypertriglyzeridämie	Mangel an Lipoprotein, Lipase und Apo C-II	Chylomikrone +/– VLDL
IIa	familiäre Hypercholesterinämie	abnormaler LDL-Rezeptor	LDL
IIb	gemischte familiäre Hypercholesterinämie	Überproduktion von VLDL	LDL und VLDL
III	familiäre Dysbetalipoproteinämie	abnormales Apoprotein E	IDL
IV	endogene Hypertriglyzeridämie	?	VLDL +/– Chylomikrone
V	gemischte exogene/endogene Hypertriglyzeridämie	partialer Mangel an Lipoprotein, Lipase	VLDL +/– Chylomikrone

7.18 Hyperlipidämien

FRAGE
Beschreiben Sie bitte eine klassische Einteilung der **Hyperlipoproteinämien**.

Antwort Hyperlipoproteinämien sind Phänotype des metabolischen Stoffwechsels der Blutfette, die durch Akkumulation verschiedener Lipoproteine im Kreislauf gekennzeichnet sind. Diese werden aufgrund der spezifischen Lipoproteinklasse, die im Kreislauf erhöht ist, in sechs Gruppen eingeteilt (> Tab. 7.5).

FRAGE
Können Sie einige **klinische Befunde** dieser Hyperlipoproteinämien beschreiben?

Antwort
- **Typ I**: Die primäre Form ist durch **Hepatosplenomegalie**, eruptive **papulöse Xanthome** und **Arcus lipoides** charakterisiert.
- **Typ IIa** und **IIb**: Patienten mit familiärer Hypercholesterinämie demonstrieren **Xanthome** an den Strecksehnen der Hände und den Achillessehnen, **Arcus senilis** und markante **Xanthelasmen**.
- **Typ III**: Häufig sieht man **tuberöse**, insbesondere **periartikuläre Xanthome**. Bei der familiären Dysbetalipoproteinämie finden sich gelegentlich **gelbliche Handlinien**.
- **Eruptive Xanthome** treten auch bei **Typ IV** und **V** der Hyperlipoproteinämien auf.

FRAGE
Was verstehen Sie unter einer **Serumtrübung**?

Antwort Triglyzeridreiche Lipoproteine, d.h. Chylomikrone und VLDL-Partikel, verursachen eine Serumtrübung bis hin zur milchigen Veränderung. Die Serumtrübung beginnt **ab** einem **Triglyzeridgehalt** von **400–500 mg/dl**. Bei der exogenen Hypertriglyzeridämie (Typ I) kommt es zur Abrahmung der Chylomikronen am Meniskus des Reagenzglases nach 12 h Stehenlassen des Serums. Die gemischte exogene/endogene Hypertriglyzeridämie (Typ V) ist durch partielle Abrahmung der Chylomikronen am Meniskus charakterisiert, denn die VLDL-Partikel bleiben in Lösung und verursachen den trüben Überstand.

FRAGE

Können Sie einige **Medikamente** beschreiben, die **Cholesterin** und **Triglyzeride reduzieren**? Nennen Sie auch mögliche Nebenwirkungen dieser Pharmaka.

Antwort Die sog. Fettsenker sind Statine (HMG-CoA-Reduktase-Inhibitoren), Nikotinsäure, Gallensäurebinder und Fibrate (➤ Tab. 7.6).

Folgende **Nebenwirkungen** sind bekannt:

- **Nikotinsäure**: Flush, Hautausschlag, gastrointestinale Krämpfe, Übelkeit und Bauchschmerzen
- **Gallensäurebinder**: Flatulenz, Obstipation
- **Statine**: Hepatitis, Myopathie, sehr selten Rhabdomyolyse
- **Fibrate**: Myopathie, Muskelnekrosen, Cholelithiasis.

Tab. 7.6 Medikamente und Hyperlipoproteinämie

Lipoprotein	Nikotinsäure	Gallensäurebinder	Statine	Fibrate
Chylomikrone	reduziert	?	+/–	? reduziert
VLDL	reduziert	+/– oder erhöht	+/–	reduziert
IDL	reduziert	+/– oder erhöht	reduziert	reduziert
LDL	reduziert	reduziert	reduziert	+/– oder erhöht
HDL	erhöht	+/– oder erhöht	erhöht	+/– oder erhöht

MERKE In prospektiven randomisierten Studien zeigte sich, dass eine frühe Statin-Therapie die Rate an kardiovaskulären Ereignissen inkl. Sterblichkeit deutlich reduziert. Statine gehören mittlerweile zur Standardtherapie der Hyperlipidämie.

KAPITEL

8 Infektionskrankheiten

M. Schupp

8.1 Typhus, Salmonellosen

FALLBEISPIEL

Der Trend zu Fernreisen ist in Deutschland weiter ungebrochen. Eine 45-jährige Touristin, seit 2 Wochen aus Mexiko zurückgekehrt, kommt mit anhaltendem Fieber über 39 °C, Benommenheit, Gliederschmerzen und Obstipation zu Ihnen.

FRAGE

Wie gehen Sie diagnostisch vor?

Antwort Bei dieser Anamnese würde man an eine Infektionskrankheit denken. Nach einer gründlichen körperlichen Untersuchung werden als Standard folgende Untersuchungen eingeleitet:

- Blut-, Stuhlkulturen
- Serologie auf häufige Infektionskrankheiten
- Sonografie des Abdomens
- Röntgen-Thorax

MERKE Bei Verdacht auf Tropenkrankheiten sind die folgenden Untersuchungen obligat: Blut-, Stuhlkulturen; Serologie auf Infektionskrankheiten; Sonografie des Abdomens sowie ein Röntgen-Thorax.

FALLBEISPIEL

Außer Fieber und Obstipation fallen bei der Patientin eine **Bradykardie**, **Hauterscheinungen** auf Bauch und Flanke und eine mäßige **Splenomegalie** auf.

FRAGE

Woran denken Sie und wie sichern Sie Ihren Verdacht?

Antwort Es könnte sich um **Typhus** oder **Parathyphus** in einem relativ frühen Stadium, ca. 10 Tage nach der Infektion, handeln. Die Erreger sind **Salmonella typhi** oder **paratyphi**.

TIPP „Bradykardie" und „Roseolen" sind Kardinalsymptome.

Da in den ersten 3 Wochen eine Bakteriämie besteht, fertigt man wiederholt Blutkulturen an. Der Erregernachweis aus dem Stuhl gelingt erst nach der 2. Krankheitswoche. Die serologische Diagnostik (Gruber-Widal-Reaktion) ist von untergeordneter Bedeutung, da erst 2–3 Wochen nach Infektion signifikante Titerbewegungen (mind. 2-fache Titerbestimmung) zu erwarten sind.

Bei der Bewertung der Titeranstiege ist zu bedenken, dass Salmonellen der verschiedenen Gruppen O-Antigene gemeinsam haben. Frühere Impfungen können niedrige Basistiter hinterlassen.

Klinisch richtungweisend sind neben dem Auftreten von Roseolen an der Haut das Fehlen von eosinophilen Leukozyten im Blutausstrich bei **Leukopenie** trotz septischen Krankheitsbilds.

FRAGE

Die abgenommenen Blutkulturen ergeben einen positiven Befund. Was veranlassen Sie als Nächstes?

MERKE Es besteht Meldepflicht für Verdacht, Erkrankung, Tod und Dauerausscheider!

Antwort Die Patientin wird auf einer Infektionsabteilung isoliert. Weiterhin ist eine **Meldung** an das Gesundheitsamt zu veranlassen. Als wirksame **antibiotische Therapeutika** gelten:

- Ciprofloxacin, Levofloxacin (Gyrasehemmer)
- Cephalosporine der 3. Generation

Die Therapie wird meist 10–14 Tage nach Entfieberung fortgesetzt, um einem Dauerausscheidertum vorzubeugen. Dennoch kommt es 2–3 Wochen nach Therapieende häufig zu Rezidiven.

FRAGE

Gibt es zur Prophylaxe eine **Impfung** gegen Typhus?

Antwort Eine dreizeitige orale Schutzimpfung mit einem attentuierten Lebendstamm verleiht für ca. 1 Jahr einen 60- bis 80-prozentigen Impfschutz. Die Impfung ist gut verträglich und sollte ca. 14 Tage vor Beginn einer Reise abgeschlossen sein.

Auch ein parenteraler Totimpfstoff (Vi-Polysaccharid-Impfung) steht zur Verfügung mit einer Ansprechrate von 55–75 %. Die Schutzdauer liegt bei 2–3 Jahren.

MERKE Parallele Antibiotikatherapie oder Malariaprophylaxe machen die Schluckimpfung wirkungslos!

FRAGE

Die sog. **Salmonellosen** sind wesentlich häufiger als ein Typhus. Nennen Sie Kernpunkte der **Diagnose** und der **Therapie**.

Antwort Es gibt mehr als 2.000 Spezies von enteritischen Salmonellen. Sie werden über die O-Antigene in Gruppen eingeordnet und über H-Antigene als spezielle Typen gekennzeichnet (z. B. **S. typhimurium**). Die Aufnahme der Keime erfolgt durch kontaminierte Lebensmittel bei einer Inkubationszeit von ca. 8–48 Stunden. Der Beginn der Erkrankung erfolgt mit

Durchfällen meist in noch erkennbarem Zusammenhang mit der Nahrungsaufnahme.

Die Diagnose gelingt über eine **Stuhlkultur**, bei Fieber evtl. auch Blutkultur. Der Nachweis von Antikörpern im Blut gelingt eher nicht. Die Krankheitsdauer beträgt ca. 4–7 Tage, wobei eine Ausscheidung der Erreger über den Stuhl ca. 30 Tage möglich ist. Die Therapie ist **symptomatisch** mit Flüssigkeitsersatz – bei Fieber Cotrimoxazol oder Chinolone.

PLUS Während Typhus eine absolute Seltenheit darstellt, sind die enteritischen Salmonellosen häufig. Jeden Sommer kommt es auch in Deutschland zu lokalen Epidemien (verdorbene Eierspeisen, Milchprodukte, nicht genügend erhitztes Hühnerfleisch).

8.2 Bakterielle Ruhr

FRAGE

Wie erkrankt man an einer bakteriellen Ruhr? Beschreiben Sie **Pathophysiologie** und **Klinik** dieser Infektionskrankheit.

Antwort Die bakterielle Ruhr ist eine durch Shigellen, vor allem durch **Shigella dysenteria** und **Shigella sonnei**, verursachte meldepflichtige Darminfektion. Der Mensch, als Erkrankter oder Ausscheider, stellt das alleinige Erregerreservoir dar. Der direkte Kontakt mit durch Shigellen verunreinigten Händen oder Gegenständen spielt in Europa die wichtigste ätiologische Rolle. Die Erkrankung betrifft vorwiegend Kinder.

In der 1- bis 3-tägigen Inkubationszeit vermehren sich die Shigellen im unteren Dünndarm und Dickdarm. Durch ihr Exotoxin und Enterotoxin induzieren sie in den ersten Krankheitstagen **Abdominalkrämpfe**, **Fieber**, **wässrige Durchfälle**, **Übelkeit** und **Erbrechen**. Anschließend rufen sie durch eine Invasion der Darmschleimhaut eine fibrinös-ulzeröse Kolitis mit **blutig-schleimigen Durchfällen** hervor.

Neben der Korrektur des Elektrolyt- und Wasserhaushalts werden therapeutisch Ampicillin i. v. oder Chinolone eingesetzt.

Das Vollbild der Erkrankung dauert ca. 1–2 Wochen und heilt dann meist aus. Vital gefährdet sind während dieser Zeit durch die Exsikkose vor allem alte Patienten und Kinder. Die Shigellen-Ausscheidung sistiert in der Regel nach einem Monat, Dauerausscheider kommen vor.

FRAGE

Zu welchen **Komplikationen** kann es im Verlauf einer Shigellose kommen? Wie können wir davon ausgehen, dass es sich bei der erwähnten klinischen Symptomatik um eine bakterielle Ruhr und nicht um eine Amöbiasis handelt?

Antwort Die Hauptkomplikationen der bakteriellen Ruhr können in fünf Punkte untergliedert werden:

- **Schock** und **Exsikkose** durch Elektrolyt- und Wasserverlust (besonders relevant bei Kindern und alten Menschen)
- **Perforation** von Darmulzerationen mit nachfolgender **Peritonitis**

- von Darmulzera ausgehende **Bakteriämie** durch Darmbakterien (z. B. Streptokokken, E. coli)
- **Shigellen-Rheumatoid**: Arthritis der großen Gelenke, häufig begleitet von Urethritis und Konjunktivitis, häufig bei HLA-B27-positiven Patienten
- **durch Shiga-Toxin induziertes HUS**

Im Gegensatz zur Amöbiasis, bei der Antikörper zu finden sind, hat die Serologie bei der Shigellenruhr keine Aussagekraft. Vielmehr beweist der **bakteriologische** (Rektalabstrich mit Wattebausch) und **biochemische Nachweis** von Shigellen im frischen Stuhl die Diagnose.

FRAGE

Können Sie bei der Ruhr die Shigellen im **Serum** nachweisen?

Antwort In der Regel beschränkt sich die Erkrankung auf eine Schädigung der Darmschleimhaut. Allerdings können Darmulzera auftreten, die dann sekundär eine Bakteriämie begünstigen. Shigellen können im Allgemeinen nicht im Serum nachgewiesen werden.

8.3 Cholera

FRAGE

Zurzeit grassiert in Zentralafrika aufgrund der großen Flüchtlingsströme eine Durchfallerkrankung, die im Mittelalter auch in Europa wütete. Welcher Erreger ist dafür verantwortlich?

Antwort Es handelt sich um die **Cholera**, die vor allem durch **verunreinigtes Trinkwasser** übertragen wird. Erreger sind gramnegative bewegliche Stäbchen, sog. Vibrionen (z. B. Subtyp El-Tor).

FRAGE

Welche **klinische Charakteristik** weist die Cholera auf?

Antwort Nach einer Inkubationszeit von meist 1–3 Tagen treten Erbrechen und anschließend Diarrhö auf (➢ Tab. 8.1).

FRAGE

Beschreiben Sie kurz die **pathophysiologischen Mechanismen** der Choleraerkrankung im Dünndarm.

Antwort Nach oraler Aufnahme der Choleravibrionen werden die beiden **Enterotoxine** der Bakterien an unterschiedlichen Stellen des Dünndarms wirksam. Ein Toxin bindet sich an Rezeptoren der Zelloberfläche und behin-

Tab. 8.1 Klinik und Therapie der Cholera

Übertragungsweg	oral (z. B. Trinkwasser)
Inkubationszeit	12 h–3 Tage, maximal 10 Tage
Symptome	anfangs Erbrechen, dann Durchfälle, schließlich charakteristische „Reiswasserstühle"
Folgen	Exsikkose, Hypokaliämie, Azidose, Schock, Koma
Therapie	Flüssigkeitsersatz (parenteral), Antibiotika sekundär
Dauerausscheider	möglich (auch symptomlos)

Tab. 8.2 WHO-Formel für orale Rehydratation

WHO-Formel (oral)/l Wasser	Vereinfachte Formel/l Wasser
3,5 g NaCl	¾ Teelöffel Salz
2,5 g $NaHCO_3$	1 Teelöffel Bikarbonat
1,5 g KCl	1 Becher Orangensaft
20 g Glukose	4 nicht gehäufte Teelöffel Zucker (oder Reisschleim)

dert den aktiven Na^+-Transport in die Zellen. Ein weiteres Toxin aktiviert die Adenylatzyklase der Dünndarmepithelien, was zur AMP-Bildung aus ATP führt. Der Anstieg des AMP-Gehalts bedingt dann eine vermehrte Sekretion von Chlorid aus den Epithelzellen unter Mitnahme von Wasser, Na^+, K^+ und Bikarbonat. Histologisch sind außer einem **Ödem** keine spezifischen Veränderungen an der Dünndarmschleimhaut festzustellen.

FRAGE

Was ist die wichtigste **therapeutische Maßnahme** bei einem Patienten mit Cholera?

Antwort Der **Flüssigkeitsersatz** steht an erster Stelle (oral: WHO-Lösung). Manchmal muss eine parenterale Infusionstherapie mit bis zu 20 l/d erfolgen.

Die Gabe von **Antibiotika** (z. B. Ciprofloxacin) ist sekundär und verkürzt die Zeit der Infektiosität, selten den Verlauf der Erkrankung.

FRAGE

Bitte beschreiben Sie die **WHO-Formel** für eine **orale Rehydratation**.

Antwort Bei Zeichen der Exsikkose ist Flüssigkeitsersatz entscheidend (➤ Tab. 8.2). Die Wasserresorption wird durch Glukose gefördert.

MERKE

Die wichtigste Maßnahme bei der Cholera ist der Ausgleich des Wasser- und Elektrolytverlusts!

FRAGE

Was wissen Sie über eine **Choleraimpfung**?

TIPP Fernreisen nehmen zu. Daher werden Fragen zu Impfungen häufiger.

Antwort Eine Impfung gegen Cholera wird für Touristen nicht generell empfohlen. Sie kann jedoch sinnvoll für Langzeitaufenthalte oder bei Hilfseinsätzen in Endemiegebieten mit schwierigen hygienischen Bedingungen sein.

Die Cholera-Impfung (Schluckimpfung) enthält abgetötete Vibrionen und einen Teil des Choleratoxins und soll einen begrenzten Schutz für einige Monate bieten.

MERKE Da die Impfung keinen sicheren Schutz gegen eine Infektion bietet, ist die Einhaltung einer konsequenten Nahrungsmittel- und Trinkwasserhygiene der wirksamste Schutz vor Erkrankung. **Tropenregel**: „Cook it, boil it, peel it or forget it".

8.4 Yersiniose

FRAGE
Welche **Yersiniose** war im Mittelalter sehr gefürchtet?

TIPP Gemeint ist der „schwarze Tod" oder die Pest.

Antwort Der Erreger der berüchtigten Lungen- und Beulenpest ist **Yersinia pestis**. Die Übertragung erfolgt durch blutsaugende Ektoparasiten **(Floh)** von Nagetieren **(Ratten)** auf den Menschen. Heutzutage ist die Erkrankung sehr selten. Über regionale Ausbrüche der Pest wurde allerdings 1996 in Indien berichtet.

FRAGE
Welche Yersiniosen sind auch heute noch in Europa relativ häufig anzutreffen? Welche **klinischen Symptome** sind häufig?

Antwort Vor allem in Osteuropa (Rumänien, Albanien) ist Yersinia enterocolitica (und Y. pseudotuberculosis) noch relativ häufig. Kennzeichnend sind:

- Anthropozoonose (**fäkale Übertragung** – Haustiere), gramnegative Stäbchen
- **appendizitisähnliche Symptome**, Ileitis, Lymphadenitis mesenterialis
- Folgekrankheiten: **Yersinien-Arthritis** (HLA-B27-assoziiert), **Erythema nodosum**
- **Diagnose**: Histologie (Lymphknoten-PE) und Serologie
- **Therapie**: Tetrazykline, Gyrasehemmer

FRAGE
Yersiniosen werden in schweren Fällen oder bei Risikopatienten mit Fluorchinolonen, Cephalosporinen der 3. Generation oder Tetrazyklinen behandelt. Welchen Wirkmechanismus und welches Nebenwirkungsprofil weisen **Tetrazykline** auf?

Antwort Tetrazykline sind bakteriostatisch wirkende Antibiotika, die die bakterielle Proteinsynthese hemmen. Sie werden gastrointestinal gut resorbiert und weisen eine gute Gewebepenetration auf. Besonders wirksam sind sie gegen Yersinien, Hämophilus, Bakteroides, Rickettsien, Chlamydien und Mykoplasmen. Schwach wirksam sind sie gegen Staphylokokken oder Streptokokken. **Nebenwirkungen**:

- Proktitis, Stomatitis, Vaginitis (Störung der Schleimhautflora)
- Einlagerung in Knochen und Zähne (keine Gabe von Tetrazyklinen in der Schwangerschaft und bei Kindern!)
- Photosensibilisierung, Dermatosen, Exantheme
- Leberfunktionsstörungen (Transaminasenanstieg), Übelkeit, Erbrechen

MERKE

Tetrazykline sind bakteriostatisch wirkende Antibiotika, die die bakterielle Proteinsynthese hemmen. Sie werden gastrointestinal gut resorbiert und weisen eine gute Gewebepenetration auf.

8.5 Diphtherie

FALLBEISPIEL

Eine Familie mit zwei Kindern kam vor 1 Woche aus Bulgarien vom Urlaub zurück. Die Mutter des 8-jährigen Jungen berichtet, dass ihr Kind vor 2 Tagen starke Halsschmerzen mit Fieber um die 38 °C bekam. Der Junge war sofort schwer krank. Im Rachen zeigen sich grau-weiße Beläge mit Mundgeruch. Die Beläge lösen sich teilweise. Seit gestern sind Husten und Luftnot dazugekommen. Der zweite Sohn hätte ebenfalls seit heute über Halsschmerzen geklagt.

FRAGE

Woran müssen Sie denken?

Antwort Von der Anamnese her ist eine **Diphtherie** wahrscheinlich. Es handelt sich um eine **Tröpfcheninfektion** mit dem Exotoxinbildner **Corynebacterium diphtheriae** (grampositives Stäbchen). Corynebacterium diphtheriae verursacht nur dann Erkrankungen, wenn es mit einem lysogenen β-Phagen infiziert ist und dadurch Toxine bilden kann. Das Keimreservoir ist der Mensch. Die Erkrankung ist in Osteuropa noch endemisch. Die Inkubationszeit beträgt 1–6 Tage. Betroffen sind vor allem Säuglinge und Kinder.

TIPP Die Diphtherie wird primär klinisch diagnostiziert. Die Erkrankung ist meldepflichtig.

FRAGE

Welche wichtigen klinischen **Erscheinungsbilder** der Diphtherie gibt es?

Antwort Es gibt die Tonsillendiphtherie, die Nasen-, Kehlkopf und Wunddiphtherie (➤ Tab. 8.3). Sehr selten ist die Nabel- oder Hautdiphtherie.

Tab. 8.3 Klinische Erscheinungsbilder der Diphtherie

Tonsillendiphtherie	Pseudomembranen, faulig-süßer Geruch
Nasendiphtherie	serös-eitriges Sekret, besonders Säuglinge
Kehlkopfdiphtherie	Aphonie und „bellender Husten" (echter Krupp)
Wunddiphtherie	Pseudomembranen, massives Ödem

FRAGE

Welche toxisch bedingte **Sekundärschädigung** ist klinisch bedeutsam?

PLUS Neben einer **Frühmyokarditis** innerhalb der Erkrankungszeit kann es auch zu einer **Spätmyokarditis** (4–8 Wochen nach Beginn der Erkrankung) kommen.

Antwort Die **diphtherische Myokarditis** stellt eine gefährliche Komplikation dar. Das Diphtherietoxin kann zu degenerativen Myokardveränderungen, nachfolgend Myolysen und Abräummyokarditiden führen. Es kann zu Vorhofflimmern, Kammertachykardien oder Überleitungsstörungen bis zum AV-Block III. Grades kommen. Die Schädigungen des Myokards können zum plötzlichen Herztod führen. Bettruhe und regelmäßige EKG-Kontrollen sind wichtig.

FRAGE

Welche **Maßnahme** erfordert die klinische Diagnose einer Diphtherie?

Antwort Der **Verdacht** einer Diphtherie zwingt bereits zur Gabe eines **Antitoxins** (vom Pferd 500–2.000 IE/kg KG i. m. – Vortestung [Intrakutantest] zum Ausschluss einer Überempfindlichkeit erforderlich). **Antibiotika** (Penicillin, Eryhtromycin) sind nur unterstützend wirksam und verhindern die Vermehrung der Keime.

FRAGE

Bei Diphtherie wird häufig Erythromycin eingesetzt. Was wissen Sie über das Antibiotikum **Erythromycin**?

TIPP Häufig wird im Rahmen der Therapie eine Frage zu verwendeten Medikamenten gestellt. Den Prüfer interessieren dabei weniger Dosierungen, sondern vielmehr die pharmakologische Wirksamkeit, Indikationen und Nebenwirkungen.

Antwort Erythromycin ist ein **Makrolid-Antibiotikum**, das gegen viele Keime eine bakteriostatische Wirkung aufweist (z. B. Haemophilus influenzae, Pneumokokken, Corynebakterien und Legionellen). Wirkmechanismus ist die **Hemmung** der **bakteriellen Proteinsynthese**. Nach oraler Gabe wird Erythromycin gut resorbiert und in verschiedene Kompartimente verteilt. Die Verträglichkeit ist gut. Es wird z. B. bei folgenden Infektionen angewendet:

- Erysipel
- Lues
- Gonorrhö
- Mykoplasmenpneumonie
- Mittel der Wahl bei der Legionella-Pneumonie

Unerwünschte Wirkungen sind:

- gastrointestinale Störungen bei hoher Dosierung
- reversible Lebertoxizität
- reversibler Gehörverlust
- lokale Reizungen bei parenteraler Gabe

8.6 Ornithose und Leptospirose

FRAGE

Was wissen Sie zur **Ornithose**? Welches **klinische Bild** weist diese Infektionskrankheit auf?

Antwort Die Ornithose wird durch **Chlamydia psittaci** verursacht. Von infizierten Vögeln, besonders Tauben, Papageien und Enten, erreichen die Chlamydien durch **Staub-**, **Kot-** oder **Federpartikel** die Schleimhäute des oberen Respirationstrakts.

TIPP Synonyme sind Psittakose oder Papageienkrankheit.

Nach bakteriämischer Streuung in die Lunge, aber auch in Leber und Milz entsteht eine vorwiegend lymphozytäre entzündliche Reaktion mit Ödem und hämorrhagischem Exsudat. Hauptmanifestationsort ist die **Lunge**, wobei es zu interstitiellen Infiltrationen kommt.

Folgende klinische Symptomatik setzt 6–14 Tage nach Infektion abrupt ein (> 45 % inapparenter Verlauf):

- Schüttelfrost, Fieber
- Übelkeit, Durchfall
- Lichtscheu und Kopfschmerzen
- trockener Husten, Auswurf (gelegentlich blutig)
- Myalgien
- Nasenbluten (ca. 25 % der Fälle)
- Herzrhythmusstörungen, relative Bradykardie

FRAGE

Wie **diagnostizieren** Sie eine Ornithose? Welche **Behandlungsmaßnahmen** sind zu ergreifen?

Antwort Eine genaue Anamneseerhebung, insbesondere mit der Frage nach Vogelkontakten, ist für die Diagnose einer Ornithose von außerordentlicher Bedeutung. Neben der möglichen Anzüchtung von Chlamydien mittels Zellkulturen und im Tierversuch (Beimpfung von Mäusen) wird die Diagnose **serologisch** gestellt (mind. vierfacher Titeranstieg in der Komplementbindungsreaktion oder im Immunfluoreszenztest).

Die **Röntgenthoraxaufnahme** zeigt ausgeprägte interstitielle Lungeninfiltrationen, die im Gegensatz zu den eher spärlichen physikalischen Untersuchungsbefunden stehen. Therapeutisch sind **Tetrazykline** oder Makrolide über 2–3 Wochen Mittel der Wahl. Häufig ist der Patient nach 2–3 Tagen fieberfrei. Patienten mit unkomplizierter Erkrankung entfiebern auch ohne antibiotische Therapie spontan nach 10–14 Tagen.

FRAGE

Was ist ein **Morbus Weil**? Beschreiben Sie die **Pathogenese** und **Klinik** dieses Krankheitsbildes.

Antwort Der Morbus Weil ist eine meldepflichtige **Anthropozoonose**, die durch Leptospiren **(Leptospira icterohaemorrhagiae)** verursacht wird. Die Leptospiren gelangen mit dem Urin von Ratten, Mäusen und anderen Tieren ins Wasser, wo sie die Haut von Menschen an kleinen Läsionen penetrieren. Im Sommer und Herbst sind die Erkrankungen am häufigsten.

Die klinische Symptomatik beginnt nach der Inkubationszeit von 5–20 Tagen mit einer **septikämischen Phase** mit plötzlich einsetzendem hohem Fieber, Kopfschmerzen, Muskelschmerzen (besonders Waden) und beidseitiger Konjunktivitis. Danach kommt es zu einer temporären Entfieberung. Ein erneuter Fieberanstieg nach einigen Tagen kündigt die **Phase des Organbefalls** an. Häufig tritt eine atypische Meningitis, Nephritis, Hepatitis mit Ikterus und Karditis auf. Diese Verlaufsform wird dann als Morbus Weil bezeichnet, wobei Leber- und Nierenversagen nicht selten sind.

FRAGE

Wie **diagnostizieren** Sie eine **Leptospirose**? Welche **Chemotherapeutika** setzen Sie ein?

Antwort Die Anamnese spielt eine entscheidende Rolle bei der Diagnosestellung der Leptospirose. **Tierkontakt**, **Baden** in **freien Gewässern** sowie Arbeit auf schlammigen und feuchten Böden (z. B. Bauern, Kanalarbeiter) vermitteln wichtige Hinweise.

Die klinische Symptomatik und vor allem die Serologie sichern die Diagnose. Der Titeranstieg beginnt erst in der 2. Woche der Erkrankung. Ein Erregernachweis aus Blut und Liquor über Blutkultur und Tierversuch ist in der septikämischen Phase möglich. Später („Organphase") kann man versuchen, die Leptospiren aus dem Urin zu isolieren.

Eine frühzeitige Therapie mit hoch dosiertem **Penicillin G** oder mit Doxyzyklin ist schon bei Erkrankungsverdacht erforderlich. Die Antibiotikatherapie verliert an Effektivität, wenn bereits die Phase des Organbefalls eingetreten ist. Es besteht **Meldepflicht**.

FRAGE

Penicilline sind Ihnen sicher ein Begriff. Können Sie einige **Indikationen** für den Einsatz von **Penicillin** nennen? Kennen Sie **Nebenwirkungen**?

Antwort Penicilline sind die am häufigsten verwendeten Antibiotika. Sie hemmen die Zellwandsynthese von Bakterien und wirken hauptsächlich auf Keime in der Proliferationsphase. Sie entwickeln eine **bakterizide** Wirkung.

- **Penicilline** mit **schmalem Spektrum**: Penicillin G, Depotpenicilline (Benzathinpenicillin), Oralpenicilline (Penicillin V) und die Penicillinase-resistenten Substanzen (Oxacillin, Flucloxacillin) gehören zu den Antibiotika mit schmalem Keimwirkungsspektrum und besitzen folgende Indikationen:
  - Penicillin G – **Endocarditis lenta** (Staphylo-, Strepto-, Meningo- und Gonokokken)

- Benzathinpenicillin zur Rezidivprophylaxe des **akuten rheumatischen Fiebers**
- Oralpenicilline – bei **Streptokokkenangina**
- Dicloxacillin – **Furunkulose** (Staphylokokken)

• **Penicilline** mit **breitem Spektrum** (nicht bei Staphylokokken) sind die Ampicilline und die „Pseudomonas"-Penicilline (Azlocillin, Piperacillin und Mezlocillin). Einige Indikationen sind:
  - Amoxycillin – **chronische Bronchitis** (Haemophilus influenzae)
  - Azlocillin – Pseudomonas-Infekte
  - Ampicillin – **Harnwegsinfekte**
  - Piperacillin → Enterokokken, Bakteroides-Spezies

Das größte Risiko bei der Therapie mit Penicillinen besteht im Auftreten von **allergischen Reaktionen** (Urtikaria, Exantheme bis hin zum anaphylaktischen Schock).

MERKE

Penicilline hemmen die Zellwandsynthese von Bakterien und wirken hauptsächlich auf Keime in der Proliferationsphase. Sie entwickeln eine **bakterizide** Wirkung.

8.7 Syphilis, Lues

FALLBEISPIEL

Ein 33-jähriger Patient berichtet über eine lästige Entzündung im Bereich des Penis seit 2–3 Wochen. Schmerzen bestehen eigentlich nicht. Hauptsächlich stört ihn, dass die Entzündung nicht richtig abheilt. Er möchte von Ihnen eine Salbe. Einer Untersuchung willigt er nur ungern ein. Sie sehen folgenden Befund (➤ Abb. 8.1).

FRAGE

Erläutern Sie die **Ätiologie** und **Pathogenese** der **Lues** und beschreiben Sie die übliche klinische **Stadieneinteilung**.

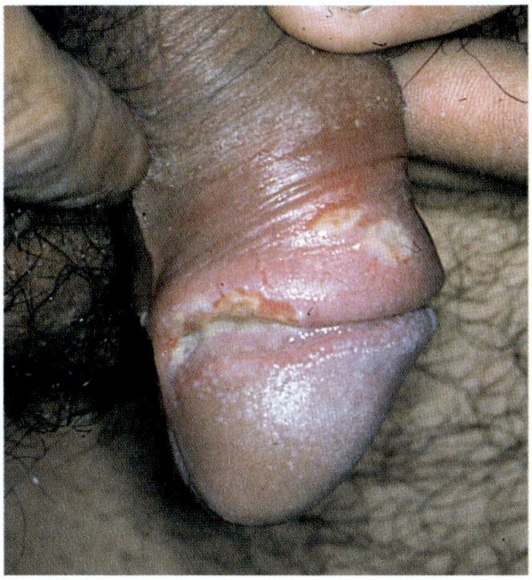

Abb. 8.1 Penile Ulzera bei Lues – Primärkomplex [E385]

Tab. 8.4 Klinische Stadieneinteilung der Lues

0	Infektion und Inkubationszeit
I	Primärkomplex
II	syphilitische Exantheme und Generalisation
III	organische und dermatologische Spätmanifestationen

Antwort Die Lues ist eine durch den Erreger **Treponema pallidum** sexuell oder intrauterin übertragene meldepflichtige Erkrankung, die sich klinisch in verschiedenen Phasen manifestiert (➤ Tab. 8.4).

Bei der Lues der Erwachsenen bleiben die ersten Stadien oft unbemerkt oder werden fehlgedeutet. Nach 3–4 Wochen Inkubationszeit äußert sich die Syphilis durch einen meist solitär auftretenden Primäraffekt **(Stadium I)**. Dieser besteht aus einem **Knötchen**, das rasch zerfällt und zu einem **Ulkus** führt, das von einem indurierten Ödem umgeben ist. Der Primäraffekt als Stelle des Eindringens der Treponemen ist keineswegs nur am Genitale, sondern auch an anderen Körperstellen (Mund, Rachen) zu finden. Durch eine zusätzliche **Lymphangitis** und Lymphadenitis entsteht der Primärkomplex, der 5–6 Wochen nach Infektion spontan verschwindet.

Das **zweite Stadium** kündigt sich ca. 8 Wochen nach der Infektion durch Fieber, Abgeschlagenheit und Kopfschmerzen an. Nach weiteren 2 Wochen kann sich ein syphilitisches **Exanthem** mit **generalisierten Lymphknotenschwellungen**, Haarausfall, Mundschleimhautveränderungen **(Plaques muqueuses)** und **Condylomata lata** in der Genital- und Analregion ausbilden. Nach 4–5 Monaten klingt das Exanthem ab, und es kann ein Leukoderm auftreten.

Im **dritten Stadium** der Erkrankung, nach 2–5 Jahren, sind neben der Haut auch innere Organe betroffen. Es finden sich **Gummata** bzw. Granulome, die z. B. in der Leber und im Gehirn vorkommen. Eine Spätlues imitiert viele virale, internistische bzw. neurologische Erkrankungen.

FRAGE

Wie wird die **Diagnose** der Syphilis gesichert? Wie sieht die **Therapie** aus?

Antwort Die Diagnostik der Lues ist vom Stadium abhängig. Neben dem klinischen Befund im **Stadium I** wird ein sog. Reizserum aus der Tiefe des Ulkus gewonnen. Mittels **Dunkelfeld-** oder **Phasenkontrastmikroskopie** können die Treponemen nachgewiesen werden. **Serologische** Reaktionen werden frühestens 2 Wochen nach der Infektion positiv. Die bekanntesten Reaktionen sind:

- Treponema-pallidum-Hämagglutations-Test (= TPHA) **(= Suchreaktion)**
- Fluoreszenz-Treponemen-Antikörper-Absorptions-Test (= FTA-ABS = **Bestätigungsreaktion)**
- Veneral Disease Research Laboratory Test (= VDRL) (= **quantitative Titerbestimmung** zur Verlaufs- und Therapiekontrolle)

Im **Stadium II** lassen sich die Erreger meist leicht aus den nässenden Effloreszenzen (Condylomata lata) nachweisen. Es besteht große Ansteckungsgefahr. Die Serologie ergänzt die klinische und mikroskopische Diagnose.

Im **Stadium III** ist ein direkter Erregernachweis fast aussichtslos. Wieder geben der klinische Befund und die Serologie die entscheidenden diagnostischen Hinweise.

Während aller Stadien der Lues können Veränderungen im Liquor cerebrospinalis zu finden sein. Die **Syphilis cerebrospinalis** ist sowohl durch eine basale Meningitis als auch durch Gummata an Nervenscheiden gekennzeichnet, die sich durch ziehende Schmerzen ausdrücken können. Weiterhin sind Tabes dorsalis, Optikusatrophie und progressive Paralyse im Rahmen einer Neurolues bekannt.

Für die Therapie ist **Penicillin** Mittel der Wahl. Frühzeitige Medikation von Penicillin G vermeidet eine Generalisation der Erreger und unterbindet die Ansteckungsgefahr. Eine regelmäßige klinische Inspektion und Verfolgung des Titerverlaufs der Seroreaktionen geben Auskunft über die Wirksamkeit der Therapie. Bei bekannter Penicillin-Überempfindlichkeit kommen alternativ Erythromycin, Chloramphenicol oder Tetrazykline in Betracht. 1–2 Tage nach Therapiebeginn besteht keine Infektiosität mehr.

8.8 Tuberkulose

FRAGE

Welche Infektionskrankheit verband man früher mit dem Begriff der **„Schwindsucht"**?

Antwort Die **Tuberkulose** wurde in einigen Schriften als „Schwindsucht" bezeichnet, bevor man (Robert Koch) entdeckte, dass es sich um eine Infektion mit dem Mycobacterium tuberculosis (Varietät hominus oder bovinus) handelt.

PLUS Die Tuberkulose tritt in Europa wieder gehäuft auf. Infektionsepidemiologisch wichtig ist, dass vor allem in Osteuropa und in amerikanischen Großstädten immer häufiger multiresistente Stämme auftreten.

MERKE

Das Wiederauftreten der Tbc ist vor allem wegen der immer häufiger multiresistenten Stämme bedeutsam.

FRAGE

Wie kommt es zu einer **Primärinfektion** bei der Tbc?

Antwort Es handelt sich um eine **Tröpfcheninfektion** von Mensch zu Mensch. Prinzipiell kann jedes Organ befallen werden, meist ist jedoch die Lunge betroffen. Innerhalb von 6 Wochen bildet sich ein sog. **Primärkomplex** (= Primärherd + Lymphangitis + Lymphadenitis) aus. Das Ausmaß der klinischen Symptomatik ist abhängig von der Abwehrlage des Wirts und der Virulenz der Erreger.

FRAGE

Welche **Risikofaktoren** sind für das Auftreten und den Verlauf der Tbc mit verantwortlich?

Antwort Die Resistenz des Organismus gegenüber Tbc-Bakterien wird durch Mangelernährung, Alkoholabusus, psychische Belastungen, körperliche Anstrengungen, in Zeiten hormoneller Umstellung sowie durch eine längere Kortikoidtherapie oder andere Immunsuppressiva beeinträchtigt. Außerdem begünstigen folgende Krankheiten und Zustände eine Tbc:

- Masern, Keuchhusten, Silikose
- Diabetes mellitus, Herzfehler
- Leukämie, Morbus Hodgkin
- Z. n. Magenresektion

FRAGE

Welche **Chemotherapeutika** stehen uns prinzipiell für die Behandlung einer Tbc zur Verfügung?

Antwort Für die Therapie der Tuberkulose werden fünf Standardmedikamente verwendet (➤ Tab. 8.5).

Tab. 8.5 Chemotherapeutika für die Behandlung einer Tbc

Substanz	Dosierung	Nebenwirkungen
Isoniazid (INH)	5 mg/kg oral oder i. v.	Hepatotoxizität, Polyneuropathie
Rifampicin (RMP)	10 mg/kg oral	Hepatotoxizität
Pyrazinamid (PZA)	15–30 mg/kg oral	Nephrotoxizität, Polyneuropathie
Ethambutol (EMB)	15–20 mg/kg oral	Optikusneuritis
Streptomycin (SM)	15 mg/kg i. m.	Ototoxizität, Nephrotoxizität

FRAGE

Wie werden diese Medikamente eingesetzt?

PLUS Eine Tbc tritt häufig in Zusammenhang mit einer HIV-Infektion auf: dabei fehlen einige Populationen der T-Lymphozyten bzw. sind beeinträchtigt. Somit ist die Immunantwort auf den Tbc-Erreger inkompetent.

Antwort Um eine Resistenzbildung zu verhindern, werden obige Medikamente kombiniert. Häufiges **Schema** bei sensiblen Erregern:

- Viererkombination von INH + RMP + PZA + EMB über 2 Monate, dann
- Zweierkombination INH + RMP über 4 Monate

Die Medikamente sollten nüchtern und gleichzeitig eingenommen werden. Eine **Resistenzprüfung** der Erreger **vor Behandlungsbeginn** ist obligat. Die Patienten müssen regelmäßig ärztlich kontrolliert werden.

MERKE

Mitarbeit des Patienten (Compliance) und Kontrolle der Therapie sind entscheidend. Ein Grund für das Entstehen von multiresistenten Tuberkulose-Stämmen ist die nicht konsequente und zu kurze medikamentöse Therapie z. B. bei sozialen Randgruppen.

FRAGE
Welche häufigen **Organmanifestationen** kann eine Tbc aufweisen?

Antwort Prinzipiell kann jedes Organ durch eine Tbc befallen werden. Häufig sind:

- Lungentuberkulose
- Urogenitaltuberkulose
- Darmtuberkulose
- Knochentuberkulose
- tuberkulöse Meningitis

8.9 AIDS, HIV-Infektion

FRAGE
In den letzten Jahren sind die viralen Erkrankungen wieder stärker ins Interesse gerückt. Welche Erkrankung, die z. B. eine große Angst vor Blutkonserven in der Bevölkerung hervorgerufen hat, spielte hier eine große Rolle?

Antwort Gemeint ist **AIDS**, das erworbene Immundefektsyndrom. Es handelt sich um ein vielschichtiges Syndrom, das hervorgerufen wird durch eine Gruppe von Retroviren namens HIV (human immunodeficiency virus). Diese Retroviren verursachen eine Reduktion bzw. Zerstörung der T-Helferzell-Population und direkte Zerstörung von Nervenzellen.

Ein **erhöhtes Risiko** für eine Infektion besteht für bestimmte Personengruppen, z. B. Homosexuelle, Fixer und Neugeborene von HIV-infizierten Müttern. In zunehmendem Maße werden in den letzten Jahren auch heterosexuelle Personen von einer HIV-Infektion betroffen. Man spricht daher statt von Risikogruppen besser von **Risikoverhalten** (z. B. Promiskuität).

Durch den zellulären Immundefekt kommt es vermehrt zu opportunistischen Infektionen, aber auch gehäuft zu bestimmten Tumorerkrankungen wie beispielsweise dem **Kaposi-Sarkom** oder **Non-Hodgkin-Lymphomen**.

FRAGE
Beschreiben Sie **immunologische Einzelheiten** dieser Virusinfektion.

Antwort Der Erreger (HIV) ist ein einzelsträngiges **RNA-Virus**. Zielzellen des HIV sind menschliche Zellen, die an ihrer Oberfläche den sog. **CD4-Rezeptor** tragen. Dieser Rezeptor ist mittels monoklonaler Antikörper nachweisbar. Er findet sich vor allem (aber nicht ausschließlich) auf einer Untergruppe von lymphatischen Zellen, den **T-Helferzellen**.

Nach Einschleusung des Virus in die Zelle wird die virale RNA freigesetzt, durch eine reverse Transkriptase eine virale DNA geschrieben und in die Zell-DNA integriert. In der Latenzphase der Infektion werden nur wenige neue Viren produziert, dies steigert sich nach einigen Jahren, sodass es unter erheblicher Virusproduktion schließlich zur Zytolyse der befallenen T-Zellen kommt.

FRAGE
Heute infiziert, morgen Vollbild AIDS. Ist das so richtig?

Antwort Die klinische **Latenzzeit** bis zum Auftreten der Immunschwäche schwankt zwischen 2 und 25 Jahren, sie beträgt im Durchschnitt **8–10 Jahre**. HIV löst nach der Infektion eine deutliche Immunantwort aus, die über Antikörper im Mittel frühestens nach 6–8 Wochen messbar ist.

MERKE Ein HIV-Test nach einer potenziellen Infektion (Stichverletzung im Krankenhaus, ungeschützter Geschlechtsverkehr mit Risikopersonen) kann frühestens 6–8 Wochen positiv werden.

FRAGE
Was versteht man unter der **CD4/CD8-Ratio**?

Antwort Die Lymphozyten lassen sich in mehrere Subpopulationen einteilen. T-Lymphozyten mit dem CD4-Rezeptor (T-Helferzellen) und dem CD8-Rezeptor (Suppressorzellen) sind bei der HIV-Infektion entscheidend (➤ Tab. 8.6).

FRAGE
Welche **klinische Stadieneinteilung** der HIV-Erkrankung kennen Sie?

Antwort In der Regel wird die **CDC-Klassifikation** (**C**enters for **D**isease **C**ontrol and Prevention, letzte Version von 1993) verwendet (➤ Tab. 8.7).

FRAGE
Wie hoch ist die Rate der jährlichen **HIV-Neuinfektionen** in Deutschland?

TIPP Nicht zu hoch greifen. HIV-Infektionen und das Vollbild AIDS werden in Deutschland bezüglich ihrer Häufigkeit leicht überschätzt. In Osteuropa, Asien und vor allem Afrika sieht die Sache komplett anders aus. Allerdings gibt es in den letzten Jahren wieder eine leicht steigende Rate an HIV-Neuinfektionen in Deutschland.

Antwort Ende 2011 geht man in Deutschland von ca. 73.000 Fällen von HIV/AIDS aus. Die Rate der HIV-Neuinfektionen liegt in Deutschland bei ca. 2.000–3.000/Jahr. Die geschätzte Rate der AIDS-Todesfälle beträgt in Deutschland ca. 500/Jahr (RKI, 2011).

Während epidemiologisch die HIV-Infektion in den industrialisierten Ländern von untergeordneter Bedeutung ist, stellt sie in den Entwicklungsländern das zentrale Gesundheitsproblem der Zukunft dar. So sind z. B. in Zentralafrika bis zu 60 % der Bevölkerung HIV-positiv. Ähnliches droht in Osteuropa.

FRAGE
Welche **Nachweismethoden** stehen für eine HIV-Infektion zur Verfügung?

Tab. 8.6 CD4/CD8-Ratio

Befund	CD4-T-Lymphozyten	CD4/CD8-Ratio
Normalbefund	> 800/µl	> 1
geringer Immundefekt	500–800/µl	0,5–1
mäßiger Immundefekt	200–500/µl	0,1–0,5
schwerer Immundefekt	< 200/µl	< 0,1

Tab. 8.7 CDC-Klassifikation

Stadium	Krankheitsbilder
A	akute HIV-Infektion (grippeähnlich)
	Lymphadenopathiesyndrom (LAS)
	asymptomatische HIV-Infektion
B	opportunistische Infektionen, jedoch keine AIDS-definierenden Krankheiten
	direkt HIV-assoziierte Krankheiten (Meningitis, Polyneuropathie, Mikroangiopathien)
C	AIDS-definierende Krankheiten und Infektionen (z. B. Kaposi-Sarkom, Tuberkulose, Kryptokokkose, Toxoplasmose-Enzephalitis, atypische Mykobakteriosen)

Antwort Der Nachweis einer HIV-Infektion erfolgt über den **Nachweis von Antikörpern**.

Dazu stehen im Wesentlichen zwei Tests zur Verfügung:

- Suchtest: polyvalenter **ELISA-HIV** mit guter Sensitivität und Spezifität
- Bestätigungstest: **Immunoblot** (Western Blot) stellt einen monovalenten Test gegen spezifische Virusproteine dar (sehr hohe Spezifität)

Erst wenn beide Tests eindeutig positiv ausfallen, ist von einer HIV-Infektion auszugehen.

MERKE

Vor einer HIV-Testung muss das Einverständnis des Patienten eingeholt werden.

FRAGE

Welche rechtlichen Dinge sind bezüglich eines **HIV-Tests** für den Arzt zu beachten?

Antwort Eine HIV-Testung darf nach gegenwärtiger Rechtslage nur mit Einverständnis des Betroffenen erfolgen. Der Datenschutz muss auch bei negativem Testergebnis unbedingt gewährleistet sein. Die vorschnelle Mitteilung eines nicht überprüften positiven Befundes im Suchtest (ELISA) kann als Kunstfehler gewertet werden.

FRAGE

Welche **Therapie** steht uns zurzeit bei einer HIV-Erkrankung bzw. AIDS zur Verfügung?

Tab. 8.8 Therapiemöglichkeiten bei HIV-Erkrankungen (nicht vollständig)

A = nukleosidische Reverse-Transkriptase-Hemmer	B = nukleotidanaloge Reverse-Transkriptase-Hemmer	C = Proteaseinhibitor	D = Non-Nukleosid-Reverse-Transkriptase-Hemmer
Zidovudin (Retrovir®)	Tenofovir (Viread®)	Indinavir (Crixivan®)	Etravirin (Intelence®)
Stavudin (Zerit®)		Ritonavir (Norvir®)	Nevirapin (Viramune®)
Lamivudin (Epivir®)		Saquinavir (Invirase®)	Efavirenz (Sustiva®)

PLUS HI-Viral Load oder HI-Viruslast (gemessen über PCR und andere Amplifikationsmethoden): hoch sensitiver Marker zum Krankheitsmonitoring und zur Diagnose der HIV-Infektion bei unklarer Serologie und bei Kindern

Antwort Therapie der Wahl ist eine **Kombinationsbehandlung** bestehend aus mindestens zwei Reverse-Transkriptase-Inhibitoren der Klassen A und B, wie z. B. Zidovudin (**Retrovir®**), 3TC (**Epivir®**) und zusätzlich einem Protease-Inhibitor der Klasse C (z. B. **Indinavir®**) bzw. einem Non-Nukleosid-Reverse-Transkriptase-Inhibitor (z. B. **Delavirdine®**) der Klasse D (➤ Tab. 8.8). Die Therapie sollte spätestens bei Auftreten von HIV-assoziierten Symptomen beginnen, unabhängig von CD4-Zellzahl und UIV/RNA. Neuere Empfehlungen setzen den Therapiebeginn für asymptomatische Patienten bei einer CD4-Zellzahl < 350/µl fest. Auch eine CD4-Zellzahl von > 500/µl kann bei Vorliegen verschiedener Zusatzkritierien (z. B. Viruslast, Alter, Schwangerschaft, kardiovaskuläres Risiko) eine Therapieindikation darstellen. Eine lebenslange Therapie ist notwendig. Nach Absetzen der Therapie („drug holidays“) kommt es zu einem raschen Anstieg der HIV-RNA-Kopien.

Bei Patienten mit dem AIDS-Vollbild wurde die Lebenserwartung um 1–4 Jahre verbessert. Bei Einsatz in früheren Krankheitsstadien ist die Wirksamkeit evtl. besser. Ein Impfstoff ist leider zurzeit nicht in Sicht, obwohl in dieser Hinsicht weltweit große Anstrengungen unternommen werden.

FRAGE

Nennen Sie **häufige Erreger** von sog. **opportunistischen Infektionen** und deren **Manifestationsort**.

Antwort Hier sind folgende Erreger zu nennen:

- **Candida albicans** – Stomatitis und Ösophagitis
- **Pneumocystis carinii** – interstitielle Pneumonie, bei ca. 60 % der Patienten mit AIDS
- **Herpes-simplex-Viren** – Ulzera an Haut, Schleimhäuten, Genitalien und perianal
- **Toxoplasmose** – Enzephalitis
- **Kryptokokken** – Meningitis

FRAGE

Nennen Sie zu drei der von Ihnen aufgeführten Infekte die momentan beste Therapie.

Antwort

- Bei Candida-Infekten gibt man lokal Nystatin bzw. bei generalisiertem Befall **Amphotericin B** oder **Fluconazol**.

- Das Antibiotikum der Wahl bei Pneumocystitis-carinii-Pneumonie ist **Co-trimoxazol** (Trimethoprim-Sulfamethoxazol).
- Bei Herpes-simplex-Infekten gilt als wirksamste Therapie **Aciclovir**.

FRAGE
Was wissen Sie über **neurologische Manifestationen** der HIV-Erkrankung?

Antwort Ein ZNS-Befall ist bei ca. 30 % der Erkrankten klinisch und bei über 50 % histologisch nachweisbar. Gelegentlich fällt die Erkrankung durch eine Enzephalitis als Erstsymptom auf. Sekundärinfektionen mit Toxoplasmen, Kryptokokken, Meningokokken und Herpesviren sind häufig.

FRAGE
Welche Maßnahmen sind nach einer **Nadelstichverletzung** (z. B. bei einer Blutabnahme) einzuleiten?

Antwort Am wichtigsten ist es, die Nerven zu bewahren. Folgendes Vorgehen empfiehlt sich:

- Wunde zum Bluten bringen
- großzügige Desinfektion der Wunde
- Postexpositionsprophylaxe: 3er-Kombination über 4 Wochen
- D-Arzt-Verfahren einleiten
- HIV und Hepatitiden B, C, Testung des Verletzten sofort, nach 6 Wochen und nach 3, 6 und 12 Monaten
- HIV, Hepatitiden B und C, Testung des Patienten mit dessen Einverständnis

Nadelstichverletzungen des medizinischen Personals sind sehr häufig. Das Risiko einer HIV-Infektion bei Verletzung durch eine HIV-kontaminierte Nadel beträgt ca. 1/200. Entscheidend ist die Menge des inokulierten infektiösen Materials (z. B. Blut).

MERKE Bei Nadelstichverletzungen im Krankenhaus nicht ausschließlich an HIV denken. Die Hepatitiden B und C sind wesentlich häufiger. Jede Stichverletzung beim Betriebsarzt melden und dokumentieren.

8.10 Mononukleose

FRAGE
Was ist das **Pfeiffer-Drüsenfieber**?

Antwort Es handelt sich um eine virale Erkrankung, die durch das **Epstein-Barr-Virus** (EBV) verursacht wird. Weitere Namen sind Mononukleose oder Studentenleukämie. Die Übertragung erfolgt durch infizierten Speichel. Die Inkubationszeit beträgt 1–3 Wochen.

PLUS „Kissing disease" oder „Students disease"

FRAGE

Wie äußert sich eine Mononukleose **klinisch**?

Antwort Typisch für eine Mononukleose sind:

- **Tonsillitis**
- **Lymphknotenschwellungen**, insbes. im Halsbereich
- ausgeprägte **Hepatosplenomegalie** (Risiko der Milzruptur!)
- **Kopfschmerzen**, ggf. Lichtscheu
- **Fieberschübe**, Gliederschmerzen
- **Leukozytose** (ca. 20.000/ml) und atypische Formen (mononukleärer Anteil > 60 %)
- Ikterus (7 % der Fälle)

FRAGE

Beschreiben Sie das **diagnostische Vorgehen** bei der infektiösen Mononukleose. Welche Krankheiten kommen differenzialdiagnostisch in Betracht und wie sieht die **Therapie** aus?

Antwort Neben dem pathognomonischen **Blutbild** (Leukozytose, atypische Lymphozyten, mononukleäre Zellen) kann der Nachweis heterophiler IgM-Antikörper gegen Hammelblutagglutinine im **Paul-Bunnell-Test** zur Sicherung der Diagnose beitragen. **Antikörperbestimmungen** gegen das EBV führen dann zur eigentlichen Klärung der Verdachtsdiagnose. Hier lassen sich z. B. virusspezifische IgM-Antikörper nachweisen.

Differenzialdiagnostisch kommen folgende Krankheiten in Betracht:

- akute Leukämie, maligne Lymphome
- Zytomegalievirusinfektion, infektiöse virale Hepatitis
- Diphtherie, Streptokokken-Angina, Toxoplasmose, Röteln

Die **Therapie** der infektiösen Mononukleose ist rein **symptomatisch**, d. h. Fiebersenkung, Bettruhe etc. Als **Komplikationen** können eine hämolytische Anämie, Milzruptur, Enzephalitis und ikterische Hepatitis auftreten.

8.11 Influenza

FRAGE

Beschreiben Sie die **Klinik** und den **Infektionsmodus** einer Influenza.

Antwort Die Influenzaerkrankungen (echte Grippe) werden durch die drei unterschiedlichen **Influenzaviren A**, **B**, **C** (Orthomyxoviren) verursacht. Die Influenza betrifft primär das respiratorische Epithel und wird von Mensch zu Mensch durch Tröpfcheninfektion verbreitet. Die Inkubationszeit beträgt 1–3 Tage, wobei die Krankheit meist akut beginnt. Folgende **Symptomatik** ist typisch:

- Kopfschmerzen, Frösteln, Fieber, Schüttelfrost
- abdominelle Beschwerden
- Myalgien, Gelenkschmerzen
- trockener, schmerzhafter Husten, Heiserkeit

Das akute Krankheitsbild dauert 3–4 Tage. In der Rekonvaleszenz sind längere Zeit Husten und eine leichte Ermüdbarkeit zu beobachten.

FRAGE

Welche **Komplikationen** können bei einer Influenza auftreten? Beschreiben Sie weiterhin die **Therapie** der gewöhnlichen Virusgrippe.

Antwort Die wichtigsten Komplikationen der Influenza sind **Pneumonien**. Man unterscheidet:

- primär hämorrhagische Pneumonien
- interstitielle Pneumonien
- sekundäre Bronchopneumonien durch bakterielle Superinfektion (am häufigsten)

Besonders disponieren die Grippeerkrankungen zur Pneumokokken-Pneumonie und zu bakteriellen Infektionen der paranasalen Sinus und des Mittelohrs. Staphylokokken- und Klebsiellen-Pneumonien sind wegen der Tendenz zur Abszedierung und der hohen Letalität gefürchtet. In seltenen Fällen treten nach einer Influenza Meningoenzephalitiden, Polyneuritiden und Myokarditiden auf.

Die **Therapie** der gewöhnlichen Virusgrippe ist bei unkompliziertem Verlauf rein symptomatisch: Fiebersenkung (Wadenwickel), Inhalationen, Bettruhe, leichte und vitaminreiche Kost.

FRAGE

Gibt es eine **Prophylaxe** für Influenzaviruserkrankungen?

Antwort Eine Prophylaxe für die Virusgrippe kommt vor allem bei folgenden Personengruppen in Betracht:

- **Pflegepersonal** (Krankenschwester, Ärzte) bei engem Kontakt mit gefährdeten Patienten
- Erwachsene und Kinder mit **chronischen Erkrankungen**, vor allem des kardiopulmonalen Systems
- Personen **über 65 Jahre**

Man unterscheidet die passive Impfung, die aktive Impfung und die Chemoprophylaxe.

- Die **passive Impfung** erfolgt mit Gammaglobulinen (IgG), wobei der Impfschutz zwar unmittelbar nach der Injektion verfügbar ist, aber nur kurz anhält (Tage bis wenige Wochen).
- Die **aktive Schutzimpfung** bedient sich abgetöteter Influenzaviren (Nukleoproteine, Membranglykoprotein-Extrakte). Im Allgemeinen wird bei Erwachsenen der Impfstoff in einer einmaligen Dosis im Frühherbst gegeben, bei Kindern in einer 2-maligen Dosis im Abstand von ca. 4 Wochen. Die Schutzwirkung dauert zwischen ½ und 1 Jahr. Sie beeinflusst den

Schweregrad der Erkrankung günstig und verringert die Pneumoniehäufigkeit.

- Die **Chemoprophylaxe** ist bei der Influenza A wirksam. Es wird Amantadin systemisch oder als Aerosol ca. 2 Wochen lang verabreicht. Es reduziert die Infektionshäufigkeit um annähernd die Hälfte und schwächt die Symptomatik ab. Eine Impfung kann hierdurch allerdings nicht ersetzt werden und ist zudem kostengünstiger.

MERKE Aufgrund der Variabilität des Influenzavirus ist jedes Jahr eine Impfung gegen die aktuelle Variante notwendig.

8.12 Röteln

FRAGE
Beschreiben Sie Klinik und wichtige Befunde bei **Röteln**.

Antwort Klinisch imponieren bei der Rötelnerkrankung dolente zervikale und nuchale Lymphknotenvergrößerungen, ein kleinfleckiges Exanthem sowie hohes Fieber. Im Labor zeigen sich eine Leukopenie sowie eine relative Lymphozytose (➤ Tab. 8.9).

Tab. 8.9 Klinische Befunde bei Röteln

Erreger	RNA-Virus
Übertragung	• Tröpfcheninfektion • 14–21 Tage Inkubationszeit
Klinik	• Fieber (39 °C) • kleinfleckiges Exanthem retroaurikulär beginnend • zervikale und nuchale LK-Vergrößerungen (dolent)
Labor	• Leukopenie • relative Lymphozytose
Diagnose	• Komplementbindungsreaktion (KBR) • IgM-Antikörpernachweis

FRAGE
Was ist eine **Rötelnembryopathie**?

Antwort Eine Rötelnembryopathie (Gregg-Syndrom) entsteht durch eine diaplazentare Infektion des Embryos während der ersten 3 Schwangerschaftsmonate. Multiple schwere Fehlbildungen des Kindes wie **Retinopathie**, **Taubheit**, **Enzephalitis**, **Pulmonalstenose** etc. sind möglich.

FRAGE
Wie lässt sich einer Rötelnembryopathie **vorbeugen**?

Antwort Frauen im gebärfähigen Alter sollten möglichst gegen Röteln geimpft sein oder die Erkrankung bereits in der Kindheit durchgemacht haben. Eine Impfung seronegativer Frauen wird daher vor dem 12. Lebensjahr empfohlen.

Kommt es dennoch zu einer Rötelnerkrankung während der Frühschwangerschaft, ist sogar ein Schwangerschaftsabbruch zu erwägen.

8.13 Borreliose

FALLBEISPIEL

Ein Jäger aus der Nähe von Stuttgart berichtet über eine Rötung am Hals, die sich seit 10 Tagen eher vergrößert. Manchmal besteht abends leichtes Fieber von ca. 38,5 °C. Er fühlt sich seit 2 Wochen nicht direkt krank, jedoch deutlich weniger belastungsfähig. Sie sehen bei der Untersuchung eine kleine Läsion/Wunde am Nacken wie bei einem Insektenstich mit einer mehr als Handteller großen, unregelmäßig begrenzten Rötung. Die Halslymphknoten sind geschwollen.

FRAGE

An was denken Sie?

Antwort Die Lyme-Erkrankung oder Borreliose ist eine Infektionskrankheit, die durch den Erreger **Borrelia burgdorferi** verursacht wird. Überträger sind hauptsächlich **Zecken** der Gattung Ixodes. Nach einer lokalen Lymphadenitis um den Insektenstich herum kommt es durch weitere Wanderung der Borrelien zur hämatogenen Streuung. Das klinische Bild wird in drei Stadien eingeteilt:

- **I. Erythema chronicum migrans** (➤ Abb. 8.2): gerötete und entzündete Haut im Bereich des Insektenstichs, begleitet von Fieber und Lymphadenitis. Sekundäre Herde an anderen Körperstellen sind möglich. Die Effloreszenzen verschwinden normalerweise nach einigen Wochen.
- **II. Neurologische, gelegentlich kardiale, Symptomatik** kennzeichnet das zweite Stadium. Vorher können wechselnde Schmerzen an verschiedenen Körperstellen auftreten. Die neurologische Manifestation wurde früher als **Garin-Bujadoux-Bannwarth-Syndrom** bezeichnet und ist durch eine Meningopolyneuritis mit polytopen peripheren Lähmungen und Hirnnervenbeteiligungen (besonders N. facialis) charakterisiert. Eine Myokarditis ist anhand von EKG-Veränderungen (Rhythmusstörungen) nachzuweisen.
- **III. Lyme-Arthritis**: Die Arthritis ist typisch für das dritte Stadium und kann Wochen bis Jahre nach der Infektion auftreten. Ein häufiger Manifestationsort ist das Knie- oder Ellenbogengelenk. Eine mögliche Hautmanifestation des III. Stadiums ist die **Acrodermatitis chronica atrophicans**.

TIPP Als Krankheitsbild auch in Deutschland immer häufiger. Nicht verwechseln mit der Frühsommer-Meningoenzephalitis (FSME, virale Erkrankung) – aber: gleicher Überträger!

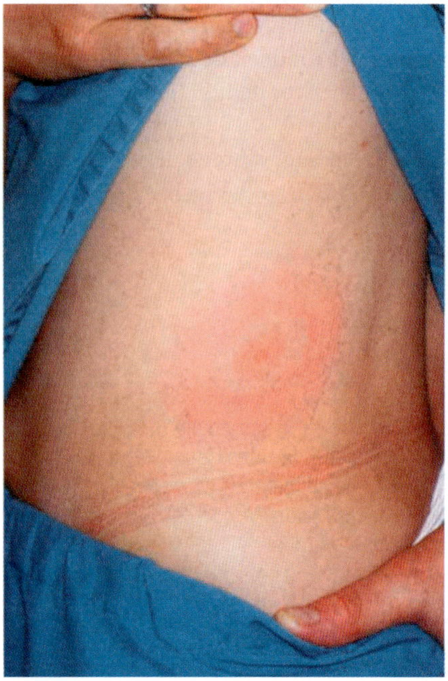

Abb. 8.2 Erythema migrans nach Zeckenbiss [E602]

FRAGE

Welche **differenzialdiagnostischen Überlegungen** kommen bei der **Lyme-Arthritis** infrage? Wie sichert man die **Diagnose**? Welche **Therapie** leiten Sie ein?

Antwort Die wichtigste **Differenzialdiagnose** ist die **rheumatoide Arthritis**. Klinisch kann die Lyme-Arthritis mit ihrem schubweisen Verlauf zu Gelenkbeschwerden und -steifigkeit sowie symmetrischer Gelenkschwellung führen.

Die Diagnose erfolgt serologisch mittels des **indirekten Immunfluoreszenz-Tests** und der **ELISA-Verfahren**. Ein deutlich erhöhter Titer von Antikörpern gegen Borrelia burgdorferi ist bei den neurologischen Manifestationen, bei der Akrodermatitis sowie bei der Lyme-Arthritis zu finden. Ein Antikörpernachweis beim Erythema chronicum migrans (Stadium I) gelingt nicht immer.

Therapie der Wahl in den Frühstadien der Lyme-Borreliose ist die Gabe von **Amoxicillin**, **Tetrazyklinen** oder **Erythromycin**. Spätstadien lassen sich ähnlich wie bei der Lues nur schwer behandeln (z. B. Ceftriaxon i. v. über 4 Wochen).

MERKE

Borreliose: bakterielle Infektion, durch Zecken übertragen (Durchseuchung bis zu 30 %). Verlauf in Stadien, typisches Frühzeichen: Erythema chronicum migrans. Erfolg der antibiotischen Behandlung sinkt mit zunehmender Erkrankungsdauer.

8.14 Candida-Infekte

FRAGE
Sie haben bestimmt während des praktischen Jahres Patienten mit **Mundsoor** gesehen. Können Sie etwas über Erreger und Krankheitsbild erzählen?

Antwort Der Soor bzw. die Moniliose oder Candidiasis ist eine Pilzinfektion, die auf zahlreiche Candida-Spezies, insbesondere **Candida albicans**, zurückgeführt wird. Es handelt sich um einen saprophytären, potenziell pathogenen Erreger. Umstände bzw. Krankheiten, unter denen klinische Manifestationen auftreten, sind:

- Diabetes mellitus
- Leukämien, Therapie mit Immunsuppressiva
- Drogenabhängigkeit
- Zustand nach Transplantation
- AIDS
- Behandlung mit inhalativen Glukokortikosteroiden bei Asthma oder COPD

Die Infektion entwickelt sich meist oberflächlich und bleibt lokalisiert. Sie wird dann als nicht systemische Candidiasis oder auch mukokutane Candidose bezeichnet. Häufig betroffen sind Schleimhäute, Nägel, Haut, Mund, Ösophagus und Vagina. Die seltenere **systemische Candidiasis** kommt fast nur bei immunsupprimierten Patienten vor. Man beobachtet pulmonale Formen, Leberabszesse, Meningitiden und Endokarditiden.

FRAGE
Beschreiben Sie das Krankheitsbild und die Therapie der **pulmonalen Candidiasis**.

Antwort Die pulmonale Candidiasis umfasst folgende Krankheitszeichen:

- Fieber
- Husten, Hämoptoe
- Thoraxschmerzen

Im **Röntgenbild** zeigen sich bronchopulmonale rundliche Verschattungen mit zusätzlichem Pleuraerguss. Eine Gefahr stellt die septische Generalisation des Keims dar. Die **Diagnose** wird auf folgende Weise gestellt:

- direkter Pilznachweis im Blut, Bronchialsekret und Lungengewebe
- serologisch, mittels Candida-Hämagglutinations-Test
- Immunfluoreszenztest, neuerdings auch ELISA, womit der Antikörpertiter gegen Candida-Proteine bestimmt wird (bei Immunsuppression nicht aussagekräftig)

Für die **Behandlung** stehen systemisch wirksame Antimykotika zur Verfügung:

- Amphotericin B (nur i. v.)
- Fluconazol
- Ketoconazol (Nizoral®)
- 5-Flucytosin (Ancotil®)

- Nystatin (z. B. Aerosol)
- Voriconazol (Vfend®)

8.15 Malaria

FRAGE
Welche Bedeutung hat die Malaria in Deutschland?

Antwort Aufgrund von Klima und fehlender Vermehrungsmöglichkeit der Anophelesmücke ist die Malaria in Deutschland keine endemische Krankheit. Die Malaria ist jedoch die häufigste Infektionskrankheit auf der Welt. Jährlich erkranken ca. 2 Mio. Menschen. In Deutschland werden aufgrund des Tourismus und aufgrund beruflicher Auslandsaufenthalte ca. 600 Fälle jährlich eingeschleppt. 3–4 % (!) aller eingeschleppten Malariaerkrankungen enden letal. Hauptgrund ist eine verspätete Diagnostik.

MERKE Die Hauptursache der hohen Letalität von malariaerkrankten Urlaubsreisenden ist die späte Diagnose – also daran denken: 1. Bei Patienten mit unklarem Fieber muss immer eine Reiseanamnese erhoben werden. 2. Fieber nach Tropenaufenthalt ist bis zum Beweis des Gegenteils als Malaria tropica anzusehen!

FRAGE
Welche Form der Malaria ist am gefährlichsten?

Antwort Die gefährlichste Malariaform ist die **Malaria tropica**, hervorgerufen durch **Plasmodium falciparum**. Es kommt hier zu **unregelmäßigen Fieberschüben** mit variablem klinischem Bild, was die Diagnose verzögern kann. Als Folge der Verstopfung der Kapillargebiete durch die Parasiten und durch Zerfall der Erythrozyten sind das **akute Nierenversagen**, **Leberversagen** und die **Verbrauchskoagulopathie** nach massiver Hämolyse lebensbedrohlich (➤ Abb. 8.3).

FRAGE
Was stellt das entscheidende **diagnostische Verfahren** bei einer akuten Malaria dar?

Antwort Der **mikroskopische Nachweis** im **„dicken Tropfen"** ist der einzig zuverlässige Weg, eine akute Malaria zu diagnostizieren. Dazu wird ein Tropfen Kapillarblut auf einen Objektträger gebracht. Nach dem Eintrocknen wird er unfixiert mit Giemsa-Lösung gefärbt. Findet ein erfahrener Untersucher in mehreren Präparaten (mind. vier) mikroskopisch keine Plasmodien (evtl. Präparate gleichzeitig an ein kompetentes Institut senden!), liegt wahr-

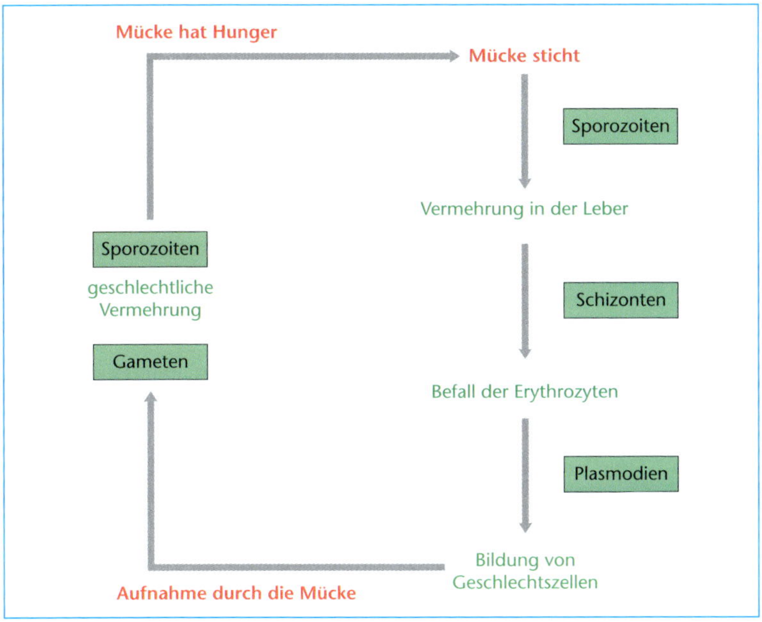

Abb. 8.3 Malariazyklus [L141]

scheinlich keine Malaria vor. Der serologische Nachweis von Malaria-Antikörpern ist zurzeit noch nicht zuverlässig.

FRAGE
Wie erklären Sie sich das Fieber bei der **Malaria tertiana**?

Antwort Es handelt sich um ein Fieber, das durch die synchrone Freisetzung der reifen Schizonten aus den befallenen Erythrozyten hervorgerufen wird. Es folgt eine Parasitämie mit nachfolgendem, wahrscheinlich zentral bedingtem Fieber (ähnlich Bakteriämie). Die ungeschlechtliche Vermehrung in den Erythrozyten dauert 48 h, daher tritt bei der Malaria tertiana (**Plasmodium vivax** und **ovale**) das Fieber jeden 3. Tag auf (➤ Tab. 8.10).

Tab. 8.10 Erregertypen der Malaria

Erregertyp	Inkubationszeit	Fieberrhythmus
Malaria tropica (Pl. falciparum)	7–14 Tage	unregelmäßig
Malaria quartana (Pl. malariae)	20–40 Tage	ca. 72 h
Malaria tertiana (Pl. vivax und ovale)	10–20 Tage	ca. 48 h

FRAGE
Welche **Prophylaxe** würden Sie einem Touristen, der nach Kenia fährt, empfehlen?

TIPP Praktisch orientierte Fragen sind immer möglichst exakt zu beantworten. Die meisten Prüfer erwarten hier Dosisangaben von Medikamenten.

Antwort Da die Malaria durch den Stich der **Anophelesmücke** übertragen wird, sollte man, vor allem abends und nachts, darauf achten, **schützende Kleidung** zu tragen (Strümpfe, Hosen etc.) bzw. unter **Moskitonetzen** schlafen.

Vor Reiseantritt sollte man sich unter Angabe des genauen Reiseziels von einem Tropeninstitut (Internet) beraten lassen. Die weltweiten Resistenzentwicklungen sind dort aktuell erfasst, sodass Empfehlungen für Prophylaxe und Therapie gegeben werden können (z. B. **Lariam®** 1× wöchentlich, 1 Woche vor Reiseantritt bis 4 Wochen nach Rückkehr).

FRAGE

Welches Medikament wird in der Malariaprophylaxe heute **nicht mehr empfohlen**?

Antwort Hier handelt es sich um **Fansidar®** (= Pyrimethamin + Sulfadoxin), das seinen Platz in der Malariaprophylaxe weitgehend verloren hat, da gehäuft **schwere Nebenwirkungen** aufgetreten sind:

- Stevens-Johnson-Syndrom bis hin zum Lyell-Syndrom
- Leberschäden, irreversible Knochenmarksdepression
- psychische Störungen

FRAGE

Kennen Sie **Nebenwirkungen** von **Chloroquin**?

Antwort Neben gastrointestinalen Beschwerden, allergischen Hautreaktionen und hämolytischen Krisen bei G-6-PD-Mangel, kann es vor allem am Auge zu Korneatrübungen und zu einer Retinopathia pigmentosa kommen.

FRAGE

Nennen Sie ein modernes **Behandlungsschema** der **Malaria tropica**.

TIPP Malaria tropica = gefährlichste Form, Ziel ist eine Eradikation der Erreger.

Antwort Zu Therapiebeginn werden 750 mg Mefloquin verabreicht, nach 6 und 12 Stunden wird die Dosis jeweils um 250 mg reduziert (➤ Tab. 8.11).

Tab. 8.11 Behandlungsschema der Malaria tropica

Therapiebeginn	750 mg Mefloquin (Lariam®)
6 h nach Therapiebeginn	500 mg Mefloquin
12 h nach Therapiebeginn	250 mg Mefloquin

MERKE Eine komplizierte Malaria tropica wird immer noch mit Chininsalz per Infusionen behandelt. Überwachung auf Intensivstation und Beratung durch ein Tropeninstitut sind essenziell.

8.16 Bandwurmbefall

FRAGE
Was ist die häufigste **Wurmerkrankung**?

Antwort Die **Oxyuriasis** kommt vor allem bei Kindern vor. Typisch sind **analer Juckreiz** und intermittierende **Bauchschmerzen** (DD Appendizitis). Die kleinen weißen, sehr beweglichen Würmer lassen sich im Stuhl gut sehen. Durch Abziehen eines Tesafilms vom Anus ist ebenfalls ein mikroskopischer Eiernachweis möglich.

TIPP Wird häufig von Pädiatern abgefragt.

FRAGE
Was sagen Ihnen die Begriffe **Taenia saginata** und **Taenia solium**?

Antwort Es handelt sich um den **Rinder**- bzw. **Schweinebandwurm**. Der Mensch ist jeweils Endwirt (adulte Würmer). Ein Zwischenwirtstadium ist möglich bei Taenia solium. Das Krankheitsbild ist dann die **Zystizerkose** (eingekapselte Finnen in Muskulatur, Gehirn, Auge).

FRAGE
Beschreiben Sie uns bitte die Klinik der zystischen **Leberechinokokkose**.

Antwort Verantwortlich ist eine Infektion mit dem Hundebandwurm **(Echinococcus cysticus)**. Typisch ist ein **Leberbefall** mit blasenförmigen Hydatiden von bis zu Kindskopfgröße. Meist bestehen diffuse Oberbauchschmerzen, Inappetenz und Druckgefühl. Diagnostisch wegweisend sind die Sonografie, CT und die Serologie. Kausale Therapie ist die **chirurgische Resektion**.

FRAGE
Beschreiben Sie bitte kurz den Entwicklungszyklus der **Askariden**.

Antwort Der häufigste Parasit des Dünndarms ist **Ascaris lumbricoides** (Spulwurm, sieht aus wie ein Regenwurm). Die Infektion erfolgt fäkal-oral (Bodendüngung).

Aufnahme von Eiern (oral) → Dünndarm → Portalvenen → Leber → Herz → Lunge (Alveolen) → Trachea → Pharynx → Darm (Ausscheidung von Eiern über den Stuhl)

FRAGE
Nennen Sie bitte ein potentes **Wurmmittel**.

Antwort Am häufigsten eingesetzt wird **Mebendazol**. Standarddosierung 2–3× 500 mg oral für 3 Tage (Ausnahme: infiltrierender Echinococcus multilocularis; Langzeittherapie). Nebenwirkungen: Neuropathien, Hepatopathie.

KAPITEL

9

M. Schupp

Psychische Störungen, Nervensystem

9.1 Ischämische Ereignisse

FALLBEISPIEL

Sie werden als Notarzt zu einer 68-jährigen Patientin gerufen, die gestürzt ist. Die Patientin kann den rechten Arm und das rechte Bein nicht mehr richtig bewegen und ist verwirrt. Der Blutdruck beträgt 180/110 mmHg, Puls 100/min mit häufigen Extrasystolen. Vor 2 Jahren wäre eine Lähmung ebenfalls rechts aufgetreten, die sich langsam gebessert hat. Die Patientin ist Diabetikerin und spritzt unregelmäßig Insulin nach dem Blutzuckerwert. Der Ehemann berichtet, dass seine Frau vor 3 Tagen Schwindel und Sehstörungen angegeben hätte, die aber gestern komplett verschwunden waren.

FRAGE

Welche Differenzialdiagnosen haben Sie?

Antwort Aufgrund der Befunde muss von einem zerebralen Ereignis ausgegangen werden. Als Verdachtsdiagnose kommt vor allem ein linkshirniger **Apoplex** infrage. Ebenfalls wäre eine diabetische Krise oder eine hypertone Hirnblutung möglich. Vor allem die Angaben über Schwindel und Sehstörungen lassen an einen zerebralen Insult denken.

TIPP Die Antwort langsam entwickeln – mehrere Differenzialdiagnosen nennen.

FRAGE

In der Klinik veranlassen Sie ein CT und erhalten folgenden Befund (➤ Abb. 9.1). Beschreiben Sie bitte die Aufnahme und finden Sie zu einer Diagnose.

Antwort Das CT zeigt eine **Hypodensität** im Versorgungsbereich der linken A. cerebri media mit Kompression des linken Seitenventrikels. In der Zusammenschau der Symptome und des CT ist von einem linksseitigen apoplektischen Insult auszugehen.

FRAGE

Was sind die **Risikofaktoren** für einen zerebralen Insult? Welche **Einteilung** kennen Sie?

Antwort Die meisten Ischämien im Gehirn sind durch **Arteriosklerose** und **arterielle Thrombosen** verursacht (70 %). Wichtigster Risikofaktor ist die **arterielle Hypertonie**. Weitere Risikofaktoren sind die **koronare Herz-**

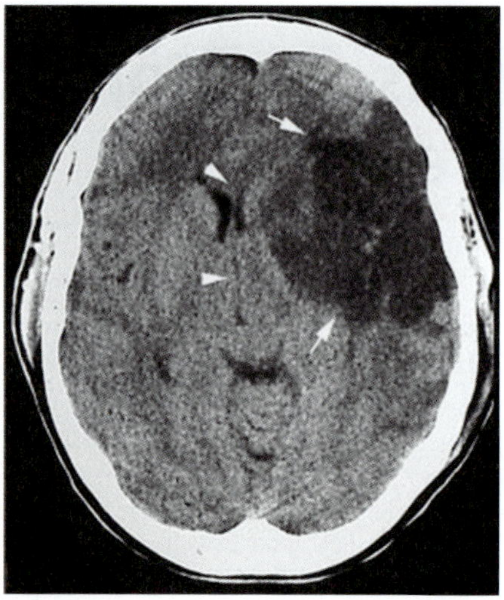

Abb. 9.1 CT-Schädel [M443]

krankheit, Diabetes mellitus, Rauchen, starker Alkoholkonsum und **Karotisstenosen (Lumeneinengung > 60 %)**.

Etwa die Hälfte der zerebralen Ischämien haben ihre Ursache in extrakraniellen Gefäßstenosen. Prädilektionsstellen für eine zerebrale Arteriosklerose sind der Abgang zur A. carotis interna und externa in Höhe des Bulbus caroticus sowie der Karotissiphon.

Arterielle Embolien, die entweder aus kardialen oder arterio-arteriellen Quellen stammen, sind weitere Ursachen für einen apoplektischen Insult (30 %). Gerinnungsthromben können durch ulzerierende Plaques oder Stenosen der A. carotis und des Aortenbogens, Endokarditis, Herzinfarkt, künstliche Herzklappen oder durch eine Arrhythmie verursacht sein und dann zerebral verschleppt werden.

Die ischämischen Insulte können nach Schweregrad eingeteilt werden (➤ Tab. 9.1).

Tab. 9.1 Schweregradeinteilung ischämischer Insulte

Stadium	Definition
I	asymptomatische Stenosen, die zufällig entdeckt werden
II	transitorische ischämische Attacke (TIA) mit Symptomrückbildung < 24 h (cave: folgender Schlaganfall, 40 % in 5 Jahren)
III	prolongiertes reversibles ischämisches neurologisches Defizit (PRIND) mit Symptomrückbildung > 24 h oder Minor Stroke
IV	kompletter Hirninfarkt: partielle oder fehlende Rückbildung neurologischer Ausfälle

MERKE Bei chronischem Vorhofflimmern beträgt das Hirnembolierisiko ohne Behandlung 6 % pro Jahr. Aus diesem Grund erfolgt in der Regel eine Marcumarisierung.

FRAGE

Welche **Routineuntersuchungen** werden Sie bei einem notfallmäßig eingelieferten Schlaganfallpatienten veranlassen? Welche **therapeutischen Maßnahmen** werden Sie sofort ergreifen?

MERKE

Jeder Schlaganfall ist ein Notfall – kein Zeitverlust, da Zeitfenster für i. v. Lyse nur wenige Stunden. Unbedingte Krankenhauseinweisung!

Antwort Eine Krankenhauseinweisung ist unabdingbar. Folgende Untersuchungen werden veranlasst:

- neurologischer Status
- Labor: Blutbild, **Hämatokrit**, Elektrolyte, Gerinnungsstatus, Blutzucker, Serum-Kreatinin
- EKG
- sofortiges CT **(Angio-CT/Spiral-CT)**!
- Doppler-Sonografie (extra- und transkraniell), Echokardiografie (optimal transösophageal)

Die Therapie des akuten Schlaganfalls muss sofort beginnen und dem Einzelfall angepasst werden. Folgende Maßnahmen sind nach Ausschluss einer zerebralen Blutung einzuleiten → d. h. nach dem CT:

- Sicherung der **Vitalfunktionen**, Kontrolle von Atmung, Kreislauf, Wasser-/Elektrolythaushalt, Darm- und Blasenfunktion
- Aufrechterhaltung eines hoch normalen oder leicht erhöhten **Blutdrucks** in der Akutphase, vorsichtige Blutdrucksenkung bei hohen RR-Werten (> 220/110 mmHg). Schonende RR-Senkung, nicht mehr als 20 % des Ausgangswertes
- **Thrombozytenaggregationshemmer** beim ischämischen apoplektischen Insult (z. B. 100–300 mg ASS/d)
- **Hämodilutionstherapie** mit mittelmolekularen Hydroxyäthylstärkelösungen (HAES-steril® 10 %) bei pathologisch erhöhtem Hämatokrit
- **Vollheparinisierung** (cave: zerebrale Blutung!), keine Vollheparinisierung bei Masseninfarkt oder schwer einstellbarer arterieller Hypertonie
- **Low-Dose-Heparinisierung**, wenn Vollheparinisierung nicht möglich
- **Thrombolyse** bei akutem Mediainfarkt ohne große Infarktdemarkierung sowie bei Basilaristhrombose unter Beachtung von Kontraindikationen und Nebenwirkungen
- Behandlung von Komplikationen: Hirnödem (evtl. Glukokortikosteroide), Hirndruckerhöhung (Intubation und Beatmung + Mannitol)

MERKE

Das Zeitfenster für eine erfolgreiche Lyse beschränkt sich auf **4½ h** nach Insultbeginn. Mittel der Wahl ist **rt-PA** 0,9 mg/kg KG (max. Gesamtdosis 90 mg).

FALLBEISPIEL

Ein 72-jähriger Patient berichtet seit Kurzem über rechtsbetonte Sehstörungen. Er habe das Gefühl, eine „graue Wand" würde von rechts in sein Blickfeld wandern. Auch habe er dann leichte Schwierigkeiten mit dem linken Arm. Nach einigen Sekunden sei wieder alles normal. RR 160/95 mmHg, leichte Adipositas, AZ gut.

FRAGE

Um welches typisches Krankheitsbild handelt es sich? Welche **Diagnostik** und **Therapie** halten Sie für sinnvoll?

Antwort Es handelt sich um **transiente ischämische Attacken** (TIA). Die Sehstörungen werden als **Amaurosis fugax** bezeichnet. Häufig liegen Durchblutungsstörungen im Karotiskreislauf zugrunde (A. carotis interna). Der Patient bedarf dringend einer weiteren stationären Abklärung.

Diagnostik:
- neurologischer Status, Strömungsgeräusche über den Karotiden?
- Doppler-Sonografie der Hirnarterien (A. carotis interna)
- Angio-CT und/oder Angio-/3-D-MRT

Therapie:
- Klinikeinweisung!
- Heparinisierung (falls keine Kontraindikationen)
- falls Karotisstenose > 70 %, gefäßchirurgisches Vorgehen (Endarteriektomie) oder PTCA und Stentimplantation
- bei komplettem Karotisverschluss keine OP
- Sekundärprävention: konsequente Ausschaltung und Behandlung aller Risikofaktoren, Thrombozytenaggregationshemmer: ASS 100–300 mg/d oder Clopidogrel 75 mg/d

FRAGE

Wann besteht die **Indikation** zur **operativen Revaskularisation** einer Karotisstenose?

TIPP Interdisziplinäre Frage aus Gefäßchirurgie, Neurologie und Innerer Medizin

Antwort Man unterscheidet asymptomatische von symptomatischen Stenosen:
- OP-Indikation bei **asymptomatischer Stenose** als elektiver Eingriff (Rate zerebraler Ereignisse 0,5–1 %/Jahr unter ASS):
- progrediente Stenose > 70 % sowie Lebenserwartung > 5 Jahre
- OP-Indikation bei **symptomatischer Stenose** (Rate zerebraler Ereignisse 10–15 %/Jahr unter ASS)
- Stenose > 70 %
- Stenose > 50 % bei Rezidiv unter Thrombozytenaggregationshemmung

FRAGE

Was versteht man unter einer **paradoxen oder gekreuzten Embolie**?

Antwort Es handelt sich um eine arterielle Embolie, bei der der Thrombus aus dem venösen System über ein offenes **Foramen ovale** in das arterielle System gelangt. Dies passiert vor allem dann, wenn der Druck im rechten Vorhof gegenüber dem linken Vorhof erhöht ist.

MERKE Ca. 15–25 % der Normalbevölkerung haben ein schlitzförmig offenes Foramen ovale, das jedoch in der Regel klinisch asymptomatisch und ohne Krankheitswert ist.

Das offene Foramen ovale ist echokardiografisch vor allem bei Hustenreiz oder Valsalva-Manöver erkennbar.

FRAGE
Was ist das **Wallenberg-Syndrom**?

Antwort Beim Wallenberg-Syndrom handelt es sich um neurologische Ausfälle, hervorgerufen durch **Durchblutungsstörungen** im Versorgungsgebiet der **A. cerebelli inf. posterior** (Kleinhirn, Hirnnervenkerne).
Symptomatik:
- **ipsilateral**: Trigeminus- und Gaumensegelparese, Ataxie, Horner-Syndrom
- **kontralateral**: Sensibilitätsstörungen der Extremitäten
- **allgemein**: Erbrechen, Heiserkeit, Drehschwindel

TIPP Spezialwissen, wird leider aufgrund des eingängigen Eigennamens relativ oft gefragt.

9.2 Meningitis, Creutzfeldt-Jakob-Krankheit

FRAGE
Beschreiben Sie die gemeinsame klinische Symptomatik von **Meningitiden** unterschiedlichen Ursprungs. Können Sie uns eine Klassifikation der Meningitiden geben?

Antwort Hirnhautentzündungen werden durch eine Vielzahl verschiedener **Erreger** und auf verschiedenen **Wegen** (hämatogen, lymphogen, kanalikulär) verursacht. Neben dem unterschiedlichen **Verlauf** (akut oder chronisch) bestehen auch Unterschiede in ihrer lokalen **Ausbreitung** (umschrieben oder diffus, Konvexitäts- oder Basismeningitis). Demzufolge differiert die klinische **Symptomatik**, doch sind alle Meningitiden durch die folgenden **Kardinalsymptome** bzw. -befunde charakterisiert:
- Kopfschmerzen
- **Nackensteifigkeit** mit mehr oder minder ausgeprägtem Opisthotonus
- Dehnungsproben sind positiv (**Brudzinski-**, **Lasègue-** und **Kernig-Zeichen**)
- allg. **Reizüberempfindlichkeit**, z. B. gegenüber Licht, Berührung etc.
- **Bewusstseinsstörung** bis hin zum Koma
- Liquorpleozytose
- Liquorproteinerhöhung durch Störung der Blut-Liquor-Schranke

Aus klinisch-ätiologischer Sicht können die Meningitiden in vier Gruppen eingeteilt werden:
- **akute eitrige** Meningitiden (besonders Haemophilus influenza, Meningo- und Pneumokokken)
- **tuberkulöse** Meningitis
- **akute lymphozytäre** Meningitis (besonders bei neurotropen Viren und Leptospiren)

TIPP Zu den Meningitiden sollte man die Kardinalsymptome nennen bzw. die neurologischen Zeichen und Phänomene erwähnen.

- **chronisch-lymphozytäre** Meningitiden (z. B. bei Meningiosis carcinomatosa, Lymphomen, Toxoplasmose)

FRAGE

Welche **Sofortmaßnahmen** ergreifen Sie beim Verdacht auf eine bakterielle Meningitis?

Antwort Zu den Maßnahmen gehören:

- CT/MRT
- **Erregernachweis** aus Liquor und Blut (Erregersicherung), mikroskopische Sofortuntersuchung (Diplokokken); falls keine Liquorpunktion möglich, kalkulierte „blinde“ Antibiose
- sofortige hoch dosierte **Antibiose**, z. B. Cephalosporin der 3. Generation + Ampicillin, je nach Erreger- und Resistenzbefund; Anpassung der antibiotischen Therapie nach einigen Tagen
- intensivmedizinische Betreuung
- **Fokussuche** (Pneumonie, Otitis, Sinusitis, Schädel-Hirn-Trauma, Rachenabstrich etc.).

MERKE Je früher eine Therapie eingeleitet wird, desto besser ist die Prognose.

FRAGE

Die **Creutzfeldt-Jakob-Krankheit** ist in den letzten Jahren sporadisch in den Medien aufgetaucht. Warum?

Antwort Es handelt sich um eine übertragbare spongiforme Enzephalopathie, die durch einen besonderen Erregertyp, namentlich **„Prione“**, ausgelöst wird. In der aktuellen Diskussion ist eine neue Variante der Creutzfeldt-Jakob-Krankheit, die, ausgehend von Schafen (Scrapie, seit Jahrhunderten bekannt) durch die Verfütterung von Tiermehl an Rinder (Rinderwahnsinn), die Artenbarriere überwunden hat. Zeitweise hatten sich die Fälle dieser neuen Variante der **Creutzfeldt-Jakob-Krankheit**, die BSE (= bovine spongiforme Enzephalopathie), die über den Verzehr von infizierten Rinderprodukten möglich ist, deutlich vermehrt.

FRAGE

Welche Empfehlungen geben Sie beunruhigten Patienten, die Sie fragen, welche Rinderprodukte risikofrei sind?

PLUS Die vor einigen Jahren befürchtete Epidemie der Creutzfeldt-Jakob-Krankheit ist bislang ausgeblieben.

Antwort Die **Erreger** sind vor allem im **Zentralnervensystem** (Gehirn und Rückenmark) und im **retikulohistiozytären System** (Milz, Lymphknoten) zu finden. Somit sind Wurstwaren, die Innereien und Gehirnanteile verarbeiten, zu meiden. Muskelfleisch und Milch sind wahrscheinlich weniger betroffen.

FRAGE

Vielleicht ist Ihnen **„Kuru"** ein Begriff?

Antwort Kuru ist eine infektiöse Erkrankung, die sporadisch bei Frauen und Kindern in **Neuguinea** auftritt. Im Rahmen religiöser Riten wird menschliches Gehirn von den Frauen und Muskelfleisch eher von Männern verzehrt. Nach einer 5- bis 15-jährigen Inkubationszeit entwickelt sich ein progressives neurologisches Krankheitsbild mit **Tremor**, **Ataxie** und **Lähmungen**. Der Tod tritt innerhalb einiger Monate ein. Die Symptomatik ist ähnlich der Creutzfeldt-Jakob-Erkrankung. Durch das Verbot des Kannibalismus ist diese Rarität praktisch verschwunden.

9.3 Alkoholkrankheit

FRAGE

Wir haben bald Karneval – welche Alkoholmengen sind pro Tag gut verträglich? Wann ist eine Alkohol**abhängigkeit** zu **diagnostizieren**?

Antwort Eine für die Gesundheit schädliche Aufnahme besteht bei einem **Alkoholkonsum** von mehr als 30–40 g/d bei Männern und 20 g/d bei Frauen. Alkoholabhängigkeit besteht, wenn mindestens drei der folgenden Kriterien für mindestens 1 Monat vorliegen:

- starker Wunsch nach Alkohol und zwanghafter Konsum (z. B. auch morgens oder bei der Arbeit)
- verminderte Kontrollfähigkeit
- Entzugssymptome bei Abstinenz
- Nachweis einer Toleranzentwicklung gegenüber Alkohol
- fortschreitende Vernachlässigung von sich selbst und/oder Umwelt
- fortgesetzter Konsum trotz eingetretener schädlicher Folgen

Es werden verschiedene Typen von Alkoholikern unterschieden (➤ Abb. 9.2).

MERKE

Mit mehr als 2 Flaschen Bier (2 × 0,5 l) oder mehr als 2 Gläsern Wein (2 × 0,25 l) täglich ist die Grenze für einen Mann überschritten. Beim Mann führt der Genuss von 60 g/d und bei der Frau von 30 g/d über 10 Jahre zur manifesten Leberschädigung und in der Regel zur Leberzirrhose. Zwischen der Inzidenz der Zirrhose und dem Produkt aus täglich konsumierter Alkoholmenge und der Dauer des Alkoholkonsums in Jahren besteht eine lineare Beziehung. Es besteht jedoch eine interindividuelle Streuung der Alkoholtoleranz, deren Ursache nicht eindeutig geklärt ist.

FRAGE

Ein bewusstseinsgetrübter, alkoholisierter Patient wird in ihre Behandlung gebracht. Es findet sich eine Prellmarke am Hinterkopf. Welche **Erkrankung** müssen Sie **ausschließen**?

α-Trinker	Konflikttrinker	allein in der Kneipe oder zu Hause
β-Trinker	Gelegenheitstrinker sozial akzeptiert	Stammtisch Betriebsfest
γ-Trinker	Kontrollverlust schwer alkoholabhängig soziales Abseits	allein und in der Gruppe
δ-Trinker	Gewohnheitstrinker abhängig – Dauerkonsum kein Kontrollverlust	alleine auch in der Gruppe am Arbeitsplatz
ε-Trinker	Quartalssäufer mit Kontrollverlust	unregelmäßig bei Gelegenheit

Abb. 9.2 Alkoholikertypen [L141]

PLUS Die Konstellation Sturz auf den Kopf unter Alkoholeinfluss führt bei der diagnostischen Abklärung fast immer zu einem Schädel-CT.

Antwort Durch einen vorangegangenen Sturz kann ein Schädel-Hirn-Trauma vorliegen. **Subdurale Hämatome** sind in diesem Zusammenhang häufig. Die Bewusstseinstrübung darf nicht unkritisch auf die Alkoholintoxikation zurückgeführt werden.

FRAGE

Kennen Sie auch die **Stadien** der **Alkoholvergiftung**?

TIPP Eine sehr spezielle Frage, Facharztwissen!

Antwort In Abhängigkeit von der Alkoholkonzentration unterscheidet man vier Vergiftungsstadien:

- **I** exzitatorisches Stadium
- **II** hypnotisches Stadium (< 2 ‰)
- **III** narkotisches Stadium (> 2 ‰)
- **IV** asphyktisches Stadium: Tod durch Atemlähmung und Kreislaufversagen

FRAGE

Beschreiben Sie das Vollbild eines **Alkoholentzugsdelirs**.

PLUS Trias des **Wernicke-Korsakoff-Syndroms**: 1. Bewusstseinsstörung und Verwirrung, 2. Augenmuskelparesen, 3. Ataxie: außerdem Störungen des Gedächtnisses, der Orientierung und Konzentrationsfähigkeit sowie Konfabulationen.

Antwort Das plötzliche Absetzen von Alkohol bei Alkoholikern führt zu mehr oder weniger ausgeprägten Symptomen über das Prädelir (Dauer: Tage bis Wochen) bis hin zum relativ seltenen Vollbild des Alkoholentzugsdelirs. **Psychiatrisch-neurologische Symptome** sind:

- Tremor
- akustische und taktile Halluzinationen
- Angst, Verwirrtheit, örtliche Desorientierung

- motorische Unruhe
- Bewusstseinstrübung

Klinische Befunde:

- Gesichtsrötung
- Mydriasis
- Schwitzen, gel. Fieber, Tachykardie
- Elektrolytverschiebungen

Gefährlich wird das Alkoholentzugsdelir durch die Elektrolytverschiebungen mit Auswirkungen auf Herz und Niere sowie durch häufig gleichzeitig auftretende Infekte. Bei einem Teil der Erkrankten kommt es zu epileptischen Anfällen.

PLUS **Zieve-Syndrom**: alkoholischer Leberschaden mit: Ikterus, hämolytischer Anämie, Hyperlipidämie

FRAGE
Wie **therapieren** Sie ein **Alkoholentzugsdelir**?

Antwort Die **intensivmedizinische Überwachung** des sich im Delir befindlichen Patienten ist unumgänglich. Kreislauf, Atmung, Elektrolyt- und Glukosehaushalt (Hypoglykämiegefahr!) müssen intensiv überwacht werden. Die Pharmakotherapie besteht in der Verabreichung von **Clomethiazol** (Distraneurin®) bei Fehlen von kardiopulmonalen Vorerkrankungen oder **Diazepam** bei kardiopulmonalen Vorerkrankungen. Der Patient sollte sediert, aber gut erweckbar sein. Bei starker Angst und Unruhe erweist sich **Haloperidol** als sehr gut wirksam. **Vitamin B_1** (Thiamin) 100 mg/d wird zur Prophylaxe einer Wernicke-Enzephalopathie gegeben. Flüssigkeitssubstitution, Elektrolytausgleich und Blutgaskontrollen sind weitere wesentliche Bestandteile der Behandlung. Das Delir klingt normalerweise nach 3–5 Tagen ab.

MERKE
Ein Alkoholentzugsdelir ist zwar grundsätzlich selbstlimitierend, das heißt aber nicht, dass es der Patient auch alleine durchstehen könnte – im Gegenteil: die Letalität eines unbehandelten Delirs liegt bei 15 %, unter Therapie nur noch bei 2 %.

9.4 Anorexia nervosa

FRAGE
Welche Ursachen hat eine Anorexia nervosa? Beschreiben Sie die **Ätiologie** und **Pathogenese**.

Antwort Trotz zahlreicher Hypothesen und Einzelaussagen zu dieser **psychosomatischen Erkrankung** bleibt eine Vielzahl von wichtigen Fragen weitgehend ungeklärt. Es werden sowohl mangelhafte Ausbildung von **Persönlichkeitsstrukturen** durch kindliche Fehlentwicklungen als auch konstitutionelle Einflüsse sowie **neurotische** und **psychotische Faktoren** als Ursachen diskutiert. Unbestritten ist eine Zunahme des Krankheitsbildes in den westlichen Überflussgesellschaften. Das weibliche Geschlecht ist vor dem 25.

TIPP Die These des sozialen Drucks durch „Schönheitsideale" als Mitauslöser einer Anorexie wird ebenfalls durch die Tatsache unterstützt, dass anorektische Krankheitsbilder in den letzten Jahren auch beim männlichen Geschlecht häufiger auftreten.

Lebensjahr, meist nach der Pubertät zwischen dem 16. und 18. Lebensjahr, besonders häufig betroffen (95 % der Erkrankten sind Frauen). Spätformen können auch im höheren Alter beobachtet werden.

Psychodynamisch wird die **Nahrungsverweigerung** als Ablehnung der weiblichen Geschlechtsrolle sowie als Kampf gegen den Wunsch nach Annäherung gedeutet. Sozialer Druck oder **Modeströmungen** sowie **Schlankheitsideale** können dabei auslösend sein.

FRAGE

Wie äußert sich körperlich diese psychosomatische Erkrankung? Welche wichtigen **klinischen Unterschiede** weist die **Bulimie** gegenüber der **Anorexia nervosa** auf?

Antwort Die beim weiblichen Geschlecht in der Pubertät und postpubertären Zeit auftretende **Anorexia nervosa** ist durch charakteristische Merkmale gekennzeichnet. Zum Ersten ist die extreme **Abnahme** des **Gewichts** zu nennen (> 25 % KG), die durch reduzierte Nahrungsaufnahme, selbstinduziertes Erbrechen und/oder durch Abführmittelmissbrauch bedingt ist. Häufig wiegen die Patientinnen zwischen 30 und 40 kg. Der BMI liegt unter 17,5 kg/m^2.

Das nächste charakteristische Leitsymptom ist die **sekundäre Amenorrhö**, die gewöhnlich 1–3 Jahre nach der Menarche eintritt. **Motorische** und **intellektuelle Überaktivität** sowie **Obstipation** sind weitere Krankheitszeichen, die bei der Anorexia nervosa auftreten. Oft klagen die Patientinnen über Übelkeit und Magenbeschwerden mit Druck- und Völlegefühl.

Die **Bulimie** (Fress-Brechsucht) ist durch heimliches, **anfallsweise** auftretendes **Verschlingen** von **großen Nahrungsmengen**, gefolgt von **Erbrechen** und/oder **Abführmittelabusus**, gekennzeichnet. Neben mancherlei Parallelen und Übergängen zur Pubertätsmagersucht lässt sich die Bulimie durch ein meist **normales Körpergewicht** von der Anorexia nervosa differenzieren.

FRAGE

Welche Richtlinien sollte die **Therapie** der Anorexia nervosa befolgen?

Antwort Die Frage nach der angemessenen Behandlung der Anorexia nervosa ist noch sehr umstritten. Die Behandlungswege richten sich nach dem Zustand des Patienten. Bei lebensbedrohlicher Abmagerung empfiehlt es sich grundsätzlich, eine **Sondenernährung** (Magen-Nasensonde) bei leichter Sedierung bzw. eine **parenterale Ernährung** einzuleiten. Zwar kann damit zusätzlich eine „traumatische" Essstörung induziert werden, aber anders ist diese kritische Phase nicht zu überwinden. Weiterhin wird argumentiert, dass auf diese Weise der Patientin die Verantwortung zur Nahrungsaufnahme abgenommen werde und dadurch die Magersüchtige Erleichterung empfinde.

Baldmöglichst muss die Nahrungszufuhr oral erfolgen. Ein **Essensprogramm** unter **Aufsicht**, kombiniert mit **Bettruhe**, kann am ehesten zur Gewichtszunahme führen. Therapeutisch entscheidend ist in dieser Phase eine drängende Haltung auf Gewichtszunahme. Die eigentliche **Psychotherapie** (z. B. Verhaltens- oder Familientherapie, analytische Therapie) sollte bei gut tolerablem Gewicht einsetzen, da sich bei konfliktaufdeckender Behandlung Gewichtsverluste nicht vermeiden lassen.

9.5 Funktionelle Herzbeschwerden

FRAGE
Was verstehen Sie unter funktionellen Herzbeschwerden?

Antwort Mit dem Terminus „funktionelle Herzbeschwerden" werden Krankheitsbilder bezeichnet, die mit lebhafter, belästigender und sehr variabler subjektiver Symptomatik einhergehen, jedoch **keine morphologisch** beschreibbaren **Organveränderungen** am Herzen aufweisen. Etwa 15 % der Patienten, die einen Arzt wegen Herzbeschwerden konsultieren, leiden an funktionellen Herzbeschwerden. Durch eine genaue Anamneseerhebung kann man einen Einblick in den Beschwerdereichtum dieser funktionellen Störung erhalten.

Depressionen und **Angstneurosen** sind die wichtigsten psychopathologischen Korrelate dieses Syndroms. **Verängstigung**, **vermehrte Erregung** und **gesteigerte motorische Aktivität** sind u. a. charakteristische Besonderheiten im Verhalten des Patienten.

Bei der körperlichen Untersuchung stellt man häufig einen **Tremor** der **Hände** und **lebhafte physiologische Reflexe** fest. Ein Patient mit funktionellen Herzbeschwerden ist kein Simulant, sondern fühlt sich wirklich krank. Für eine Diagnosestellung muss ein genaues Untersuchungsprogramm aufgestellt werden, um sowohl organische Leiden als auch physiologische Phänomene auszuschließen. Die Diagnostik enthält **Funktionsprüfungen**, **Röntgen**- und **Laboruntersuchungen** sowie **EKG**, **Ergometrie** und **Echokardiografie**.

FRAGE
Beschreiben Sie die differenzialdiagnostische Abgrenzung funktioneller Herzbeschwerden von der koronaren Herzkrankheit.

Antwort Die Furcht des Patienten vor einer Herzerkrankung in Verbindung mit einer Symptomähnlichkeit zu organischen Herzkrankheiten erschwert die Differenzialdiagnose. Folgende Faktoren bzw. Befunde sprechen **für** eine **funktionelle Störung** und gegen eine koronare Herzkrankheit:

- keine Beschwerden bei körperlicher Belastung
- vorwiegend Brust- und Atembeschwerden in Ruhe und in der Herzspitzengegend lokalisiert
- Nitroverbindungen führen zu keiner oder erst nach über 20-minütiger Latenzzeit (cave: DD Infarkt) zu Beschwerdefreiheit

- Anwesenheit eines Arztes reduziert die Beschwerdesymptomatik deutlich
- keine EKG-Veränderungen in Ruhe und bei Belastung
- jüngerer Patient mit vorsichtiger Lebensweise und wenig Risikofaktoren

Nicht selten muss eine diagnostische Klärung mit aufwendigen Methoden (Angio-CT, evtl. Koronarangiografie) erfolgen.

KAPITEL

10 Immunologie

M. Schupp

10.1 Physiologie und Pathophysiologie des Immunsystems

FRAGE

Welche spezifischen und unspezifischen **Abwehrmechanismen** kennen Sie?

Antwort Man unterscheidet humorale (z. B. Antikörperbildung nach Influenzaimpfung) und zelluläre sowie spezifische und unspezifische (z. B. Akute-Phase-Proteine) Abwehrmechanismen. **Humorale** Abwehrmechanismen sind mit dem Medium Blut und speziellen Mediatoren oder Antikörpern verknüpft. **Zelluläre** Abwehrmechanismen beziehen sich auf spezifische immunkompetente Zellen (z. B. Makrophagen). **Unspezifische** Abwehrmechanismen gibt es bereits bei primitiven Organismen (Einzeller). **Spezifische** auf Antigene reagierende Immunreaktionen treten erst bei höheren Lebewesen auf.

TIPP Immunologische Fragen werden in den letzten Jahren immer häufiger gestellt. Es stellt sich immer mehr heraus, dass nur durch die Kenntnis immunologischer Zusammenhänge eine Therapie der meisten chronischen Erkrankungen möglich ist.

FRAGE

Welche verschiedenen Aufgaben besitzen **T-** und **B-Lymphozyten**?

Antwort

- Aufgaben von **T-Zellen** sind:
  - Erkennung von Antigenen
  - Aktivierung von B-Zellen
  - immunologische Überwachung
- **B-Zellen** haben folgende Funktionen:
  - Differenzierung zu Plasmazellen
  - Produktion von Antikörpern
  - Immunregulation („Gedächtnisfunktion“)

FRAGE

Nennen Sie **Subpopulationen**, die bei **T-Lymphozyten** unterschieden werden.

Antwort Hinsichtlich der biologischen Aktivität lassen sich z. B. zwei Subpopulationen differenzieren. Die **Helfer**(= Inducer)-**Zellen** tragen das Oberflächenmerkmal **CD4**. Die **Suppressorzellen** besitzen das Oberflächenantigen **CD8**. Beide Populationen exprimieren das **CD3-Antigen**.

FRAGE

Was wissen Sie über die klinische Bedeutung des **Major-Histokompatibilitäts-Komplexes** (MHC)?

Antwort Der MHC befindet sich beim Menschen auf **Chromosom 6**. Diese Gene spielen eine wichtige Rolle bei der **Organtransplantation** und bei der **Antigenerkennung** im Rahmen der Immunantwort. Die MHC-Proteinkomplexe sind Antigene auf der Zelloberfläche, die die Zellen als zum Körper gehörig kennzeichnen. Sie sind gut auf Leukozyten nachweisbar.

Für das Überleben eines Transplantats ist eine weitgehende Übereinstimmung des MHC von Spender und Empfänger entscheidend.

FRAGE

Was sind **Zytokine**?

Antwort Zytokine sind Proteine, die als **Botenstoffe** mit regulierenden Funktionen auf zellulärer Ebene wirken. Es werden u. a. **Lymphokine**, **Monokine**, **Interleukine** und **Interferone** unterschieden. Zytokine werden von unterschiedlichen Zellen gebildet und sind sowohl an physiologischen als auch an pathologischen Immunreaktionen beteiligt. Es gibt eine Vielzahl von Zytokinen mit unterschiedlichen Funktionen. Einige Zytokine werden in den letzten Jahren verstärkt therapeutisch eingesetzt (z. B. Interferon).

FRAGE

Welche Arten von **Interferonen** kennen Sie? Nennen Sie Beispiele für den **therapeutischen** Einsatz von α-Interferon.

Antwort Interferone sind besonders für die Abwehr von Virusinfektionen wichtig. Man unterscheidet je nach dem Bildungsort drei Gruppen:

- **γ-Interferon** von aktivierten T-Zellen
- **β-Interferon** von stimulierten Fibroblasten
- **α-Interferon** von monozytären Granulozyten (zurzeit am meisten eingesetzt)

Interferone regen u. a. Makrophagen oder Monozyten zur Aktivität bzw. zur Produktion von unterschiedlichen Zellmediatoren (Prostaglandine, Leukotriene etc.) an.

Wichtigste Indikation für **Interferon α2b** ist die Behandlung von **Hepatitis B** und **C**. Weiterhin war α-Interferon vor Einführung der Purin-Analoga (Cladribin) über viele Jahre das Mittel der Wahl bei der **Haarzell-Leukämie**

FRAGE

Welche prinzipiellen **Arten von Antigenen** gibt es?

Antwort Als Antigen bezeichnet man eine Substanz, die eine **Immunantwort** hervorrufen kann. Man unterscheidet Xenoantigene, Alloantigene und

Autoantigene. **Xenoantigene** werden z. B. bei Impfungen übertragen. **Alloantigene** sind speziesidentisch und spielen eine entscheidende Rolle bei Transplantationen. **Autoantigene** (= körpereigene Antigene) sind ursächlich bei Autoaggressionskrankheiten (Lupus erythematodes) beteiligt.

FRAGE
Zeichnen Sie grob schematisch die Struktur oder Form eines **Antikörpers** auf.

Antwort Antikörpermoleküle besitzen eine Struktur von vier Peptiden, **zwei** sog. schwere **H-Ketten** (h = heavy) und **zwei** leichte **L-Ketten** (l = light). Sowohl die H- als auch die L-Ketten sind in ihrer Primärstruktur in einen konstanten und einen variablen Teil zu gliedern (➤ Abb. 10.1). Die variablen Teile sind für die spezifische Bindung an ein Antigen verantwortlich.

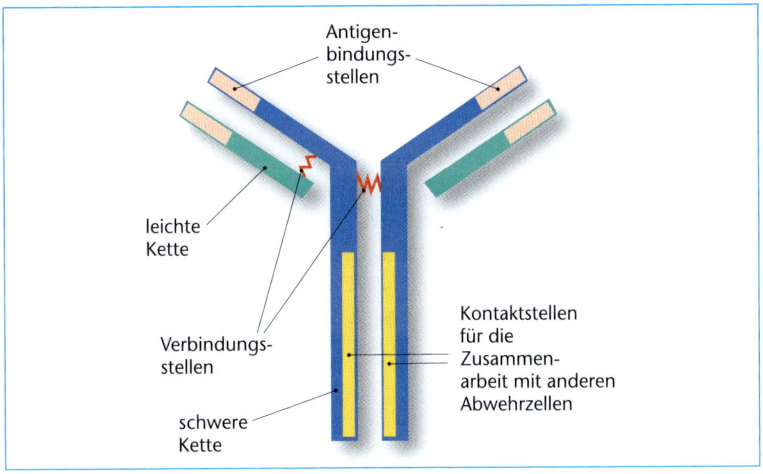

Abb. 10.1 Antikörper mit typischer Y-Form [L141]

FRAGE
Welche **Antikörperklassen** (Immunglobuline) gibt es?

Antwort Man unterscheidet bei den Immunglobulinen IgA, IgD, IgE, IgG und IgM.

FRAGE
Welches ist das größte Immunglobulin und welches Immunglobulin ist plazentagängig?

Antwort Mit einem Molekulargewicht von ca. 900.000 Dalton stellt **IgM** das **größte Immunglobulin** dar. Natürliche Antikörper wie die Isohämagglutinine (Blutgruppen) gehören der IgM-Antikörper-Klasse an. IgM weist stark agglutinierende und zytolytische Eigenschaften auf. **IgG** hat ein Molekulargewicht von ca. 150.000 Dalton und ist **plazentagängig**. Die Synthese von IgG ist abhängig von der Antigenstimulation. Es besitzt unter den Antikörpern die **längste Halbwertszeit** (ca. 23 Tage).

FRAGE
In welchen Körperflüssigkeiten kommt **IgA** in relativ hoher Konzentration vor?

Antwort IgA findet sich vor allem in Sekreten wie **Speichel** (20 mg/100 ml) und **Darmsekret** (30 mg/100 ml).

FRAGE
Wie stellen Sie sich eine typische **Immunreaktion** z. B. im Rahmen einer Virusinfektion vor?

Antwort Nach dem Eintritt des Antigens (Virus) in den Körper kommt es zunächst zu **unspezifischen Abwehrmechanismen**. Phagozytoseaktive Zellen (Monozyten, Makrophagen) sind hier hauptverantwortlich. Die phagozytoseaktiven Zellen bereiten das Antigen auf und präsentieren es im Verbund mit neugebildeten MHC-I-Molekülen Thymus-Helferzellen. In den folgenden Tagen finden in den Lymphknoten und in der Milz die antigenspezifische Reaktion durch Thymus-Effektorzellen und die **Produktion von spezifischen Antikörpern** (durch Plasmazellen) statt. Durch die Antigen-Antikörper-Bindung wird das infektiöse Agens (Virus) vernichtet.

FRAGE
Kann die Gabe von Antibiotika eine **autoaggressive Immunreaktion** verhindern?

Antwort Die Antikörperbildung nach bestimmten Infektionen kann sich neben den infektiösen Bestandteilen auch gegen körpereigene Proteine richten. Beispiele sind mesenchymale Reaktionen, die als „rheumatisch" bezeichnet werden. So kann die frühzeitige Penicillintherapie bei einer Streptokokkeninfektion ein rheumatisches Fieber verhindern, da es durch das Antibiotikum zu einer raschen Antigenelimination kommt. Ein weiteres Beispiel ist die Lyme-Arthritis nach einer verschleppten Borrelieninfektion. Auch hier sind Penicilline wirksam.

FRAGE
Welche prinzipiellen **autoaggressiven Reaktionsformen** kennen Sie?

PLUS Schon 1902 wurde durch Paul Ehrlich mit dem Begriff des „horror autotoxicus" die Fähigkeit des Immunsystems, gegen körpereigene Strukturen zu reagieren, beschrieben.

Antwort Folgende Mechanismen werden unterschieden (➤ Tab. 10.1):

Tab. 10.1 Autoaggressive Reaktionsformen

Typ-I-Reaktion	IgE-vermittelte Sofortreaktionen (Asthma bronchiale)
Typ-II-Reaktion	zytotoxische Antikörper (autoimmunhämolytische Anämie)
Typ-III-Reaktion	Antigen-Antikörper-Komplex-Formationen (Lupus erythematodes, bestimmte Glomerulonephritiden)
Typ-IV-Reaktion	T-Zell-vermittelte Autoaggression (Kontaktekzem, Tbc)

MERKE

Autoaggressive Mechanismen laufen meist nicht singulär, sondern häufig kombiniert oder aufeinanderfolgend ab.

FRAGE

Nennen Sie einige Beispiele für **Autoimmunerkrankungen** und die körpereigenen Antigene, die durch diese Krankheiten betroffen sind.

Antwort Körpereigene Proteine wirken bei Autoimmunkrankheiten als Antigene, gegen die sich Antikörper (AK) richten. Beispiele sind:

- **Myasthenia gravis**: gegen Acetylcholinrezeptoren
- **Morbus Addison**: gegen Nebennierenrinde
- **Pemphigus**: gegen Interzellularsubstanz der Haut
- **Vitiligo**: gegen Melanozyten
- **chronische Hepatitis**: gegen Hepatozyten
- **juveniler Diabetes**: gegen Inselzellen im Pankreas
- **Morbus Basedow**: gegen Schilddrüsenzellen
- **systemischer Lupus**: gegen Zellkerne, Doppelstrang-DNA, Neurone

FALLBEISPIEL

Ein Patient mit Wespengiftallergie wird hyposensibilisiert. Nach wenigen Minuten berichtet er über ein Kribbeln in den Füßen und über Unwohlsein. Mund und Nase sind blass. Auf der Stirn steht kalter Schweiß. Es treten am Körper vereinzelt Quaddeln auf. Schließlich kollabiert der Patient.

FRAGE

Was liegt vor und was ist zu tun?

Antwort Es handelt sich um einen anaphylaktischen Schock. Folgende Sofortmaßnahmen sind einzuleiten:

- **intravenöser Zugang** (sofern er nicht schon besteht) mit dicker Braunüle (braun oder gelb)
- reichlich intravenöse **Flüssigkeitszufuhr** (0,9-prozentiges NaCl oder besser Plasmaexpander)
- kontinuierliche **Kreislaufkontrolle**, bei Herzstillstand Reanimation und evtl. Intubation
- **Adrenalingabe**, Fertigampulle 1 : 1.000, 1 ml verdünnen mit 0,9-prozentigem NaCl auf 10 ml. Davon 1 ml i. v. unter Kreislaufüberwachung, evtl. mehrmals

TIPP Wegen des langsameren Wirkungseintritts von Kortison immer Adrenalin- und Antihistaminikagabe zuerst.

- **Antihistaminika** i. v.
- **Kortisongabe**, i. v. mindestens 250 mg Prednisolon i. v.
- bei Larynxödem **Intubation**
- Krankenhauseinweisung bzw. Intensivstation

FRAGE
Welcher autoaggressiven Reaktion lässt sich die **Kälteagglutininkrankheit** zuordnen?

Antwort Antikörper der **IgM-Klasse** sind für die Kälteagglutinin-Krankheit verantwortlich. Unterhalb einer bestimmten Temperatur binden sich IgM-Moleküle an Erythrozyten mit der Folge von **Kapillarverstopfungen** und im Extremfall **Nekrosen** der betroffenen Gewebeabschnitte. Kälteexponierte Bereiche wie die Hände sind besonders gefährdet. Kälteagglutinin-Erkrankungen können im Rahmen von **Virus**- oder **Mykoplasmeninfektionen** auftreten.

FRAGE
Was ist die **Bruton-Erkrankung**?

Antwort Bei der Bruton-Erkrankung handelt es sich um eine **hereditäre Agammaglobulinämie**. Diese kann selektiv einzelne Immunglobulinklassen betreffen. Der häufigste Defekt (1 : 700 Personen) ist ein **selektiver IgA-Mangel**. IgA-Mangelzustände gehen besonders oft mit chronischen Erkrankungen des Respirationstrakts und des Gastrointestinaltrakts einher.

FRAGE
Warum sind **Hornhauttransplantationen** immunologisch im Gegensatz zu anderen Organen relativ unproblematisch?

Antwort Die Hornhaut stellt transplantationsmedizinisch ein „privilegiertes Organ" dar. Sie besitzt **keinen Lymphabfluss**. Eine Antigenpräsentation an immunkompetente Zellen des Empfängers bleibt daher oft aus. Somit hängt der Erfolg einer Hornhauttransplantation u. a. davon ab, ob das Organ vaskularisiert (z. B. im Rahmen einer Infektion) wird. Geschieht dies, kommt es oft zur Abstoßung.

FRAGE
Was sind sog. **koloniestimulierende Faktoren (CSF)**? Wo werden sie eingesetzt?

Antwort Koloniestimulierende Faktoren sind **spezielle Zytokine**. Es gibt z. B. Granulozyten oder makrophagenstimulierende Faktoren (G-CSF oder GM-CSF). Sie regen die Proliferation und Differenzierung von Granulozyten und/oder Monozyten an. CSFs werden im Rahmen von aggressiven **Chemo-**

therapien eingesetzt, wenn der Leukozytennadir (= niedrigster Leukozytenwert im Laufe eines Chemotherapiezyklus) schneller überwunden werden soll, um einer Infektion vorzubeugen. Als Nebenwirkungen können grippeähnliche Symptome auftreten.

10.2 Spezielle immunologische und hämatologische Probleme

FRAGE
Nennen Sie einige Kontraindikationen vor **Nierentransplantation**.

Antwort
- maligne Erkrankungen, die nicht definitiv geheilt sind (Mammakarzinom 5 Jahre, sonst in der Regel 2 Jahre)
- HIV-Infektion, Tbc
- schwere akute Infektion (z. B. Pneumonie)
- Alkohol- und/oder Drogenabhängigkeit
- schwere Leberinsuffizienz
- positiver Cross-Match zu Spender

FRAGE
Was ist ein **Cross-Match** vor Transplantation?

Antwort Mittels Cross-Match wird die Verträglichkeit des Empfängerserums mit den HLA-Antigenen des Spenders geprüft. Das Empfängerserum wird mit Lymphozyten des Spenders gemischt. Bei **positivem** Cross-Match (> 20 % der Lymphozyten zerstört) ist eine **Transplantation nicht möglich**.

TIPP Häufig benutzter Begriff, der jedoch meist unklar ist. Wenn man ihn benutzt, darf man sich über Nachfragen nicht wundern.

FRAGE
Wie unterscheiden sich syngene, autologe und allogene Transplantationen?

Antwort
- **Syngen**: Transplantation von einem immungenetisch identischen Zwilling
- **Autolog**: Transplantation von einem zuvor entnommenen eigenen Organ (z. B. Reinfusion von eigenem Knochenmark)
- **Allogen**: Transplantation eines Organs von einem fremden Spender (z. B. Niere)

FRAGE
Nennen Sie Grundzüge der Immunsuppression nach **Nierentransplantation**.

Antwort Entscheidend ist die **Hemmung der Immunantwort** auf das transplantierte Organ. Folgende Medikamente werden meist in Kombination eingesetzt:

- Prednisolon – initial 100–500 mg/d, dann Dosisreduktion
- Azathioprin – z. B. 1–2 mg/kg/d
- Ciclosporin A – wichtigste Substanz im Rahmen der Immunsuppresion – initial 5–8 mg/kg/d. Notwendigkeit der wiederholten Spiegelbestimmung – viele Medikamenteninteraktionen bekannt

MERKE Eine Dysfunktion oder Abstoßung einer Transplantatniere wird vor allem durch Rückgang der Diurese und Kreatininanstieg auffällig.

FRAGE
Welche Vorteile bietet die Bestimmung des C-reaktiven Proteins **(CRP)** im Vergleich zur Blutsenkungsgeschwindigkeit **(BSG)**?

Antwort Das **CRP** (Norm < 5 mg/l) ist ein **Akute-Phase-Protein**, das bei Infektionen ansteigt. Es ist weniger störanfällig und sensibler als die BSG. Durch die kürzere Plasmahalbwertszeit (24–48 h) reagiert es schneller als die BSG auf Veränderungen der Entzündungsaktivität. Ein normaler CRP-Wert schließt eine bakterielle Infektion praktisch aus.

FRAGE
Welche Grundsätze sind bei der **Transfusion von Fremdblut** zu beachten?

PLUS Eine Bluttransfusion ist als Organtransplantation zu betrachten.

Antwort Der transfundierende Arzt trägt die Verantwortung für den korrekten Ablauf der Transfusion. Die Aufgabe sollte nicht an Pflegekräfte delegiert werden. Außer bei vitaler Notfalltransfusion (z. B. im OP) ist vor jeder Transfusion ein **„Bedside"-Test** (Bestimmung der Blutgruppe des Empfängers) anzufertigen. Für die Blutgruppe der Konserve trägt die Blutbank die Verantwortung. **Genaue Dokumentation**!

Bei erythrozytenhaltigen Präparaten muss AB0- und Rhesus-kompatibel transfundiert werden (➤ Tab. 10.2).

Tab. 10.2 Blutgruppen und mögliche Transfusion von Erythrozytenkonzentraten

Patienten der Blutgruppe	dürfen erhalten
0	0
A	A, 0
B	B, 0
AB	AB, A, B, 0

FRAGE
Was versteht man unter einer **Eigenblutspende**?

Antwort Bei planbaren größeren Eingriffen mit voraussichtlich hohem Blutverlust sollten 2–4 Wochen vor dem OP-Termin eine oder mehrere Eigenblutspenden durchgeführt werden. Der Bundesgerichtshof verlangt mittlerweile, jeden potenziell geeigneten Patienten präoperativ über die Möglichkeit der Eigenblutspende aufzuklären. Das Risiko einer allergischen Reaktion oder Infektion ist bei der Eigenblutspende gering, jedoch nicht null!

MERKE

Eigenblutspenden sind von Logistik und Kontrolle her genauso wie Fremdblutspenden zu behandeln. Möglich ist z. B. die Entstehung von Autoantikörpern im Laufe einer malignen Grunderkrankung oder Therapie.

FRAGE

Sie müssen einen Patienten mit **Glukokortikoiden** behandeln, um autoallergische Reaktionen zu unterdrücken. Was ist zu beachten?

Antwort

- bei oraler Medikation bevorzugt **Prednisolon** einsetzen; potentere Glukokortikoide bieten keine Vorteile
- Tagesdosis immer **morgens** geben (zirkadiane Rhythmik)
- bei chronischen Erkrankungen möglichst nicht langfristig über der **Cushing-Schwelle** (= 30 mg Hydrokortison) dosieren (> Tab. 10.3)
- bei **Notfällen** großzügig dosieren und i. v. verabreichen (NW bei Kurzzeittherapie gering)
- wenn möglich, bevorzugt **lokale Glukokortikoide** einsetzen (inhalativ bei Asthma oder Einlauf bei Kolitis)
- Kontrolle auf **Nebenwirkungen** (Diabetes, Magen-Darm-Ulkus etc.)

Tab. 10.3 Vergleich verschiedener Glukokortikoide

Substanz	Biologische Halbwertszeit (h)	Glukokortikoide Potenz	Cushing-Schwelle (mg)
Hydrokortison	8–12	1	30
Prednison	12–36	4	7,5
Triamcinolon	12–36	5	6
Dexamethason	36–72	30	1,5

FRAGE

Welche **Blutbildveränderungen** werden durch die Gabe von Glukokortikoiden verursacht?

Antwort Folgende Blutbildveränderungen können bei der Gabe von Glukokortikoiden auftreten:

- Thrombozyten ↑
- Erythrozyten ↑
- neutrophile Granulozyten ↑
- Lymphozyten ↓

- eosinophile Granulozyten ↓
- basophile Granulozyten ↓

FRAGE

Welche Maßnahmen halten Sie als Stationsarzt einer onkologischen Station bei Patienten mit einer **Agranulozytose nach Knochenmarktransplantation** für notwendig?

TIPP Nicht sofort mit „koloniestimulierenden Faktoren" beginnen. Der Prüfer erwartet hier erst einmal allgemeine Maßnahmen.

Antwort Jede Infektion kann den Patienten umbringen!

- Betreten der Krankenzimmer nur in Schutzkleidung inkl. Mundschutz
- Händedesinfektion aller Besucher inkl. ärztlichen und Pflegepersonals!
- keine Blumen, keine Rohkost, keine frischen Salate (Pseudomonasrisiko)
- Stomatitisprophylaxe (Polyvidon-Jod-Mundspülung, kein Zähneputzen)
- antibakterielle Nasensalbe
- möglichst wenig parenterale Zugänge
- Antibiotikaprophylaxe und orale Darmdekontamination
- antimykotische Prophylaxe (z. B. Fluconazol 1 × 200 mg oral)
- lokale antimykotische Suppositorien vaginal und rektal
- antivirale Prophylaxe (z. B. Aciclovir 5 × 200 mg oral)
- evtl. Leukozytenstimulation (z. B. G-CSF)

FRAGE

In letzter Zeit ist es bei Hochleistungssportlern zu Skandalen, aber auch zu Todesfällen gekommen, die ein Medikament als **Dopingmittel** missbraucht hatten, das für Anämien nach Chemotherapie oder nach Knochenmarktransplantation eingesetzt wird. Welche Substanz ist gemeint?

PLUS Der Grad der Anämie ist bei fortgeschrittenen Tumorerkrankungen ein Prognoseparameter mit hoher Aussagekraft.

Antwort Seit einigen Jahren ist **Erythropoetin** (Erypo) bei **Tumoranämien**, chronischer renaler Anämie und nach Knochenmarktransplantationen in der Anwendung (Dosierung: z. B. 2.000–5.000 IE 3×/Woche s. c.).

Patienten mit konsumierenden Erkrankungen weisen häufig eine Anämie auf. Eine Behandlung mit Erythropoetin bessert die Anämie und den Allgemeinzustand, die dann z. B. zu einer besseren Tumoransprechrate bei einer Radiatio führen soll.

Bei **Gesunden** kommt es zu einer **Polyglobulie** mit mehr Sauerstoffträgern. Dies ist jedoch aufgrund der Viskositätszunahme des Blutes mit einem hohen Risiko an **thrombembolischen Komplikationen** verbunden.

MERKE Ab einem Hb von 12 g/dl besteht eine Kontraindikation für die Gabe von Erythropoetin aufgrund des erhöhten thrombembolischen Risikos.

FRAGE

Nennen Sie einige **Autoimmunopathien**, die klinisch eine Rolle spielen.

Antwort Autoimmunopathien und Vaskulitiden sind häufig vergesellschaftet. Beispiele sind:
- SLE
- Sklerodermie
- Sjögren-Syndrom
- Riesenzellarteriitis
- Panarteriitis nodosa
- Wegener-Granulomatose

KAPITEL

11 Checkliste für den letzten Tag vor der Prüfung

M. Schupp

Wichtigster Grundsatz ist, sich nicht an den letzten Tagen vor einer Prüfung verrückt zu machen!

MERKE

Kein Prüfer ist daran interessiert, einen Prüfling durchfallen zu lassen!

Zum Ordnen der Gedanken soll nachfolgende Checkliste dienen, die in einem Tag abgearbeitet werden kann. Es werden wichtige Eckpunkte aufgeführt, die helfen, den roten Faden nicht zu verlieren.

11.1 Untersuchungsablauf und Patientenvorstellung

Die Untersuchung eines Patienten sollte nach einem festen Schema erfolgen (➤ Tab. 11.1). Es ist weder medizinisch noch für die Prüfungssituation sinnvoll, sich allein auf pathologische Befunde zu konzentrieren. Eine sorgfältige allgemeine Anamneseerhebung ist unabdingbar. Der Patient sollte stets komplett körperlich untersucht werden. Zu jeder der untersuchten Körperregionen und jedem der untersuchten Organsysteme sollte nach der Untersuchung eine kurze Stellungnahme möglich sein. Die Wichtigkeit der Anamnese und körperlichen Untersuchung ist stets zu betonen.

Tab. 11.1 „Milestones" der körperlichen Untersuchung

Allgemeines	AZ gut – reduziert – moribund
Bewusstsein	voll orientiert – verwirrt – somnolent – komatös
Ernährungszustand	adäquat – adipös – kachektisch
Haut und Schleimhäute	Exsikkosezeichen – Exanthem – Zyanose – Ikterus – Anämie – Ödeme – Behaarung – Pigmentierung – Abszesse – Wunden/Narben
Kopf und Hals	Pupillen – Mundhöhle – venöse Stauung – Struma – Hirnnervendruckpunkte – Hals – Stimme – Mundgeruch
Thorax/Lunge	Form – Brustdrüse – Deformitäten – Perkussionsbefund – Atemgeräusch – Rasselgeräusche
Herz und Kreislauf	Puls – Seitendifferenz – Pulsrhythmus – Blutdruck – Herzgeräusche – Perkussion und Auskultation
Abdomen	Inspektion – Aszites – Raumforderungen – Schmerzpunkte – Perkussion und Palpation – Darmgeräusche – Bruchpforten – Nierenlager

Tab. 11.1 „Milestones" der körperlichen Untersuchung *(Forts.)*

Rektum	Blut am Fingerling – Prostata – Schmerzen – Verhärtungen
Genitalien	Hoden – Penis – Vorhaut – Hautinfektionen – Ausfluss
Wirbelsäule	Deformitäten – Klopfschmerz – Schmerzpunkte – Beweglichkeit
Extremitäten	Beweglichkeit – Spastik – Rigor – Ödeme – Fehlstellungen
Nervensystem	Reflexe – Sensibilität – Koordination – Kraft
Lymphknoten	Nacken – Hals – supraklavikulär – Achsel – Leiste

11.2 Diagnosen und Untersuchungen

Normalerweise wird ärztliche Hilfe aufgrund von Schmerzen oder beängstigenden Symptomen in Anspruch genommen. Nachfolgende Tabelle (➤ Tab. 11.2) listet die Minimal-Untersuchungsreihenfolge auf, die für die Diagnosestellung häufiger Erkrankungen oder Symptome eingehalten werden muss. Für die Prüfung empfiehlt es sich, Untersuchungsprogramm und Differenzialdiagnosen auch stets kurz zu schildern. Es wirkt gut, seine Gedanken zu formulieren und so die Prüfer an den eigenen Überlegungen teilhaben zu lassen. Fehler werden so leichter verziehen. Meist hilft der Prüfer dann auf die „richtige Fährte". Die folgende Auflistung soll nur Anhaltspunkte bieten und kann nicht vollständig sein.

Tab. 11.2 Diagnose/Symptom und Basisuntersuchungsprogramm

Diagnose	**Minimaldiagnostik**
Unklares Koma	Vitalfunktionen sichern! Atemwege – RR/Puls – Fremdanamnese – Labor
Angina pectoris/Herzinfarkt	EKG – RR/Puls – Labor – Röntgen-Thorax
Herzvitium	Auskultation – Röntgen-Thorax – EKG – Echokardiografie
Apoplex	Reflexstatus – RR/Puls – CT-Schädel – Labor
Struma	Palpation – Sonografie – Labor – Szintigrafie
Pneumonie/Bronchitis	Auskultation – Röntgen-Thorax – Labor – Mikrobiologie
Embolie	Doppler-Sonografie – Labor – Röntgen-Thorax – Szintigrafie
Thrombose	Doppler-Sonografie – Labor
Diabetes	BZ-Profil – Labor – Urinstatus – Augenhintergrund
Ikterus	Labor – Sonografie – CT-Abdomen – ERCP
Pankreatitis	Sonografie – Labor – CT-Abdomen
Hörsturz	Reflexe – MR-Schädel – Labor
Ulkus/Gastritis	Palpation – Endoskopie – Labor
Herzinsuffizienz	Anamnese – Auskultation/Palpation – Röntgen-Thorax – EKG – Labor – Echokardiografie
Appendizitis	Palpation – Labor – rektale Untersuchung

Tab. 11.2 Diagnose/Symptom und Basisuntersuchungsprogramm *(Forts.)*

Diagnose	**Minimaldiagnostik**
Cholezystitis	Palpation – Labor – Sonografie
Encephalitis disseminata	Labor – Liquordiagnostik – MRT
Pyelonephritis	Palpation – Sonografie – Urinstatus – Labor – Mikrobiologie
Zystitis	Urinstatus – Labor – Sonografie – Mikrobiologie
Harnverhalt	Palpation – Sonografie – Labor
Nephrolithiasis	Urinstatus – Sonografie – Ausscheidungsurogramm
Trainingsdiagnose	Basisuntersuchungsprogramm

(Die letzte Zeile in obiger Tabelle soll dazu animieren, eine Diagnose zufällig auszuwählen und eigenständig ein Basisuntersuchungprogramm zu entwickeln.)

11.3 „Differenzialdiagnosen-Cluster"

Symptome oder Schmerzen führen zu sog. Clustern von Differenzialdiagnosen. In der Prüfung ist es sinnvoll, auf die Frage „Woran denken Sie bei einem akuten Thoraxschmerz?" eine Auswahl von Differenzialdiagnosen zu nennen und diese durch die Aufzählung von entsprechenden Untersuchungsmethoden bzw. -befunden weiter einzugrenzen. Dies zeigt dem Prüfer, dass der Prüfling ein Symptom besonnen zu werten weiß. Nachfolgende Tabelle (➤ Tab. 11.3) stellt eine Auswahl von prüfungsrelevanten zusammenhängenden Differenzialdiagnosen dar.

Tab. 11.3 „Differenzialdiagnosen-Cluster"

Akuter Thoraxschmerz	Angina pectoris – Herzinfarkt – Lungenembolie – Pleuritis – Pneumonie – Pneumothorax – Aneurysma
Luftnot	Asthma – Angina pectoris – Herzinfarkt – Pneumothorax – Pneumonie
Oberbauchschmerz	Herzinfarkt – Gastritis – Refluxösophagitis – Ulkus – Cholezystitis – Hepatitis – Pankreatitis – Aneurysma
Unterbauchschmerz	Appendizitis – Divertikulitis – Harnverhalt – Zystitis – Morbus Crohn – Colitis ulcerosa – Ovarialzysten
Flankenschmerz	Nierensteinkolik – Pyelonephritis – Pleuritis
Akuter Kopfschmerz	Migräneanfall – Aneurysma – hypertone Krise
Sehstörungen	Amaurosis fugax – maligne Hypertonie – Netzhautablösung – Glaukom – Katarakt – Hirntumor – Encephalitis disseminata
Schwindel	Rhythmusstörungen – transitorisch ischämische Attacke – Vergiftung – Hörsturz
Ikterus	Hepatitis – Leberzirrhose – Metastasenleber – Cholezystolithiasis – Pankreatitis – Pankreastumor – Gallengangstumor – Hämolyse
Ödeme	Herzinsuffizienz – Niereninsuffizienz – Vergiftung

Tab. 11.3 „Differenzialdiagnosen-Cluster" *(Forts.)*	
Obstipation/Diarrhö	Enteritis – Divertikulitis – Darmtumor – Ileus – Morbus Crohn – Colitis ulcerosa
Foetor ex ore (Mundgeruch)	Hepatitis – Leberzirrhose – Diabetes – Alkoholintoxikation – Karies – Angina tonsillaris – Diphtherie
Hämaturie	Blasentumor – Nierentumor – Zystitis – Nephrolithiasis
Hämoptoe/Bluthusten	Bronchialkarzinom – Herzinsuffizienz – Ösophagusvarizen – Bronchopneumonie – Ulcus ventriculi/duodeni
Hämatemesis	Ösophagusvarizen – Ulkus – Ösophaguskarzinom
Blut im Stuhl	Darmtumor – Hämorrhoiden – Ulkus – Enterokolitis

11.4 Wichtige Laborwerte und Normalbefunde

TIPP Die genannten Normbereiche unterliegen untersuchungsspezifischen oder methodenabhängigen Schwankungen. Entscheidend für die Prüfung ist die Kenntnis der richtigen Größenordnung!

Das unkritische Auswendiglernen von Normwerten ist nicht sinnvoll. Dennoch ist die Kenntnis der wichtigsten Standardwerte und der zugehörigen Maßeinheit für die tägliche Arbeit unabdingbar. In der Prüfungssituation sollten Normalbereiche „beiläufig" in eine Antwort einfließen. Nachfolgend sind die wichtigsten prüfungsrelevanten Normwerte aufgeführt (➤ Tab. 11.4).

Tab. 11.4 Prüfungsrelevante Normwerte

	Normbereich
Allgemein	
Blutdruck	≤120/80 mmHg
zentraler Venendruck (ZVD)	8–12 cmH_2O
Ruhepuls	60–80/min
Körpertemperatur	36,8–37,4 °C (rektal)
Body-Mass-Index (BMI): Körpergewicht (kg)/Körpergröße $(m)^2$	20–24
Elektrolyte	
Natrium	135–144 mmol/l
Chlorid	97–108 mmol/l
Kalium	3,6–4,8 mmol/l
Kalzium	2,2–2,65 mmol/l
Retentionswerte	
Kreatinin	0,5–1,3 mg/dl
Harnstoff	10–50 mg/dl
Blutbild	
Hämoglobin	12,3–15,3 g/dl (Frauen) 13,5–17,0 g/dl (Männer)
Hämatokrit	36–45 % (Frauen) 40–50 % (Männer)

Tab. 11.4 Prüfungsrelevante Normwerte *(Forts.)*

	Normbereich
Blutbild	
Leukozyten	4,4–11,3/nl
Thrombozyten	140.000–400.000/µl
Gerinnung	
INR (International Normalized Ratio)	1,0
Quick	80–100 %
PTT (partielle Thromboplastinzeit)	18–40 s
Metabolismus	
LDL-Cholesterin	< 150 mg/dl
HDL-Cholesterin	> 60 mg/dl
Triglyzeride	< 200 mg/dl (nach 12 h Nahrungskarenz)
Serumglukose	55–100 mg/dl
glykosyliertes Hämoglobin HbA_{1c}	3,2–6,4 %
Glukose im Urin	< 150 mg/l
Harnsäure	2,3–6,1 mg/dl (Frauen) 3,6–8,0 mg/dl (Männer)
Gesamtbilirubin	< 1,1 mg/dl
Hormone	
ADH (antidiuretisches Hormon)	2–8 pg/ml
TSH	0,4–4,5 mIE/l
Thyroxin (T_4)	45–115 µg/l
Trijodthyronin (T_3)	0,9–1,8 µg/l
Transaminasen und Co.	
alkalische Phosphatase (AP)	< 170 IE/l
Laktatdehydrogenase (LDH)	120–240 IE/l
HBDH (Isoenzym 1 der LDH)	68–135 IE/l
Pyruvat-Transaminase (GPT, ALAT)	< 23 IE/l
γ-Glutamyl-Transferase (γ-GT)	< 25 IE/l
Glutamat-Oxalazetat-Transferase (GOT, ASAT)	< 19 IE/l
Amylase	< 120 IE/l
Lipase	< 240 IE/l
Cholinesterase (CHE)	2,5–8,5 kU/l
Gesamteiweiß	66–83 g/l
Fibrinogen	1,5–3,5 g/l
Fibrinspaltprodukte (FSP)	< 1 mg/l
C-reaktives Protein (CRP)	< 5 mg/l
Tumormarker	
CA 125	< 40 IE/ml (Ovarialkarzinom)
CEA	< 5 µg/l (Kolorektal-, Mammakarzinom)
β-HCG	< 2 U/l (Hoden-, Chorionkarzinom)

Tab. 11.4 Prüfungsrelevante Normwerte *(Forts.)*

	Normbereich
Tumormarker	
α-Fetoprotein (AFP)	< 10 µg/l (Leber-, Hodenkarzinom)
prostataspezifisches Antigen (PSA)	< 4 ng/ml (Prostatakarzinom)
Thyreoglobulin (TG)	13–30 mg/l (Schilddrüsenkarzinom)
CYFRA 21	< 3,3 ng/ml (Lungenkarzinom)

11.5 Tipps für die Beurteilung von Untersuchungsbefunden

Röntgenbilder, EKGs etc. gehören mittlerweile zu jeder Prüfung. Entscheidend sind strukturierte Beschreibung und Darstellung der Befunde. Für einzelne wichtige Verfahren werden nachfolgend tabellarisch die wesentlichen Punkte aufgeführt (➤ Tab. 11.5), die in einer Befundung beschrieben werden sollten. Grundsätzlich ist es in der Prüfungssituation ungeschickt, sich direkt auf auffällige pathologische Befunde zu stürzen oder gar eine Diagnose zu nennen. So sollte z. B. bei einem im Röntgen-Thorax deutlich sichtbaren Rundherd nicht sofort die Diagnose „Bronchialkarzinom" gestellt werden. Die Befundbeschreibung erfolgt in der Regel vom Allgemeinen zum Speziellen.

Eine differenzierte Befundbeschreibung führt zu einer Reihe von Differenzialdiagnosen und mündet schließlich nach Berücksichtigung der Anamnese, der körperlichen Untersuchung und der übrigen Befunde (z. B. Labor) in eine Verdachtsdiagnose (➤ Kap. 11.3).

Tab. 11.5 Eckpunkte einer Befundbeschreibung

Untersuchungsmethode	**Wichtige zu beschreibende Befunde**
EKG	Herzfrequenz – Rhythmus – Lagetyp – PQ-Zeit – R-Verlust – ST-Strecke (Senkung/Hebung)
Elektrophorese	Verteilung der einzelnen Proteinfraktionen – Paraproteinämie
seitengetrennte Radioisotopen-Nephroszintigrafie (RIN)	Gesamtclearance – Seitenverteilung – Lasix-Provokation erfolgt? – Harnstauung – Perfusionsausfälle
Skelettszintigrafie	Verteilung der Aktivität – Form, Zahl und Symmetrie von Anreicherungen (hot spots)
Röntgen-Thorax	knöchernes Skelett – Zahl und Form der Rippen – Herzform und Herzgröße – Hilusbereich – Lungenfeinzeichnung – Rundherde – Zwerchfell und Zwerchfellwinkel
CT-Kopf	Weite der Ventrikel – Unterscheidung der Bilder ohne Kontrastmittel von den Bildern mit KM – Perfusionsausfälle – kontrastmittelaufnehmende (durchblutete) Raumforderungen

Tab. 11.5 Eckpunkte einer Befundbeschreibung *(Forts.)*

Untersuchungsmethode	Wichtige zu beschreibende Befunde
CT-Abdomen/Becken	Unterscheidung der Bilder ohne Kontrastmittel von den Bildern mit KM – Wo ist links und rechts? – Beschreibung von Leber/Galle/Niere/Milz/Aorta/V. cava/knöchernen Strukturen – Raumforderungen (durchblutet/nicht durchblutet)
Kernspintomografie (MRT) Abdomen/Wirbelsäule/Schädel	Nennen der Methode – Beschreibung der Organe – Leber – Niere – Seitenvergleich – große Gefäße – Wirbelsäule – Duraschlauch – Bandscheiben – Protrusionen/Vorfälle – Cauda equina – Rückenmark; **bei MRT-Schädel**: Ventrikel, Raumforderungen, Signalunterschiede – Vor- und Nachteile gegenüber CT (Strahlenbelastung, Kosten)
i. v. Pyelogramm (Urogramm)	Abdomenübersicht (ohne KM) – knöcherne Strukturen – Weichteilschatten – konkrementverdächtige Strukturen – Seitenvergleich nach Kontrastmittelgabe – Nierenbeckenkelchsystem – Ureteren – Harnstauung – Blase
Röntgen-Unterarm/Hand	Radius – Ulna – Mittelhandknochen – Periostschlauch intakt (Kinder) – Epiphysen – Frakturlinien – Gelenkspalt
Blutausstrich	Arten von sichtbaren Zellen – Verteilung – Kernform – Zytoplasma/Nukleus-Relation

MERKE

Nochmals: Kein Prüfer ist daran interessiert, einen Prüfling durchfallen zu lassen!

Alles Gute und viel Glück!

Register